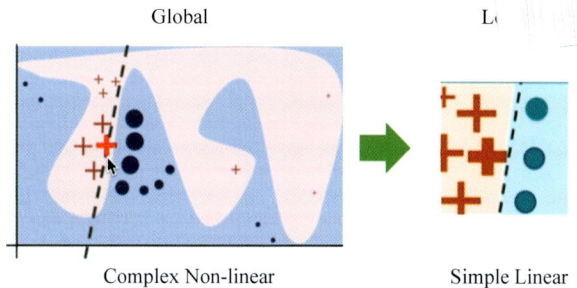

图 5-23　使用局部线性拟合全局非线性

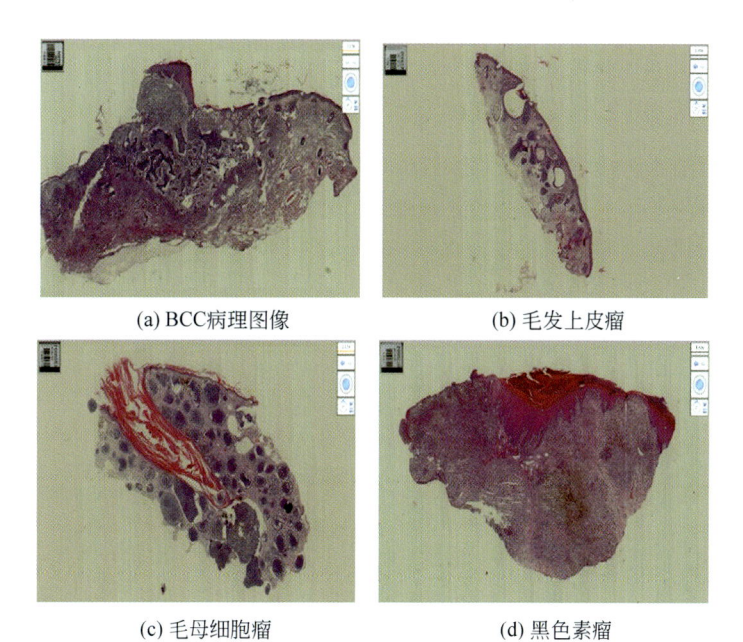

(a) BCC病理图像　　(b) 毛发上皮瘤

(c) 毛母细胞瘤　　(d) 黑色素瘤

图 5-26　数据集中不同的病理图像完整展示

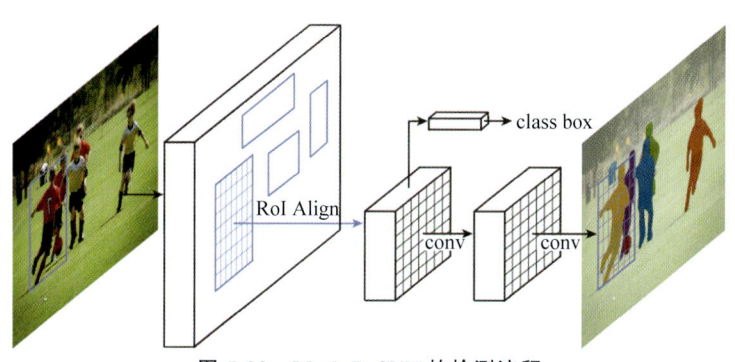

图 5-33　Mask R-CNN 的检测流程

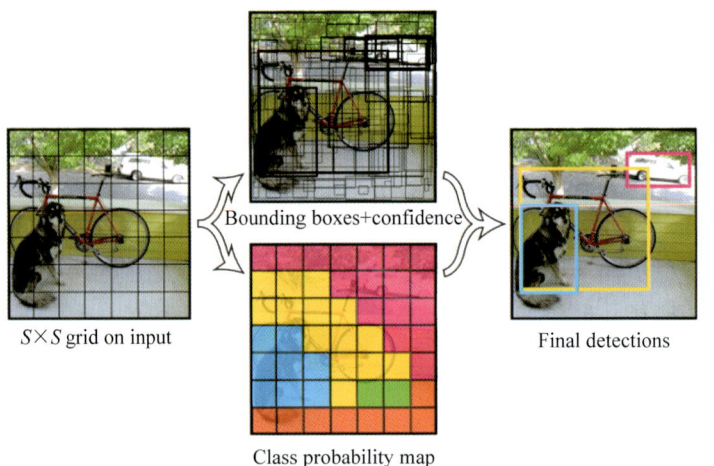

图 5-34　YOLO 方法的检测流程

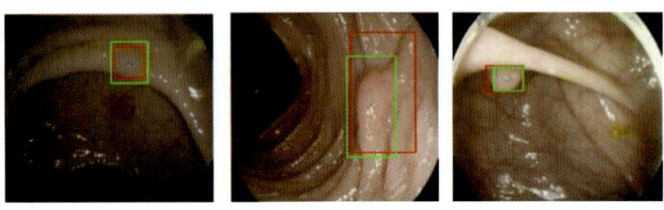

图 5-35　使用 CVC-ClinicDB 数据集训练时，YOLO 正确定位的示例
（红色线框为基本事实，绿色线框为模型预测结果）

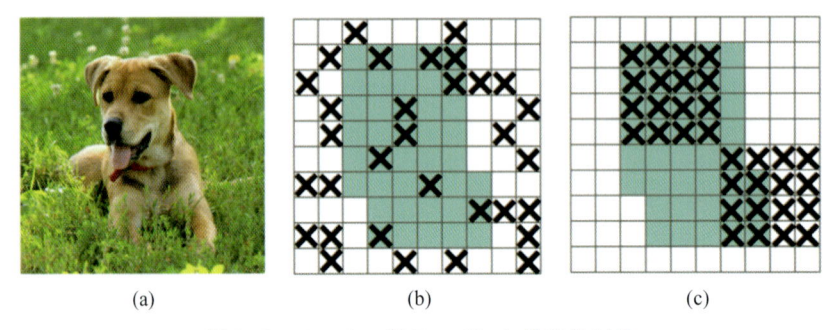

图 5-40　DropOut 和 DropBlock 的效果对比

(a)为输入模型的图像；(b)、(c)中绿色的部分代表输入图像中包含语义信息的激活单元，(b)为 DropOut 效果示意图，(c)为 DropBlock 效果示意图。

图 6-18　片段级病历语义解析案例

清华科技大讲堂丛书

智慧医疗概论

傅湘玲　石佳琳
吴　及　许南方　编著

清華大学出版社
北京

内 容 简 介

本书围绕智慧医疗的概念、方法和应用实践展开。首先描述了智慧医疗的发展历程和基本概念,然后介绍了近年来推动智慧医疗发展的关键技术——机器学习和深度学习方法;为使读者更好地理解智慧医疗如何有效应用,系统介绍了医学数据的特点和实验设计方法;在应用场景方面重点介绍了医学影像和医学文本的类型、处理技术和方法,并给出了具体的实验案例和实验过程,让初学者能形成更准确的理解;最后系统介绍了医学人工智能的伦理问题以及面临的机遇与挑战,让读者对智慧医疗的未来发展有所思考。

本书注重理论方法与应用案例相结合,在每个部分尽可能给出相应的实例,为读者动手实践给予具体指导。本书适用于电子信息类以及医工交叉方向的本科生、研究生,也适合从事医学人工智能方向的研究人员和从业者阅读。

版权所有,侵权必究。举报: 010-62782989,beiqinquan@tup.tsinghua.edu.cn。

图书在版编目(CIP)数据

智慧医疗概论/傅湘玲等编著. -- 北京:清华大学出版社,2025.5.
(清华科技大讲堂丛书). -- ISBN 978-7-302-69224-9
Ⅰ. R197.1-39
中国国家版本馆 CIP 数据核字第 2025814KV5 号

责任编辑:刘向威　李薇濛
封面设计:文　静
责任校对:李建庄
责任印制:刘　菲

出版发行:清华大学出版社
网　　址:https://www.tup.com.cn,https://www.wqxuetang.com
地　　址:北京清华大学学研大厦 A 座　　　　　邮　编:100084
社 总 机:010-83470000　　　　　　　　　　　邮　购:010-62786544
投稿与读者服务:010-62776969,c-service@tup.tsinghua.edu.cn
质量反馈:010-62772015,zhiliang@tup.tsinghua.edu.cn
课件下载:https://www.tup.com.cn,010-83470236
印 装 者:北京同文印刷有限责任公司
经　　销:全国新华书店
开　　本:185mm×260mm　　印　张:19.75　　插页:1　　字　数:485 千字
版　　次:2025 年 6 月第 1 版　　　　　　　　　印　次:2025 年 6 月第 1 次印刷
印　　数:1~1500
定　　价:69.00 元

产品编号:104872-01

PREFACE
前言

20世纪40—50年代，人工智能的概念与计算机诞生后，医学领域很快察觉到了这两种技术与医学的相关性和应用潜力。1959年，凯夫·布罗德曼(Keeve Brodman)及其同事声称，"无论从哪个角度来看，对症状的正确诊断都是合乎逻辑的过程，完全可以由机器来执行"。1970年，威廉·施瓦茨(William Schwartz)在《新英格兰医学杂志》上发表了一篇名为"医学和计算机"(Medicine and the Computer)的文章。他推测，计算机和医生在未来将经常进行对话，计算机将不断记录病史、体检结果、实验室数据等，提醒医生最可能的诊断方案，并给出最合理、最安全的治疗方案建议。

随着深度学习技术的发展，人工智能技术目前已经广泛地应用在医学领域：人工智能能够诊断某些类型的皮肤癌，甚至可能比专业的皮肤科医生做得更好；能够像心脏病专家一样识别特定的心律失常；能够像资深的放射科医生和病理科医生一样，分析医学扫描结果或者病理影像；能够像眼科医生一样诊断各种眼科疾病；还能够比心理医生更好地预测可能的自杀倾向。这些技能主要依靠统计模式识别，机器在利用成千上万甚至数十万例的样本数据进行训练后，错误率显著降低，可以达到甚至超过人类医生的水平。医生在繁重的工作中会感到疲倦、不顺利，会受到情绪波动、睡眠不足或心烦意乱等因素的影响，但是机器更容易保持稳定的状态，不会受到这些因素的影响。可以预见，未来人工智能会"打通"所有的医学学科，影响那些不以数据分析为主要任务的临床医生和外科医生。这也引发了我们对未来医学发展方向的思考，以及对人工智能如何能更好地服务于医疗、更好地与医学专家进行协作的思考。

2017年，天津大学和南开大学两所高校首次成功申报智能医学工程本科专业。截至2022年，我国已有64所高校开设了智能医学工程本科专业，与智能医学相关的研究也成为人工智能赋能的一个重要方向。在此背景下，我们组织编写了本教材，系统全面地介绍了智慧医疗的发展历程、关键技术、应用场景、医学伦理等，并在每个部分给出了具体的实例，给学习本书的读者动手实践的指导。

本教材的编写集合了多位工科专家和医学专家在这一交叉领域的探索和实践，编者都是国内多年从事医学人工智能教学和科研的学者，在该领域具有丰富的教学和科研经历。吴及负责全书的策划、大纲的制定和第1章的编写工作；傅湘玲负责第2、3、7、8章的编写工作；石佳琳负责第4~6、9章的编写工作；许南方参与了全书的策划、大纲的制定和第 8 章部分内容的编写。博士生闫晨巍，硕士生王铭浩、黄笑童、宋芷仪、李文焘等为本书的编写付出了许多努力。全书由傅湘玲负责统稿。

  在本书的编写过程中，编者参阅了大量的资料，并尽可能地列在参考文献中，在此对所有资料的编著者表示衷心的感谢。

编 者

2025 年 3 月

目录

第1章 智慧医疗的概念和发展历程 … 1

1.1 人工智能技术的起源和发展历程 … 1
- 1.1.1 人工智能的理论基础 … 1
- 1.1.2 AI的诞生 … 3
- 1.1.3 AI的第一个黄金时代 … 6
- 1.1.4 AI的第一个寒冬 … 9
- 1.1.5 AI的第二个黄金时代 … 11
- 1.1.6 AI的第二个寒冬 … 12
- 1.1.7 AI的稳健发展期 … 13
- 1.1.8 AI的新时代：深度学习 … 14

1.2 智慧医疗的基本概念 … 16
- 1.2.1 起源 … 16
- 1.2.2 基本概念 … 16
- 1.2.3 智慧医疗的典型应用 … 18

1.3 我国医学人工智能的发展 … 25
1.4 本章小结 … 26
习题 … 26

第2章 传统机器学习的原理与方法 … 30

2.1 基础概念 … 30
- 2.1.1 监督学习 … 30
- 2.1.2 无监督学习 … 32
- 2.1.3 半监督学习 … 32
- 2.1.4 欠拟合和过拟合 … 33

2.2 分类 … 33
- 2.2.1 分类的基本概念 … 33
- 2.2.2 利用机器学习进行乳腺癌分类的实例 … 34

2.3 回归 … 40
- 2.3.1 回归的基本概念 … 40
- 2.3.2 基于线性回归的糖尿病数据集预测 … 41

2.4	聚类	43
2.5	本章小结	44
习题		45

第3章 深度学习的原理与方法 46

3.1	早期的人工神经网络	46
	3.1.1 神经元	46
	3.1.2 感知机	46
	3.1.3 从感知机到神经网络	48
	3.1.4 激活函数	49
	3.1.5 梯度下降法	49
	3.1.6 反向传播	50
3.2	全连接的前馈神经网络	51
3.3	卷积神经网络	53
3.4	生成对抗网络	55
3.5	循环神经网络/LSTM	56
	3.5.1 循环神经网络	56
	3.5.2 LSTM	56
	3.5.3 医疗领域的应用	57
3.6	图神经网络	58
	3.6.1 图神经网络	58
	3.6.2 医疗领域的应用	59
3.7	搭建自己的第一个神经网络	60
	3.7.1 任务描述	60
	3.7.2 数据集	60
	3.7.3 运行环境及模型选择	60
	3.7.4 实验过程	61
	3.7.5 实验代码及讲解	61
3.8	本章小结	66
习题		66

第4章 医学数据的特点和实验设计 68

4.1	医学数据来源	68
	4.1.1 医学数据来源介绍	68
	4.1.2 医学数据来源案例	70
4.2	医学数据特点	71
	4.2.1 常见医学数据特点	71
	4.2.2 医学数据特点举例	73
4.3	医学数据质量评估	75

		4.3.1 医学数据常见质量问题	75
		4.3.2 医学数据质量评估方法	76
		4.3.3 影像数据质量评估方法案例	78
	4.4	医学数据预处理	79
		4.4.1 医学影像数据预处理方法	79
		4.4.2 医学文本数据预处理方法	84
		4.4.3 医学数据预处理案例	86
	4.5	实验设计	88
		4.5.1 任务抽象	88
		4.5.2 数据集构建	90
		4.5.3 方法选择和开发	94
		4.5.4 方法评价和结果分析	94
		4.5.5 研究案例	102
	4.6	本章小结	104
	习题		104

第 5 章 医学影像人工智能处理技术 …… 105

5.1	医学影像类型	105
	5.1.1 X 射线影像	105
	5.1.2 超声影像	106
	5.1.3 CT 影像	108
	5.1.4 MRI 影像	109
5.2	医学影像的分类方法	110
	5.2.1 引言	110
	5.2.2 AlexNet 方法	111
	5.2.3 VGG 方法	113
	5.2.4 GoogLeNet 方法	113
	5.2.5 ResNet 方法	115
	5.2.6 DenseNet 方法	116
	5.2.7 SENet 方法	117
	5.2.8 EfficientNet 方法	117
	5.2.9 ViT 方法	119
	5.2.10 分类方法的可解释性	120
	5.2.11 案例构建和分析	123
	5.2.12 搭建第一个医学影像分类网络	125
5.3	医学影像的目标检测方法	126
	5.3.1 引言	126
	5.3.2 R-CNN 系列方法	127
	5.3.3 YOLO 系列方法	131

5.3.4 RetinaNet 方法 ······ 136
5.3.5 Anchor-free 系列方法 ······ 137
5.3.6 DETR 系列方法 ······ 139
5.3.7 搭建第一个目标检测网络 ······ 142
5.4 医学影像的分割方法 ······ 145
5.4.1 引言 ······ 145
5.4.2 FCN 方法 ······ 146
5.4.3 DeepLab 方法 ······ 148
5.4.4 U-Net 方法 ······ 150
5.4.5 V-Net 方法 ······ 152
5.4.6 Transformer 的分割方法 ······ 153
5.4.7 搭建自己的第一个医学影像分割模型 ······ 154
5.5 人工智能在医学影像分析中的应用 ······ 160
5.5.1 肺部病变识别中的人工智能 ······ 160
5.5.2 乳腺癌筛查中的人工智能 ······ 162
5.5.3 眼底疾病诊断中的人工智能 ······ 164
5.6 本章小结 ······ 166
习题 ······ 166

第 6 章 医学文本人工智能处理技术 ······ 169

6.1 医学文本简介 ······ 169
6.1.1 电子病历 ······ 169
6.1.2 影像报告 ······ 170
6.1.3 检验检查报告单 ······ 171
6.1.4 医学书籍 ······ 171
6.1.5 诊疗对话 ······ 172
6.1.6 医学文本特点小结 ······ 173
6.2 文本向量化表示和预训练 ······ 173
6.2.1 One-Hot 编码表示 ······ 173
6.2.2 Word2vec ······ 174
6.2.3 以 BERT 为代表的预训练模型 ······ 177
6.2.4 以 GPT 为代表的大语言模型 ······ 177
6.3 文本分类 ······ 178
6.3.1 医学文本分类的特点和难点 ······ 178
6.3.2 医学文本分类常用数据集 ······ 179
6.3.3 多标签分类任务——以 ICD 编码任务为例 ······ 180
6.4 信息抽取 ······ 184
6.4.1 医学命名实体识别 ······ 184
6.4.2 医学关系抽取 ······ 189

    6.4.3 医学事件抽取 ……………………………………………………… 191
  6.5 医学文本摘要 …………………………………………………………… 193
  6.6 医学问答 ………………………………………………………………… 195
    6.6.1 医学问答任务概述 ……………………………………………… 195
    6.6.2 医学问答任务的挑战 …………………………………………… 196
    6.6.3 医学问答涉及的领域 …………………………………………… 196
    6.6.4 医学问答典型方法 ……………………………………………… 198
  6.7 应用实践——电子病历自动质检 ……………………………………… 202
    6.7.1 电子病历质检的意义 …………………………………………… 202
    6.7.2 病历质检流程面临的问题 ……………………………………… 203
    6.7.3 技术方法及系统实现 …………………………………………… 204
    6.7.4 利用人工智能技术带来的改善 ………………………………… 206
  6.8 本章小结 ………………………………………………………………… 207
习题 …………………………………………………………………………………… 207

第7章 医学知识图谱的构建与应用 …………………………………………… 208

  7.1 知识图谱概述 …………………………………………………………… 208
    7.1.1 知识图谱发展历程 ……………………………………………… 208
    7.1.2 医学知识图谱现状 ……………………………………………… 210
  7.2 医学知识图谱的构建 …………………………………………………… 211
    7.2.1 知识表示与建模 ………………………………………………… 212
    7.2.2 知识抽取 ………………………………………………………… 219
    7.2.3 知识融合 ………………………………………………………… 223
    7.2.4 知识存储 ………………………………………………………… 226
    7.2.5 知识推理 ………………………………………………………… 231
    7.2.6 质量评估 ………………………………………………………… 234
  7.3 知识图谱构建实例 ……………………………………………………… 236
    7.3.1 任务概述 ………………………………………………………… 236
    7.3.2 数据分析 ………………………………………………………… 236
    7.3.3 图谱设计 ………………………………………………………… 237
    7.3.4 图谱创建 ………………………………………………………… 239
  7.4 医学知识图谱应用 ……………………………………………………… 245
    7.4.1 临床决策支持诊断 ……………………………………………… 245
    7.4.2 医学问答系统 …………………………………………………… 245
    7.4.3 智能语义搜索 …………………………………………………… 245
  7.5 本章小结 ………………………………………………………………… 246
习题 …………………………………………………………………………………… 246

第 8 章　医学人工智能中的伦理问题 ······ 247

8.1　伦理的基本概念 ······ 247
8.1.1　如何理解伦理 ······ 247
8.1.2　伦理立场 ······ 248

8.2　医学人工智能伦理问题分析 ······ 250
8.2.1　大数据伦理问题 ······ 250
8.2.2　人工智能医疗设备伦理问题 ······ 256
8.2.3　人工智能的准确性 ······ 260
8.2.4　医学人工智能的可解释性问题 ······ 262

8.3　职业伦理 ······ 264
8.3.1　职业道德 ······ 264
8.3.2　计算机专业人员的道德准则 ······ 265
8.3.3　医生的职业伦理规范 ······ 268

8.4　伦理与监管 ······ 269
8.5　本章小结 ······ 270
习题 ······ 270

第 9 章　医学人工智能的机遇与挑战 ······ 271

9.1　面向临床的人工智能概述 ······ 271
9.2　医学人工智能的技术发展 ······ 273
9.2.1　多组学 ······ 273
9.2.2　迁移学习 ······ 275
9.2.3　多模态学习 ······ 278

9.3　医学人工智能的挑战 ······ 281
9.3.1　医疗领域大模型 ······ 281
9.3.2　临床诊疗质量的科学评估与有效监管 ······ 285
9.3.3　药物发现 ······ 287

9.4　本章小结 ······ 298
习题 ······ 298

参考文献 ······ 299

第1章 智慧医疗的概念和发展历程

1.1 人工智能技术的起源和发展历程

人工智能(Artificial Intelligence,AI)作为重要的专业方向,涵盖了计算机科学、数学、统计学、语言学等众多学科领域。它的研究目标是使计算机能够实现接近甚至超越人类智能的某些能力,实现自主决策、自主学习、自主推理和自主行动等功能。随着以深度学习为代表的人工智能技术的不断发展,各种应用场景不断涌现,无论是在工业生产、医疗健康、金融、安防、自动驾驶等领域,还是在智能家居、智能客服、智能游戏等领域,人工智能技术都有了广泛的应用,对我们的生活和工作产生了越来越深远的影响,成为推动社会进步和发展的一股强大力量。

人工智能的发展经历了一个漫长而又曲折的历程,到目前已经经历了三个黄金期和两个寒冬,如图1-1所示。在1956年以前,人工智能处于早期探索阶段,这一阶段充满着人们对人工智能的思考和遐想。在1956年的达特茅斯会议上,人工智能这一概念被正式提出,也开创了人工智能的第一个黄金期,一直持续到20世纪70年代,这个阶段主要关注基础理论和研究。大约从1974年到1980年,人工智能经历了第一个寒冬,AI遇到了瓶颈,虽然机器拥有了简单的逻辑推理能力,但远远达不到曾经预言的智能水平。公众开始激烈批评AI的研究人员,许多机构不断减少对人工智能研究的拨款,直至停止拨款,人工智能的研究受到了严重挫折和限制。而1980—1987年,人工智能迎来了第二个黄金期,主要是因为新技术和新算法的出现,如神经网络、支持向量机等,一类名为"专家系统"的AI程序开始为全世界的公司所采纳。1987—1993年,人工智能经历了第二个寒冬,原因是专家系统虽然很有用,但它的应用领域过于狭窄,而且更新迭代和维护成本非常高,研究再次遭遇了财政困难,很多公司和机构也放弃了人工智能技术的研究和发展。从1993年到现在,我们正处于人工智能发展的第三个黄金期(换一种说法就是人工智能的新时代),在摩尔定律下,计算机性能不断突破,云计算、大数据、机器学习等领域发展迅速,人工智能的快速发展已经在极大程度上改变了我们的生活。

1.1.1 人工智能的理论基础

从古至今,人类一直在试图利用机器来代替人类完成脑力和体力劳动,以提高我们征服自然的能力。这种对人工智能的追求表现在诸多神话、传说、故事、预言以及制作机器人偶(自动机)的实践中。如图1-2所示,在中国有偃师造人和木

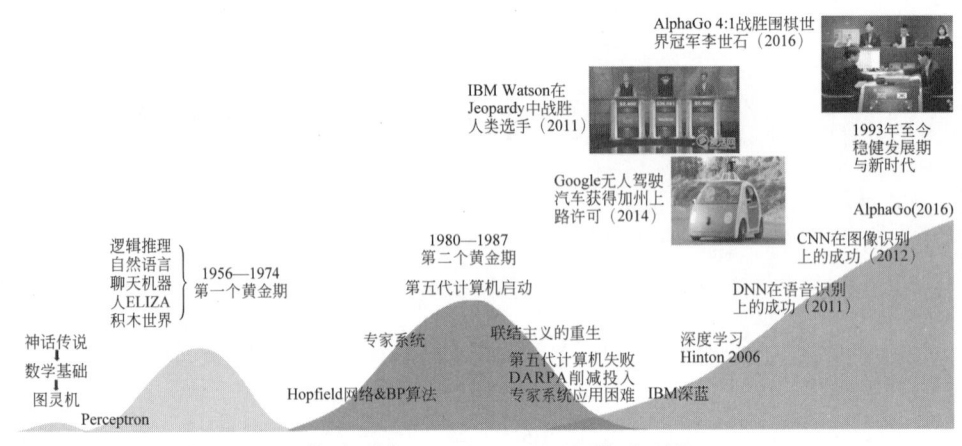

图 1-1 人工智能的发展历程

牛流马的故事,在国外则有赫菲斯托斯的黄金机器人和沙特的索菲亚机器人。

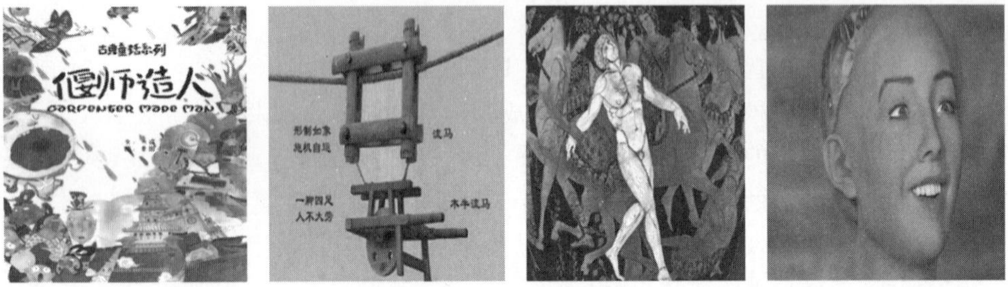

西周:偃师造人　　三国:木牛流马　　希腊火神赫菲斯托斯:　　沙特第一个公民
　　　　　　　　　　　　　　　　　　黄金机器女仆　　　　　机器人:索菲亚

图 1-2 人工智能的早期构想

(图片来源:百度百科)

随着数学学科的发展,一些数学理论的出现大大促进了人工智能技术的发展,使人工智能从梦想逐步走进了现实,并且变得越来越智能。

17世纪中期,莱布尼茨(图1-3)、托马斯·霍布斯和笛卡儿试图将理性思维系统化为代数学或几何学之类的体系。莱布尼茨提出了万能符号和推理计算的思想,他认为可以建立一种通用的符号语言以及在这种符号语言上进行推理的演算。这样一来,哲学家之间就像会计师之间一样,不再需要争辩。他们只需要拿出铅笔放在石板上,然后向对方说(如果想要的话,可以请一位朋友作为证人):"我们开始算吧"。莱布尼茨已经开始明确提出形式符号系统的假设,这一假设也成为了人工智能研究的指导思想。这一思想不仅为数理逻辑的产生和发展奠定了基础,而且是现代机器思维设计思想的萌芽。

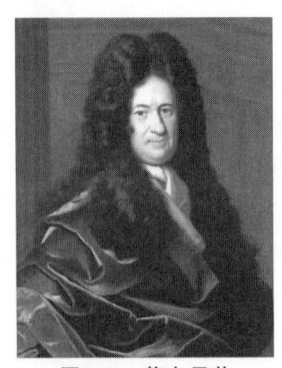

图 1-3 莱布尼茨

在20世纪,数理逻辑研究方面的突破进一步促进了人工智能的发展。英国逻辑学家布尔创立了布尔代数,这一理论提供了逻辑推理的数学基础。布尔在《思维法则》一书中首次用符号语言来描述思维活动的基本原理。这些原理对于人工智能研究来说至关重要,因为它们提供了一种表示和处理各种信息和知识的方法,为人工智能的发展打下了坚实的基础。

1936年,英国数学家图灵提出了图灵机的概念(如图1-4所示),这是一种理想化的数学模型,旨在抽象地模拟人类的计算行为。图灵机可以看作一种抽象的计算模型,它等价于任何有限逻辑数学过程的终极强大逻辑机器。图灵机通过将数据输入纸带,然后执行一系列简单的操作来计算出结果。这些操作包括读取纸带上的数据、写入数据到纸带上、移动纸带以及执行基本的逻辑运算。图灵机的工作过程可以描述为一系列确定的状态转移,每次转移都由当前的状态、输入数据以及转移函数决定。图灵机能够执行任何计算过程,只要将计算过程表示为一系列图灵机可以执行的操作即可。图灵机为计算机科学提供了一种理论框架,使得人们能够更好地理解计算机如何工作,并为人工智能技术的进一步发展提供了思想支持。

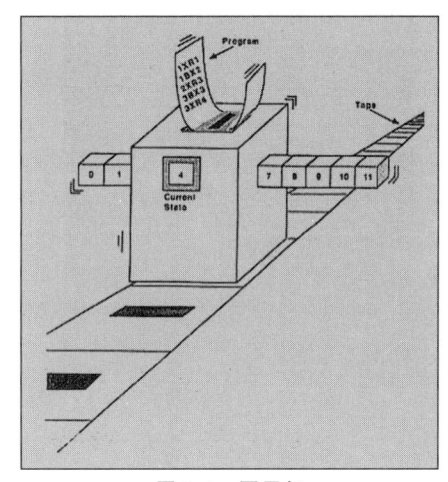

图1-4 图灵机
(图片来源:百度)

此外,戈特洛布·弗雷格提出的一阶逻辑、吉罗拉莫·卡尔达诺的古典概率论、贝叶斯的贝叶斯定理以及冯·诺依曼与摩根斯坦基于概率论和效用论建立的博弈论等数学理论都促进了人工智能的发展。这些理论为人工智能研究者提供了一套理论框架,使他们能够更好地处理和分析各种信息和知识,为人工智能的进一步发展提供了理论支持。

1.1.2 AI的诞生

最初的人工智能研究诞生于20世纪30年代末至50年代初,它是一系列科学进展交汇的结晶。一是神经学研究发现,大脑是由神经元构成的电子网络。这些神经元之间通过改变其激励电平的方式传递信息,这种电平只有"有"和"无"两种状态,不存在中间状态。二是维纳的控制论描述了这种电子网络的控制和稳定性。三是克劳德·香农提出的信息论描述了网络中传递的数字信号(即高低电平代表的二进制信号)。这些理论为我们更好地理解大脑的工作原理和设计更有效的网络提供了重要的理论框架。而图灵的计算理论证明了数字信号足以描述任何形式的计算。这与维纳的控制论和香农的信息论相结合,暗示了构建电子大脑的可能性。通过对大脑的网络进行模拟,我们可能能够构建出一种电子计算机,具有类似于大脑的智能和学习能力。这些想法为电子大脑的未来发展提供了一个具有启发性的视角。

在这一阶段,人们致力于开发机器人来模拟人类的行为。其中包括威廉·格雷·沃尔特(William Grey Walter)的"乌龟"(如图1-5所示)和约翰斯·霍普金斯大学的"约翰斯·霍普金斯兽"(如图1-6所示)。"乌龟"是一种小型机器人,它可以通过在一个定义好的空间内随机游走来模拟生物体的行为。"约翰斯·霍普金斯兽"则是一种更大型的机器人,它能够通过感知环境和进行简单的决策来模拟更复杂的行为。这些机器人并未使用计算机、数字电路和符号推理技术来控制它们,而是通过纯粹的模拟电路来模拟人类的行为。

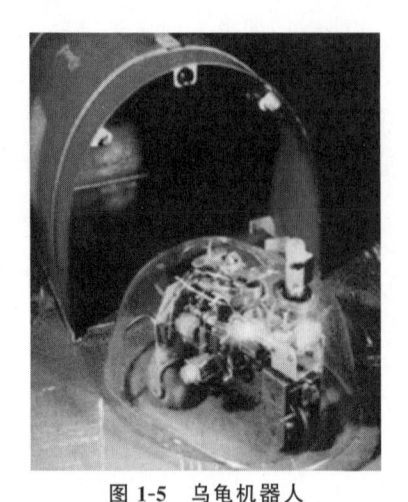

图 1-5　乌龟机器人
(图片来源：https://roamerrobot.tumblr.com/)

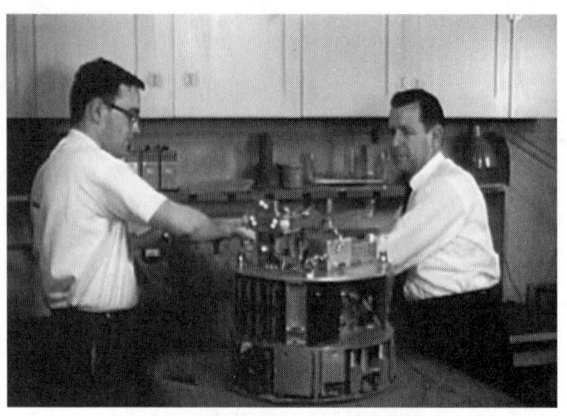

图 1-6　约翰斯·霍普金斯兽
(图片来源：YouTube)

沃尔特·哈里·皮茨（Walter Harry Pitts）和沃伦·斯特吉斯·麦卡洛克（Warren Sturgis McCulloch）在1943年的一篇论文中，提出了一种理想化的人工神经元网络模型，并分析了它如何进行简单逻辑运算。该模型基于一种称为"神经元"的基本构造单元，它与人类神经系统中的神经元相似。这些神经元可以接收输入信号，并在满足一定条件时输出信号。该模型还假设这些神经元之间存在联系，并且可以通过这些联系来传递信号。皮茨和麦卡洛克的工作对于理解人工神经网络的基本原理具有重要意义，并为当代人工智能的发展奠定了基础。随后，1951年马文·明斯基（Marvin Minsky）和迪恩·埃德蒙兹（Dean Edmonds）一起建造了第一台神经网络机器人，称为 SNARC（Stochastic Neural Analog Reinforcement Calculator，随机神经网络模拟强化计算器，如图1-7所示）。它是一种理想化的人工神经元网络模型，由一系列神经元和连接器组成，可以模拟人类神经系统中的神经元连接和信号传递。SNARC可以根据输入信号的不同，控制机器人的行为。它可以进行简单的逻辑运算，例如与、或和非运算，并且具有较强的自适应能力，可以根据输入信号的不同而改变输出信号。SNARC的出现标志着人工神经网络的诞生，并为当代人工智能的发展提供了重要的科学依据。

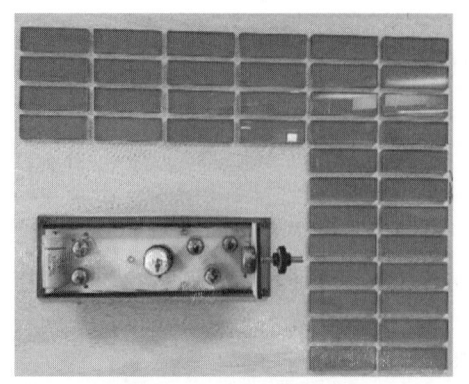

图 1-7　SNARC 机器人
(图片来源：HISTORY OF AI)

1950年,英国数学家艾伦·图灵发表了《计算机和智能》一文,阐述了他对于人工智能的看法。有趣的是,作为计算机科学与人工智能领域共同的先驱,图灵成功定义了什么是机器,但却不能定义什么是智能。正因如此,图灵提出了一种后来被称为"图灵测试"的智能评估方法,该方法用于衡量一个机器是否具有人类智能。图灵测试的核心想法是要求计算机在没有直接物理接触的情况下接受人类的询问,并尽可能把自己伪装成人类。如果"足够多"的询问者在"足够长"的时间里无法以"足够高"的正确率辨别被询问者是机器还是人类,我们就认为这个计算机通过了图灵测试。图灵把他设计的测试看作人工智能的一个充分条件,主张通过图灵测试的计算机应该被看作是拥有智能的。图灵在他的论文原文中是这样定义图灵测试的:"我们称下面这个问题为'模仿游戏'。游戏参与者包括一个男人、一个女人,以及一个任意性别的询问者。询问者与另两个人待在不同的房间里,并通过打字的方式与他们交流,以确保询问者不能通过声音和笔迹区分二者。两位被询问者分别用 A 和 B 表示,询问者 C 事先只知道 A 和 B 中有且仅有一位女性,而询问的目标是正确分辨 A 和 B 中哪一位是女性。另一方面,两位被询问者 A 和 B 的目标都是试图让询问者认为自己是女性。也就是说,男性被询问者需要把自己伪装成女性,而女性被询问者需要努力自证。现在我们问:如果我们把'模仿游戏'中的男性被询问者换成计算机,结果会怎样?相比人类男性,计算机能否使询问者更容易产生误判?"测试过程如图 1-8 所示。1952 年,图灵在一场 BBC 广播中,提出一个新的更为具体的想法:让计算机来冒充人,如果判断正确的人不足 70%,也就是超过 30%的人误认为与自己说话的是人而不是计算机,那么可以判断计算机具有人类智能。

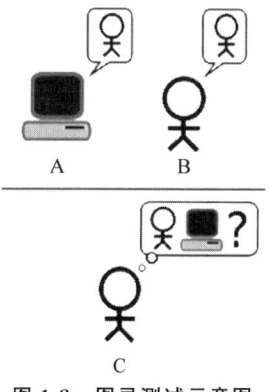

图 1-8 图灵测试示意图
(图片来源:百度)

在 1951 年,克里斯托弗·斯特雷奇(Christopher Strachey)使用曼彻斯特大学的 Ferranti Mark 1 计算机编写了一个西洋跳棋的程序。另一位程序员迪特里希·普林茨(Dietrich Prinz)则写出了一个国际象棋程序。在 20 世纪 50 年代中期和 60 年代初,亚瑟·塞缪尔(Arthur Samuel)开发的国际象棋程序的棋力已经可以与有相当水平的业余爱好者抗衡。这个程序也成为了游戏 AI 发展的先驱,被认为是衡量 AI 发展进步的标准之一。

1956 年夏季,美国汉诺斯小镇宁静的达特茅斯学院,约翰·麦卡锡、马文·明斯基、克劳德·香农、奥利弗·塞弗里奇、赫伯特·西蒙、艾伦·纽厄尔等学者聚在一起召开了达特茅斯会议(如图 1-9 所示),共同讨论机器模拟智能的一系列问题。参与这次会议的研究人员都对探索人工智能的潜力和推进计算机科学领域十分感兴趣。他们在达特茅斯会议期间,讨论了与人工智能相关的广泛主题,包括自然语言处理、问题解决和机器学习。他们还讨论了人工智能在医学、教育和军事等领域的潜在应用。许多与会者对人工智能的潜能感到兴奋,相信它有可能彻底改变社会的许多方面。也有一些与会者对此持怀疑态度,认为制造出能够像人类一样思考和推理的机器是很困难的。尽管与会者们讨论了很久也没有达成共识,但他们为这个讨论会命名了一个名字:人工智能。这次会议是人工智能历史上的一个重要里程碑,它还促成了达特茅斯人工智能项目的建立,这是首批专注于人工智能的长期研究项目之一。自此,人工智能开始出现在人们的视野中,1956 年也就成为了人工智能元年。50 年以后,其中五位参会者又在 2006 年的达特茅斯夏季研究会议上进行了合影,他们也都成为了现在 AI 研究的佼佼者(如图 1-10 所示)。

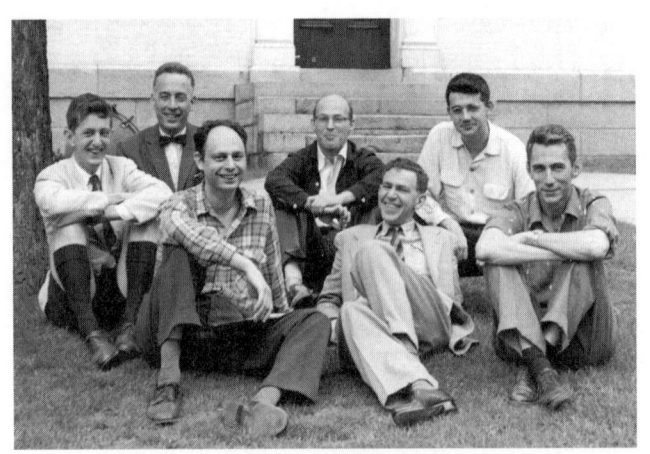

图 1-9 达特茅斯会议部分参会人员合照
(图片来源：medium.com)

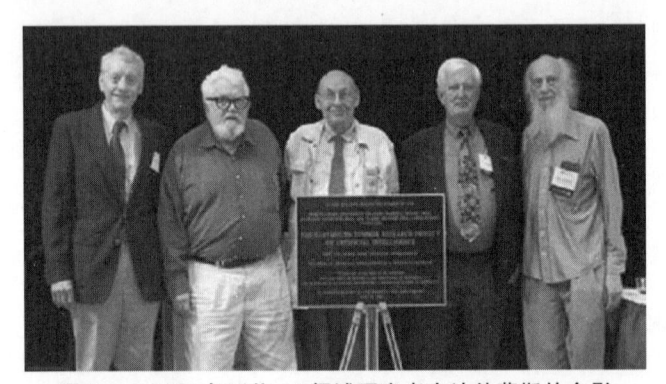

图 1-10 2006 年五位 AI 领域研究者在达特茅斯的合影
(从左到右分别为：摩尔、麦卡锡、明斯基、赛弗里奇、所罗门诺夫)

1.1.3 AI 的第一个黄金时代

达特茅斯会议召开后的几年里，人工智能领域经历了一个大发现的时代——人工智能的第一个黄金时代，又被称为"第一次 AI 高潮"。对很多人来说，这一阶段开发出来的程序堪称神奇：计算机可以解决代数应用题，证明几何定理，学习和使用英语。当时，大多数人几乎无法相信机器能够如此"智能"。研究者们表达出相当乐观的情绪，认为具有完全智能的机器将在 20 年内出现。当时的人们对人工智能的未来充满了信心和期待，相信它有可能实现人类的梦想和愿望。

在 50 年代后期和 60 年代，人们发现了人工智能的巨大潜力，并开展了大量的研究。在这段时间里，出现了许多成功的 AI 程序，并探索了新的研究方向。下面介绍其中最具影响力的几种程序。

1. 逻辑推理

许多 AI 程序使用相同的基本算法来实现一个目标，例如赢得游戏或证明定理。它们通过探索不同的选项来逐步推进，就像在迷宫中寻找出路一样。如果遇到了死胡同，它们会进行回溯,重新尝试其他选项。这种方法被称为"逻辑推理"。

遗憾的是,这一思想在解决问题时遇到了主要障碍:在很多问题中,"迷宫"中可能的路径总数是一个天文数字,也就是存在"指数爆炸"现象。为了解决这个问题,研究人员使用启发式算法来消除那些不太可能导致正确答案的支路,从而缩小搜索范围。

1955年,艾伦·纽厄尔和诺贝尔奖获得者赫伯特·西蒙共同设计了逻辑理论家(Logic Theorist)程序,如图1-11所示。这是第一个刻意模仿人类解决问题技能的程序,被称为"第一个人工智能程序"。该程序成功证明了罗素的《数学原理》一书中前53个定理中的38个。

图1-11 逻辑理论家程序

1957年,纽厄尔和西蒙又提出了"一般问题解决器(General Problem Solver)"程序(其流程图如图1-12所示),该程序旨在解决普遍性的问题,并将逻辑推理和搜索算法应用到更广泛的情境中。一般问题解决器是第一个体现"思考的人性化"方法的项目。这一项目从两个方面来解决问题:机器可以实现的过程和人类的可观察行为。一般问题解决器可以被看作一个用于解决各种问题的计算机程序。原理上,它可以解决任何形式化(well-formed formula)的符号问题,如定理证明、几何问题和国际象棋对抗。

还有一些基于搜索算法的程序,它们能够证明几何和代数问题。例如赫伯特·格兰特(Herbert Gelernter)在1958年开发的几何定理证明机和1961年由明斯基的学生詹姆斯·斯莱格尔(James Slagle)开发的SAINT。此外,一些程序通过搜索目标和子目标来做出决策,如斯坦福大学为控制机器人Shakey而开发的STRIPS系统。

2. 自然语言

人工智能研究的一个重要目标是让计算机能够通过自然语言进行交流。一个早期的成功例子是丹尼尔·博布罗(Daniel Bobrow)

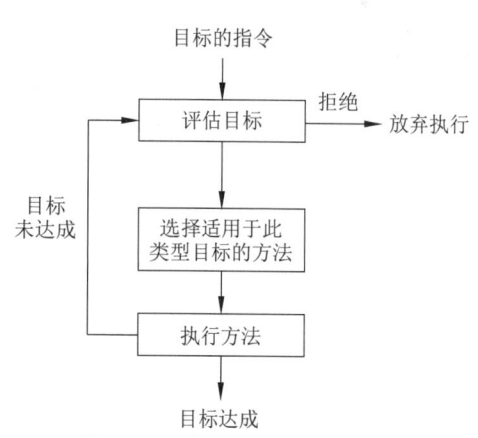

图1-12 一般问题解决器流程图

的程序STUDENT,它能够解决高中水平的代数问题。这在当时是一项重大成就,展示了使用自然语言作为人机交流手段的潜力。博布罗的工作奠定了自然语言处理在人工智能领域的研究基础。

如果我们将语义概念(如"Cat"和"Fur")表示为节点,将语义关系(如"has")表示为节点之间的连接,我们就可以构建一个"语义网",如图1-13所示。第一个使用语义网的AI程序是由罗斯·奎里安(Ross Quillian)开发的,罗杰·尚克(Roger Schank)提出了"概念依赖"的语义网。这些方法使计算机能够表示和理解自然语言句子的含义,这是自然语言处理非常重要的一步。

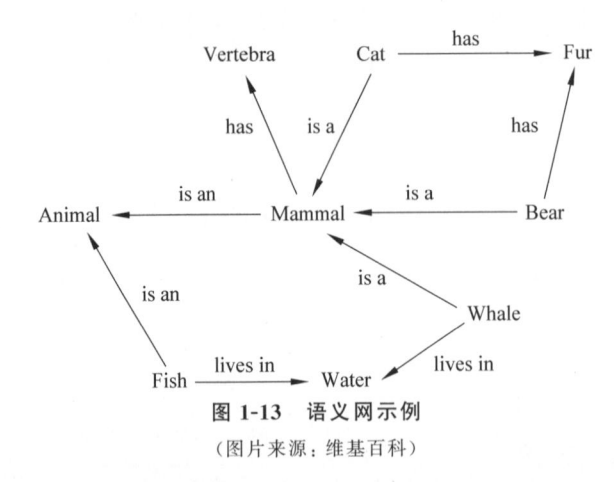

图 1-13　语义网示例

(图片来源:维基百科)

1956 年,约瑟夫·维泽鲍姆(Joseph Weizenbaum)开发了 ELIZA(如图 1-14 所示),这是第一个英语聊天机器人。它能够根据设定的规则,将用户的提问进行模式匹配,然后从预先编写好的答案库中选择合适的回答。ELIZA 会在对方的言语中进行关键词扫描,针对某些"关键词"匹配合适的"对应词",比如你说"很烦闷",它就说"很难过";你说"我想哭",它就问"为什么想哭?"

图 1-14　ELIZA 机器人

(图片来源:百度)

与 ELIZA"聊天"的用户有时会误以为自己是在和人类而不是和一个程序交谈,但是实际上 ELIZA 根本不知道自己在说什么。它只是按固定套路作答,或者用符合语法的方式将问题复述一遍。ELIZA 是第一个尝试并通过图灵测试的软件程序,它曾模拟心理治疗医生和患者交谈,在首次使用的时候就骗过了很多人。这也是计算机自然语言对话技术的开端。

3. 积木世界

20世纪60年代后期,麻省理工学院人工智能实验室的马文·明斯基和西摩尔·派普特建议人工智能研究人员关注被称为"微世界"的简单场景。他们指出,在成熟的学科中,经常使用简化模型来帮助理解基本原理,例如物理学中的光滑平面和完美刚体。许多这类研究使用了"积木世界",积木世界的其中一个平面上填充了各种形状、尺寸和颜色的积木。这些微观世界使研究人员能够在受控和可管理的环境中探索人工智能的原理,今天仍在用于人工智能研究。

在这一指导思想下,杰拉德·杰伊·萨斯曼(Gerald Jay Sussman,研究组长)、阿道夫·古兹曼(Adolfo Guzman)、大卫·瓦尔兹(David Waltz,"约束传播(constraint propagation)"的提出者)、帕特里克·温斯顿(Patrick Winston)等人在机器视觉领域做出了创造性贡献。同时,马文·明斯基和西蒙·佩珀特制作了一个会搭积木的机器臂,从而将"积木世界"变为现实。微世界程序的最高成就是特里·威诺格拉德(Terry Winograd)的SHRDLU,它能用普通的英语句子与人交流,还能做出决策并执行操作。

上述成果的产生使得人工智能领域的研究者对AI的发展有着非常乐观的预估:

1958年,艾伦·纽厄尔和赫伯特·西蒙称:"十年之内,数字计算机将成为国际象棋世界冠军。""十年之内,数字计算机将发现并证明一个重要的数学定理。""二十年内,机器将能完成人能做到的一切工作。"

1967年,马文·明斯基称:"一代之内……创造'人工智能'的问题将获得实质上的解决。"1970年,他又表示:"在三到八年的时间里,我们将得到一台具有人类平均智能的机器。"

虽然这些预测并不完全准确,但它们反映了当时的兴奋和乐观情绪。随着时间的推移,人工智能系统也变得越来越强大,并在国际象棋和数学等领域取得了重大进展。

1.1.4 AI的第一个寒冬

到了70年代,人工智能开始面临批判和资金困难。人工智能研究人员高估了他们任务的难度,之前的乐观导致了不切实际的期望。当这些承诺没有兑现时,对人工智能的资助就会减少或撤回。与此同时,由于马文·明斯基对感知器的强烈批判,联结主义方法(即神经网络)消失了十年。这一挫折是早期神经网络模型的局限性所导致的,这些模型无法像其他一些人工智能方法那样解决复杂的问题。即使是最杰出的AI程序也只能解决一部分最简单的问题,也就是说所有的AI程序都只是"玩具"。AI研究者们遭遇了无法克服的基础性障碍。遇到的主要问题如下。

1. 技术上的问题

技术上的问题可归纳为以下几方面。

(1)计算机的运算能力不足。当时,计算机的内存和处理能力有限,无法解决任何真正的人工智能问题。例如,罗斯·奎利恩(Ross Quillian)对自然语言的研究只能使用只有20个单词的词汇表来证明,因为这是内存所能容纳的全部。这限制了AI研究的范围,并使该领域难以取得进展。1976年,汉斯·莫拉维克(Hans Moravec)指出计算机距离智能的要求还有百万倍的差距。他打了个比方:就像飞机需要强大的引擎才能飞一样,人工智能需要强大的计算能力,低于一定的门槛是不可能实现的。

(2) 计算复杂性和指数爆炸。1972年,理查德·卡普(Richard Karp)根据斯提芬·库克(Stephen Cook)于1971年提出的Cook-Levin理论证明,许多问题只能在指数时间内得到解决。这就意味着,除了那些最简单的情况,大多数问题需要近乎无限长的计算时间才能得出答案。因此,许多人认为,很多AI中的玩具程序可能永远都无法发展成为实用的系统。

(3) 常识与推理。许多重要的AI应用,例如机器视觉和自然语言处理,都需要大量的世界认知信息。这就要求程序能够知道它正在看到什么,或者正在说什么。这需要程序具备儿童水平的世界认知。然而,研究人员们很快发现,实现这一要求非常困难,原因是1970年时还没有人能够构建出如此庞大的数据库,同时也没有人知道如何让一个程序学到这么丰富的信息。

(4) 莫拉维克悖论。证明定理和解决几何问题对计算机而言相对容易,然而,一些看起来很简单的任务,例如人脸识别或穿过一个房间,实际上却非常困难。这也是为什么机器人和机器视觉在当时发展缓慢的原因。

(5) 框架和资格问题。采用逻辑观点的AI研究人员(例如约翰·麦卡锡)发现,如果不对逻辑的结构进行调整,他们就无法对常见的涉及自动规划或默认推理的问题进行推理。为了解决这一问题,他们开发出了新的逻辑学,例如非单调逻辑和模态逻辑。这些新的逻辑学研究为自动规划和默认推理提供了一种新的表达方式,使得这些问题可以被更好地理解和处理。

2. 经济问题:停止拨款

由于AI发展缓慢,资助AI研究的机构(如英国政府、DARPA和NRC)逐渐停止了对没有明确方向的AI研究的资助。NRC(美国国家研究委员会)在拨款2000万美元后,停止了对AI研究的资金支持。1973年,詹姆斯·莱特希尔在报告中批评了英国AI研究在实现其"宏伟目标"上的完全失败,这导致了英国AI研究的低潮。该报告特别提到"指数爆炸"问题是AI失败的一个原因。DARPA(美国国防高级研究计划局)对卡内基-梅隆大学的语音理解研究项目不满意,因此取消了每年300万美元的资助。到1974年,AI项目已经很难再获得资助。汉斯·莫拉维克将批评归咎于同行们的不切实际预言:"许多研究者陷入了日益浮夸的网中"。自1969年Mansfield修正案通过后,DARPA被迫只资助"具有明确任务方向的研究",而不是"无方向的基础研究"。20世纪60年代那种对自由探索的资助一去不复返,资金此后只提供给目标明确的特定项目,比如自动坦克或战役管理系统。

3. 来自非技术学派的批评

一些哲学家强烈反对AI研究者的主张,其中最早的一个是约翰·卢卡斯(John Lucas),他认为哥德尔不完备定理已经证明了形式系统(例如计算机程序)不可能判断某些陈述的真理性,但人类却可以。修伯特·德雷福斯(Hubert Dreyfus)讽刺60年代AI界的那些未实现的预言,并且批评AI的基础假设,认为人类推理实际上仅涉及少量的"符号处理",大多则是具体的、直觉的、下意识的"窍门"(know how)。约翰·希尔勒(John Hiller)在1980年提出了"中文房间"实验,目的是证明程序并不"理解"其使用的符号,从而解决所谓的"意向性"(intentionality)问题。这位学者认为,如果符号对于机器来说并没有意义,那么就不能认为机器是在"思考"。

AI相关的伦理问题也被提上了议程。1976年,约瑟夫·维森鲍姆(Joseph Weizenbaum)

出版了一本名为《计算机的力量与人类的推理》的书,在其中,他表示人工智能的滥用可能会损害人类生命的价值。这一讨论的起因是肯尼思·科尔比(Kenneth Colby)开发了一个模仿医师的聊天机器人 DOCTOR,并将它当作真正的医疗工具。

马文·明斯基、西蒙·佩珀特(Seymour Papert)和罗杰·尚克"(Roger Schank)等试图让机器像人一样思考,使之能够解决"理解故事"和"目标识别"一类问题。为了使用"椅子""饭店"之类最基本的概念,他们需要让机器像人一样做出一些非逻辑的假设。遗憾的是,这些不精确的概念难以用逻辑进行表达。杰拉德·萨斯曼(Gerald Sussman)注意到,"使用精确的语言描述本质上不精确的概念,并不能使它们变得精确起来"。尚克用"芜杂"(scruffy)一词描述他们这一"反逻辑"的方法,与麦卡锡、科瓦尔斯基、纽厄尔和西蒙等人的"简约"(neat)方案相对。

在 1975 年的一篇开创性论文中,明斯基指出他的"芜杂派"同事们使用了一种框架结构,包含所有相关的常识性假设。例如,提到"鸟"时,我们会联想到它会飞、吃虫子等事实。尽管这些假设未必正确,推理也未必符合逻辑,但这些假设组成的结构是我们思维的一部分。他称这个结构为"框架"(frames)。尚克则使用了"框架"的一个变种,称为"脚本"(scripts),基于这个概念,他使程序能够回答关于一篇英语短文的问题。多年后,面向对象编程采用了 AI"框架"研究中的"继承"(inheritance)概念。

这段被称为"AI 寒冬"的时期对人工智能领域是一个挑战,但也促使人们重新关注实际应用和更现实的方法来解决 AI 难题。尽管在 20 世纪 70 年代后期遭遇公众误解,AI 在逻辑编程、常识推理等领域仍取得了许多成功和突破。

1.1.5 AI 的第二个黄金时代

在 20 世纪 80 年代,一类名为"专家系统"的 AI 程序开始为全世界的公司所采纳,而"知识处理"成为了主流 AI 研究的焦点。同时,日本政府积极投资 AI 以促进其第五代计算机工程。80 年代早期另一个令人振奋的事件是约翰·霍普菲尔德(John Hopfield)和戴维·鲁梅尔哈特(David Rumelhart)使联结主义重获新生,AI 再一次获得了成功。

1. 专家系统获得赏识

专家系统是一种程序,能够根据一组从专门知识推演出的逻辑规则在特定领域解决问题。最早的例子由爱德华·费根鲍姆和他的学生们开发。1965 年的 Dendral 可以根据分光计读数分辨混合物,1972 年的 MYCIN 能诊断血液传染病,展示了专家系统的威力。

专家系统限于一个小的知识领域,避免了常识问题,其简单设计使编程和修改较为容易。这类程序展示了 AI 的实用性。1980 年,卡内基-梅隆大学为 DEC 设计了名为 XCON 的专家系统,用于 DEC 新罕布什尔州萨利姆工厂,拥有大约 2500 条规则,每年为 DEC 节省约 2500 万美元。为了提升计算效率,美国有许多公司研发专为 LISP 优化的计算机 LISP Machine,以支持更复杂的专家系统。

随着时间的推移,专家系统的应用领域迅速扩展,广泛用于医学、地质勘探、石油天然气资源评价、科学发现、企业管理、工业控制、经济决策等。在这些领域,专家系统用于解释、预测、诊断、故障排除、设计、规划、监视、修正、教学和控制等。到 1985 年,全世界公司在 AI 上投入超过 10 亿美元,大部分用于公司内部的 AI 部门,支持产业如 Symbolics、Lisp Machines 等硬件公司和英特尔等软件公司也应运而生。

2. 知识革命

专家系统的能力源于其存储的专业知识,这是 20 世纪 70 年代以来 AI 研究的新方向。帕梅拉·麦考达克在书中写道,"一些 AI 研究者开始怀疑这种方法,因为它违背了科学研究对简化的追求。智能可能需要依赖对大量分门别类知识的多种处理方法。""70 年代的教训是智能行为与知识处理密切相关,有时需要特定任务领域的细致知识。"知识库系统和知识工程成为 20 世纪 80 年代 AI 研究的主要方向。

第一个尝试解决常识问题的程序 Cyc 也在 20 世纪 80 年代出现,其方法是建立一个包含普通人所有常识的巨大数据库。项目的发起者和领导者道格拉斯·莱纳特认为,没有捷径,教会机器理解人类概念的唯一方法是逐一教导。但这个工程耗费了几十年也未完成。

3. 重获拨款:第五代工程

1981 年,日本经济产业省拨款 8.5 亿美元支持第五代计算机项目,目标是开发能与人对话、翻译语言、解释图像并进行类人推理的机器。他们选择 Prolog 作为主要编程语言,令"芜杂派"不满。

其他国家也纷纷响应。英国启动了耗资 3.5 亿英镑的 Alvey 工程。美国的一个企业协会成立了 MCC(微电子与计算机技术集团),资助 AI 和信息技术的大规模项目。DARPA 也组织了战略计算促进会(Strategic Computing Initiative),到 1988 年,其对 AI 的投资是 1984 年的 3 倍。

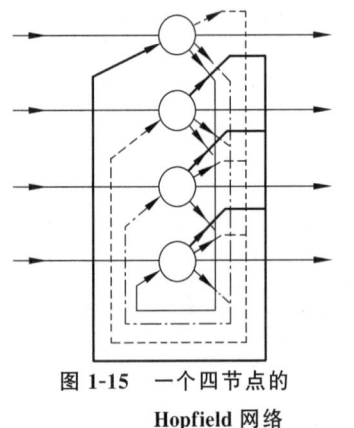

4. 联结主义的重生

1982 年,物理学家约翰·霍普菲尔德证明一种新型的神经网络(现被称为"Hopfield 网络")能够用一种全新的方式学习和处理信息,如图 1-15 所示。大约在同时(早于保罗·韦伯斯(Paul Werbos)),戴维·鲁梅尔哈特(David Rumelhart)推广了反向传播算法,一种神经网络训练方法。这些发现使 1970 年以来一直受到批判的联结主义重获新生。

1986 年,由鲁梅尔哈特和心理学家詹姆斯·麦克莱兰(James McClelland)主编的两卷本论文集《分布式并行处理》问世,这一新领域从此得到了统一和促进。20 世纪 90 年代,神经网络获得了商业上的成功,它们被应用于光字符识别和语音识别软件。

图 1-15 一个四节点的 Hopfield 网络

1.1.6 AI 的第二个寒冬

"AI 之冬"一词由经历过 1974 年经费削减的研究者们创造,他们预测到对专家系统的狂热追捧将很快转向失望。事实证明他们的预测正确:从 20 世纪 80 年代末到 90 年代初,AI 面临一系列财政问题。

首先是 1987 年 AI 硬件市场需求的突然下滑。苹果和 IBM 生产的台式机性能不断提升,到 1987 年已超过 Symbolics 和其他厂家生产的昂贵 Lisp 机。老产品失去存在理由,一夜之间这个价值 5 亿美元的产业崩溃。

同时,大家意识到专家系统的实用性仅仅局限于某些特定情景。XCON 等最初大获成功的专家系统维护费用居高不下,并且系统难以升级,不方便使用。系统非常脆弱:当输入异常时会出现莫名其妙的错误。

到了 80 年代末期,战略计算促进会大幅削减对 AI 的资助。DARPA 的新任领导认为 AI 并非"下一个浪潮",将拨款倾向于那些看起来更容易出成果的项目。

到了 1991 年,"第五代工程"并没有实现,事实上其中一些目标,比如"与人展开交谈",直到 2010 年也没有实现。

20 世纪 80 年代后期,一些研究者基于机器人学的成就提出了新的人工智能方案。他们认为,机器必须具备躯体,能够感知、移动、生存,并与世界互动,以获得真正的智能。这些感知运动技能对常识推理等高层次技能至关重要,而抽象推理则是人类最不重要、最无趣的技能(参见莫拉维克悖论)。他们主张"自底向上"地创造智能,复兴了自 60 年代起沉寂的控制论。

其中一位先驱是大卫·马尔,他在理论神经科学上造诣深厚,70 年代来到 MIT 指导视觉研究组。他排斥所有符号化方法,认为实现 AI 需要自底向上地理解视觉的物理机制,符号处理应在此之后进行。

1990 年,机器人研究者罗德尼·布鲁克斯在论文《大象不玩象棋》中提出"物理符号系统假设",认为符号是可有可无的,因为"世界本身就是最好的模型,总是最新的,包括所有需要研究的细节。关键在于正确且频繁地感知它。"在 20 世纪 80 年代和 90 年代,许多认知科学家反对基于符号处理的智能模型,认为身体是推理的必要条件,这一理论被称为"具身心灵/理性/认知"(embodied mind/reason/cognition)论题。

1.1.7 AI 的稳健发展期

1997 年 5 月 11 日,"深蓝"成为战胜国际象棋世界冠军卡斯帕罗夫的第一个计算机系统。2005 年,斯坦福大学开发的一台机器人在一条沙漠小径上成功地自动行驶了 131 英里(1 英里=1.61 千米),赢得了 DARPA 挑战大赛头奖。2009 年,"蓝脑"计划声称已经成功地模拟了部分鼠脑。2011 年,IBM 沃森参加《危险边缘》节目,在最后一集打败了人类选手。2016 年 3 月,AlphaGo 击败李世石(如图 1-16 所示),成为第一个击败职业围棋手的电脑围棋程序。2017 年 5 月,AlphaGo 在中国乌镇围棋峰会的三局比赛中击败当时世界排名第一的中国棋手柯洁。

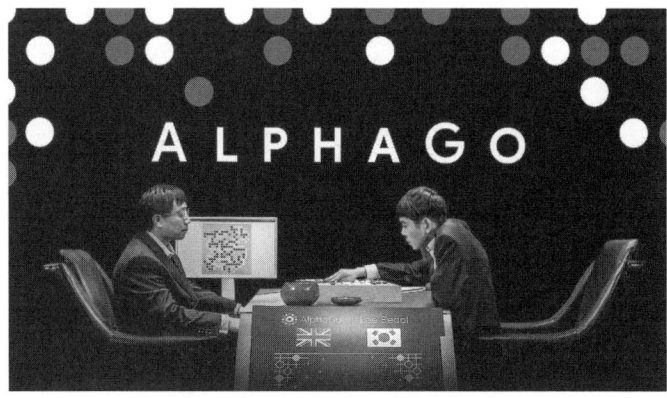

图 1-16 AlphaGo 与李世石的对弈

(图片来源:https://watchdocumentaries.com/alphago/)

取得这些成就的一个重要因素是计算性能上的基础性障碍已被逐渐克服。"深蓝"计算机比克里斯多福·斯特雷奇(Christopher Strachey)在1951年用来下棋的Ferranti Mark 1快一千万倍。

20世纪90年代,"智能代理"的新范式被广泛接受。虽然早期研究者提出了模块化的分治策略,但直到朱迪亚·伯尔和艾伦·纽厄尔将决策理论和经济学中的一些概念引入AI后,现代智能代理范式才逐渐形成。将经济学中的"理性代理"与计算机科学中的"对象"或"模块"结合后,"智能代理"范式得以完善。

智能代理是一个系统,能够感知环境并采取行动以最大化成功概率。最简单的智能代理是解决特定问题的程序,最复杂的智能代理是能够思考的理性人类。智能代理范式将AI研究定义为"对智能代理的学习",这推广了早期定义,涵盖了所有类型智能的研究,不再局限于人类智能。

智能代理范式让研究者们通过学习孤立的问题找到可证的并且有用的解答。它为AI各领域乃至经济学、控制论等使用抽象代理概念的领域提供了描述问题和共享解答的一种通用语言。人们希望能找到一种完整的代理架构(像纽厄尔的Soar那样),允许研究者们应用交互的智能代理建立起通用的智能系统。

同时,人们广泛地认识到,许多需要AI解决的问题已经成为数学、经济学和运筹学领域的研究课题。数学语言的共享不仅使AI可以与其他学科展开更高层次的合作,而且使研究结果更易于评估和证明。朱迪亚·伯尔在1988年出版的《智能系统中的概率推理》(Probabilistic Reasoning in Intelligent Systems)一书中将概率论和决策理论引入AI。现已投入应用的工具包括贝叶斯网络、隐马尔可夫模型、信息论、随机模型和经典优化理论。针对神经网络和进化算法等"计算智能"范式的精确数学描述也被发展出来。

与此同时,数据挖掘、工业机器人、物流、语音识别、银行业软件、医疗诊断和谷歌搜索引擎等领域开始了广泛的AI算法的应用和研究。

1.1.8 AI的新时代:深度学习

人工智能的真正挑战在于解决那些对人类来说容易执行但难以形式化描述的任务,如识别人们的话语或图像中的面孔。人类凭直觉能轻松解决这些问题。为此,科学家提出让计算机从经验中学习,并根据层次化概念体系来理解世界,每个概念通过与简单概念的关系定义。这就是深度学习的思想:通过层次化概念,让计算机从简单概念中学习复杂概念。如果绘制这些概念的关系图,就会得到一个"深"(层次多)的图。2006年,深度学习概念正式提出,深度卷积神经网络和循环神经网络的应用大大推动了图像、视频处理、文本分析和语音识别的研究进展,使AI应用进入了新阶段。

在智慧医疗领域,深度学习也得到了广泛应用。例如在医生诊断时,深度学习不仅会用到模式识别和机器学习,还将有更广泛的应用,例如引导消费者更好地管理自身健康和医疗状况的虚拟医疗助手。深度学习还能提高医院的效率,例如利用机器视觉来提高患者的安全性和照护质量,最终利用便利的远程家庭监控设备减少对医院病房的需求。

表1-1总结了人工智能发展的重要事件。

表1-1 人工智能发展重要事件一览表

时间/年	事　　件	人物或公司
1936	图灵论文	艾伦·图灵(Alan Turing)

续表

时间/年	事　　件	人物或公司
1943	人工神经网络	沃伦·麦卡洛克（Warren McCulloch）、沃尔特·皮茨（Walter Pitts）
1955	"人工智能"一词被创造出来	约翰·麦卡锡（John McCarthy）
1956	达特茅斯会议	
1957	预测人工智能在10年后将在国际象棋比赛中击败人类	赫伯特·西蒙（Herbert Simon）
1958	感知器（单层神经网络）	弗兰克·罗森布拉特（Frank Rosenblatt）
1959	"机器学习"被提出	亚瑟·塞缪尔（Arthur Samuel）
1964	第一台聊天机器人"伊丽莎"（ELIZA）诞生	
1964	"我们所能知道的比我们所能述说的更多"	迈克尔·波拉尼（Michael Polanyi）的悖论
1969	人工智能可行性问题	马文·明斯基（Marvin Minsky）
1986	多层神经网络	杰弗里·辛顿（Geoffrey Hinton）
1989	卷积神经网络	杨立昆
1991	自然语言处理神经网络	塞普·霍克雷特（Sepp Hochreiter）于尔根·施米德胡贝（Jurgen Schmidhuber）
1997	"深蓝"在国际象棋比赛中获胜	加里·卡斯帕罗夫（Garry Kasparoo）
2004	自动驾驶、莫哈韦（Mojave）沙漠（DARPA挑战赛）	
2007	ImageNet 发布	
2011	IBM沃森在《危险边缘》（Jeopardy!）节目中击败人类冠军	
2012	多伦多大学开发的 ImageNet 分类和视频识猫的软件	Google Brain 的杰夫·迪安（Jeff Dean）、吴恩达
2014	深度人脸识别	Facebook
2015	DeepMind 对决 Atari 游戏	戴维·西尔弗（David Silver）德米斯·哈萨比斯（Demis Hassabis）
2015	第一次人工智能风险会议	迈克斯·泰格马克（Max Tegmark）
2016	AlphaGo 围棋之战	戴维·西尔弗 马克斯·哈萨比斯 （Max Hassabis）
2017	AlphaGo Zero 围棋之战	戴维·西尔弗、马克斯·哈萨比斯
2017	Libratus 扑克之战	诺姆·布朗（Noam Brown）图奥马斯·桑德霍尔姆（Tuomas Sandholm）
2017	人工智能 Now 研究所成立	
2022	ChatGPT 诞生	OpenAI

1.2 智慧医疗的基本概念

1.2.1 起源

AI 从诞生起就与医学密不可分。19 世纪末,西班牙解剖学家卡哈尔和高尔基提出神经元学说,指出人脑中存在神经网络。在 AI 的发展历程中,20 世纪 60 年代后期出现了模拟人类医学专家思维的专家系统。70 年代初,斯坦福大学的传染病学家开发了用于诊断和治疗感染性疾病的 MYCIN 系统,这是全球首个应用于医学领域的专家系统。美国医学界对其评价很高,两次严格"考试"的成绩都超过了医学专家。MYCIN 的问世是专家系统成熟的重要里程碑,也是 AI 在医学领域应用的重要里程碑。

AI 在医疗领域的应用已成为现代科技热点。基于大量数据的 AI 算法为医疗服务提供了更快、更优的途径,带来了技术革新和服务模式的转变。美国顶尖医院如梅奥诊所和克里夫兰诊所与 AI 公司合作,希望在医疗 AI 应用中领先,对疾病进行监测、诊断、治疗和管理。AI 在医学影像、健康管理、疾病风险预测、虚拟助理、药物设计、临床诊疗、精神疾病、病理学和营养学等多个领域发挥作用。目前,AI 在医学影像、药物研发、医疗机器人和 IBM Watson 等方面取得了成功。例如,AI 用于乳腺病变检测、皮肤癌分类诊断、乳腺癌淋巴结转移检测、糖尿病视网膜病变检测和肺部炎性疾病检测。药物研发 AI 在心血管药物、抗肿瘤药物和传染病治疗药物等领域取得突破,缩短了研发时间,提高了效率并控制了成本。达·芬奇机器人已广泛应用于各大医院,其他类型的医疗机器人也随着 AI 的发展逐步进入市场。在智能诊疗领域,IBM 沃森展示了 AI 在诊断和治疗人类疾病方面的可行性。

1.2.2 基本概念

智慧医疗源自 2009 年国际商业机器公司(IBM)提出的"智慧地球"(smart planet)战略概念,该战略包括智慧城市、智慧医疗等在内的 6 大领域。简单地说,智慧地球是一种智能基础设施,利用传感器感知信息,通过互联网传输信息(物联网),并使用超级计算机和云计算处理信息。它可以协调和整合社会系统,实现人类社会的动态精细化管理。智慧医疗强调以智能的方式主动管理并满足医疗卫生领域的多方需求,并凭借其在系统集成、互联互通、智能处理等方面的高水准,保证人们适时获得预防性和治疗性的医疗服务,激励个人做出更明智的决策,是医疗卫生领域信息化建设的更高阶段。

智慧医疗是一门新兴的交叉学科,目前尚未有统一的明确定义,不同专家学者对其概念有不同理解。有学者认为智慧医疗是物联网在卫生领域的具体实现;有人将其定义为以医疗云数据为核心,结合物联网和数据传输技术,构建医疗卫生服务和管理体系;还有学者认为它以医疗数据中心为核心,通过多种信息技术实现高效的医疗服务体系。另外,智慧医疗还包括利用可穿戴设备、物联网、移动互联网等技术,动态获取信息并智能管理医疗服务生态系统需求。综合来看,智慧医疗致力于利用信息技术,例如物联网、云计算、移动计算等,以智能化方式整合医疗资源和设备,提供全程健康监测和服务。

智慧医疗利用新一代物联网和云计算等信息技术,通过感知化、物联化、智能化方式整合卫生部门、医院、社区、服务机构和家庭的医疗资源和设备,创新医疗健康管理与服务,建立全程健康动态监测体系。其目标是扩展人们的医疗健康理念,以人的健康为核心,通过技术产品、商业模式和制度机制的创新,调动社会医疗健康服务资源,提供便捷、个性化、经济、持续的医疗健康服务。

智慧医疗由医生和患者、医院、研究机构等多个参与者组成。它是一个有机整体,涉及疾病预防与监测、诊断与治疗、医院管理、卫生决策、医学研究等多个维度。物联网、移动互联网、云计算、大数据、5G、微电子、人工智能等信息技术与现代生物技术共同构成智慧医疗的基石。这些技术广泛应用于智慧医疗的方方面面。下面简单介绍人工智能在医疗领域的四个典型应用场景:医学影像、数据治理、辅助治疗、医疗管理。

(1) 医学影像。人工智能技术与医学影像的结合,是医疗领域近年来的一个热门领域。人工智能技术通过对大量医学影像数据的学习和分析,可以自动识别、定位和分析医学影像中的病理学特征和异常区域,为医生提供更准确和高效的医学诊断,从而在医疗领域中加快病情诊断和治疗进程,优化病患康复方案。在医学影像中更具体的应用有自动化诊断、图像分析和分割、量化分析等。自动化诊断可以节省医生大量的时间和精力,可以通过算法自动识别影像中的异常区域并给出诊断建议。在这个过程中,人工智能可以发现医生可能遗漏的病变,进一步提高诊断准确性。图像分析和分割可以去除医学影像中的噪声、伪影等干扰因素,避免这些因素对诊断结果的准确性产生影响。在医学影像中,各种参数和指标对于诊断和治疗非常重要,而这些都需要人工计算和分析,十分浪费时间。量化分析可以自动提取影像中的各种指标和参数,并为医生提供更加准确的量化分析结果。

(2) 数据治理。数据治理是通过规划、监管和管理来确保数据在整个生命周期中保持高质量、安全、可信和有效使用的过程。在医疗领域,人工智能技术需要大量的数据支持,因此数据治理显得尤为重要。通过数据治理,医疗机构可以确保医疗数据的准确性和一致性,可以保护医疗数据的安全,可以建立数据共享协议和数据许可机制,以促进医疗数据的共享和交流。例如,医疗机构可以使用数据质量管理工具检查患者的个人信息、病史和医疗记录,以确保数据的正确性和完整性。医疗机构可以使用加密技术对病人的敏感医疗数据进行保护,以防止数据被未经授权的人员访问。医疗机构可以与研究机构合作,共享患者的临床数据和生物标本,以促进医疗研究的发展。

(3) 辅助治疗。辅助治疗的发展历程可以追溯到 20 世纪 80 年代,当时的研究主要集中在智能化的辅助诊断和决策支持方面。在 20 世纪 80—90 年代,人工智能辅助治疗的研究主要集中在智能化的辅助诊断和决策支持方面,例如基于专家系统的医疗诊断系统。这些系统利用计算机算法和规则来模拟医疗专家的思维过程,从而提高诊断的准确性和效率。随着医疗数据的不断积累和计算机技术的快速发展,人工智能辅助治疗开始向更广泛的领域拓展。在 21 世纪 00—10 年代,人工智能辅助治疗的研究逐渐涵盖了各种医疗领域,包括影像学、病理学、心理学、药理学等。这些研究利用人工智能技术来处理、分析和解释医疗数据,从而为医生提供更准确和个性化的治疗方案。在 21 世纪 10—20 年代,人工智能辅助治疗的研究进一步深入,涉及更多的医疗应用场景,其中最突出的是基于深度学习算法的医疗影像分析。深度学习算法可以自动地从影像数据中提取有用的特征,并根据这些特征来进行病情分析和诊断。此外,人工智能还被应用于药物研发、基因组学、个性化医疗等领域。人工智能技术的不断发展,为医疗领域的发展带来了更广阔的前景和更大的希望。

(4) 医疗管理。人工智能在医疗管理中的应用已经成为当今医疗领域的重要趋势。它可以帮助医生规范诊疗行为。例如,通过对病例数据的分析和诊断过程的自动化,人工智能可以帮助医生识别并纠正可能存在的诊断偏差,从而提高诊断的准确性和一致性。此外,人工智能还可以分析医疗数据和文献,为医生提供个性化的治疗建议和指南,从而提高治疗效果,减少不必要的医疗费用。它还可以帮助优化诊疗流程。例如,通过利用自然语言处理技术和机器学习算法,人工智能可以自动识别和记录医生和护士的病历数据,从而减少病历记录的时间和人力成本。此外,人工智能还可以根据患者的病情和医生的建议,自动安排检查和治疗的时间和流程,从而提高医疗效率和患者满意度。它还可以帮助控制医疗质量。例如,通过对医疗数据的分析和挖掘,人工智能可以帮助医院识别可能存在的医疗风险和安全隐患,从而采取相应的措施保障病人安全。此外,人工智能还可以帮助医院和医生识别和纠正可能存在的医疗质量问题,从而提高医疗服务的质量和水平。

智慧医疗建设是社会医疗卫生事业发展的新阶段,是医疗建设的一项大工程,其合理、有序的建设与发展,能够提供更高效、便捷的医疗服务,提供更公平、开放的医疗资源供给,建立更高效、低失误的医疗保障。但在其建设过程中,在大数据背景下,怎样从海量医疗数据中获取有价值的信息,怎样在智慧医疗建设下深化医疗改革,切实解决"看病难、看病贵"等问题,提高医疗服务水平、医疗资源利用率、公平性,需要政府、医疗机构、医务人员、医疗用户等多方面全员参与。

1.2.3 智慧医疗的典型应用

1. 利兹大学的 AAPHelp

最早在医疗领域进行人工智能探索的尝试出现在 20 世纪 70 年代。1972 年,由利兹大学研发的 AAPHelp 是资料记载当中医疗领域最早出现的人工智能系统,可根据病人表征辅助诊断腹痛等相关疾病,如图 1-17 所示。系统开发者称他们创建的系统达到了 91.8% 的准确率,超过了当时资深医生在研究中观察患者时所达到的仅为 79% 的准确率。虽然由于当时计算机硬件条件的限制,AAPHelp 系统庞大,运行速度缓慢,但其较高的诊断准确率仍为医疗人工智能领域的突破性进展。

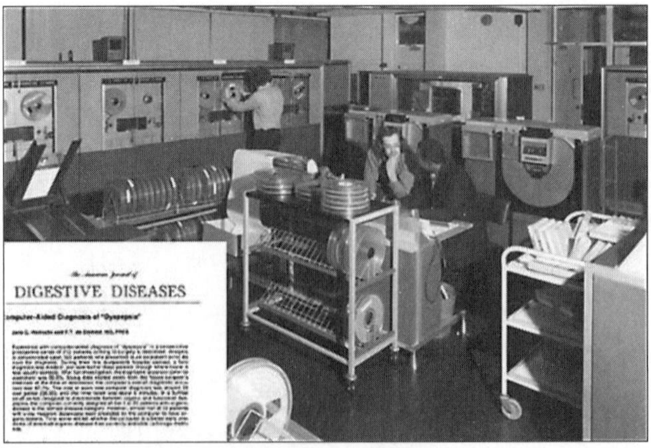

图 1-17　AAPHelp

(图片来源:百度)

AAPHelp 主要应用于腹部剧痛的辅助诊断以及满足手术的相关需求。该系统给出 7

个可能的诊断,将初始诊断准确率从45.6%提高到65.3%,观察到的死亡率下降了22%。在后来的欧洲试验中,残留诊断错误率下降了40%,不必要的操作率减少了2/5,阑尾炎病例的穿孔率减半。AAPHelp系统的方案包括:诊断哪些疾病、要收集哪些数据项、如何执行计算以及如何呈现结果,在实践中使用该系统来验证它是否有效。

但可惜的是,该系统并没有在医院进行常规使用,这与很多因素有关,包括医疗保健、诊断、计算机系统等因素。反对使用AAPHelp系统的原因包括:与机器交互操作的细节不容易掌握;必须在特定环境中使用,实用性不强等。最主要的反对原因是根据统计计算进行预测的系统在医学临床实践中的可靠性不高。许多临床医生对新技术持矛盾态度。例如,放射科医生欢迎新的、更好的成像技术,因为他们意识到这些技术能优化他们的工作表现。然而,可以帮助解释X射线图像的计算机软件对医生的专业度和现有工作方式的价值提出了更大的挑战。同时,《柳叶刀》杂志上刊登了一则坏消息"基于贝叶斯公式的计算机系统在急性腹痛的诊断中无效",其他人也得出了同样的结论。矛头直指AAPHelp系统,这不可避免地引起了关于试验方法、结果解释等的争论。但是这套系统仍然在持续改进,向越来越便携的方向发展,如图1-18所示为便携式系统。

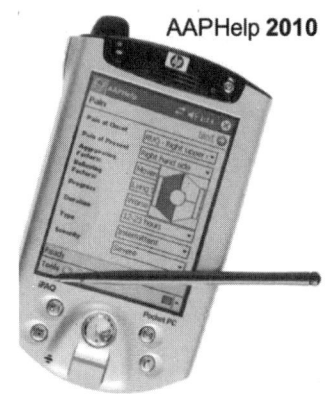

图1-18　AAPHelp 2010

(图片来源:百度)

2. 医学专家系统

医学专家系统(medical expert system)是人工智能技术在医疗诊断领域中一个非常重要的应用。它运用专家系统的设计原理与方法,吸收了大量的某一医学领域的信息和经验,模拟医学专家诊断疾病时的思维活动,如推理、分类,得出与人类专家相似的判断。医学专家系统可以提供可靠的、可供参考的医学诊断辅助。在医学专家面对疑难杂症或者难以进行准确诊断并提供治疗方案的情况下,医学专家系统可以给出意见,供医学专家参考。

1) 斯坦福大学的MYCIN系统

MYCIN是由美国斯坦福大学研制的用于细菌感染患者诊断和治疗的专家系统,是医学领域的第一个专家系统。MYCIN使用人工智能来识别引起严重感染的细菌,如菌血症和脑膜炎的病原菌,并根据病症推荐抗生素,还可以根据患者的体重调整剂量。它的名称就来源于抗生素本身,因为许多抗生素都有后缀"-mycin"。MYCIN系统也用于诊断血液凝固疾病。MYCIN系统于1972年开始建造,1978年最终完成,用INTER LISP语言编写,其运行流程如图1-19所示。MYCIN系统的设计目标有三个:在临床上提出有用的建议;在需要时针对决策进行说明解释;从行业专家处直接获取行业知识。

MYCIN系统使用相当简单的推理引擎和存储了大约600条规则的知识库进行操作。MYCIN系统的临床咨询过程模拟人类的诊疗过程。医生用户(非专家)提交其患者数据,接收反馈的临床建议,以及经由内部说明机制反馈的信息。例如,MYCIN进行问答对话,在询问有关患者的基本信息(例如姓名、性别和年龄)后,MYCIN开始询问疑似细菌、微生物,疑似感染部位,是否存在与诊断相关的特定症状(例如发热、头痛),实验室检查以及其他一些检查结果。然后,MYCIN系统利用知识库以及患者数据,经过逻辑分析,形成临床结论以及治疗建议。最后,它提供了一份可能引起疾病的细菌列表,若有多种细菌,则用0～1

MYCIN概览图

图 1-19 MYCIN 系统的运行流程图

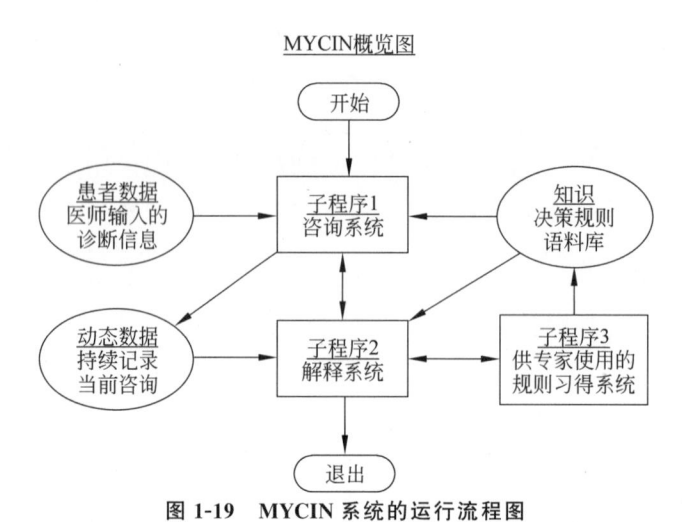

(图片来源：https://human-centered.ai/wordpress/wp-content/uploads/2020/02/04-Explainable-AI-Global-Local-Antehoc-Posthoc-Overview.pdf)

的数字标出每种细菌的感染概率，并在上述基础上给出针对这些可能的细菌的药方。MYCIN 系统巨大的影响力在于其知识表达和推理方案所体现出的强大功能。

但是，和 AAPHelp 系统一样，MYCIN 也引发了相应的争论，即关于使用其临时而有原则的不确定性框架(称为"确定性因素")的辩论。开发人员进行的研究表明，MYCIN 的性能受与单个规则相关的不确定性指标扰动的影响最小，这表明系统的能力更多地与其知识表示和推理方案相关，而不是与其数值不确定性模型的细节有关。一些专家认为，MYCIN 应该使用经典的贝叶斯统计；而 MYCIN 的开发人员认为，这要么需要对概率独立性做出不切实际的假设，要么需要专家提供大量条件概率的估计。

后来的研究表明，确定性因素模型确实可以在概率意义上进行解释，并强调了这种模型隐含假设的问题。然而，该系统的模块化结构是非常成功的，并导致了贝叶斯网络等图形模型的发展。

然而，MYCIN 从未在实践中实际使用过，部分原因是一些专家提出了在医学中使用计算机有关的道德和法律问题，并关注到医生在系统给出错误诊断时的责任。MYCIN 未在常规实践中使用的最大的问题是系统集成的技术难度比较大。MYCIN 是一个独立的系统，要求用户通过输入对 MYCIN 提出的问题的回答来输入有关患者的所有相关信息。该程序运行在一个大型分时系统上，在个人计算机开发之前可以通过早期的互联网(ARPANet)获得。

MYCIN 对于专家系统的发展有着重要的影响，被人们视为专家系统的设计规范，现在的专家系统大多都是参考 MYCIN 而设计研发的基于规则的专家系统。MYCIN 系统巨大的影响力还在于其知识表达和推理方案所体现出的强大功能。但是，随着 MYCIN 的发展，也出现了难以克服的困难，就是必须从行业专家工作领域中抽取出所需的知识，并转化为规则库，这就形成了知识获取的瓶颈。后来随着新技术的出现，人们把更多的注意力放在了自学习能力更强的神经网络、深度学习等方向。

2）综合医学专家系统

其后，医学专家系统逐渐成为医学领域内的一个重要分支领域，并在 20 世纪 80 年代达到高潮,出现了大量的综合医学专家系统。在 MYCIN 系统的基础上,专家们开发出了肺功能专家系统——PUFF 系统。这个系统曾在旧金山太平洋医疗中心使用了相当长的一段时间,并且成为了医学专家系统在临床应用方面的开创性先例。1977 年,美国拉特格尔斯大学的韦斯(Sholom Weiss)等人最早提出一个专家系统可用于多个领域,并把开发出的专家系统命名为 CASNET,用于诊断和治疗青光眼疾病。1982 年,美国匹兹堡大学的米勒(Randolph A. Miller)等人发明了著名的 Internist-I 内科计算机辅助诊断系统,其拥有当时最大知识库,包括了 572 种疾病,约 4500 种症状,以及疾病与疾病表现之间的 10 万种联系。1991 年,美国哈佛医学院的巴尼特(Octo Barnett)研制了 DXplain 软件。

DXplain 是一种用于帮助临床医生进行诊断的决策支持系统。它是由麻省总医院计算机科学实验室在 1984 年开发的,当时麻省总医院的医生发现许多患者的诊断和治疗都存在困难和误解,于是决定利用计算机技术来解决这个问题。DXplain 系统既具有电子医学教科书的功能,也具有医学参考系统的功能。

DXplain 系统的具体运行方式基于"病例-知识库"模型,它使用了一系列的规则、算法和数据库来模拟人类医生的诊断思路,通过输入患者的症状和体征等信息,自动化地推导出可能的疾病诊断和治疗方案,并对结果进行排序和解释。

可以举一个具体的例子:一位 45 岁的女性患者因胃痛和腹泻来就诊。医生询问了她的症状、病史和实验室检查结果,包括腹泻、腹痛、便血、腹泻频率、排泄物的颜色和质地等。然后医生将这些信息输入 DXplain 系统。系统根据这些信息,生成一个可能的诊断列表,包括痢疾、急性胃肠炎、溃疡性结肠炎、克罗恩病等多种疾病。医生可以点击每个诊断,查看详细的症状、体征、实验室检查结果、治疗方案和预后等信息。经过进一步的查询和讨论,最终确定患者的诊断为急性胃肠炎,并给予相应的治疗。

DXplain 系统的知识库包含大约 2000 种疾病,发展到现在已经包括 2600 多种疾病和 5700 多种临床发现(症状、体征、流行病学数据以及实验室、内窥镜和放射学发现)。DXplain 系统不仅可以帮助医生进行诊断和治疗决策,还可以提供相关文献和疾病知识,帮助医生进一步了解疾病特点和治疗方法。现在,DXplain 可以提供 2600 多种不同疾病的描述,详细描述每种疾病发生的体征和症状、病因、病理和预后。DXplain 还为每种疾病提供多达 10 个参考文献,选择这些参考文献是为了强调临床综述。此外,DXplain 可以提供一份疾病清单,对于 5700 多种不同的临床表现(体征、症状和实验室检查)中的任何一种,提示医生应考虑哪些疾病。

DXplain 系统的应用和影响是非常广泛的。它可以帮助医生进行复杂和困难的诊断,缩短患者等待时间并降低错误率。此外,DXplain 还可以帮助医生提高诊断和治疗的准确性和效率,降低医疗成本和风险。DXplain 在全球范围内得到了广泛的应用和认可,被誉为"世界上最好的医学专家系统之一"。

除了这些大型的医学专家系统外,人们还设计了一些专门用于诊断某种或某类疾病的系统。例如,Umbaugh 在 1990 年开发了皮肤癌辅助诊断系统,而 Ells 等人在 2000 年开发了一个乳腺癌治疗计划的知识库系统。这些医学专家系统的开发和应用不仅方便了医生和患者,而且对医学科学的发展起到了极大的推动作用。

3. 专科医学辅助诊断系统

20 世纪 90 年代,医学专家系统逐步发展成为针对某一种或一类疾病的专项专家系统。

1990年，美国南伊利诺伊大学的乌姆博（Scott E. Umbaugh）开发的皮肤癌辅助诊断系统，使用自动感应工具产生规则来识别多变的皮肤颜色。1993年，美国哈佛医学院的研究人员构建了动态影响图的实时系统，用于诊断急性腹痛疾病。1994年，英国普利茅斯医学院的基思（Robert D. F. Keith）采用人工神经网络技术开发了智能胎心率宫缩描记图（cardiotocography，CTG）计算机辅助分析系统，获得满意的效果。1995年，美国俄勒冈健康与科学大学的伯恩多夫（Norman I. Birndorf）等人将规则和人工神经网络理论相结合，构建了一个混合的专家系统用于评估小红血细胞性贫血疾病。1996年，美国巴特勒大学的林恩（Lynn Ling）建立了一个典型的艾滋病专家诊断系统。这些专家系统促进了医学科学的发展。

医学辅助诊断系统是一种基于人工智能技术的医疗应用，主要用于辅助医生进行诊断和治疗。医学辅助诊断系统可以通过大量的医学知识和专家诊疗经验，准确地模拟出人类医学专家的诊病过程，为医生提供快速、高效、精准的医学诊断结果和个性化治疗方案，以提升诊疗效率和质量。医学辅助系统包括医学专家系统和临床决策支持系统两种形式，前者主要用于诊断，后者则用于治疗。医学辅助诊断系统是人工智能在医疗领域中最重要、最核心的应用之一，对于提高医疗服务水平和改善患者生命质量具有重要意义。

下面介绍几个医学辅助诊断系统的应用实例。

1）IBM沃森

IBM的沃森系统是一种基于人工智能技术的认知计算平台，它通过自然语言处理和机器学习来处理和分析大量的结构化和非结构化数据，从而帮助人类解决复杂的问题。

IBM于2006年启动了沃森项目，其首次亮相是在《危险边缘》（*Jeopardy!*）节目中，成功击败了两位人类冠军，展示了人工智能的强大。2014年，IBM投资10亿美元成立了沃森事业集团，将沃森推广为一个数字助手，可用于医院、农场、办公室和工厂。IBM认为，沃森的潜在用途广泛，包括发现新的市场机会以及应对癌症和气候变化等挑战。2015年，IBM成立了Watson Health（沃森健康）业务，专注于利用认知计算机系统为医疗健康行业提供解决方案。沃森通过与癌症中心合作，深度学习临床知识、基因组数据、病历信息和医学文献，建立了基于证据的临床辅助决策支持系统。该系统目前已在肿瘤、心血管疾病、糖尿病等领域的诊断和治疗中得到应用，并于2016年进入中国市场，在国内多家医院推广应用。沃森在医疗行业的成功应用标志着认知型医疗时代的到来。该解决方案不仅可以提高诊断的准确率和效率，还可以提供个性化的癌症治疗方案。

沃森在医疗健康领域的主要关注点是肿瘤和癌症诊断，这对人类医生来说是一个巨大挑战。沃森能够准确诊断8种肿瘤疾病，其诊断准确率超过90%，被誉为肿瘤学界的"阿尔法狗"。为了始终保持在医学知识的前沿，人类医生每周需要花费约160小时阅读最新的研究论文。相比之下，沃森系统具备深厚的理论基础，涵盖超过300种医学专业期刊、250本肿瘤专著和1500万份论文研究数据，并定期更新。此外，沃森积累了大量实践经验，包括美国纪念斯隆·凯瑟琳癌症中心和其他几十家医疗机构的肿瘤病例，同时采用了美国国立综合癌症网络的治疗指南和纪念斯隆·凯瑟琳癌症中心的丰富临床治疗实践经验。沃森系统制定的治疗方案与纪念斯隆·凯瑟琳癌症中心医学专家的治疗方案相比，符合度高达90%以上。沃森为临床医生列出符合当前条件的多个治疗方案，并按优先级推荐，同时指出每个方案的循证支持和指南来源。

2)"智医助理"机器人

2017年,清华大学与科大讯飞联合研发的"智医助理"机器人(如图1-20所示)在断网、无信号的测试条件下参加了临床类别执业医师医学综合笔试,在600分的总分中取得了456分,答题正确率达到76%。这一成绩大幅超过临床执业医师合格线(360分),在全国同期参加考试的53万名考生中位居前列,超过了96.3%的人类考生。这证明了"智医助理"机器人通过考前学习已经建立起比较完备的医学知识体系,并在一定程度上具备了运用医学知识解决医学相关问题的能力。

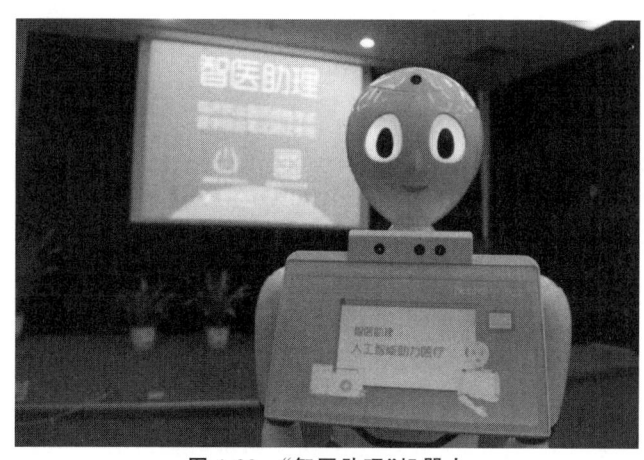

图1-20 "智医助理"机器人

"智医助理"机器人的核心关键是通过"语义张量"方法和"多语义深度学习"方法来运用庞大的医学知识库。此外,它还采用了包括"关键点语义推理""上下文语义推理""证据链语义推理"在内的多尺度融合推理算法,从而具备了词汇、句子、段落间的多层次推理能力。

3)百度灵医智惠

百度灵医智惠的临床辅助决策系统是百度基于自然语言处理、知识图谱等多种AI技术推出的循证医学临床辅助决策系统,包含辅助问诊、辅助诊断、治疗方案推荐、医嘱质控等多种功能。在疾病诊断方面,该系统覆盖了27个科室,超过4000种常见病,基层常见病多发病Top3疾病推荐准确率高达95%。该系统成功在北京市平谷区进行了落地实践,上线了辅助问诊、辅助诊断、治疗方案推荐、医嘱质控、相似病历推荐、知识查询等六大模块。

4)人卫临床助手

2016年10月,人民卫生出版社推出了临床决策辅助系统"人卫临床助手",其主要数据源自人民卫生出版社近70年来积累的医药学知识内容,包括2000多家医院的案例资料。该系统成立了专家评审委员会,严格审核和发布权威内容,保证了系统知识的权威性和更新性。人卫临床助手为医学专业人员提供了专业的临床决策支持和医学学术互动,是一个纯粹的学习平台。该平台不仅帮助临床医生做出决策,还作为医生日常学习临床知识和经验的平台。它汇集了知名医院、科室和专家的上万个案例,涵盖临床诊疗、医疗损害防范、临床伦理和医患沟通等多方面知识。

4. 医学影像辅助决策系统

医学影像辅助决策系统利用影像学、医学图像处理技术以及其他生理和生化手段,结合计算机分析,辅助发现病灶,提高诊断准确率。

这些系统能够影响医生的影像阅读过程,标记病灶区域,指示病变部位,并提供医学影像智能诊断的支持。通过这些辅助应用,不仅能够提升优秀医院医生的工作效率,还能使基层医院医生从专家系统的指导中受益,提高其诊疗水平。

传统诊断方法中,放射科医生的判断往往受到主观影响,受限于个人经验和知识水平。此外,医生可能会忽略某些微小变化,并且不同医师之间或同一医师在不同时期的影像阅片差异也会影响诊断结果。相比之下,计算机系统能够客观地纠正这些误差和不足,具备显著优势。

根据应用领域的不同,医学影像辅助决策系统主要分为放射类、放疗类、手术类和病理类4个类别。

1) 放射类

通过射线成像可以了解人体内部的病变区域,形成影像,对该影像智能识别的目的在于标注病灶位置。以对人体肺部的筛查为例,人工智能进行肺部筛查的步骤为:使用图像分割算法对肺部扫描序列进行处理,生成肺部区域图,然后根据肺部区域图生成肺部图像。利用肺部分割生成的肺部区域图像,系统会自动标记出潜在的结节位置,并提供相应的形状、大小和位置信息,根据这些信息训练基于卷积神经网络的肺结节分割器,然后对图像做肺结节分割,得到疑似肺结节区域。找到疑似肺结节后,使用3D卷积神经网络对肺结节进行分类,判断结节的良性或恶性概率,得到真正肺结节的位置和置信度。

2) 放疗类

在进行放疗方案制定之前,医生必须使用成像设备对靶区进行定位并生成影像。智能识别影像的目标是自动勾画靶区,因为放疗的成功依赖于精确勾画的病变区域,所以智能影像识别的准确率要求很高。

肿瘤治疗中,医生花费大量时间和精力在两个主要任务上:靶区勾画和治疗方案设计。放疗是最主流的肿瘤治疗方法之一,患者的CT图像通常有约200张,医生需在每张图上标注器官和肿瘤位置。传统方法下,这一过程需要3~5小时。随后,医生根据肿瘤的大小和形状设计具体的放射线或手术方案,考虑不同位置的放射剂量。如果治疗方案执行顺利,患者按计划治疗、康复。然而,如果靶区勾画不准确或肿瘤发生变化,就可能导致治疗无效,需要重新设计方案,重新勾画靶区。靶区勾画和治疗方案设计需要医生的经验,但也包含大量重复性劳动,而这些正是人工智能可以发挥作用的领域,能够节省肿瘤医生的大量时间。

3) 手术类

通过3D可视化技术对CT等影像进行三维建模,可以帮助医生进行手术前的精确规划,确保手术的准确性。脏器三维成像利用核磁共振、CT等医学影像数据,通过定位和分割目标脏器,在屏幕上显示患者内部情况。医生可以实时更新显示,观察手中的探针指向哪里,让解剖位置一目了然,从而提高外科手术的速度、精确度和安全性。

自动重建器官的真实3D模型使医生能够通过专用设备,在增强现实虚拟空间中直观查看患者真实的人体结构解剖细节。医生可以通过手势和语音操作进行器官和病变的立体几何分析,精确测量目标结构的位置、体积、径线和距离等参数。此外,还能进行虚拟解剖操作,模拟手术切除,设计手术方案和评估手术风险。

4) 病理类

病理诊断是最终确诊环节,MRI、CT、B超等影像判读的正确与否都要依赖于病理诊断的结果。

即使是经过严格训练的病理医生,对同一患者的诊断结果也存在差异性。例如,对某些形式的乳腺癌和前列腺癌的诊断一致性仅为48%。病理医生负责审查病理切片上可见的所有生物组织,但每个患者有许多切片,每张切片有超过1000万像素的数据,审查需要大量时间。

为解决时间有限和诊断准确性问题,引入人工智能成为数字病理学研究的最佳途径。人工智能能够显著缩短病理诊断时间,提升诊断效率,并且能够提供更准确的诊断结果。

1.3 我国医学人工智能的发展

中国的医学人工智能的发展历程可以追溯到20世纪70年代,经历了人工神经网络、支持向量机等技术的发展。近年来医疗人工智能初创公司不断涌现,政府也给予了明确的支持和规划,医学人工智能正在成为中国医疗行业的重要发展方向。

我国医学专家系统研究起步于20世纪70年代末期。1978年,北京中医医院的关幼波与电子计算机室的科研人员合作,基于中医辨证施治经验,开发了肝病诊疗程序,这是国内首个将中医学与电子计算机技术结合的医学专家系统。1981年,中国科学院成都计算机应用研究所和成都中医学院联合研发了中医痹症计算机诊疗系统,其完全符合率达到96.88%。然而,这些早期系统缺乏明确的知识库和推理机概念,更多的是直接模拟诊断,灵活性有所欠缺。随后的发展中,宇文贤设计了基于滋养细胞疾病的计算机诊断医疗专家咨询系统,张志华利用计算机辅助实现了盆腔子宫内膜异位症的诊断,标志着我国中医专家系统的不断进步。此后,各种中医专家系统如雨后春笋般涌现,在鼎盛时期,据统计有140多个不同名称的系统问世。

在之后的几十年里,中国的医学人工智能研究持续发展。研究人员们不断探索新的算法和技术,尝试将人工智能应用于各个医学领域,如医学影像诊断、临床决策支持、病理学和药物研发等。

20世纪90年代,出现了基于人工神经网络的医学诊断系统。21世纪00年代,中国的科学家李航等人开发了一款基于支持向量机的医学影像诊断系统,用于诊断乳腺癌。21世纪10年代,中国的医疗人工智能初创公司如图森未来、浙大智造、云从科技等纷纷成立,开始开发各种医学AI应用,包括影像诊断、个性化治疗、药物研发等。

进入21世纪以来,中国的医学人工智能研究逐渐走向实际应用,我国人工智能在医疗的更多细分领域都取得了长足的发展。国内科技巨头也纷纷开始在医疗人工智能领域布局,各家公司投入大量的资金与资源,但各自的发展重点与发展策略并不相同。

2016年10月,百度发布百度医疗大脑,对标谷歌和IBM的同类产品。百度医疗大脑作为百度大脑在医疗领域的具体应用,它大量采集与分析医学专业文献和医疗数据,通过模拟问诊流程,基于用户症状,给出诊疗的最终建议。2018年11月,百度发布人工智能医疗品牌"灵医智惠",目前已有"智能分导诊""AI眼底筛查一体机""临床辅助决策支持系统"三个产品问世。

2017年7月,阿里健康推出了医疗AI系统"Doctor You",包含临床医学科研诊断平台和医疗辅助检测引擎等模块。阿里健康与浙江大学医学院附属第一医院、浙江大学第二附属医院、上海交通大学医学院附属新华医院及第三方医学影像中心建立了合作伙伴关系,重点推动医学影像智能诊断平台的发展,提供三维影像重建和远程智能诊断服务。此外,阿里健康还开发了 20 种常见、多发疾病的智能诊断引擎,涵盖糖尿病、肺癌预测和眼底筛查等应用。2018 年 9 月,阿里健康与阿里云联合宣布推出了阿里医疗人工智能系统"ET 医疗大脑"2.0 版本。

腾讯在人工智能领域的布局涵盖基础研究、产品研发、投资与孵化等多个方面。腾讯在 2016 年建立了人工智能实验室 AI lab,专注于 AI 技术的基础研究和应用探索。2017 年 11 月,腾讯自建的首款 AI 医学影像产品"腾讯觅影"入选国家首批人工智能开放创新平台。通过图像识别和深度学习,"腾讯觅影"利用各类医学影像(内窥镜、CT、眼底照相、病理、超声、MRI 等)进行训练学习,最终实现对病灶的智能识别,可用于辅助医生临床诊断和食管癌、肺癌、糖网病变等疾病的早期筛查。

2017 年,国务院发布了《新一代人工智能发展规划》,明确了我国新一代人工智能发展的战略目标:到 2020 年人工智能总体技术和应用与世界先进水平同步,人工智能产业成为新的重要经济增长点,人工智能技术应用成为改善民生的新途径;到 2025 年人工智能基础理论实现重大突破,部分技术与应用达到世界领先水平,人工智能成为我国产业升级和经济转型的主要动力,智能社会建设取得积极进展;到 2030 年人工智能理论、技术与应用总体达到世界领先水平,成为世界主要人工智能创新中心。2018 年,中国的医疗人工智能初创公司图森未来成功完成了数千万美元的融资,成为了中国医疗 AI 领域的独角兽企业之一。2018 年,中国医学科学院肿瘤医院推出了基于深度学习的肺癌筛查系统,能够对肺部 CT 影像进行自动分析和诊断,提高了肺癌早期诊断的准确率。

在国际上权威的肺结节检测比赛 LUNA 中,我国企业参赛队伍阿里云 ET 和科大讯飞均取得了优异的成绩。科大讯飞医学影像团队以 92.3% 的召回率刷新了世界纪录。召回率是指成功发现的结节数在样本数据中总结节数的占比。召回率是评测诊断准确率的重要指标,召回率低代表遗漏了患者的关键病灶信息,因此科大讯飞团队采用了多尺度、多模型集成学习的方法显著提升了召回率,同时针对假阳性导致的医生重复检测问题,创新性地使用结节分割和特征图融合的策略进行改善。在诊断效率方面,科大讯飞团队采用 3D CNN 模型来计算特征图,在特征图上进行检测,并通过预训练大幅提升了检测效率,实现薄层 CT 的秒级别处理。

1.4 本章小结

智慧医疗的概念源于人工智能(AI)的兴起。本章详细介绍了人工智能技术的发展历程以及医学人工智能的起源、基本概念和主要应用,梳理了医学人工智能在我国的发展情况,并对目前的数字疗法和生成式 AI 的医学人工智能发展做了具体介绍。

习 题

请回答下列单选题。

1. 下列最不可能被人工智能取代的医生是(　　)。

A. 病理科医生　　　B. 放射科医生　　　C. 内科医生　　　D. 皮肤科医生

2. 人工智能在心理健康领域的应用不太可能实现的是(　　)。

　　A. 让患者与虚拟机器人交谈

　　B. 通过分析反映患者心理的数据来评估其健康状况

　　C. 通过机器学习分析社交媒体文本,来识别自杀风险和情感抑郁

　　D. 通过分析生理疾病来推算精神疾病的情况

3. IBM 沃森与 MD 安德森癌症中心合作失败的主要原因是(　　)。

　　A. 只读取了患者数据和部分教科书内容,缺乏前沿医学研究资料

　　B. 未投入足够的资金和支持疾病基因组测序项目

　　C. 研究人员将获取海量的医疗信息等同于理解或使用这些信息

　　D. 收录的医疗数据过多

4. 在人工智能的第一个黄金时代中,为了解决问题搜索的指数爆炸问题,研究人员使用了(　　)。

　　A. 机器学习算法

　　B. 深度学习算法

　　C. 逻辑推理算法

　　D. 启发式算法

5. 使用了"微世界"的概念,在受控和可管理的环境中探索人工智能的原理的项目是(　　)。

　　A. 逻辑推理

　　B. 一般问题解决器(general problem solver)

　　C. 积木世界

　　D. 自然语言处理

6. 联结主义在 70 年代遭到冷落的原因是(　　)。

　　A. 联结主义方法无法解决复杂的问题,导致被放弃

　　B. 明斯基对感知器的批评使联结主义受到质疑

　　C. 人们对联结主义的期望过高,导致失望

　　D. 罗森布拉特预言的感知器能力被质疑

7. 20 世纪 70 年代初的 AI 研究面临经济问题的原因是(　　)。

　　A. AI 研究的预期未能实现,导致资金减少或撤回

　　B. 70 年代的计算机无法解决真正的人工智能问题

　　C. ALPAC 报告对机器翻译的进展表示批评,导致资金减少

　　D. AI 项目无法获得资助

8. AI 遭遇第二个寒冬的原因是(　　)。

　　A. AI 研究遭遇了财政问题和失望的追求

　　B. AI 硬件市场需求的下降

　　C. XCON 等专家系统的维护费用居高不下

　　D. AI 被认为是不切实际的梦想

9. 20 世纪 90 年代 AI 的研究取得的重要进展是(　　)。

A. 发展了智能代理的范式

B. 引入了复杂的数学工具

C. 应用于数据挖掘、工业机器人、语音识别等领域

D. 所有选项都正确

10. 以下不属于数字医疗影像技术临床应用的是(　　)。

A. 辅助手术

B. 医疗教学

C. 影像报告

D. 图像采集

11. MYCIN 系统主要用于诊断和治疗的疾病是(　　)。

A. 心脏病

B. 细菌感染

C. 癌症

D. 糖尿病

12. MYCIN 系统的设计目标之一是(　　)。

A. 提供详细的实验室测试

B. 解释决策的原因

C. 提供医学培训课程

D. 收集患者的基本事实

13. MYCIN 系统使用(　　)类型的知识库进行操作。

A. 图形模型

B. 规则库

C. 数据库

D. 文本文档

14. 医学影像辅助决策系统的主要目的是(　　)。

A. 提高医生的工作效率

B. 提供医生的意见指导

C. 自动进行疾病诊断

D. 定位病变区域

15. 放射类医学影像辅助决策系统主要用于(　　)工作。

A. 靶区勾画

B. 放疗方案设计

C. 术前规划

D. 病理诊断

16. 手术类医学影像辅助决策系统的主要功能是(　　)。

A. 自动进行疾病诊断

B. 帮助医生进行手术前规划

C. 实时更新显示患者的内部情况

D. 提供病理诊断结果

17. 病理类医学影像辅助决策系统的作用是（　　）。
    A. 定位病变区域
    B. 提供医生的意见指导
    C. 缩短病理诊断的时间
    D. 自动进行疾病诊断

18. 医学诊断辅助系统的主要目的是（　　）。
    A. 辅助医生进行诊断和治疗
    B. 提供快速、高效、精准的医学诊断结果
    C. 提升医疗服务水平和改善患者生命质量
    D. 执行临床医疗工作的机器人助手

19. IBM Watson 在医疗健康领域的应用是（　　）。
    A. 提供肿瘤和癌症的诊断和治疗方案
    B. 参加临床医师笔试并获得较高分数
    C. 提供临床医学的综合辅助决策
    D. 构建完备的医学知识体系

20. "智医助理"机器人的核心技术是（　　）。
    A. 自然语言处理和机器学习
    B. 医学知识库和多尺度融合推理算法
    C. 语义张量方法和多语义深度学习方法
    D. 知识图谱和庞大的医学知识库

第 2 章 传统机器学习的原理与方法

近年来,机器学习算法已广泛应用于各个领域,涵盖了我们生活的各个方面。在医学领域,机器学习算法已经从实验室走向临床,并得到了广泛应用,在帮助医生诊断疾病和制定个性化治疗方案方面发挥着重要作用。例如,通过机器学习算法对 DNA 序列进行分析,可以帮助研究人员发现与疾病相关的基因变异;机器学习还可以用于新药的研发过程,通过分析大量的药物数据和疾病数据,帮助科研人员发现新的治疗方法和药物;此外,机器学习还可以分析患者的病历和生理数据,根据患者的身体情况提供个性化的癌症治疗方案,为每个患者制定最适合的治疗计划。

机器学习主要应用于解决分类、回归、聚类、预测、关联和优化等各类问题。通过分类算法,我们可以将数据分为不同的类别,从而实现对目标的识别和分类。回归问题是基于一个或多个输入(自变量或特征)的机器学习任务预测一个连续值的输出(因变量)。聚类算法旨在将数据分为具有相似特征的簇,这样有助于发现数据的内在结构。预测问题可以通过对已知数据的分析和建模,来预测未知数据的结果。关联算法用于发现数据之间的关联规律,帮助我们了解数据之间的相互作用和依赖关系。优化算法则致力于在给定的约束条件下,找到最优的解决方案或最佳决策,以提高效率和性能。

机器学习算法能够对给定的数据进行学习,找到数据中的规律和模式,然后利用这些规律和模式来做出决策或者进行预测。机器学习在构建数学模型时,利用了统计学理论,因为其本质就是从大量的数据中找到一定的统计规律。由机器学习构建的模型可以帮助我们对未来的情况进行预测,如果未来的情况和收集到的数据相差不大,模型就能达到很高的正确率。这个过程有两个主要任务:第一,在训练之前,从问题中提炼出简洁但关键的算法,并采用合理的方式存储所需要的海量数据;第二,在使用机器学习得到一个模型后,模型的表示和用于推理的算法需要尽可能高效。模型的空间复杂度、时间复杂度以及其预测的精确度,是衡量一个模型是否构建成功的关键。

◇ 2.1 基础概念

2.1.1 监督学习

监督学习是机器学习中最常用且最有效的方法之一。它适用于需要根据给定的输入数据预测未知结果或未来发展趋势的情况。在监督学习中,训练集由输入数据和对应的标签组成,我们利用这些数据来构建模型,目标是对未经过训练的数据进行准确的预测。如图 2-1 所示,训练数据集给出了 3 种不同花朵的花瓣长度特征(训练集特征),我们已经知道这 3 朵花的种类 A、B、C(标签)。那么,对于一朵未知种类的花,就可以根据它的花瓣长度(测试样本特征)来判断它的种类(测试样本标签)。在图 2-1 中,未知花朵判断成 B 类更合适一些。

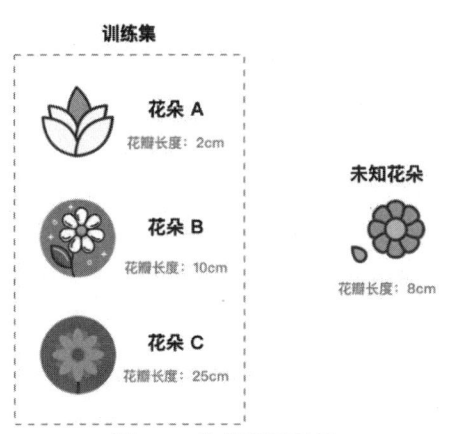

图 2-1 监督学习示例

监督学习问题大致可以分为两类:分类问题和回归问题。

分类问题旨在预测数据的类别并对其进行标记,它可以进一步分为二分类问题和多分类问题。例如,判断一封电子邮件是否为垃圾邮件是一个二分类问题。在二分类问题中,我们通常规定一类为正类,另一类为反类。需要注意的是,正类和反类并没有正确和错误之分,它们的定义往往是主观判断,同时与涉及的领域相关。回归问题的目标是预测一个连续的数值,而不是像分类问题那样对数据进行离散的分类。如图 2-2 所示,类似于图中这种识别类别的问题,我们一般称之为监督学习的分类问题,例如动物的种类判断、疾病的类型判断等;而在回归问题中,数据之间可能存在某种联系,例如连续的脑电信号或一段时间内的股票数据。因此,分类问题和回归问题的关键区别在于输入数据和输出数据是否具有连续性。

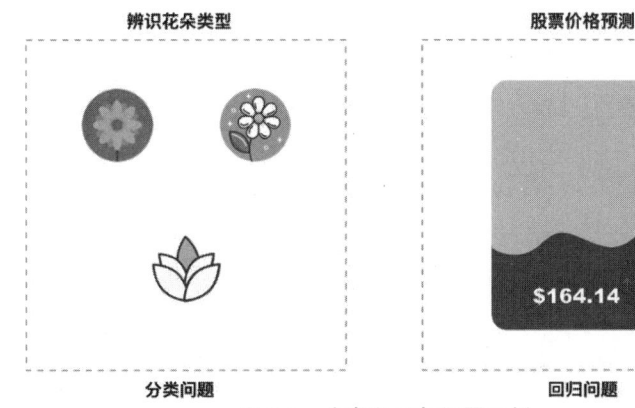

图 2-2 分类和回归问题示例

监督学习问题的关键在于构建合适的训练集,并根据训练集构建模型来进行预测。一旦模型训练完成,它可以快速而准确地对未知数据进行预测。监督学习的广泛应用使得它成为解决许多现实世界问题的重要工具。

2.1.2 无监督学习

无监督学习是指不需要预定义输出或标签的机器学习算法。在这种学习方式中,模型的训练数据没有相关的标签信息,我们需要从数据中提取出潜在的结构或模式。

无监督学习通常被用于数据集变换和聚类问题。数据集的无监督变换可以改变数据或图片的表示形式,使其更易于理解和观察,例如,对肺部 CT 扫描图像进行灰度处理可以帮助我们更好地观察人体的肺部成像信息,如图 2-3 所示。另一个常见的无监督变换应用是数据降维,通过学习算法将高维数据表示为具有较少特征的数据,以实现可视化目的。

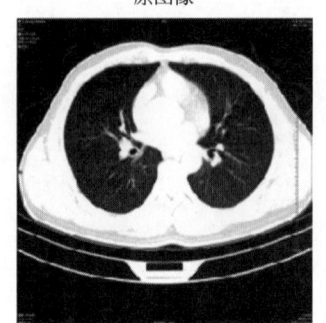

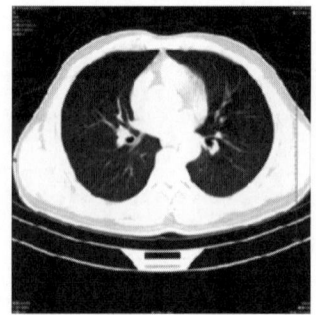

图 2-3 肺部 CT 图像灰度处理

无监督学习的一个主要挑战是如何评估其结果,确定算法是否学习到了有用的东西。无监督学习通常适用于没有标签或难以标记的数据,而且很难确定其正确的输出。因此,无监督学习通常用于探索性工作,帮助我们更好地理解数据的内在结构。此外,无监督学习可以用于数据的预处理工作,以提高算法的准确性并减少资源的消耗,从而提高训练速度。

2.1.3 半监督学习

半监督学习是一种机器学习范式,旨在克服监督学习中标记数据稀缺或昂贵的问题。它结合了监督学习(有标签数据)和无监督学习(无标签数据)的元素,通过有效地利用未标记数据来提高模型性能。

半监督学习基于一个核心假设,即未标记数据仍然包含有关数据分布和结构的宝贵信息。与监督学习不同,它不仅使用标记数据进行训练,还充分利用大量未标记数据。这种方法通过将标记数据与未标记数据相结合,有助于提高模型的泛化能力和性能。

在医学领域,半监督学习有着广泛的应用。例如,当医学图像的标记成本高昂时,半监督学习可以使用少量标记图像和大量未标记图像来训练图像分类模型,用于疾病检测和诊断。此外,它还可以用于分子生物学领域,例如,利用未标记的分子数据来改善蛋白质折叠预测或药物发现的模型性能。在医疗文本挖掘方面,半监督学习可以通过使用有限的医学报告标签数据和大量未标记的临床文本来提高自然语言处理模型的效果,用于医疗信息提取和疾病分类。

尽管半监督学习在医学领域具有吸引力,但也面临一些挑战。首先,医学数据通常复杂多样,包括图像、文本、时间序列等,因此选择适当的半监督学习算法和模型结构是一个挑战。其次,医学数据的质量和标注的准确性对半监督学习的成功至关重要,因为有误导性或不准确的标签可能导致模型性能下降。此外,数据不平衡和类别分布的不均匀性也可能影响模型的性能,需要采取适当的方法来应对这些问题。

综上所述,半监督学习在医学领域具有巨大的潜力,有助于充分利用医学数据中的未标记信息来提高模型的性能。然而,应用半监督学习时需要认识到其面临的挑战,并谨慎处理数据和模型选择问题,以实现更好的医学应用效果。

2.1.4 欠拟合和过拟合

在理解欠拟合和过拟合之前,我们需要先了解拟合度的概念。拟合度是指一个模型对观测数据的适应程度或匹配程度。在统计学和机器学习中,我们使用拟合度来评估模型与实际数据之间的吻合程度,以确定模型的质量和预测能力。当模型的拟合度不足时,称为欠拟合。欠拟合的表现之一是对训练集的预测结果非常不准确。换句话说,欠拟合的模型无法很好地捕捉到数据中的模式或关系。

相反,当模型的拟合度过高时,称为过拟合。过拟合的表现之一是模型在训练集上的预测准确度非常高,但在测试集上的预测准确度却很低。这是因为过拟合的模型过度学习了训练集中的噪声或细节,而未能泛化到新的数据。

为了解决欠拟合或过拟合问题,可以进行模型优化。模型优化的方法包括增加训练数据、调整模型复杂度、添加正则化技术、使用交叉验证等。通过适当的优化,可以使模型更好地拟合数据,并能够在新数据上进行准确预测。表 2-1 使用具体的数字直观地说明了过拟合和欠拟合的问题。

表 2-1 过拟合和欠拟合示例

组 数	第 一 组	第 二 组	第 三 组	第 四 组
对训练集的预测正确率	83%	99.7%	97%	85%
对测试集的预测正确率	81%	99.3%	85%	70%
是否拟合	欠拟合	拟合度合适	过拟合	欠拟合和过拟合同时存在

◆ 2.2 分 类

2.2.1 分类的基本概念

分类是一种有监督的机器学习过程,它根据一个或多个变量将一组给定的输入数据分类为几类。分类问题的目标是使用一个分类器,将每个样本正确地分类到其相应的类别中。此外,可以对结构化或者非结构化数据执行分类模型,以准确预测数据是否属于预定类别。机器学习中的分类需要预先给定数据集的两个或更多目标类别。然后,它会生成一个概率分数,将数据分配到特定类别,例如垃圾邮件或非垃圾邮件、是或否、疾病或无疾病、红色或绿色、男性或女性等。

最常见的分类算法有二元分类、多元分类和多标签分类，下面分别介绍这几种分类模型。

1. 二元分类

二元分类是指将数据集中的样本分成两个不同的类别，例如，是或否、真或假、垃圾邮件或非垃圾邮件等。常见的二元分类算法有逻辑回归、决策树、简单贝叶斯和支持向量机。

2. 多元分类

多元分类是指将数据集中的样本分成三个或三个以上的不同类别，例如，图像分类、物种分类和人脸分类等。常见的多元分类算法有选择树、渐进式提升、k 近邻和随机森林。

3. 多标签分类

多标签分类是指将数据集中的样本分到两个或两个以上的标签类别中，每个样本可以被分配多个标签。这与传统的单标签分类不同，传统的分类只能为每个样本分配一个标签。例如，一本书或一部电影可以分为多种类型，或者一幅图像可以有多个对象。常见的多标签算法有多标签决策树、多标签梯度提升和多标签随机森林。

在当前情况下，医疗保健系统长期超负荷运转，往往难以实时而准确地对患者进行分类，导致患者无法获得所需的护理或者造成误诊，更严重的则会使患者因为延误治疗而出现并发症。机器学习的分类算法可以用于疾病分类，作为初步过滤器在医疗保健部门对病人进行早期诊断，从而帮助提高疾病诊断的准确性和效率。机器学习模型的使用有时也会受到质疑，因此正确选择特征来构建更加合适的模型变得非常重要，检查特征之间的相关性并将特征可视化有助于这项工作的完成。为了达到分类的目标，我们需要得到疾病被分到每一个类别的概率，这些数字可以作为医生后续医疗工作的指导。

机器学习分类算法在医疗上的另一种应用是肿瘤分类。肿瘤是一种复杂的疾病，需要准确的诊断和治疗方案。传统的肿瘤分类方法通常基于组织形态学和细胞学特征。然而，这种方法需要有经验的病理学家进行手动分类，并且存在主观性和不一致性。机器学习的分类算法可以帮助医生自动分类肿瘤，并提供客观而准确的结果。

在使用机器学习算法进行肿瘤分类时，选择正确的特征对于构建准确的模型至关重要，这些特征包括肿瘤大小、形状、颜色、纹理等。在这方面，与上一个回答相同，检查特征之间的相关性并将特征可视化有助于优化模型。

通过使用机器学习算法对肿瘤进行分类，可以为医生提供更快速、准确的诊断结果，从而提高治疗效果并降低治疗成本。这种技术可以作为一种初步的筛选工具，有助于医生快速而准确地确定肿瘤类型，并制订更精确的治疗计划。在当前的全球健康危机的应对过程中，机器学习算法在医疗保健领域中的重要性不断增强。

2.2.2 利用机器学习进行乳腺癌分类的实例

1. 运行环境介绍

我们此处使用 Python 编程语言。Python 目前有两个广泛使用的版本：Python 2（通常指的是 Python 2.7）和 Python 3。Python 2 已经停止了官方的开发和支持，而 Python 3 相较于 Python 2 有许多重要的变化和改进。因此，对于新学习 Python 的用户，强烈推荐使用 Python 3 作为起点。

Jupyter Notebook 是一种交互式计算环境，它可以在 Web 浏览器中创建和共享文档，其中包含实时代码、可视化和说明文本,它支持多种编程语言,包括 Python、R 等。Jupyter Notebook 的特点之一是将代码、输出结果和解释性文本组合在一个单一的文档中,使得代码的执行结果可以清晰地展示给其他人。

scikit-learn 是一个用于机器学习的 Python 库,是数据科学领域最受欢迎和广泛使用的机器学习库之一。它提供了丰富的工具和算法,用于数据预处理、特征工程、模型选择、模型训练和评估等任务。同时,scikit-learn 是一个开源项目,任何人都可以获取其源代码来查看其实现细节以及原理。scikit-learn 项目的用户社区包含许多目前最先进的机器学习算法,每个算法都有详细的文档(http://scikit-learn.org/stable/documentation)。

NumPy 是一个用于科学计算的 Python 库。它提供了一个强大的多维数组对象和一组用于操作数组的函数,使得在 Python 中进行数值计算变得更加高效和方便。NumPy 的核心是多维数组对象(ndarray),它是一个快速、灵活且功能强大的数据容器。NumPy 提供了大量的数学函数,包括基本的数学运算、三角函数、指数函数、对数函数、统计函数等。

Matplotlib 是 Python 主要的科学绘图库,其功能为把数据可视化。Matplotlib 的设计目标是提供一个简单易用、灵活可定制的绘图工具,它可以创建折线图、散点图、柱状图、饼图、等高线图、3D 图等各种类型的图表。它还支持添加标签、标题、图例、网格线等元素,以及自定义颜色、线型、标记符号等图形属性,这些图形可以帮助我们更加直观地观察整个学习过程的数据变化。在 Jupyter Notebook 中,我们可以使用%matplotlib notebook 命令,将图像直接显示在浏览器中。

Mglearn 是一个用于辅助机器学习教学和实践的 Python 库。它提供了一些用于可视化、分析和理解机器学习模型的工具和函数。它提供了大量的数据集,涵盖了分类、回归、聚类等各种问题领域。这些数据集可以用来训练模型、演示算法的应用、验证模型性能等。Mglearn 还提供了一些用于可视化模型性能和结果的函数,可以绘制学习曲线,展示模型在不同训练集大小条件下的表现;绘制决策边界,帮助理解分类模型的决策过程。它提供了一些用于评估模型的工具,如混淆矩阵和学习曲线。

Pandas 是一个用于数据操作和分析的 Python 库。它提供了高效的数据结构和数据分析工具,使得处理和处理数据变得更加简单和便捷。Pandas 的核心数据结构是两种类型的数据对象:Series 和 DataFrame。Series 是一维标记数组,类似于带有标签的 NumPy 数组。它可以容纳任意类型的数据,并提供了一些强大的功能,如索引、切片、过滤和聚合等。DataFrame 是一个二维标记数据结构,类似于表格或电子表格。它由一系列的 Series 对象组成,每个 Series 对象代表一列数据。DataFrame 提供了广泛的功能,如数据选择、过滤、排序、合并和分组等。Pandas 库提供了丰富的数据操作和处理功能,包括数据清洗、转换、重塑和合并。Pandas 还提供了对缺失数据的处理方法,如填充、删除和插值等。此外,它还支持时间序列数据的处理和分析,包括日期范围生成、频率转换和滚动统计等。

除了以上库,处理不同的数据可能还需要一些其他的库,比如在中文分词上常用的库为 jieba,可以根据需要使用 pip install 命令进行下载。

2. 乳腺癌分类实例

本次实验使用的是美国威斯康星州的乳腺癌数据集,里面记录了乳腺癌肿瘤的临床测量数据,每个肿瘤都被标记了良性/恶性,癌症数据集集成在 sklearn 中。

1）KNN 算法

在使用 k 近邻算法对乳腺癌进行分类时，我们将分别从 1 个近邻到 10 个近邻进行实现。

具体步骤如下：

（1）模块导入。

首先导入 sklearn 中的 load_breast_cancer 数据集及相关工具类。其中，train_test_split 函数用于将数据集分割成训练集和测试集；sklearn 中的 KNeighborsClassifier 类用于构造 KNN 分类器；matplotlib 中的 pyplot 模块用于绘制可视化的图形，形象地展示算法的实际效果。

```
from sklearn.datasets import load_breast_cancer

from sklearn.model_selection import train_test_split

from sklearn.neighbors import KNeighborsClassifier

import matplotlib.pyplot as plt
```

（2）划分测试集和训练集。

```
#使用 load_breast_cancer()函数加载乳腺癌数据集
cancer=load_breast_cancer()

#划分训练集和测试集,默认训练集:测试集=3:1
#cancer.data 为数据集的特征数组, cancer.target 为数据集的目标数组
#stratify 用于实现分层抽样

X_train, X_test, y_train, y_test=train_test_split(
    cancer.data, cancer.target, stratify=cancer.target, random_state=66)
```

（3）KNN 算法实现。

```
#定义空列表 training_accuracy 用于存储训练集数据的准确率
training_accuracy=[]

#定义空列表 test_accuracy 用于存储测试集数据的准确率
test_accuracy=[]

#设置 n_neighbors 的范围为 1~10,用于对比不同邻居数的分类效果
neighbors_settings=range(1, 11)
```

使用 for 循环来迭代不同的邻居数，对于每个邻居数，构建一个 k 近邻分类器模型，并将其拟合到训练数据上。然后，记录训练集和测试集的准确率，将其存储到 training_accuracy 和 test_accuracy 列表中。

```
for n_neighbors in neighbors_settings:

    #对于每个邻居数,构建一个 k 近邻分类器模型
    clf=KNeighborsClassifier(n_neighbors=n_neighbors)
```

```
#fit 方法使用 X_train 和 y_train 训练数据来训练分类器
#X_train 是样本特征矩阵,y_train 是关联的目标变量(即分类标签)
clf.fit(X_train, y_train)

#记录每个参数下的训练集准确率
training_accuracy.append(clf.score(X_train, y_train))

#记录每个参数下的测试集准确率
test_accuracy.append(clf.score(X_test, y_test))

#绘制训练准确率与 k 值的关系图
plt.plot(neighbors_settings, training_accuracy, label="training accuracy")

#绘制测试准确率与 k 值的关系图
plt.plot(neighbors_settings, test_accuracy, label="test accuracy")

#Y 轴标签为 Accuracy
plt.ylabel("Accuracy")

#X 轴标签为 n_neighbors,即 k 值
plt.xlabel("n_neighbors")

#显示图例
plt.legend()
```

如图 2-4 所示,横轴是 n_neighbors 的个数,纵轴是训练集和测试集的准确率。从图中可以看出在 n_neighbors=1 时训练集的准确率为 100%,测试集的准确率为 91%,表明在这种情况下泛化能力不够,模型过于关注细节而忽略了整体处于过拟合的状态。随着 n_neighbors 的增加,训练集和测试集的准确率逐渐接近,模型变得更加简单,预测结果也随之变好。

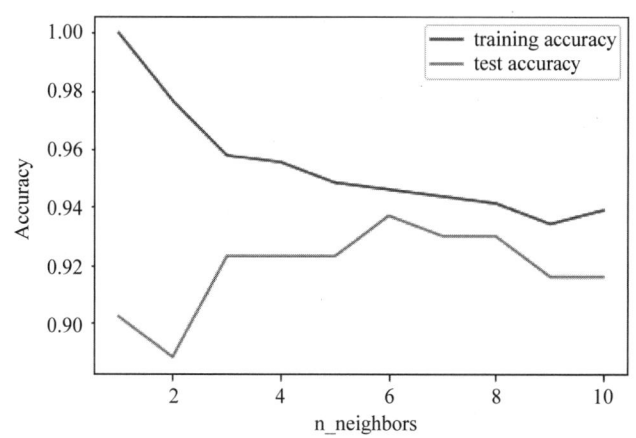

图 2-4　不同 k 值下 KNN 算法在训练集和测试集上的准确率

2) 决策树算法

```
#导入决策树分类器、乳腺癌数据集和数据集划分函数
from sklearn.tree import DecisionTreeClassifier
from sklearn.datasets import load_breast_cancer
```

```
from sklearn.model_selection import train_test_split

#加载数据集并进行训练集和测试集划分
cancer=load_breast_cancer()
X_train, X_test, y_train, y_test=train_test_split(
    cancer.data, cancer.target, stratify=cancer.target, random_state=42)

#创建默认参数的决策树分类器并在训练集上拟合该模型
tree=DecisionTreeClassifier(random_state=0)
tree.fit(X_train, y_train)

#输出模型在训练集和测试集上的准确率
print("Accuracy on training set: {:.3f}".format(tree.score(X_train, y_train)))
print("Accuracy on test set: {:.3f}".format(tree.score(X_test, y_test)))
```

由于没有对决策树的深度和复杂度进行限制,我们在训练集上获得了100%的准确率,也就是说所有的叶子节点都是纯净的,如图2-5所示。然而,在这种情况下构建的决策树可能存在过拟合的问题,决策树的泛化性能可能不够理想。为了改善这一问题,需要对决策树进行剪枝操作。

```
Accuracy on training set: 1.000
Accuracy on test set: 0.937
```
图2-5 决策树算法对乳腺癌数据分类的准确率

(1)预剪枝操作——设置树的最大深度为4。

接下来进行剪枝操作,以提高决策树的泛化性能,预剪枝的结果如图2-6所示。

```
#创建限制最大深度为4的决策树分类器并在训练集上拟合该模型
tree=DecisionTreeClassifier(max_depth=4, random_state=0)
tree.fit(X_train, y_train)

#输出模型在训练集和测试集上的准确率
print("Accuracy on training set: {:.3f}".format(tree.score(X_train, y_train)))
print("Accuracy on test set: {:.3f}".format(tree.score(X_test, y_test)))
```

```
Accuracy on training set: 0.988
Accuracy on test set: 0.951
```
图2-6 预剪枝后算法对乳腺癌数据分类的准确率

为了减少决策树的过拟合,设置树的最大深度为4,这种方法最多只允许使用4个属性进行数据的分类,从而限制了树的生长过程。通过这种预剪枝方法,可以观察到训练集的准确率下降,而测试集的准确率上升。

(2)后剪枝方法实现。

接下来对决策树进行后剪枝操作。

```
import matplotlib.pyplot as plt

test=[]
train=[]

ccp_alphas_list=[]

ccp_alphas=0
```

```
#构建决策树模型,根据不同的ccp_alpha分别计算训练集和测试集上的准确率
while ccp_alphas<=0.1:
    #定义一个决策树分类器,指定ccp_alpha参数和随机种子
    tree=DecisionTreeClassifier(ccp_alpha=ccp_alphas, random_state=0)

    #使用训练数据进行拟合
    tree.fit(X_train, y_train)

    #将ccp_alphas加入到ccp_alphas_list列表中
    ccp_alphas_list.append(ccp_alphas)
    #将训练的准确率添加到train列表中
    train.append(tree.score(X_train, y_train))
    #将测试的准确率添加到test列表中
    test.append(tree.score(X_test, y_test))

    ccp_alphas=ccp_alphas +0.0001

#绘制训练准确率和测试准确率的折线图
plt.plot(ccp_alphas_list, train, label='训练准确率', linestyle='-')
plt.plot(ccp_alphas_list, test, label='测试准确率', linestyle='--')

#添加图例
plt.legend()

#添加标题和轴标签
plt.xlabel('ccp_alpha')           #x轴:ccp_alpha
plt.ylabel('准确率')              #y轴:准确率

#显示图形
plt.show()
```

输出结果如图2-7所示。

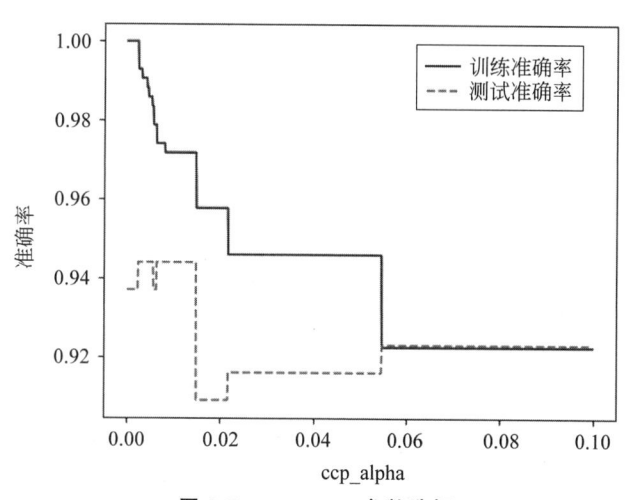

图2-7 ccp_alpha参数选择

ccp_alpha是决策树使用CCP(Cost-Complexity Pruning,代价复杂度剪枝)算法控制剪枝后树的复杂度的超参数,用来控制剪枝的程度。较小的ccp_alpha值剪枝程度低,得到的

决策树较为复杂,可能导致过拟合;而较大的 ccp_alpha 值会使树结构简化,可能导致欠拟合。通过调整 ccp_alpha,可以找到一个平衡点,使模型在训练集和测试集上都具有较好的表现。

```
#找出最合适的 ccp_alpha 参数
tree=DecisionTreeClassifier(ccp_alpha=0.0148, random_state=0)
tree.fit(X_train, y_train)

print("Accuracy on training set: {:.3f}".format(tree.score(X_train, y_train)))
print("Accuracy on test set: {:.3f}".format(tree.score(X_test, y_test)))
```

输出结果如图 2-8 所示。

```
Accuracy on training set: 0.972
Accuracy on test set: 0.944
```

图 2-8 ccp_alpha 参数最优时模型的准确率

通过分析图 2-7 和图 2-8,我们确定了最佳的 ccp_alpha 值为 0.0148。这个值使得决策树在训练集和测试集上都获得了较优的准确率。

2.3 回　　归

2.3.1 回归的基本概念

回归问题是机器学习中的一种常见问题,通常用于预测一个或多个连续变量的值。回归分析是一种统计过程,用于估计因变量(也称为标准变量)与一个或多个自变量(也称为预测变量)之间的关系。它可以帮助理解和预测变量之间的关联性,并提供有关预测变量对因变量的影响程度、预测效果和趋势预测的信息。

回归模型在处理输入变量和输出变量之间的关系时,通常利用历史数据进行学习。这个学习过程需要选择适当的算法对输入数据进行预处理和特征选择,同时需要及时对模型进行训练和优化。最终,可以利用学习到的模型对新的输入数据进行预测,从而得到输出变量的值。

在回归分析中,通常使用数学模型来描述因变量与自变量之间的关系,例如线性回归模型。通过拟合数据,可以估计模型的参数,进而进行预测和推断。此外,回归分析还涉及计算各种统计指标以评估模型的拟合程度和预测能力,如 R-squared(决定系数)、均方误差等。

在医疗领域,回归算法可以应用于各种场景,包括疾病风险预测。与基于疾病测试筛查的方法不同,回归算法可以利用多种特征,如家族史、行为习惯、环境因素和遗传标记等来提高对疾病风险的预测准确性。例如,通过研究患者与高速公路的距离和饮食习惯等常规数据,可以预测他们患病的可能性。这种思路本身就具有重大意义,因为仅通过改变个人的习惯或居住地,就可以帮助他们保持健康。

尽管医院和保险提供商可能从使用这类预测模型中获益,但个人无疑是最重要的受益者。然而,预测模型的可信度也非常重要。支持向量机是一种常用的回归算法,可以用于疾病风险预测。通过对结果进行概率解释,可以提高结论的可信度,保持回归的目的的忠实性。因此,在应用回归算法来预测疾病风险时,选择适当的算法并对结果进行解释非常关键,以确保模型的准确性和可靠性。

在回归问题中,有多种不同的回归模型可供选择,每个模型都有其特点和适用范围。选择适合的回归模型取决于数据的特征和问题的要求。不同的模型具有不同的能力和假设,需要根据具体情况选择最合适的模型来建立输入和输出之间的关系,并进行预测和分析。下面介绍几种常见的回归模型。

2.3.2 基于线性回归的糖尿病数据集预测

我们将使用 sklearn 自带的糖尿病数据集(diabetes 是一个关于糖尿病的数据集,该数据集包括 442 名患者的生理数据及一年以后的病情发展情况)来介绍各种回归方法。

1. 糖尿病数据集特征分析

```
#导入 numpy 库并定义别名为 np
import numpy as np
#导入 pandas 库并定义别名为 pd
import pandas as pd
#导入 sklearn 库中的 datasets 模块
from sklearn import datasets

#使用 datasets 中的 load_diabetes() 方法导入糖尿病数据并存储在 diabetes 变量中
diabetes=datasets.load_diabetes()

#打印糖尿病数据的形状
print("Data shape:", diabetes.data.shape)
#打印糖尿病数据的特征名称
print("Feature names:\n", diabetes.feature_names)

#将糖尿病数据的特征矩阵存储在 data 变量中
data=diabetes['data']
#将糖尿病数据的标签存储在 target 变量中
target=diabetes['target']
#将糖尿病数据的特征名称存储在 feature_names 变量中
feature_names=diabetes['feature_names']

#使用 pd.DataFrame()构造函数,将糖尿病数据的特征矩阵和特征名称构造为一个 Pandas 的
#DataFrame,并将其存储在 df 变量中
df=pd.DataFrame(data, columns=feature_names)

#打印 df 的基本信息,包括每一列的名称、数据类型和行数等
df.info()
```

输出结果如图 2-9 和图 2-10 所示。

```
Data shape: (442, 10)
Feature names:
 ['age', 'sex', 'bmi', 'bp', 's1', 's2', 's3', 's4', 's5', 's6']
```

图 2-9 糖尿病数据集大小及数据特征名称

通过上述代码以及图 2-9 和图 2-10 的输出,可以了解到 diabetes 数据集的一些基本信息。该数据集包含 442 个实例,每个实例以字典的形式表示,并包含 3 个关键字:'Data'、'Feature_names'和'target'。

'Data'关键字对应的值是一个二维数组,每行代表一个实例,每列代表一个特征。具体

```
<class 'pandas.core.frame.DataFrame'>
RangeIndex: 442 entries, 0 to 441
Data columns (total 10 columns):
 #   Column  Non-Null Count  Dtype
---  ------  --------------  -----
 0   age     442 non-null    float64
 1   sex     442 non-null    float64
 2   bmi     442 non-null    float64
 3   bp      442 non-null    float64
 4   s1      442 non-null    float64
 5   s2      442 non-null    float64
 6   s3      442 non-null    float64
 7   s4      442 non-null    float64
 8   s5      442 non-null    float64
 9   s6      442 non-null    float64
dtypes: float64(10)
memory usage: 34.7 KB
```

图 2-10　数据集基本信息

而言,每个实例有 10 个属性值,包括年龄、性别、体质指数、血压以及血清指标 s1~s6。这些特征用于描述患者的状况和生理指标。

'Feature_names'关键字对应的值是一个列表,包含了每个特征的名称。这些特征的名称包括年龄、性别、体质指数、血压以及血清指标 s1~s6。

'target'关键字对应的值是一个一维数组,表示了每个实例的目标值。在这个数据集中,目标值是一个定量指标,用于表示患者在一年后患疾病的程度。

根据数据集的描述,可以了解到一些特征的含义和取值范围。例如,体质指数(BMI)是衡量肥胖程度和标准体重的重要指标。理想的 BMI 范围通常为 18.5~23.9,计算公式为体重(单位 kg)÷身高(单位 m)的平方。

此外,血清指标 s1~s6 代表了 6 种血清的化验数据,具体取值范围为 -0.2~0.2。而目标值的取值范围为 25~346,预示了患者在一年后患疾病的程度。

2. 构建线性回归模型

首先使用 diabetes 数据集构建线性回归模型,然后使用 ridge 回归和 lasso 回归方法对数据集进行分析。

线性回归是一种经典且简单的线性方法,用于建立输入变量和连续输出变量之间的线性关系模型。它的目标是通过寻找最优的参数 w 和 b,使得模型对训练集的预测值与真实的回归目标值之间的均方误差(mean squared error)最小化。

在线性回归中,假设输出变量与输入变量之间存在线性关系,并且通过最小化均方误差来寻找最佳的拟合线。均方误差是预测值与真实值之差的平方和除以样本数而得到的,它衡量了模型预测的准确程度。

线性回归的一个优点是它没有太多的参数需要调整,因为模型的形式是固定的。然而,这也意味着线性回归无法灵活地控制模型的复杂度。它只能拟合线性关系,无法处理非线性关系或复杂的数据模式。

尽管线性回归在某些情况下可能表现良好,但当数据具有非线性特征或包含高度复杂的关系时,它的表现可能会受限。在这些情况下,更复杂的模型或非线性方法可能更适合解决问题。

```
#分割数据集
from sklearn.model_selection import train_test_split
#train_test_split 函数默认为 75%训练集,25%测试集
X_train, X_test, y_train, y_test=train_test_split(data, target, random_state=14)

#建立模型
from sklearn.linear_model import LinearRegression
model=LinearRegression()

#训练数据
#lr.coef_表示模型的系数(即回归方程中的斜率),lr.intercept_表示模型的截距(即回归方程
#中的截距)
lr=model.fit(X_train,y_train)
print("lr.coef_:", lr.coef_)
print("lr.intercept_:", lr.intercept_)
```

输出结果如图 2-11 和图 2-12 所示。

```
lr.coef_: [  34.97893018 -230.41437814  494.46908912  312.69979426 -866.39353438
   480.10066848  107.42313616  226.08908435  712.02858421  102.00580214]
lr.intercept_: 148.4167296931017
```

图 2-11　回归模型的斜率与截距

```
print("Training set score: {:.2f}".format(lr.score(X_train, y_train)))
print("Test set score: {:.2f}".format(lr.score(X_test, y_test)))
```

```
Training set score: 0.52
Test set score: 0.48
```

图 2-12　模型的准确率

根据图 2-11 和图 2-12 显示的结果,在训练集和测试集上,该模型的性能相对较低。这是因为模型较为简单,仅使用了 442 个样本和 10 个属性进行训练,所以出现了欠拟合的情况。在这种情况下,使用正则化方法来控制模型的复杂度可能没有太大意义。

2.4　聚　　类

聚类是一种寻找数据之间内在结构的技术。聚类把全体数据实例组织成一些相似组,这些相似组被称作簇。处于相同簇中的数据实例彼此相同,处于不同簇中的实例彼此不同,如图 2-13 所示。聚类问题属于无监督学习的一种,因为在问题解决的过程中并未提供任何标签或类别信息。

聚类算法的目标是根据样本之间的相似性,将样本划分到不同的类别中。使用不同的相似度计算方法,会得到不同的聚类结果。常用的相似度计算方法有欧式距离法,即将所有的数据点映射到一个 n 维空间中,将样本空间中距离比较近的样本点归为一类,距离较远的样本点归为其他类。欧氏距离的具体计算方法如图 2-14 所示,其中 $dist(A,B)$ 为三维空间中两点间的距离。与分类算法不同,聚类问题的数据没有预设标签,而分类算法的数据是提前打好标签的。

聚类在数据分析中具有重要作用,因为它能够帮助研究者发现未标记数据中的内在分组。聚类的质量好坏没有统一的标准,而是取决于用户的需求。只要聚类能够满足任务的

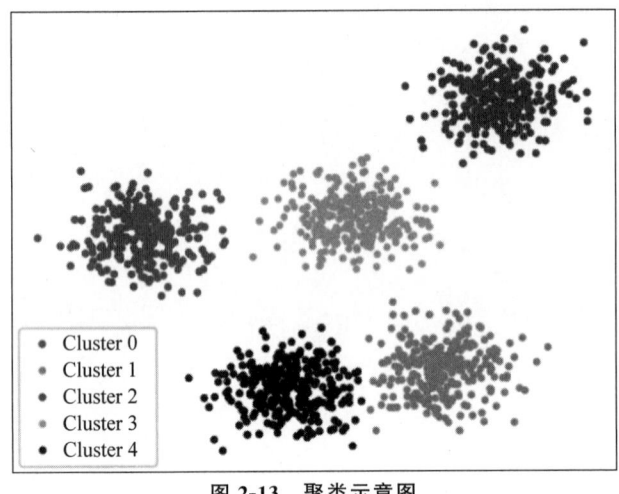

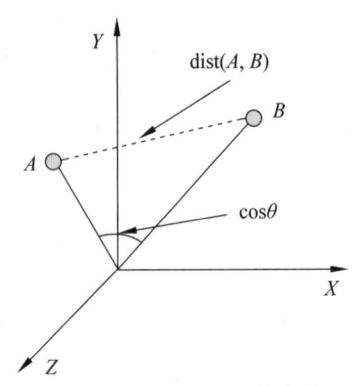

图 2-13 聚类示意图　　图 2-14 欧式距离计算方法

需求,就可以作为可参考的模型。

聚类可以用于多种目的。例如,可以寻找具有相似属性的数据点,以便对数据进行缩减;或者寻找数据之间的内在联系,并描述它们的未知属性,以便发现隐藏的关联性。此外,还可能需要寻找有用和合适的数据分组,也就是"有用"的数据类别,或者发现异常数据对象,如异常值检测。

不同的聚类算法会基于不同的样本相似性做假设,每个假设都可能产生不同但同样有效的聚类结果。因此,在选择聚类算法时,需要综合考虑数据的特点以及任务的需求。

聚类算法在健康预测方面有着广泛的应用。假设有一个包含患者信息的数据集,其中包括人口统计数据(如年龄、性别等)、病史和测试结果。可以利用这些数据来识别具有相似医疗概况的患者群体,以便更好地了解他们的健康需求,并设计有针对性的干预措施。

在这种情况下,层次聚类算法可以被用来将患者划分为具有层次结构的群组,其中每个聚类代表一组具有相似特征的患者群体。通过这种方法,可以得到一种聚类的层级关系,它能够帮助我们更全面地了解数据集中不同类型的患者。例如,我们可能会发现一个簇由没有重大健康问题的年轻健康个体组成,而另一个簇则由患有多种慢性病的年长、高风险个体组成。

这些信息可以帮助医院为每个簇设计更有效的干预措施。例如,对于年轻健康的患者,医院可以提供健康促进计划、预防性筛查和定期体检等服务;而对于患有多种慢性病的高风险患者,则需要提供更加细致和个性化的医疗干预措施。

聚类算法的应用不仅可以帮助医院更好地了解患者的健康需求和特征,还可以促进医院的精细化管理和资源分配,以提高医疗服务的效率和质量。

常见的聚类方法有 k 均值聚类、凝聚聚类、DBSCAN(具有噪声的基于密度的空间聚类应用)。

2.5　本章小结

在本章中,我们了解了机器学习算法的应用范围和基本原理,学习了使用机器学习算法解决分类、回归和聚类问题的方法。

为了帮助大家更好地理解各种算法实际解决问题的方式,本章列举了一些应用机器学习算法解决具体问题的实例。在分类问题中,我们讲解的是如何使用分类算法对乳腺癌数据集进行预测,通过训练一个分类模型,便能够根据乳腺肿块的特征预测肿瘤是恶性还是良性。这可以帮助医生在早期诊断乳腺癌时做出更准确的判断。在回归算法的内容中,我们主要做了使用回归算法对糖尿病数据集进行预测的实验,了解了线性回归算法的具体实现方式。

通过本章内容的学习,相信大家能够学会如何选择合适的算法解决实际问题,包括处理数据集、训练模型和评估结果等步骤。在实验过程中,我们还探索了不同算法和参数对结果的影响,并对模型的性能进行了评估和比较,这可以帮助我们在今后的实际应用中更准确地选择合适的算法。

关于本章分类、回归和聚类问题更详细的算法介绍,请扫描二维码进一步了解相关知识。

分类算法　　回归算法　　聚类算法

习　　题

1. 解释监督学习的核心原理和应用,以及监督学习与无监督学习的主要区别。

2. 对于分类问题,请讨论 k 近邻分类算法的工作原理和应用场景。提供一个实际的分类案例,描述如何使用 k 近邻分类解决该问题。

3. 介绍 k 均值聚类算法的工作原理,并讨论它的应用领域。列举 k 均值聚类的优点和局限性。

4. 描述 DBSCAN 聚类算法的具体实现过程。

5. 防止决策树过拟合的策略有哪些?

6. 讨论线性回归算法中的欠拟合和过拟合问题,以及可以采用什么方法来解决这些问题。

7. 提供一个实际的回归问题,描述如何使用线性回归来预测一个连续性变量的值。

第3章 深度学习的原理与方法

深度学习是机器学习的一个分支,主要通过建立神经网络来从数据中自动学习到有效的特征表示,最终的目的是让机器能够自己掌握学习能力,模仿人脑的机制来解释数据,例如图像,声音和文本等。本章主要讨论深度学习的基本原理、深度学习中经典的神经网络模型以及它们在医学领域的应用。

3.1 早期的人工神经网络

深度学习概念来源于人工神经网络的研究,人们试图模仿人类神经系统和大脑的学习机理来形成早期的神经网络模型,所以人工神经网络受生物神经网络的启发而产生,并在几十年间不断进步演化。在本节中,我们从神经元开始,介绍神经网络的基本构成。

3.1.1 神经元

19世纪末期,生物学和生理学领域的科学家Waldeger等人提出了神经元学说,人们由此认识到神经系统由众多神经单位——神经元组成,具有复杂的结构和功能。1943年,神经生理学家沃伦·麦卡洛克和逻辑学家沃尔特·皮茨共同发表了《神经活动中内在思想的逻辑演算》,首次模拟人类神经元细胞结构,提出了麦卡洛克-皮茨神经元模型(MP模型),开创了人工神经元模型的先河,从而奠定了神经网络的基础。

神经元,又称为神经细胞,是人脑神经系统中最基本的单元,承担着信息传输的关键作用。人体的神经系统极为复杂,包含近860亿个神经元。神经元通过突触接收其他神经元传递的信息,并能将自身信息传递给其他神经元。神经元之间没有直接的物理连接,而是通过宽约20nm的突触间隙进行相互联系,形成神经网络。突触可视为神经元间的"接口",传递兴奋或抑制状态。神经元只有兴奋和抑制两种状态,取决于接收到的输入信号量及突触的强度。当输入信号总和超过某一阈值时,神经元将产生电脉冲,沿着轴突传递,并通过突触传递给其他神经元。通过仿生学原理,人们模拟人脑神经网络的结构、工作机理和功能,发展出人工神经网络的计算模型。

3.1.2 感知机

感知机(perceptron)是被提出的第一个神经网络。1957年,美国计算科学家

Rosenblatt 利用人工神经元的思想提出感知机,是作为神经网络(深度学习)的起源的算法。感知机接收多个输入信号,输出一个信号,输出信号分为两类。因此可见感知机是一种比较简单的二分类模型。如图 3-1 所示,一条直线将平面上的两类点分开。

图 3-2 是一个接收多个输入信号($x_1,x_2,\cdots,x_n$)的感知机。其中 $w_1,w_2,\cdots,w_n$ 是权重,输入信号会被乘以相应的权重后送入神经元。神经元计算得到总和后会与阈值 θ 进行判断,超过阈值则输出 1(神经元被激活),否则输出 0。

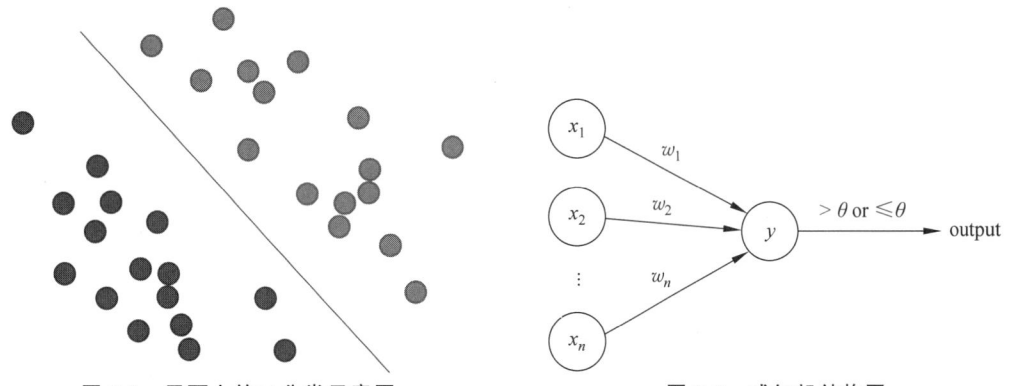

图 3-1 平面上的二分类示意图　　　　图 3-2 感知机结构图

感知机的多个输入信号都有各自固有的权重,这些权重发挥着控制各个信号的重要性的作用。也就是说,权重越大,与该权重对应的信号的重要性就越高。

现在考虑这样一个感知机,只有 x_1 和 x_2 两个输入,当 $(w_1,w_2,\theta)=(0.2,0.2,0.3)$ 时,x_1 和 x_2 有不同的输入(0,0),(1,0),(0,1),(1,1),最后的输出如图 3-3 所示。

从图 3-3 中可以看到仅在两个输入均为 1 时输出 1,其他时候则输出 0。不难发现该感知机实现了一个与门;同样地,当 $(w_1,w_2,\theta)=(0.2,0.2,0.1)$ 时,输出如图 3-4 所示,就实现了一个或门。也就是说,相同构造的感知机,只需通过适当地调整参数的值,就能成为与门和或门等,由此可见参数对于感知机的效果的重要性。

x_1	x_2	y
0	0	0
1	0	0
0	1	0
1	1	1

x_1	x_2	y
0	0	0
1	0	1
0	1	1
1	1	1

图 3-3 与门的输入和输出　　　　图 3-4 或门的输入和输出

感知器模型具有现代神经网络的基本原则,并且结构非常符合神经生理学,可以达到对一定的输入矢量模式进行分类和识别的目的。它虽然比较简单,却是第一个真正意义上的神经网络。感知机只能表示由一条直线分割开的线性空间,例如基本的三种门电路都可以通过一条直线分割坐标区域来实现,因此感知机可以实现基本的三种门电路,但是无法实现异或电路。所以多层感知机(Multi-layered Perceptron,MLP)就出现了,将多个感知机组合使用就可以表示非线性空间。

3.1.3 从感知机到神经网络

在上文学习的感知机中，设定权重的工作，即确定合适的、能符合预期的输入与输出的权重，现在还是由人工进行的，当遇到十分复杂的问题时，权重的确定就变得极其困难。神经网络的出现就是为了解决这一问题，目的是能够自动地从数据中学习到合适的权重参数。

人工神经网络是由大量的简单基本元件——神经元相互连接而成的自适应非线性动态系统，因此其形状结构与感知机十分相似，甚至神经元的连接方式也与感知机没有任何差异。图 3-5 展示了一个神经网络的具体结构。

位于最左边的一列称为输入层，位于最右边的一列称为输出层，在中间的一列称为中间层。中间层有时也被称为隐藏层。这里"隐藏"一词的意思是隐藏层的神经元，它与输入层、输出层的区别是，其不能被肉眼所看见。一般在神经网络中我们会为神经元增加一个称为偏置的参数 b，用于控制神经元被激活的容易程度；而 w_1 和 w_2 是表示各个信号的权重的参数，用于控制各个信号的重要性。

在感知机中根据 y 值与阈值的大小比较来转换输出信号的函数，称为激活函数（activation function），一般用 $h()$ 表示。如"激活"一词所示，激活函数的作用在于决定如何来激活输入信号的总和，使神经网络结构具有非线性能力，可以拟合任意复杂的函数。

因此现在一个神经元的数学表达式可以写为

$$y = h(b + w_1 x_1 + w_2 x_2) \tag{3-1}$$

其结构如图 3-6 所示。

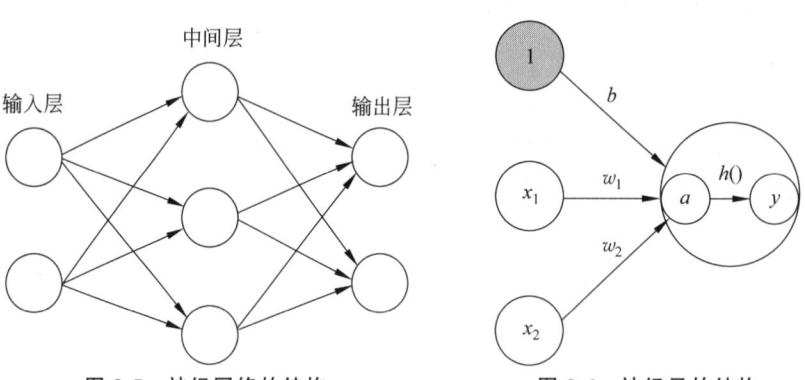

图 3-5　神经网络的结构　　　　图 3-6　神经元的结构

至此我们可以对神经网络进行一个总结。神经元之间存在不同的权重 w，权重可以缩放神经元间传递的信息。神经元的输入记作 x，神经元的输出记作 y，神经元的输入需要经过偏置的调节，记作 b，偏置就是函数方程的截距，控制函数偏离原点的距离。神经元的输出会经过激活函数 h 的激活。最简单的神经网络是前馈神经网络（feed-forward neural network），它由输入层、隐藏层和输出层构成。不同层间的神经元相互连接，而相同层内的神经元没有连接，每层的神经元只接受前一层的输入，并只输出给后一层。输入层和输出层通常只有一层，而隐藏层可以有多层。

3.1.4 激活函数

从上面呈现的神经网络结构能够看出,激活函数是连接感知机和神经网络的桥梁。在感知机中的激活函数以阈值作为界限,一旦输入超过阈值,就切换输出。这样的函数称为"阶跃函数"。实际上,激活函数存在很多种,只是感知机在激活函数的众多的候选函数中使用了阶跃函数作为激活函数。神经网络中经常使用的一个激活函数,就是式(3-2)所表示的 Sigmoid 函数(Sigmoid function):

$$h(x) = \frac{1}{1 + \exp(-x)} \tag{3-2}$$

Sigmoid 函数虽然看上去有些复杂,但它仅是个函数,在给定某个输入后,会对输出进行转换。Sigmoid 函数的特点就是可以将$(-\infty, +\infty)$范围内的值映射到$(0,1)$之间,比如,将1.0 或 2.0 输入到 Sigmoid 函数中,就会有某个值被输出,类似于$h(1.0)=0.731\cdots, h(2.0)=0.880\cdots$。实际上,之前介绍的感知机和神经网络的主要区别就在于这个激活函数。在其他方面,比如神经元的多层连接的构造、信号的传递方法等,基本上与感知机是一样的。除了 Sigmoid 函数外,双曲线正切函数 Tanh、ReLU 函数以及 ReLU 的变种 LReLU 和 PReLU 等都是常见的激活函数。

3.1.5 梯度下降法

神经网络的特征就是可以从数据中学习。所谓"从数据中学习",是从训练数据中自动获取最优权重参数的过程。如果所有的参数都需要人工决定的话,工作量就太大了。在介绍的感知机的例子中人工设定了参数的值,但是那时的参数只有 3 个。而在实际的神经网络中,参数的数量成千上万,在层数更深的深度学习中,参数的数量甚至可以上亿,想要人工决定这些参数的值是不可能的。为了使神经网络能进行学习,我们使用损失函数这一指标,学习的目的就是以该损失函数为基准,找出能使它的值达到最小的权重参数。但是,一般而言,损失函数很复杂,参数空间庞大,我们不知道它在何处能取得最小值。而通过巧妙地使用梯度来寻找函数最小值(或者尽可能小的值)的方法就是梯度下降法。

导数一般是对只含有一个变量的函数进行求导;对于含有多个变量的函数,对其中一个变量进行求导,即为偏导数。梯度相当于偏导数的集合,即对函数中每一个变量求偏导,由全部变量的偏导数汇总而成的向量称为梯度。导数描述了这个函数在这一点附近的变化率,所以一个函数在某一点的梯度是目标函数增长最快的方向,负梯度也就成了在该点下降最快的方向。因此通过梯度下降法能够求得目标函数的最小值。

在梯度法中,函数的取值从当前位置沿着梯度方向前进一定距离,然后在新的地方重新求梯度,再沿着新梯度方向前进,如此反复,不断地沿梯度方向前进。像这样,通过不断地沿梯度方向前进,逐渐减小函数值的过程就是梯度下降(gradient descent)。梯度法是解决机器学习中最优化问题的常用方法,特别是在神经网络的学习中经常被使用。梯度法的数学表示如式(3-3)和式(3-4)所示:

$$x_0 = x_0 - \eta \frac{\partial f}{\partial x_0} \tag{3-3}$$

$$x_1 = x_1 - \eta \frac{\partial f}{\partial x_1} \tag{3-4}$$

其中，η 表示更新量，在神经网络的学习中，称为学习率(learning rate)。学习率决定在一次学习中，应该学习多少，以及在多大程度上更新参数。式(3-4)表示一次更新，这个步骤会反复执行。也就是说，每一步都按此式更新变量的值，通过反复执行此步骤，逐渐减小函数值。虽然这里只展示了有两个变量时的更新过程，但是即便增加变量的数量，也可以通过类似的式子(各个变量的偏导数)进行更新。

学习率需要提前设定，比如 0.01 或 0.001。如果这个值过大或过小，每次学习时，下一个位置就都会变得很差。学习率过大，会发散成一个很大的值；反过来，学习率过小，基本上没怎么更新就结束了。可见学习率对于神经网络的学习十分重要，在学习中，一般会一边改变学习率的值，一边确认学习进程是否正确。

3.1.6 反向传播

在梯度下降算法中，需要计算损失函数对于各个参数的偏导，但是在很复杂的神经网络中，参数是相当多的，因此计算时就会有一定的困难，这时 BP 算法(即误差反向传播算法)很适合用于多层神经网络。反向传播主要应用的原理是链式法则，如图 3-7 的例子所示。

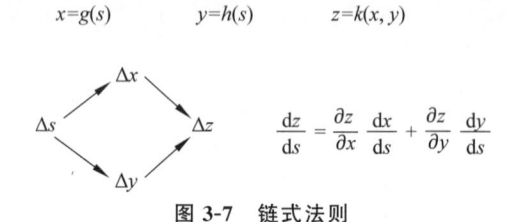

$x=g(s) \quad y=h(s) \quad z=k(x,y)$

$$\frac{dz}{ds} = \frac{\partial z}{\partial x}\frac{dx}{ds} + \frac{\partial z}{\partial y}\frac{dy}{ds}$$

图 3-7 链式法则

有了梯度下降和链式法则的基础，就可以开始利用反向传播算法计算每一层神经网络参数的微分。例如有这样一个神经网络，输入层为 x_1 和 x_2，隐藏层有两个神经元 h_1 和 h_2，最终输出只有一个神经元 y；假设当 $x_1=1, x_2=0.5$ 时，输出的真实值为 6，并且初始化 w_1，w_2, w_3, w_4, w_5, w_6 分别为 1,2,1,1,2,2。开始模拟 w_5 反向传播的过程，在反向传播前需要先进行前向传播，即计算各个神经元、输出 y。通过计算可以得到式(3-5)和式(3-6)：

$$h_1 = w_1 * x_1 + w_2 * x_2 = 2 \tag{3-5}$$

$$y = w_5 * h_1 + w_6 * h_2 = 7 \tag{3-6}$$

根据式(3-7)的链式法则：

$$\frac{\partial E}{\partial w_5} = \frac{\partial E}{\partial y} \cdot \frac{\partial y}{\partial w_5} \tag{3-7}$$

有 $E=(6-y)^2/2$，因此 $\frac{\partial E}{\partial y}=y-6=1$，$\frac{\partial y}{\partial w_5}=h_1=2$，所以两项相乘得到 $\frac{\partial E}{\partial w_5}=2$。

运用梯度下降法更新 w_5 的值，其中假设学习率为 0.1，因此有

$$w_5^+ = w_5 - 0.1 * 2 = 1.8 \tag{3-8}$$

同理，可以再次使用反向传播去更新剩余所有权重的值，然后使用新的权重重新计算输出，以此类推，就能学习到更准确的模型了。

3.2 全连接的前馈神经网络

全连接的前馈神经网络(Fully-Connected Feed-forward Neural Network),通常称为多层感知机,是深度学习中的基础神经网络模型之一,如图 3-8 所示。全连接神经网络由多个神经元(或称为结点)组成,分布在不同的层次上。通常,全连接神经网络至少包括三层:输入层、隐藏层和输出层。中间的隐藏层可以有一个或多个,具体取决于网络的深度。

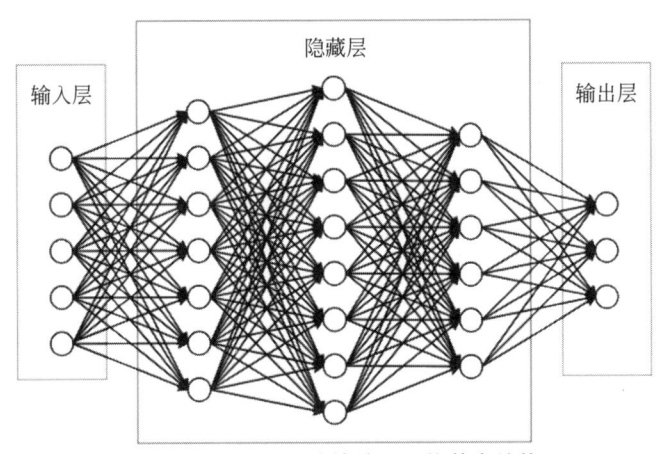

图 3-8 全连接的前馈神经网络基本结构

1. 输入层

全连接的前馈神经网络的输入层是网络的第一层,负责接收外部数据或特征。输入层的主要功能是将原始数据转化为神经网络可以理解和处理的格式。每个输入神经元对应输入数据的一个特征,这些特征可以是数字、图像像素值、文本词汇等。输入层的神经元不进行计算,它们仅仅将输入特征传递给下一层的隐藏层。因此,输入层的神经元之间没有权重和激活函数的操作。输入数据在经过输入层后,会被逐层传递到网络的后续层次,经过一系列的权重和激活函数计算,最终生成网络的预测或输出结果。

输入层的大小取决于输入数据的维度,每个神经元对应一个特征。在深度学习中,良好的特征表示对于网络性能至关重要,因此输入层的特征选择和预处理也是关键步骤之一。通过输入层,神经网络能够接受和处理各种不同类型的输入数据,使其获得了广泛的应用领域,包括图像识别、自然语言处理、医疗诊断等。

2. 隐藏层

全连接的前馈神经网络的隐藏层是网络的核心组成部分,负责学习和表示输入数据的复杂特征和关系。隐藏层通常包括一个或多个层次,每个层次由多个神经元组成。在每个隐藏层中,神经元都与上一层的每个神经元相连接,形成全连接的关系,这意味着每个神经元都能接收到上一层所有神经元的输出。

每个隐藏层的神经元执行以下操作。

(1)加权求和:神经元对上一层的输出进行加权求和,其中权重是在训练过程中学习得到的参数。这一步考虑了每个输入特征的重要性,通过权重调整输入的影响力。

(2)激活函数:神经元将加权和输入到激活函数中,以引入非线性性质。常用的激活函数包括 ReLU、Sigmoid、Tanh 等,它们帮助网络学习复杂的非线性模式和特征。

隐藏层的数量和每个隐藏层中神经元的数量是可以调整的超参数,它们决定了网络的容量和表达能力。增加隐藏层和神经元的数量可以使网络更深、更复杂,但也需要更多的数据和计算资源来进行训练。它的作用是将输入数据映射到更高级别的特征空间,帮助网络学习和捕捉数据中的抽象特征和关系,从而使网络能够解决更复杂的任务。

3. 输出层

全连接的前馈神经网络的输出层是网络的最后一层,负责生成网络的最终输出。它可以包含一个或者多个神经元,具体取决于任务的性质。对于二分类问题,可以有一个神经元;对于多分类问题,可以有多个神经元,每个神经元对应网络的一个输出或一种预测类别。输出层之间独立运作,每个神经元都计算自己的输出。

输出层的激活函数通常根据任务的类型进行选择,例如:

(1) 对于二分类问题,可以使用 Sigmoid 激活函数,将输出限制在 0~1 之间,用于表示概率。

(2) 对于多分类问题,通常使用 Softmax 激活函数,将网络的输出转换为一个概率分布,用于选择最可能的类别。

(3) 对于回归问题,输出层通常不使用激活函数,直接输出连续值。

4. 医疗领域的应用

全连接的前馈神经网络在医疗领域有广泛的应用,其强大的特征提取和分类能力使其成为了医疗图像处理、疾病预测和诊断等方面的有力工具。

1) 医疗图像处理

全连接的前馈神经网络在医疗图像处理领域有广泛应用。通过训练深度神经网络,可以自动化医学图像的分析和诊断,提高诊断准确性和效率。它可以用于 X 射线、MRI、CT 扫描等医学图像的分类,自动检测肺部疾病、脑部病变、心脏疾病、癌症等。此外,神经网络还可以分析眼底图像,帮助诊断糖尿病视网膜病变。这些应用不仅可以提高患者的病情诊断和治疗效率,还有助于早期疾病筛查,降低医疗错误率,改善患者生活质量。尽管在数据集和模型训练方面存在挑战,但医疗图像处理领域中的神经网络应用持续推动医疗领域的创新和进步,为患者提供更好的医疗护理和治疗。

2) 疾病预测和诊断

全连接的前馈神经网络在疾病预测和诊断方面具有巨大潜力,已经成为医疗领域的重要工具。它们通过分析患者的遗传数据、生物标志物和临床数据,实现了以下关键应用。

(1) 神经网络可用于癌症预测。通过深度学习模型,它们可以从大规模的遗传信息和生物标志物数据中挖掘潜在的癌症风险因素,识别患者是否具有患某种类型的癌症的高风险,并预测癌症的类型。这有助于提前采取预防措施和更早地进行治疗,提高了癌症的早期诊断率。

(2) 神经网络可用于心脏病的诊断。通过分析心电图和患者的健康记录,它们能够检测心脏病,如心律不齐、心肌梗死和冠心病。这有助于医生更快地确定患者的心脏健康状况,采取及时的治疗和管理措施,减少心脏病发作的风险。

(3) 神经网络在脑疾病的诊断方面也发挥着重要作用。通过分析脑部成像数据,如 MRI 和 CT 扫描数据,它们可以诊断脑卒中、脑肿瘤、阿尔茨海默病等神经系统疾病,有助于早期干预和治疗。这对于患者的生活质量和康复过程至关重要。

3) 基因组学的研究

神经网络在基因组学研究领域主要有以下三类应用。

(1) 神经网络可以用于基因表达分析,通过分析基因表达数据,它们能够揭示不同基因之间的复杂相互作用和调控网络,识别关键的生物标志物,帮助早期诊断。

(2) 神经网络在基因组学中的应用还包括基因序列分析。它们能够识别基因组中的变异,辅助 SNP(单核苷酸多态性)分析以及疾病关联研究。这些信息对于遗传疾病的研究和个体化治疗决策的制定至关重要。

(3) 神经网络还可以用于基因组编辑和设计。通过分析基因结构和功能,它们能够帮助科学家设计和修改基因序列,以研究基因功能,研发新药物,治疗癌症或其他遗传性疾病。这对于基因编辑技术的发展和精确医学的实现具有重要意义。

◆ 3.3 卷积神经网络

卷积神经网络(Convolutional Neural Networks,CNN)是多层前馈神经网络,在近年来的图像、文本等领域得到广泛的应用。之前介绍的神经网络中,相邻层的所有神经元之间都有连接,称为全连接神经网络,CNN 网络解决了用全连接神经网络处理图像时出现的两个问题。

(1) 忽视形状,参数过多。考虑这样一个图像,其像素是 100×100,且图片是彩色的,每个像素都有 R、G、B 三种颜色的数值。在使用全连接神经网络时,需要把这个三维向量拉直作为一个一维向量,这样就将全部的输入数据作为相同的神经元而忽视了图片的形状。同时向量的长度是 $100\times100\times3$,隐藏层的每个神经元与输入层连接的权值参数 w 的个数都是 30000 个,这样的参数规模是极大的,不利于模型的训练,可能会产生过拟合的问题。

(2) 局部不变性。自然图像中的物体都具有局部不变性特征,尺度缩放、平移、旋转等操作不影响其语义信息,而全连接神经网络是很难提取这些局部不变性特征的。

CNN 的原始结构可追溯到 1980 年由 Fukushima 等人提出的 Neocognitron 结构,之后 Fukushima 等人又提出感受野(Receptive Field)的概念。感受野是指神经冲动传到上位中枢时,一个神经元所反映的刺激区域。例如在视觉神经系统中,视觉皮层中的神经细胞受视网膜上的光感受器所支配。视觉皮层中的一个神经元并不接收所有视网膜上的神经冲动,而只接收一些特定区域的冲动,也就是上面所说的"神经元所反映的刺激区域",只有这个区域内的刺激才能够激活该神经元,称这样的区域为神经元的感受野。感受野是 CNN 中最重要的概念之一。

关于卷积神经网络的更多知识,请扫描二维码获取。

医疗影像分析是 CNN 在医疗领域最重要的应用之一。医学影像包括 X 射线、CT、MRI 和超声波等,它们可以提供有关病人身体内部结构的详细信息。CNN 可以用于自动分析这些影像,进而用于疾病识别、异常检测、辅助诊断,以便更快速、准确地诊断和治疗疾病。

1. 疾病识别

在疾病识别方面,2017年吴恩达团队发布了用CNN算法识别肺炎影像的研究,他们的模型在测试集上达到了93.2%的准确率,超过了四位斯坦福大学放射科医师的平均水平。这说明了CNN算法在医学影像分析方面的强大能力和潜力。

举一个训练CNN模型读取胸片的例子。成千上万张胸片由放射科医生进行读片并贴上诊断标签,为网络学习提供了真值(见图3-9)。一旦经过训练,该网络就可以进行读片。这些数据要经过多个隐藏的神经元层,有5~1000层不等,每一层都要对胸片中的不同特征(如形状或边缘)做出反应。随着图像进入更深的图层,特征和结构变得更加复杂。网络越深(按层数计算),它从输入图像中提取的信息就越复杂。在最顶层,神经元已经对特征进行了完全的区分,并根据之前的训练来预测胸片显示的内容。

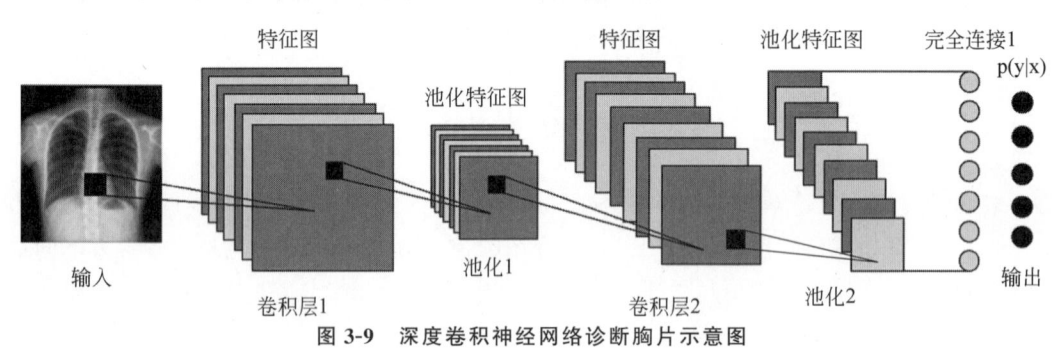

图3-9 深度卷积神经网络诊断胸片示意图

2. 异常检测

CNN还能检测异常,比如能够根据患者的细胞或组织图像检测患者是否患有癌症。一个具体的CNN检测癌症的例子是针对乳腺癌的CNN模型。乳腺癌是世界范围内最常见的癌症之一,早期发现和治疗可以大幅提高患者的生存率。CNN模型能够自动从乳腺X射线、乳腺MRI或乳腺CT扫描等医学影像中提取特征,定位乳腺组织中的异常区域,并判断是否存在乳腺癌病变。这可以帮助医生更早地采取必要的治疗措施,从而提高治疗成功率。因此,自动化和高效的乳腺癌筛查工具对于健康医疗体系的建设至关重要。传统的乳腺癌检测方法需要医生进行人工识别和分析,这种方法效率低、精度不高;而CNN模型可以自动从X射线图像中提取特征,对病变进行检测和分类,用作高效、准确的筛查工具。CNN模型在乳腺癌筛查中的应用,已经取得了令人瞩目的成果。

3. 辅助诊断

CNN在医学辅助诊断方面的应用有很多。例如:利用CNN提取病理描述符,定位病变,从而提高对疾病的诊断准确性和可解释性;利用CNN结合转移学习、自监督学习、对抗生成网络等技术,克服医学数据集的小规模和不平衡问题,提高对自然图像和医学图像的特征提取和迁移能力等。

这些例子表明,CNN在医疗领域具有巨大的应用潜力,可以帮助医生更好地诊断和治疗疾病,从而提高医疗质量和效率。

3.4 生成对抗网络

1. 生成对抗网络的概念

近年来,深度学习在多个领域取得了显著进展,尤其在判别模型相关的工作方面。2014年,Goodfellow 等人受博弈论中的二人零和博弈启发,提出了生成对抗网络(GAN)。这一网络包含生成器和判别器两个模型,它们通过博弈学习,使得判别器难以区分生成器生成的数据和真实数据。2018 年,生成对抗网络被《麻省理工科技评论》评为当年"全球十大突破性技术"之一。Yann LeCun 和吴恩达分别称赞生成对抗网络是深度学习领域的重大进步。

生成对抗网络的一般过程可以通过一个经典的例子来说明:生成器如同一位普通画家,判别器则扮演名画鉴别师的角色。一开始,画家的赝品很容易被鉴别师辨认出来,但随着生成器不断改进生成的画作,鉴别师的鉴别能力也逐渐提高。在博弈的过程中,生成器逐步提升画作质量,最终可能达到与真实名画无异的程度,甚至使得鉴别师也难以分辨真伪。

关于生成对抗网络的更多知识,请扫描二维码获取。

2. 生成对抗网络的应用

GAN 在医学领域有很多应用,例如医学图像生成、增强和修复以及医疗信息学等。

1) 医学图像生成

医学图像在临床诊断中起着重要的作用。然而,获取大量真实的医学图像是非常困难和昂贵的。使用 GAN,可以通过生成高质量、逼真的医学图像,有助于医生进行更准确的诊断和治疗,因此 GAN 模型在医学图像生成方面的应用得到了广泛的关注和研究。CT(计算机断层扫描)成像是一种医学成像技术,广泛用于肺、肝和骨等方面的诊断。CT 成像的过程也是非常昂贵和不便的。研究人员使用 GAN 生成逼真的 CT 图像,用于训练深度学习模型,以实现更准确的诊断。

2) 医学图像增强

GAN 也可以用来增强医学图像,以提高图像质量和诊断准确性。超声成像是一种广泛使用的医学成像技术,广泛用于妇科、心脏和肝脏等方面的诊断。由于超声成像的低分辨率和噪声,成像质量较低。研究人员使用 GAN 生成高质量的超声图像,以改善低质量超声成像的质量,从而实现更准确的诊断。例如 GAN 可以用来生成合成的心脏超声波图像,通过学习真实数据的分布来生成具有不同条件(如左心室、心室间隔、二尖瓣等)的合成图像,以帮助心脏病的检测和评估。

3) 电子健康记录生成

GAN 还可以用来生成合成的电子健康记录数据。电子健康记录数据是包含患者的医疗信息和诊疗历史的数字化数据,它们对于医疗研究和服务有很大的价值。但是,电子健康记录数据也面临着数据隐私泄露和难以获取的问题,因为它们涉及患者的敏感信息,而且往往分布在不同的机构和平台上。GAN 可以用来生成合成的电子健康记录数据,以解决这些问题。GAN 的生成器从随机噪声中生成类似于真实电子健康记录数据的合成数据,而判别器试图区分真实数据和合成数据。通过训练 GAN 模型,可以使得生成器能够学习真实电子健康记录数据中的特征和规律,并用它们来创建新的合成数据。这样,就可以得到一些与真实数据相似但不侵犯患者隐私的合成数据,用于医疗研究或服务。

3.5 循环神经网络/LSTM

3.5.1 循环神经网络

在前馈神经网络中,信息的传递是单向的,这种限制虽然使得网络变得更容易学习,但模型的输出是独立的,脱离了模型本身的结构,输出只依赖于当前的输入。在前面讲到的全连接和卷积神经网络中,训练样本的输入和输出是比较确定的,而且只有层与层之间的神经元是连接的,每一层的结点是无连接的。这就产生了一种全连接和卷积神经网络难以解决的问题——当训练样本输入是连续且长短不一的序列时,模型不能得到我们想要的输出结果,比如基于时间的序列:一段段连续的语音,一段段连续的手写文字。这些序列比较长,且长度不一,难以直接拆分成一个个独立的样本来进行训练。同时,网络的输出不仅和当前时刻的输入相关,也和其过去一段时间的输出相关,比如,当我们在理解一句话的意思时,孤立地理解这句话的每个词是不够的,需要处理这些词连接起来所形成的整个序列;当我们处理视频的时候,也不能单独地去分析每一帧,而要分析这些帧连接起来所形成的整个序列。因此,当处理这一类和时序数据相关的问题时,就需要一种能力更强的模型,循环神经网络就诞生了。

循环神经网络(Recurrent Neural Network,RNN)是一类具有短期记忆能力的神经网络,在循环神经网络中,神经元不但可以接受其他神经元的信息,也可以接受自身的信息,形成具有环路的网络结构。和前馈神经网络相比,循环神经网络更加符合生物神经网络的结构。循环神经网络已经被广泛应用在语音识别、语言模型以及自然语言生成等任务中。循环神经网络的参数学习可以通过随时间反向传播算法来进行,随时间反向传播算法即按照时间的逆序将错误信息一步步地往前传递。当输入序列比较长时,会存在梯度爆炸和消失问题,也称为长程依赖问题。为了解决这个问题,人们对循环神经网络进行了很多的改进,其中最有效的改进方式是引入门控机制(gating mechanism)。

3.5.2 LSTM

循环神经网络在学习过程中的主要问题是由于梯度消失或爆炸而产生的难以建模长时间间隔(long range)的状态之间的依赖关系的问题。例如这样两句话:

The student, who finished the work two hours ago, is on the playground.

The students, who finished the work two hours ago, are on the playground.

最后的 is 与 are 如何选择是和前面的 student 的单复数有关系的,但由于两个词相隔较远,导致 student 的信息已经消失了,就产生了长程依赖问题。为了改善循环神经网络的长程依赖问题,一种非常好的解决方案是在其基础上引入门控机制来控制信息的累积速度,包括有选择地加入新的信息,并有选择地遗忘之前累积的信息,这一类网络可以称为基于门控的循环神经网络(Gated RNN)。其中长短期记忆网络(Long Short-Term Memory Network,LSTM)可以有效地解决简单循环神经网络的梯度爆炸或消失问题。

Hochreater 和 Schmidhuber 在 1997 年提出了 LSTM 的网络结构。2009 年,用 LSTM 构建的人工神经网络模型赢得了 ICDAR 手写识别比赛冠军。LSTM 还普遍用于自主语音识别。作为非线性模型，LSTM 可作为复杂的非线性单元用于构造更大型的深度神经网络。它是 20 世纪被引用最多的神经网络。

LSTM 网络引入了门控机制来控制对信息的记忆，尤其是针对记忆的长短，以及应该遗忘何种信息，记住何种信息。在数字电路中，门（gate）为一个二值变量{0,1}，0 代表关闭状态，不许任何信息通过；1 代表开放状态，允许所有信息通过。LSTM 中的门分为遗忘门、输入门、输出门，其网络结构如图 3-10 所示。

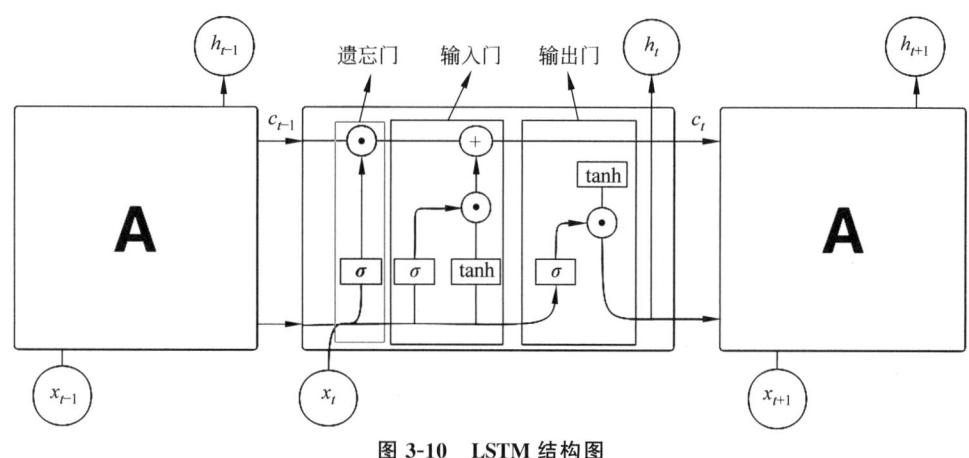

图 3-10　LSTM 结构图

从图 3-10 中我们能看到 c_t 在一个个神经元之间传递，称为细胞状态（cell state）。前一个时刻神经元的细胞状态 c_{t-1} 会被输入到当前的神经元中，c_{t-1} 会在当前神经元中进行更新和删除，而更新和删除的过程是 RNN 所没有的，然后当前神经元会把新的细胞状态传入下一个神经元 c_t。

3.5.3　医疗领域的应用

使用 RNN 对医疗事件进行预测已经成为医学领域中的一个重要研究方向。在医疗领域中，人们通常需要根据患者的病史、症状、实验室检查和治疗方案等信息来进行预测，这些信息通常是时间序列数据。因此，RNN 这种适合处理时间序列数据的神经网络结构在医疗领域中应用广泛。

1. 健康和疾病预测

RNN 能够预测患者未来可能出现的健康状况和疾病风险。医生可以根据预测结果提前采取措施，进行早期预防、早期干预和早期治疗，从而减少疾病的发生，延缓其发展，提高治疗效果和患者生命质量。主要方法就是利用 RNN 网络对患者的历史数据进行分析和建模，它能够从病人的体征、检查、治疗等数据中提取出时序特征和隐含信息，用于预测病人的未来状态和风险。这种预测有多种不同的应用场景和目标，例如预测心脏病发作、中风、肿瘤复发等重大事件，或者预测住院时间、转归、死亡率等指标。

在预测心脏病发作的应用中，RNN 利用其内部状态（记忆）来处理心电图等时间序列数据，并通过学习数据中的模式和特征来预测心脏病变的可能性。因为 RNN 可以处理不同长度的序列，所以也可以捕捉长期依赖关系，这对于分析心脏病变的动态变化很有帮助。例如使用 RNN 对心电图进行分类，以检测心律失常或其他异常或者使用 RNN 对心电图进行分割，以提取特定的波形或间期等。

2. 诊断预测

基于 RNN 的诊断预测是一种利用 RNN 对患者的历史病历数据进行分析和预测的方法。它可以根据患者的症状、检查结果、治疗方案等信息，预测患者未来可能的诊断。例如，CAMP 是一种应用基于增强的 RNN 模型和知识图谱来提高预测准确性的方法。它可以根据医学本体论中的医疗事件之间的关系，选择最相关的输入特征，并且捕捉到较长时间内的时序依赖关系。

3. 医疗文本生成

除了医疗事件预测，RNN 在医疗文本生成方面也有很多应用。医学领域中有很多需要自动生成文本的任务，例如自动生成病历报告、药物处方、医学报告等。利用 RNN 模型，可以从已有的医学数据中学习语言模型，然后生成新的医疗文本。例如：研究人员可以使用 RNN 生成自动化的病历报告。在这个任务中，研究人员可以将病人的临床数据输入到模型中，然后模型会生成一份类似于医生撰写的病历报告。这个任务对于医疗数据的标准化和自动化处理非常有帮助。在病历报告自动生成方面，LSTM 十分常用，因为 LSTM 能够捕获长序列中的依赖关系。使用 RNN 自动生成病历报告的方法可以提高医生的工作效率，减少病历记录中的错误，并提高医疗记录的一致性和可读性。这些方法的应用前景非常广阔，对于医学领域的发展具有积极的推动作用。

3.6 图神经网络

3.6.1 图神经网络

深度学习技术的突飞猛进，无疑为模式识别和数据分析领域注入了强劲动力。值得一提的是，许多过去依赖复杂特征工程的机器学习任务，诸如目标检测、机器翻译和语音识别等，如今已被基于端到端架构的深度神经网络模型所取代，例如卷积神经网络(CNN)、循环神经网络(RNN)等。这些先进的深度学习模型在相关领域展现出了卓越的性能表现，从根本上改变了传统机器学习的工作方式。

但是随着研究的深入，研究人员发现深度学习并不能适应和解决所有的情况和问题。在过去十多年的发展中，深度学习取得的成就主要限定在了计算机视觉、自然语言处理和音频分析领域，这些领域的数据和信息有着比较显著的特点。文本、图像、音频、视频的数据格式在形式上有着统一而规整的尺寸和维度，它们也被称作欧式结构(Euclidean structure)或者网格结构(grid structure)数据。除此之外，现实生活中存在大量的非欧式结构的图数据，例如互联网、知识图谱、社交网络、蛋白质、化合物分子等。

尽管深度学习在欧式结构数据上取得了巨大的成功，但在图结构数据上，基于神经网络的深度学习表现得并不好。在图结构数据中，节点之间的边连接可能是均匀分布的，也可能是不均匀的。节点之间没有严格意义上的先后顺序。对于神经网络的输入端而言，这些数据没有固定的输入尺寸。

为了解决这些问题，图神经网络(Graph Neural Networks，GNN)应运而生。2005 年图神经网络的概念被提出。2009 年 Franco 博士在论文 *The Graph Neural Network Model*

中阐明了图神经网络的理论基础——不动点理论。2013年Bruna首次提出基于频域和基于空域的卷积神经网络。2014年引发了图表示学习的研究热潮(DeepWalk,知识图谱的分布式表示)。在新的研究思路的基础上,各种GNN架构相继被构造出来,在多个领域的图结构数据中发挥了独特的作用,并促进了图相关的人工智能推理任务的发展。

图(graph)是一种数据结构,常见的图结构模式包含图的节点(node)和边(edge),其中边包含实体之间的关系(relationship)信息,如图3-11所示。

图神经网络是不规则的、无序的,除了能够学习结构化数据(输出数据为图结构数据)之外,还能学习到非结构化数据,比如文本(texts)和图片(images);并能够在提取出的图结构中进行推理(reasoning),比如NLP的句法依赖树(dependency tree of sentences)和CV的场景图(scene graph of images)等都需要图推理模型。

我们可以把关于图的任务分为三类。

(1) 基于图的任务:以图为单位,根据图结构的数据实现分类或回归。例如一个有机化合物,每个顶点代表一个原子或一个化学基团,边表示化学键。模型用来判断化合物的类别。

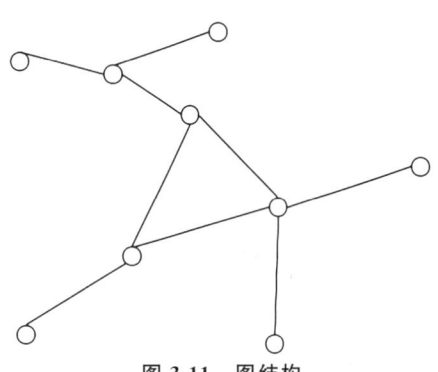

图3-11 图结构

(2) 基于节点的任务:以节点为单位,在每个节点上实现分类或回归。例如在目标检测任务中,目标可看作节点,对特定的目标进行目标定位就是对其进行分类。

(3) 基于边的任务:以边为单位,为每个边实现分类或回归。例如给出一张图片,然后经过语义分割将人物分割出来,然后预测人物间的关系;这个图中顶点已经有了,相当于是预测边的属性。

3.6.2 医疗领域的应用

随着近年来医疗领域图结构数据越来越多,GNN在医疗领域也被广泛应用。GNN在医疗领域的应用包括医学影像分析、药物发现、疾病诊断、医疗知识图谱构建等很多方面。

1. 医学影像分析

GNN能够增强对医学影像的分析,传统的基于图像处理技术的分析方法往往只关注图像的表面特征,而忽略了不同区域之间的相互作用。利用GNN对医学影像进行建模,可以将医学影像中的不同区域建立为节点,并通过边进行连接,从而捕获不同区域之间的相互作用,提高医学影像分析的准确率。

2. 药物发现

药物发现是医学领域的一个重要问题,传统的基于分子结构的药物发现方法受到分子结构的复杂性和计算资源的限制。而利用GNN对分子结构进行建模,可以通过节点之间的关系进行信息传递,实现对分子结构的编码和表示,然后学习化合物的结构特征和生物活性之间的关系,从而提高药物发现的效率。

3. 医学知识图谱构建

医学知识图谱是一个结构化的、语义化的知识库,包括疾病、症状、药物、基因等医学实体,以及它们之间的关系,如病因、治疗方法等。它可以为医疗决策支持提供可靠和可用的知识表示,并支持多种医疗任务。在医学知识图谱中,GNN被广泛应用于医疗数据表示和知识挖掘任务。GNN能够有效处理节点和关系之间的非线性依赖关系,提供更好的节点表示和图形表示学习,从而提高医疗知识图谱的语义表达能力和推理效率。例如在医疗实体识别中,将医学文本数据转换为医学实体节点和关系边缘,从而构建医学知识图谱。使用GNN进行文本嵌入和实体分类,可以提高实体识别的准确性和鲁棒性。再比如使用GNN进行关系抽取,提取医学实体之间的关系,并将其转换为图形表示。通过GNN进行实体关系分类,可以准确识别不同类型的关系,包括共现关系、因果关系等。

可见,GNN在构建医学知识图谱方面具有广泛的应用前景和潜力,可以有效提高医学数据的表示和挖掘能力。

◆ 3.7 搭建自己的第一个神经网络

3.7.1 任务描述

在医学搜索中,对搜索问题的意图进行分类可以极大提升搜索结果的相关性,特别是由于医学知识具备极强的专业性,对问题意图进行分类有助于融入医学知识进而增强搜索结果的性能。本任务数据集就是在这样的背景下产生的。

本任务来源于中文医疗信息处理挑战榜 CBLUE 中的医疗搜索检索词意图分类任务(KUAKE-QIC),任务网址为:https://tianchi.aliyun.com/dataset/95414?spm=5176.12282013.0.0.2dec2199PbkfNK。在该任务中,医学问题分为病情诊断、病因分析、治疗方案、就医建议、指标解读、疾病描述、后果表述、注意事项、功效作用、医疗费用、其他,共11种类型。

3.7.2 数据集

该评测开放训练集数据 6931 条,验证集数据 1955 条,测试集数据 1994 条。

数据样例:

```
{
    "id": "s10",
    "query": "冻疮用三金冻疮酊有效果么?",
    "label": "功效作用"
},
{
    "id": "s11",
    "query": "痤疮的治疗方法",
    "label": "治疗方案"
}
```

下载链接同 3.7.1 节的任务网址。

3.7.3 运行环境及模型选择

该任务的运行环境为:Python 3.9.5,torch 1.12.1,jupyter notebook 6.4.5。

本实验选择使用 BERT 预训练模型与 TextCNN 模型,BERT 的主要作用是得到词向量,然后将词向量输入到 TextCNN 中。图 3-12 的 TextCNN 模型结构展示了 TextCNN 处理文本的过程：首先对词向量使用不同的卷积核进行卷积，然后对卷积结果进行最大值池化，再将池化的结果进行拼接，最后将拼接的结果映射到最终的分类空间上。

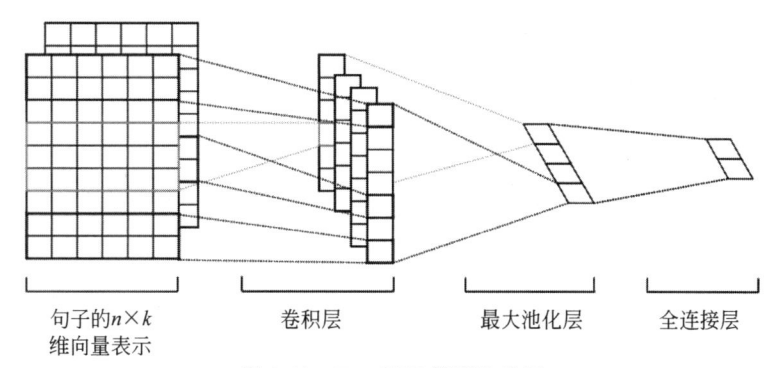

句子的$n×k$维向量表示　　卷积层　　最大池化层　　全连接层

图 3-12　TextCNN 模型结构图

3.7.4　实验过程

（1）数据预处理：由于原始数据集为 json 格式，因此需要将每个 json 数据中的文本和标签进行提取来构建数据集和标签集。同时统计文本长度，确定输入的句子长度。

（2）模型定义：定义模型为 BERT 预训练模型和 TextCNN 模型。TextCNN 中定义了三个卷积核，大小为 2、3、4。定义卷积的通道数为 256。

（3）模型训练：定义学习率、损失函数以及 epoch 数训练模型。

（4）模型测试：在测试集上测试模型的效果，最终准确率为 80%。

3.7.5　实验代码及讲解

对初始数据进行预处理得到训练集：

```python
import pandas as pd                                    #引入pandas进行数据处理
import json                                            #引入json读取json文件

#打开文件,r是读取,encoding是指定编码格式
with open('data/KUAKE-QIC_train.json','r',encoding='utf-8') as fp:

    #load()函数将fp(一个支持.read()的文件类对象,包含一个JSON文档)反序列化为一个
    #Python对象
    data=json.load(fp)


label_list=[]                                          #标签列表:id to label
label_dict={}                                          #标签字典:label to id
label_num=0                                            #标签数量
for item in data:
    if item['label'] not in label_list:                #统计所有的标签
        label_list.append(item['label'])               #将标签加入标签列表
        label_dict[item['label']]=label_num            #将标签加入标签字典
        label_num +=1                                  #标签数量加1
    data_item={}                                       #数据集中的单条数据
    data_item['text']=item['query']                    #文本
    data_item['label']=label_dict[item['label']]       #标签
```

```python
        df=pd.DataFrame(data_item, index=[0])
        df.to_csv('data/train.csv', mode='a', header=False, index=False)
                                              #向指定的训练数据集文件中追加一条数据
```

处理验证集：

```python
with open('data/KUAKE-QIC_dev.json','r',encoding='utf-8') as fp:
    data=json.load(fp)

for item in data:
    data_item={}                                    #数据集中的单条数据
    data_item['text']=item['query']                 #文本
    data_item['label']=label_dict[item['label']]    #标签
    df=pd.DataFrame(data_item, index=[0])
    df.to_csv('data/dev.csv', mode='a', header=False, index=False)
                                              #向指定的验证数据集文件中追加一条数据
fp.close()
```

储存标签集：

```python
for id, label in enumerate(label_list):
    label_item={}                               #标签集中的单条标签
    label_item['label']=label                   #标签
    df=pd.DataFrame(label_item, index=[0])
    df.to_csv('data/label.csv', mode='a', header=False, index=False)   #向指定的
                                                                       #标签集文件中追加一条标签
```

统计训练集中的文本长度以确定输入模型的句子长度：

```python
import matplotlib.pyplot as plt            #导入绘图库

text_len=[]
df=pd.read_csv('data/train.csv', usecols=[0],names=['text'])    #读取训练集中文本
text_list=df['text'].tolist()              #将文本转换为列表
for text in text_list:                     #统计文本长度
    text_len.append(len(text))             #将文本长度添加到列表中
plt.hist(text_len,100)                     #绘制文本长度直方图
plt.xlabel('text length')
plt.ylabel('quantity')
plt.show()                                 #显示文本长度直方图
TEXT_LEN=30                                #根据直方图定义句子长度
```

输出结果如图 3-13 所示。

导入模型训练所需要的库：

```python
import torch                                    #导入 PyTorch 库
import torch.nn as nn                           #导入 PyTorch 神经网络库
import torch.nn.functional as F                 #导入 PyTorch 神经网络库中的函数库
from torch.utils import data                    #导入 PyTorch 数据处理库
from transformers import BertTokenizer          #导入 BERT 分词器
from transformers import BertModel              #导入 BERT 模型
from transformers import logging                #导入日志库
logging.set_verbosity_error()                   #设置日志级别
```

图 3-13　句子长度统计

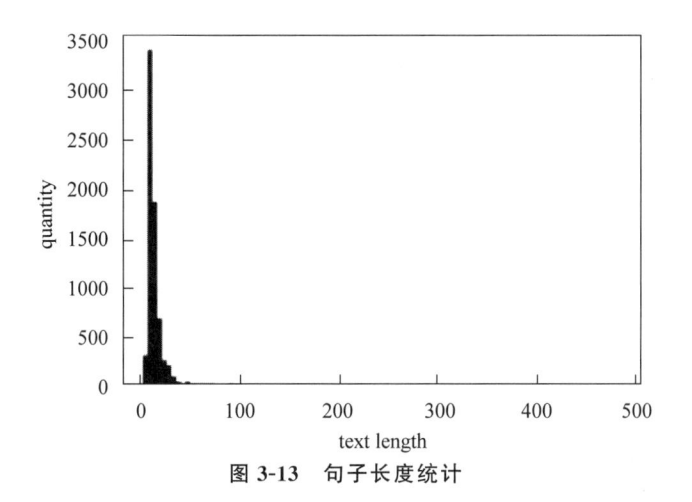

定义数据集：

```
BERT_PAD_ID=0                                    #BERT 填充符的索引

class Dataset(data.Dataset):
    def __init__(self, type='train'):            #type 参数用于区分训练集和验证集
        super().__init__()
        if type=='train':                        #根据 type 参数读取不同的数据集
            sample_path='data/train.csv'         #训练集
        else:                                    #type=='dev'
            sample_path='data/dev.csv'           #验证集
        df=pd.read_csv(sample_path, names=['text', 'label'])     #读取数据集
        self.lines=df.values.tolist()            #将数据集转换为列表
        self.tokenizer=BertTokenizer.from_pretrained('bert-base-chinese')
                                                 #加载 BERT 分词器

    def __len__(self):
        return len(self.lines)                   #返回数据集的长度

    def __getitem__(self, index):                #返回索引为 index 的数据
        text, label=self.lines[index]            #获取文本和标签
        tokened=self.tokenizer(text)             #分词
        input_ids=tokened['input_ids']           #获取分词后的索引
        mask=tokened['attention_mask']           #获取分词后的掩码
        if len(input_ids) <TEXT_LEN:             #如果分词后的长度小于 TEXT_LEN
            pad_len=(TEXT_LEN-len(input_ids))    #计算需要填充的长度
            input_ids +=[BERT_PAD_ID] * pad_len  #填充
            mask +=[0] * pad_len                 #填充掩码
        target=int(label)                        #将标签转换为整数
        return torch.tensor(input_ids[:TEXT_LEN]), torch.tensor(mask[:TEXT_LEN]), torch.tensor(target)                   #返回文本索引、掩码和标签
```

定义 TextCNN 模型：

```
EMBEDDING_DIM=768                                #BERT 词向量维度
NUM_FILTERS=256                                  #通道数
NUM_CLASSES=11                                   #类别数
FLTER_SIZES=[2,3,4]                              #卷积核大小
```

```python
EPOCH=10
LR=1e-3                                      #学习率

class TextCNN(nn.Module):                    #TextCNN模型,继承自nn.Module
    def __init__(self):                      #初始化函数
        super().__init__()                   #调用父类的初始化函数
        self.bert=BertModel.from_pretrained('bert-base-chinese')  #加载预训练模型
        for name, param in self.bert.named_parameters():  #遍历模型的参数
            param.requires_grad=False        #将参数的requires_grad设置为False,即不
                                             #参与梯度更新
        self.convs=nn.ModuleList(
            [nn.Conv2d(1, NUM_FILTERS, (i, EMBEDDING_DIM)) for i in FLTER_SIZES])
    #卷积层,使用ModuleList将多个卷积层封装起来
        self.linear=nn.Linear(NUM_FILTERS * 3, NUM_CLASSES)
                                             #全连接层,3是卷积核的个数

    def conv_and_pool(self, conv, input):    #卷积和池化
        out=conv(input)                      #卷积
        out=F.relu(out)                      #激活函数
        return F.max_pool2d(out, (out.shape[2], out.shape[3])).squeeze()  #池化,
                        #squeeze()函数将维度为1的维度去掉,如(1, 2, 1) ->(2)

    def forward(self, input, mask):          #前向传播
        out=self.bert(input, mask)[0].unsqueeze(1)  #获取BERT的输出,unsqueeze()
                        #函数在指定位置增加维度,如(2, 3) ->(1, 2, 3)
        out=torch.cat([self.conv_and_pool(conv, out) for conv in self.convs],
dim=1)  #将多个卷积层的输出拼接起来,dim=1表示按照第二个维度拼接
        return self.linear(out)              #全连接层,输出结果
```

定义模型的评估函数:

```python
from sklearn.metrics import classification_report     #导入分类报告


def evaluate(pred, true, target_names=None, output_dict=False):  #评估函数
    return classification_report(            #返回分类报告
        true,                                #真实标签
        pred,                                #预测标签
        target_names=target_names,           #标签名称
        output_dict=output_dict,             #是否返回字典
        zero_division=0,                     #避免除零错误
    )
```

训练并保存模型:

```python
MODEL_DIR='model/'                           #模型保存路径
train_dataset=Dataset('train')               #加载训练集
train_loader=data.DataLoader(train_dataset, batch_size=100, shuffle=True, drop
_last=True)                                  #加载训练集迭代器
model=TextCNN()                              #加载模型
optimizer=torch.optim.Adam(model.parameters(), lr=LR)    #加载优化器
loss_fn=nn.CrossEntropyLoss()                #加载损失函数
for e in range(EPOCH):                       #训练EPOCH轮
    for b, (input, mask, target) in enumerate(train_loader):     #遍历训练集
```

```
        pred=model(input, mask)                          #预测
        loss=loss_fn(pred, target)                       #计算损失

        optimizer.zero_grad()                            #梯度清零
        loss.backward()                                  #反向传播
        optimizer.step()                                 #更新参数

        y_pred=torch.argmax(pred, dim=1)                 #获取预测标签
        report=evaluate(y_pred.data.numpy(), target.data.numpy(), output_dict=True)
                                                         #评估

        print(
            '>>epoch:', e,
            'batch:', b,
            'loss:', round(loss.item(), 5),
            '训练集准确率', report['accuracy'],
        )
        if report['accuracy']>0.9:
            torch.save(model, MODEL_DIR + f'model_{e}+{b}.pth')    #保存模型
```

在测试集上测试模型效果：

```
test_dataset=Dataset('test')                             #加载测试集
test_loader=data.DataLoader(test_dataset, batch_size=100, shuffle=False, drop_
last=True)                                               #加载测试集迭代器
model=torch.load('model/model_1+68.pth')                 #加载模型
loss_fn=nn.CrossEntropyLoss()                            #加载损失函数
y_pred=[]                                                #预测标签
y_true=[]                                                #真实标签

with torch.no_grad():                                    #不计算梯度
    for b, (input, mask, target) in enumerate(test_loader):   #遍历测试集
        test_pred=model(input, mask)                     #预测
        loss=loss_fn(test_pred, target)                  #计算损失
        test_pred_=torch.argmax(test_pred, dim=1)        #获取预测标签
        y_pred +=test_pred_.data.tolist()                #添加预测标签
        y_true +=target.data.tolist()                    #添加真实标签
print(evaluate(y_pred, y_true))                          #打印预测报告
```

输出结果如图 3-14 所示。

```
              precision    recall  f1-score   support

           0       0.90      0.92      0.91       662
           1       0.70      0.49      0.57       380
           2       0.73      0.75      0.74       154
           3       0.85      0.79      0.82        29
           4       0.76      0.79      0.78       116
           5       0.73      0.81      0.77        27
           6       0.79      0.87      0.82       279
           7       0.82      0.97      0.89       130
           8       0.98      0.94      0.96        48
           9       0.71      0.73      0.72        30
          10       0.46      0.84      0.60        45

    accuracy                           0.80      1900
   macro avg       0.77      0.81      0.78      1900
weighted avg       0.80      0.80      0.79      1900
```

图 3-14　模型在测试集上的结果

3.8 本章小结

本章内容以深度学习的原理与方法进展为核心,说明了神经网络的演进历程,从早期的人工神经网络、全连接的前馈神经网络,到如今的卷积神经网络、生成对抗网络、循环神经网络以及图神经网络,并分析了它们如何在医疗领域发挥作用。

习 题

1. Sigmoid 和 ReLU 激活函数的区别是什么?
2. 如何理解 CNN 中的感受野?
3. 简述在卷积神经网络中图像卷积和池化运算的过程。
4. 简述为什么 LSTM 能缓解长程依赖问题。
5. 使用深度学习的算法训练模型完成临床试验筛选标准短文本分类任务(CHIP-CTC)。

(1) 任务网址:https://tianchi.aliyun.com/dataset/95414? spm=5176.12282013.0.0.2dec2199PbkfNK

(2) 任务背景:

临床试验是一种科学研究方法,通过人体志愿者进行,以确定药物或治疗方法的疗效、安全性和副作用等信息。招募受试者常常需要人工比对病历记录表和筛选标准,效率低下。近年来,基于自然语言处理和信息抽取的系统开始在临床试验受试者招募中发挥作用,这些系统已经在英文临床试验和电子健康记录数据方面取得了不错的效果。为了解决中文临床试验筛选标准分类的问题,CHIP2019 会议发布了评测任务,本次评测任务的主要目标是针对临床试验筛选标准进行分类,所有文本数据均来自于真实临床试验。

(3) 任务说明:

在本次评测中,我们给定事先定义好的 44 种筛选标准语义类别(详见网站附件的 category.xlsx)和一系列中文临床试验筛选标准的描述句子,需返回每一条筛选标准的具体类别。

标注数据示例如下:

ID	输入(筛选标准)	输出(类别)
S1	年龄>80 岁	Age
S2	近期颅内或椎管内手术史	Therapy or Surgery

(4) 评测指标:本任务的评价指标使用宏观 F1 值(Macro-F1,或称 Average-F1)。

(5) 评测数据:

数据集 github 地址:https://github.com/zonghui0228/chip2019task3

本评测开放训练集数据 22 962 条,验证集数据 7682 条,测试集数据 10 000 条(注:leaderboard 的测试数据和原 CHIP 评测任务的测试数据集不是同一份,重新标注了 10 000 条数据集)。

数据集名称为:CHIP-CTC(CHiP-Clinical Trial Criterion dataset)。

数据集下载文件为 CHIP-CTC.zip，包括：
- category.xlsx：44 种临床筛选标准分类定义。
- CHIP-CTC_train.json：训练集。
- CHIP-CTC_dev.json：验证集。
- CHIP-CTC_test.json：测试集，需要为每条记录预测"label"字段。
- example_gold.json：标准答案示例。
- example_pred.json：提交结果示例。
- README.txt：说明文件。

第4章 医学数据的特点和实验设计

在现代医疗领域中,医学数据是医疗决策、诊断、治疗和疾病管理的基础,为医疗研究和创新提供了宝贵的资源。本章首先讲述医学数据来源,帮助读者了解不同类型数据的特性;然后讨论医学数据常见的质量问题与质量评估方法,进一步,介绍医学数据预处理方法。在本章的讲解中,将以糖尿病视网膜病变的医学数据为案例,贯穿4.1节~4.4节,以便读者通过示例理解医学数据的特点以及相应处理方式。最后,本章将介绍医工交叉实验设计的方法。

4.1 医学数据来源

4.1.1 医学数据来源介绍

所有在医疗过程中产生的数据都可以称为医学数据。早期医学数据主要以纸张的形式存在,如检查结果、收费记录、手写的病历、X射线影像报告等。随着信息化的发展,医学数据存储也实现了数字化,目前大多数医学数据存储于信息系统之中。本节主要介绍成像仪器数据、患者电子病历、健康管理数据、实验室检测数据、药物数据等常见的医学数据类型。

1. 成像仪器数据

成像仪器数据是指由医学成像设备(如X射线机器、CT机器、MRI机器等)生成的数字化图像数据。这些数据通常由成像设备采集并处理后生成,并保存在成像设备的硬盘或服务器中,主要包括以下几种。

(1) X射线影像:X射线影像是最常见的医学影像技术之一,可用于展示骨骼、肺部和胸腔等解剖结构。

(2) CT扫描影像:CT扫描机器可以利用X射线和计算机技术生成横断面图像,显示更详细的组织结构,通常用于检测病变和异常部位。

(3) 核磁共振影像(MRI):MRI利用磁场和无线电波生成高分辨率的图像,同样用于显示解剖结构,如脑部核磁、心脏核磁等。

(4) 超声波影像:超声波影像可用于显示内脏器官、血管情况和胎儿生长情况等,医学中超声检查很普遍,例如乳腺超声、甲状腺超声、肝胆超声等。

(5) 正电子发射断层扫描(PET-CT):PET-CT结合了正电子发射断层扫描和CT扫描技术,有助于提供代谢信息和详细的解剖结构。

(6) 核素显像:核素显像是一种基于放射性同位素的检查方法,用于显示特定器官的功能和代谢过程,例如心脏造影成像。

以上是一些常见的医学影像,不同的医学影像技术需要根据具体需求来选择使用。医疗工作者针对患者的病情进行相应的医学影像检查,然后将获得的图像保存在机器中,用于疾病诊断、治疗预后等。典型的 CT/MRI 影像的数字格式为数字图像和通信医学(DICOM)格式。

为了促进医学影像的相关研究,许多机构都建立公开的医学影像数据库。这些数据库包含大量的医学数据,涵盖不同类型的疾病和临床信息,并可以持续维护更新。公开数据库的建立将使得研究人员可以共享和访问大规模的医学影像数据,提高研究的效率,促进相关领域的发展。表 4-1 为公开的医学影像数据集举例。

表 4-1 医学影像公开数据集举例

名 称	内 容	模 态	数 量	文 件 格 式
LiTS https://www.kaggle.com/datasets/andrewmvd/lits-png	肝脏/肝脏肿瘤	CT	131+70	nii
Sliver07 https://sliver07.grand-challenge.org/	肝脏	CT	20+10	metaImage
CHAOS https://chaos.grand-challenge.org/	肝/肾/脾等	CT+MRI	40CT+120MRI	dcm
MSD dataset http://medicaldecathlon.com/	肺	CT	96	nii
ChestX-ray14 https://www.kaggle.com/datasets/nih-chest-xrays/data	14 种肺部疾病	CXR	112 120	png
NSCLC-Radiomics https://wiki.cancerimagingarchive.net/display/Public/NSCLC-Radiomics	非小细胞癌	CT	422	dcm
LIDC-IDRI https://wiki.cancerimagingarchive.net/pages/viewpage.action?pageId=1966254	肺部结节	CT	1012	dcm
MURA https://stanfordmlgroup.github.io/competitions/mura/	肌肉骨骼放射线片	X-ray	40 561	—

2. 患者电子病历

患者的电子病历是医学文本数据的重要来源之一。电子病历系统是一种使用电子设备管理患者病历信息的系统。它通过数字化和自动化的方式,取代了传统的纸质病历记录方式,提高了病历信息记录的可靠性和便捷性。常见的电子病历系统包含多个功能模块,如患者信息、病历记录、医学影像报告、医生诊断信息、药品管理信息等。电子病历数据可以作为医学文本数据进行分析。

3. 健康管理数据

健康管理数据包括个人健康档案、体征监测数据、生活习惯数据、健康调查问卷数据等常见的与健康相关的信息。

1) 个人健康档案

个人健康档案,包括每个人生命体征变化的数据,以及自身所从事过的与健康相关的行为与事件的档案。具体内容包括个人的既往病史、诊治情况、家族病史、现病史、体检结果及疾病的产生、发展、治疗和转归过程等数据。

2) 体征监测数据

体征监测数据可以通过便携式医疗设备或智能穿戴设备进行收集,例如血压、血糖、体重、心率等生理指标的监测结果,这些数据可以反映个体的健康状况和疾病的风险。

3) 生活习惯数据

生活习惯数据记录个体的生活方式和行为习惯,如饮食、运动、吸烟和饮酒习惯等。

4) 健康问卷调查

通过问卷调查收集到的数据可以了解个体的疾病史、家族病史、疾病风险因素、心理健康状况等。

4. 实验室检测数据

实验室检测数据是通过对患者提供的样本进行实验室检验而得出的各种数据结果。

1) 病理学数据

病理学数据是通过对组织切片进行病理分析得出的一类数据。病理学数据包括组织的形态学特征、细胞的结构和功能状态、组织的病变类型和病变程度、肿瘤的分类等信息。

2) 化验数据

实验室化验数据是通过对患者的生理样本进行化学、生化、免疫学等分析得出的一类数据。实验室化验数据包括血常规、生化指标、免疫学指标、血脂、电解质等各种指标的数值。

5. 药物数据

药物数据主要来源如下。

1) 药品注册和监管机构

药品注册和监管机构,如美国食品药品监督管理局(FDA)、欧洲药品管理局(EMA)等会对药物进行临床试验和审核,收集和维护药物的相关数据,包括药物的安全性、疗效、适应症等信息。

2) 临床试验

药物在研发阶段需要进行临床试验以评估其安全性和疗效。

3) 科学文献

研究人员会在医学期刊上发表药物研究的结果,这些文献通常包含药物的疗效、安全性、药物与疾病之间的关联等信息。

4.1.2 医学数据来源案例

糖尿病性视网膜病变(Diabetic Retinopathy,DR)是糖尿病导致的视网膜(眼球后部内表面的一层透明感光膜)损伤。医生先通过检眼镜对视网膜进行检查,从而诊断非增殖期糖尿病视网膜病变和增殖期糖尿病视网膜病变;再通过荧光血管造影进行检查,以帮助确定渗漏位置、血液流动差的部位、形成新异常血管的部位。另外,还可通过光学相干断层扫描(Fundus Fluorescein Angiography,FFA)帮助评估黄斑性水肿的严重程度,并评估患者对治疗的反应程度。

本案例所使用的数据为成像仪器数据,分别来自若干公开数据集,包括 Messidor、Messidor-2、DRISHTI-GS 以及来自 Github 的视网膜数据集。如图 4-1 所示,图片分别为 a.视网膜;b.微动脉瘤;c.糖尿病性黄斑水肿;d.青光眼。每幅图像的标签均由眼科医生标注。根据出血数量、微小动脉瘤是否存在和新生血管的情况,将图像分类为三种病变等级。

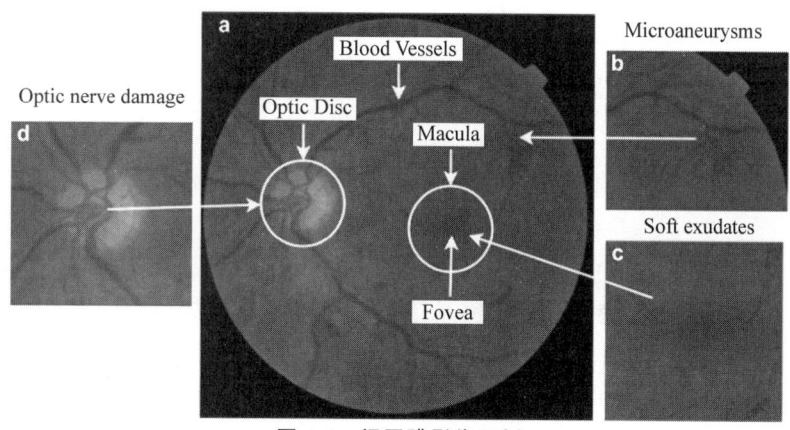

图 4-1 视网膜影像示例

Messidor 数据集是为促进 DR 的计算机辅助诊断研究而构建的,其收集了来自 3 个眼科部门的 1200 张视网膜底图像,使用了一台 Topcon TRC NW6 非视网膜摄影机,它是具有 45°视野(FOV)的 3CCD 彩色视频摄像机。医生为每幅图像提供了两种标注:视网膜病变级别和黄斑水肿风险。

Messidor-2 数据集是其他个体用来评估 DR 算法性能的公开可访问数据集。Messidor-2 包括 874 名受试者的 1748 张彩色视网膜图像。Messidor-2 与实际 Messidor 数据集的 1200 张图像不同,它确保每个受试者有两张图像,分别对应每只眼睛。根据先前发布的 ICDR 和 DME 分级,Messidor-2 为每名受试者提供了 4 种疾病率(disease rates)。

DRISHTI-GS 数据集共有 101 张视网膜图像,包含 31 张正常图像和 70 张青光眼病变图像。此外,引入来自 GitHub 的青光眼数据集,其中包含 100 张显示青光眼病变的视网膜图像。改善不平衡的数据集有助于提高模型的性能。显然,上述数据集构成的是一个类不平衡的数据集,为了改善数据集的不平衡性,可以重新采样数据集,例如为每个类别选择 100 张图像。

◆ 4.2 医学数据特点

4.2.1 常见医学数据特点

在研究中,医学数据呈现出一些独特的特点,例如隐私性、多模态特性、多中心特性、不完整性、时序性、不平衡性等。

1. 隐私性

在现代社会中,医学数据的隐私性越来越受到关注。医学数据涉及个人的健康记录、检查结果、疾病诊断、药物治疗等信息。由于它们涉及个人的健康状况和身体状况,首先需要考虑数据的隐私性。

每个人都需要保护自己的医学数据不被他人或其他组织未经授权地查阅和使用。医学数据包含个人敏感信息，例如疾病史、精神健康问题、遗传疾病等，这些信息的泄露可能对个人的就业、保险等方面造成不利影响。医学研究需要大量的病例数据来进行分析和验证，以发现新的治疗方法和疾病机制。如果这些数据没有得到适当的隐私保护，患者的隐私权可能会受到侵犯，这可能会导致患者对医学研究产生抵触情绪，使得医学研究难以推进。

2. 多模态特性

医学数据的多模态特性指的是医学图像、信号、文本和实验数据等多种模态的数据在医学研究中被同时使用。不同模态的数据提供了丰富的互补信息，有助于帮助医生做出更准确的诊断和治疗决策。在实际医疗过程中，利用多模态数据进行疾病诊断和疾病治疗是一种常规的模式。

医学图像的多种模态包括 X 射线影像、CT 扫描、MRI、超声波和核医学图像等，不同的 MRI 序列也可以视为多种模态数据。医学信号也包含多种模态，例如，医学信号包括心电图、脑电图、血压信号等，反映了人体的生理状态，如心跳、脑电活动和血液循环等。通过分析不同模态的信号，医生可以判断患者的生理功能是否正常，找到可能存在的异常情况，并进行相应的治疗。

多模态数据可以提供多层次互补的信息。不同模态的数据可以从不同的层面反映病情。例如，医学图像可以提供身体结构信息，医学信号可以提供生理功能信息，文本数据则可以提供病史和病情描述等信息。医生可以通过综合分析不同模态的数据，获得更全面、准确的诊断结果。

3. 多中心特性

医学数据的多中心特性指的是在一项研究中，数据收集自多个不同的医疗中心或临床试验中心。

收集多中心数据可提供以下几方面优势。

1）增加数据的多样性

多中心数据是指从不同中心或地区收集数据，因此多中心数据包含不同人群的信息，可以更好地捕捉到不同种族、年龄、性别下数据的差异。这使得多中心研究的结果更具有代表性和一般性，是相关研究推广必不可少的环节。多中心研究能够收集到的数据样本数量大，能在一定程度上弥补单中心数据量较少的局限性，有助于提高统计的准确性。

2）提高数据的准确性

多中心研究可以通过比较不同中心的数据，发现可能存在的测量误差或数据收集不准确的问题。通过多中心研究，多个医疗中心共同参与数据收集和处理，即使某个中心的数据存在一些错误，也可以通过其他中心的数据进行校正，从而降低风险，增加研究的可靠性。

3）资源的共享与合作

多中心研究涉及多个合作伙伴，这增加了研究过程中的资源共享和合作。不同中心之间可以共享研究资料、技术和专业知识，提高研究的质量。

4. 不完整性

医学数据的不完整性是指医学研究中所使用的数据存在缺失、标注有误或选择性报告的情况。

1）数据缺失

在医学研究中，由于各种原因，观测单位会缺少某些数据，导致数据缺失。例如可能是因为观测对象拒绝提供某些信息，或者在研究过程中无法收集完整的数据。

2）数据标注有误

医学领域中所涉及的各种医学数据是复杂的，存在数量大、种类多、关联复杂等特点，例如人体解剖学、生理学、药理学等各类医学实验都会产生大量的数据。临床医学中的患者信息、病历数据、医学影像等也都是海量的数据。这些大数据给相应数据的采集、存储、管理、分析等带来了巨大的挑战。特别是由于一些影像清晰度低，医学标注需要专家知识，耗时耗力，导致医学研究中的数据录入、数据处理、数据标注都可能出现错误，造成标注错误。

3）选择性报告

在医学研究中，有时研究者会选择性地记录数据，即只分析和报告有利于自己研究的数据，而忽略其他相关数据，这将破坏数据的完整性。

5. 时序性

医学数据在时间轴上的变化和趋势分析也是研究的重点之一，通过分析若干时间点的医学数据来研究患者短期或长期的病情状况具有实际意义。根据采集数据的间隔，时序性数据可以分为短时序和长时序。短时序数据是指以秒、分钟、小时等短时刻为单位的数据，主要用于监测某个时间点的生命体征变化。长时序数据是以天、周、月、年等较长时间单位为间隔的数据，主要用于研究大型人群或大范围时间段内的变化和趋势。短时序和长时序的划分并非一成不变，需要根据任务来调整。

医学数据的时序性对于医学研究和临床实践具有重要意义。通过对大量医学数据的时序性分析，可以建立疾病的预测模型，预测某些疾病的发展趋势，为疾病的防控提供科学依据。例如，通过对流行病学的医学数据进行时序性分析，可以预测某些传染性疾病的暴发时间和地点，提前采取相应的措施，避免疾病的扩散和流行。

医学数据的时序性还可以用于研究疾病的病程和疗效。通过对患者的临床数据进行时序性分析，可以了解疾病的演变过程，判断疾病的严重程度和预后，为医生制定治疗方案提供依据。例如，通过对糖尿病患者的血糖数据进行时序性分析，可以了解患者血糖的波动情况和趋势，判断患者是否存在血糖控制不良的情况，从而及时调整药物和生活方式，改善治疗效果。

6. 不平衡性

医学数据的不平衡性指的是在医学研究中，不同类别之间的数据量存在巨大的差异性，这给数据分析和模型构建带来挑战。很多医学研究领域中，数据的不平衡性都普遍存在，例如在癌症研究、药物疗效评估、疾病预测等医学研究任务中，体现为一些类别的样本数量很少，而另一些类别的样本数量很多。举例来说，通常在肿瘤样本数据集中，恶性肿瘤的样本数量远远少于良性肿瘤的样本数量。这种不平衡性使得所开发的模型更容易偏向于多数类别，导致难以获得针对少数类别的准确结果。

4.2.2 医学数据特点举例

上文提到，医学数据集可能存在多种特性，包括但不限于多模态特性、多中心特性、隐私性、不完整性、时序性、不平衡性等。在DR诊断这个任务中，所使用的数据集也具有这些特点。本节主要介绍该实验数据的隐私性、不平衡性等特点。

1. 隐私性

DR 诊断所用数据集所含的数据均来自公开数据集,公开数据集在处理患者隐私问题时通常会谨慎地平衡医学研究的需求和患者的隐私权。以下是有关 Messidor、Messidor-2、DRISHTI-GS 等视网膜医学数据集如何处理患者隐私问题的例子。

Messidor 数据集、Messidor-2 数据集是用于糖尿病视网膜筛查的公开数据集,包含了大量的视网膜图像。为了保护患者的隐私,数据集中的所有图像都已经进行了匿名化处理,即医学数据的识别信息已被移除。这意味着从这些图像中不会直接识别出患者的身份信息,如姓名、地址或身份证号码。同时,Messidor 数据集的使用需要符合伦理委员会的要求,研究人员必须遵守数据使用协议,不得试图根据图片对患者进行重识别。此外,这类数据集的发布受到法律法规的监管,以保护患者隐私。

DRISHTI-GS 是用于视网膜图像分析的数据集,用于研究疾病诊断和眼科医学。同样地,DRISHTI-GS 数据集中的图像也经过隐私化处理,以消除患者身份的可追溯性。使用 DRISHTI-GS 数据集的研究人员需要严格遵守数据使用协议,并在数据共享时采取隐私保护措施,以确保患者隐私安全。

简而言之,公开数据集处理患者隐私问题的常见方法包括匿名化、去识别化、结合伦理审查和法律法规等,这些方法共同保证数据的隐私性,确保数据使用只用于合法的医学研究目的。这些措施有助于平衡医学研究的需求与患者隐私权的保护,推进医学研究的进步。

2. 不平衡性

以上三个视网膜医学数据集也面临数据不平衡的问题,这是医学研究领域的特殊性质和疾病的流行程度不均所引起的。以下是关于这些数据集中数据不平衡问题以及应对方法的讨论。

Messidor 数据集的不平衡性主要体现在不同疾病类别的样本数量差异较大,有些疾病可能比其他疾病更常见。为了应对不平衡性,研究人员可以采取以下方法:通过对少数类别的样本进行复制、旋转、镜像等操作来增加其数量,以平衡类别;采用不平衡学习算法,如 SMOTE(合成少数类过采样技术)来生成合成样本,以增加少数类别的数据量;调整算法阈值,更关注少数类别的正确分类,即降低假阴性率。

Messidor-2 数据集的不平衡性表现为一些受试者患有多种疾病而另一些受试者只有一种疾病的情况。在算法开发过程中,可以对不同疾病的样本进行权重调整。在评估算法性能时使用适当的评估指标,如混淆矩阵、ROC 曲线、AUC 等,以综合考虑多种疾病信息。

DRISHTI-GS 数据集中的不平衡性体现在相对于 Messidor 和 Messidor-2 数据集,DRISHTI-GS 提供的青光眼图像数量较少,即便引入来自 Github 的外部数据,在同时使用所有数据集进行训练时,仍然存在类不平衡的问题。为解决该问题,可以在模型训练时,使用类别权重,使得不平衡的类别在模型训练中得到重视。例如结合样本复制和合成技术增加稀缺类别图像的数量,从而平衡数据量。

总之,解决医学数据集的不平衡性需要采用多种策略,包括数据增强、合成技术、类别权重调整以及性能评估方法的选择。这有助于模型有效地处理不平衡的医学数据,提高疾病诊断的准确性。

4.3 医学数据质量评估

4.3.1 医学数据常见质量问题

从数据的存储与利用角度来看,目前医学数据可被划分为三个主要类别:结构化数据、半结构化数据和非结构化数据。非结构化数据是当今医学数据的主要组成部分,包括临床文本、PDF 文档和二进制图形数据等。临床文本(例如诊断书或病程记录)有多模态、不完整、冗余和隐私性等常见特点。因为对临床文本的表达方式约束较少,其缺少统一的结构框架,所以语法结构不完整。同时医学数据也包括大量的行业专业术语。临床文本的这些特点增加了数据处理与分析的复杂性,为开展数据挖掘工作增添了许多障碍。另外,由于各医院业务系统建设于不同时期,数据库类型多样且版本不一,不同系统对相同对象定义不一,相同数据多点维护,导致文本类数据在二次利用时数据整合的难度和成本急剧增加。本节主要讨论医学影像和电子病历两种数据类型的常见质量问题,并给出常用的质量评估方法。

1. 医学影像数据的常见质量问题

医学影像数据的质量首先受限于采集影像的医疗器械的精度;其次,由于医学影像的成像原理和人体组织本身的特性,影像的质量受到诸如噪声、场偏移效应、局部体效应和组织运动等因素的影响;此外,操作器械的医生专业水平也将影响医学影像最终的质量。构建医学影像研究所使用的数据集时,不应该忽视上述质量问题。

2. 电子病历数据的常见质量问题

电子病历作为医疗信息系统的核心数据之一,记录着患者的病历数据,对于医疗、科研和公共卫生等领域都有重要的价值。国家卫生健康委员会在《电子病历应用管理规范(试行)》中将电子病历定义为医务人员在医疗活动过程中,使用信息系统生成的文字、符号、图表、图形、数字、影像等数字化信息,并能实现存储、管理、传输和重现的医疗记录,是病历的一种记录形式,包括门(急)诊病历和住院病历。然而,充分利用这些电子病历数据,必须保证数据质量。相关研究发现,当前国内外的电子病历数据中普遍存在着可能对研究结果产生影响的各种差错,例如数据完整性不足、数据精确度不够、数据格式不一致或数据准确性不够等。

1)数据完整性不足

例如,癌症患者需要门诊检查、住院检查、病理、用药、医保等相关数据。对于医院来说,由于不同的数据分散在不同科室的系统中,很有可能导致患者的数据完整性不足。为了促进相关研究发展,需要升级信息化系统,更方便地将数据汇总在专用数据库中,构建数据底座。

2)数据精准度不够

例如,心衰患者需要记录心功能分级,肿瘤患者需要记录肿瘤分期,在电子健康档案数据里,很多标记为心衰或肿瘤患者的心功能分级数据或肿瘤分期数据或许存在缺失,导致数据精准度不够。

3)数据格式不一致

以患者基本信息和时间信息为例,由于医生门诊需要诊疗大量的病人,在极短的时间内,会出现错填、漏写等问题,导致患者的基本信息在不同系统中可能存在差异。另外,由于不同系统可能来自不同的厂家,系统所记录的数据格式也可能是不一致的。

4) 数据准确性不够

例如,ICD是由世界卫生组织主持编写,供世界范围内的临床研究、医疗监测、卫生事业管理部门应用的一种疾病分类方法。而临床实践中,许多患者所患疾病的ICD编码不能在《国家卫生健康委员会编码规范》中找到。此外,一些常见疾病名称与ICD编码系统中的疾病名称不一致。这些质量问题将直接影响电子病历数据的应用效果和研究的可靠性,低质量的电子病历数据可能为医学研究带来阻碍。

4.3.2 医学数据质量评估方法

1. 医学影像质量评估方法

医学影像数据作为一种特殊的非结构化数据,其质量评估方法因影像类别、实际评估情况等因素而不同。另外,随着人工智能技术的产生与进步,基于深度学习的质量评估方法也成为近年来研究的热点。

1) 基于传统算法的影像质量评估

基于传统算法的影像质量评估分为两大类:一类是主观评价,即由专家来评估数据质量。医学影像的主观评价没有专门的标准,通常是参考普通图像的主观评估标准,也就是让观察者以事先规定的评价标准或自己的经验作为判断依据,对待测医学影像从视觉效果等角度进行质量评估。这种方法充分考虑了有临床诊断经验的观察者对影像质量的需求,契合实际的临床应用场景。另一类是客观评价方法,如使用算法计算的方式对影像质量进行评估,常规的评价方式又可以分为三类:

(1) 有参考影像的质量评估(Full Reference Image Quality Assessment,FR-IQA),指的是评估者已有标准影像,通过比较待评估影像与标准影像来进行质量评估;

(2) 简化参考影像的质量评估(Reduced Reference Image Quality Assessment,RR-IQA),指评估者通过对比参考影像的部分信息,对待评估影像进行质量评估;

(3) 无参考影像的质量评估(No Reference Image Quality Assessment,NR-IQA),指评估者没有参考影像,通过直接分析待评估影像进行质量评估。

在临床实践中,由于患者实际情况不同、医生阅片习惯不同等多种因素,医学影像评估过程中往往不存在金标准,所以NR-IQA更加适用于实际医学图像的质量评估,即使NR-IQA问题相较FR-IQA会更加困难。

FR-IQA的核心是对比两幅图像的信息量或特征相似度。最常用的FR-IQA方法是使用基于像素误差的影像质量评价指标,包括均方误差(Mean Square Error,MSE)或者在MSE基础上计算所得的峰值信噪比(Peak Signal to Noise Ratio,PSNR),来衡量待评估影像与金标准影像之间的差异。MSE和PSNR值相对容易计算,但二者和人类视觉系统(Human Visual System,HVS)没有直接的关联,不足以从图像特征的角度去衡量失真影像和金标准影像的差距。而结构相似性(Structural SIMilarity,SSIM)指标能够通过计算待评估影像和金标准影像的亮度相似度(比较局部平均亮度)、对比相似度(比较局部方差)和结构相似度(比较局部协方差)来考虑HVS对结构信息的敏感性,这种方式是更加接近人类的感知方式。

早期的 NR-IQA 模型主要依照人工定义的已知的特征(如噪声、模糊、失真)做评估,这些由人工选定的特征很大程度上依赖于观察者对视觉世界的概率结构、影像退化机制和人类视觉系统功能的了解。在特征表示的基础上,对理想影像的特征值有一个清晰的预期,再建立相应的质量预测模型对影像质量进行评估。例如,对于影像模糊度的评估,NR-IQA 模型有基于边缘分析的方法(如使用 Sobel、Canny 算子提取图像边缘);有基于变换域的方法(如使用离散余弦变换(DCT)、离散小波变换(DWT)进行模糊评价);有基于像素统计信息的方法(如统计图像协方差矩阵的最大的几个特征值的迹作为图像锐度的估计);还有一些基于通用类型的 NR-IQA 算法,这些算法不检测特定类型的失真,而是使用统计方法提取特征,再进行分类或回归。

2)基于深度学习的图像质量评估方法

近年来,卷积神经网络(Convolutional Neural Network,CNN)在分类、图像识别和分割等领域取得了巨大的成功。相关研究表明,当数据量足够大、数据类型足够多时,深度卷积神经网络模型的性能可优于传统方法。深度学习技术的进步,使得完全数据驱动的端到端的无参考图像的质量评估成为可能。例如,有研究者提出了一种通过分析 MRI 中的空气背景来全自动评估三维磁共振图像质量的方法;也有一些研究者使用两阶段(two-step)卷积神经网络实现对产前胎儿超声图像进行全自动的质量评估。

深度学习通常将影像质量评估问题转换为分类或者回归问题,通过特定算法自主提取特征后,再对特征进行评估。在解决分类问题的时候,可通过预先标定感兴趣区域作为神经网络输入的方法以获得更精准的分类结果。识别影像中的某个具体目标是一种常见的回归问题,可以通过目标检测模型实现。模型可以从医学影像中识别多个目标,并定位不同的目标给出边界框,在实际应用中能被用于辅助医生标注感兴趣区域的工作。基于深度学习的检测算法主要包括两阶段和端到端两种方法。基于候选区域的方法是两阶段的检测算法,首先生成候选区域,然后对候选区域进行筛选、微调和细化分类,典型方法有 SPP-Net、Faster R-CNN 和 Mask-RCNN 等。端到端的目标检测方法直接通过回归得到检测物体的位置、框类物体的类别及框类物体属于该类别的置信度,典型方法包括 SSD 和 YOLO 系列模型。在基于检测网络结果的基础上,还可以添加新的分类网络,执行进一步的分类任务,典型的分类网络包括 LeNet-5、AlexNet、VGGNet、GoogleNet 和 ResNet。为解决训练数据不足和隐私性的问题,迁移学习和联邦学习成为新的研究方向。关于各种方法的具体信息,可以参照第 5 章内容。

2. 电子病历数据质量评估方法

对于结构化水平不同的电子病历数据,其质量评估方法也会有差异。

1)结构化电子病历数据

对于结构化的电子病历数据,直接使用结构查询语言(SQL)定义评估规则来评估数据质量是最基本的方式,但这种方式在实践中较为复杂,为此,研究人员提出了两种常见的改进方法。

(1)基于 SQL 模板定义规则评估数据质量。SQL 模板可以使研究人员通过预设 SQL 语句实现某些特定功能,且一个模板可以衍生出执行多种数据质量检查任务的规则。例如,观察性健康医疗数据科学与信息学(Observational Health Data Sciences and Informatics,OHDSI)组织发布的数据质量仪表板工具(Data Quality Dashboard,DQD)总结了 20 个"数据质量检查类型"。通过将这些检查类型系统地应用于观察性医疗成果合作伙伴关系（Observational Medical Outcomes Partnership，OMOP）通用数据模型（Common Data Model，CDM），共形成了3000多个单独的数据质量检查项。

（2）基于规则表达式定义规则评估数据质量。为了更灵活地适应待评估数据库结构不确定、质量评估需求不明确的情况，允许用户在不用写SQL代码的情况下定义规则，基于规则表达式定义规则的数据质量评估方法被提出。例如，有研究人员通过设计规则说明、规则参数和规则函数，允许用户参考使用说明选择合适的规则函数、输入参数与条件等信息的方式定义规则。该方法可为分析数据质量问题提供依据，同时也为实现数据质量的全程监测提供支持。

2）真实世界电子病历数据

真实世界电子病历数据因包含数据类型多样而且应用范围广泛，成为临床诊断过程中最为完整且详细的临床资源。但是其结构化水平较低，因此对于不同的应用场景，存在不同的数据质量评估方法。

电子病历数据质量评估方法按类别可大致分为定性评估、定量评估、定性与定量评估相结合三种。

（1）定性评估是指在电子病历质量评估过程中不使用数学方法，而是仅经过观察、分析、描述和归纳后，利用学科知识、评估人经验和判断，最终得到评估结果的方式。在实际操作中多遵循选择理论模型、确定评价指标、改进指标体系、实际应用并分析结果的流程，采用问卷等形式收集数据质量评估打分。

（2）定量评估是通过使用数学方法收集处理资料，得到电子病历质量评估的方法。例如，有学者提出通过计算电子病历数据差错率和残差率的方法来评估临床研究的数据质量。这种方法可以一定程度地弥补定性评估方法对于客观性和准确性的欠缺。

（3）定性与定量评估相结合是指通过定量评估的方式削弱定性评估的主观影响。例如，有研究团队开发了数据质量模型来支持数据质量度量的自动计算。具体而言，评估者挖掘医疗保健数据质量文献中用于描述数据质量的重要术语，构建数据质量模型，然后基于此模型提供自动化的质量度量机制。

4.3.3 影像数据质量评估方法案例

诸如Messidor、Messidor-2和DRISHTI-GS这样公开的医学影像数据集，在构建时通常需要考虑医学影像的质量问题。在糖尿病性视网膜病变研究中，视网膜医学影像数据集，例如光学相干断层扫描（OCT）影像数据集，也存在着许多数据质量问题。举例如下。

（1）影像中的噪声问题：OCT影像可能受到内部噪声的影响，这些噪声可能是由于光源、探测器或光学透射的变化而产生的。噪声会导致影像中出现随机的亮度和对比度变化，给图像的结构解释带来困难。

（2）空间分辨率限制：OCT影像的分辨率可能受到成像设备的空间分辨率限制，这意味着无法清晰地看到图像中的微小结构。同时OCT影像在深度方向上也存在分辨率限制，这会导致深层结构的分辨率低。

（3）伪影：OCT中的振镜伪影是光束在组织中的多次反射或折射导致的，这使得某些结构在图像中出现虚假的镜像。如果患者在成像期间有眼球或身体的微小运动，可能导致动态伪影,使图像出现模糊或畸变。

(4) 光强不均匀:OCT影像中的光强可能不均匀,这是由成像设备的非均匀性或光学透射问题引起的。这种问题会导致一部分图像区域明亮,而另一部分区域较暗。

在构建公开数据时,每张图像的质量参差不齐,需要一系列影像质量评估方法。在DR研究中,构建视网膜OCT数据集时,需进行质量评估。考虑到视网膜OCT的特点和潜在的质量问题,通常可以使用以下质量评估方法。

(1) 专家评估:由经验丰富的眼科专家进行视觉检查,根据影像的清晰度、对比度、噪声、伪影和结构可辨识性等,对影像质量进行评价。这种方法常应用于研究初期或验证算法效果时。同时可以为每个OCT影像添加一个质量标签,表明影像的质量级别。这有助于研究人员和算法开发者了解每个影像的质量,从而更好地应用合适的处理和评估方法。

(2) 结构相似性指数:这是一种广泛使用的客观评估指标,用于衡量待评估OCT影像与参考影像之间的相似性。它考虑了亮度、对比度和结构信息的差异,对视网膜OCT图像的质量评估非常有用。

(3) 无参考图像质量评估(NR-IQA):近年来,基于深度学习的方法在视网膜OCT影像质量评估方面取得了进展。无须参考图像,使用卷积神经网络模型即可直接预测OCT影像的质量分数。这些模型通过学习大量数据来理解影像特征,包括噪声、伪影和清晰度等。因为它们可以根据实际应用中的多种因素来评估影像质量,所以在没有金标准的情况下,这种方法尤为有用。

(4) 特征工程:针对视网膜OCT的特定质量问题,可以用传统的特征工程方法进行特征提取。例如,针对噪声、伪影和分辨率问题,可以使用特定的图像处理技术来提取相应的特征,然后使用机器学习模型评估性能。

总的来说,有许多方法可用于评估视网膜OCT的影像质量。深度学习可以从大规模数据中学习并快速对大规模数据进行质量评估,因此目前深度学习方法在无参考图像质量评估中发挥关键作用。

◆ 4.4 医学数据预处理

医学影像数据主要为成像仪器数据,如X射线机器、CT机器、MRI机器等设备生成的数字化图像数据。而医学文本数据主要包括病历、医学报告、病理学描述等。本节将分别介绍常见的医学影像数据预处理方法和医学文本数据预处理方法。

4.4.1 医学影像数据预处理方法

数据的质量直接决定了模型的训练、预测和泛化能力。针对不同成像原理的医学图像,包括核磁共振成像(MRI)、CT、X射线、超声、PET、病理光学显微镜等,学者开展了一系列研究工作。在现实应用中,在图像的产生、传输和存储过程中都会不可避免地出现图像清晰度下降、对比度降低和噪声引入等问题,导致低质量的数据产生。这些数据可能无法直接用来进行算法开发和模型训练。同时,在实际中,收集到的数据往往存在差异。以CT为例,提供数据的医院或中心不同、使用的CT设备不同、CT设备的参数设置不同、操作人员习惯不同等都会导致收集的数据存在差异,而这些差异通常会降低提取的特征的可靠性。因此,通常需要采取数据预处理措施来获得可供后续研究使用的数据。

对于不同的任务,数据预处理时需要考虑的问题也有所区别。以医学影像分析任务为例,目前主流的影像分析任务主要包括三种。一是医学图像分类与识别,例如根据医学图像来诊断是否存在病灶,并对病灶的轻重程度进行量化分级,该任务可抽象为分类任务。在进行分类任务时,训练数据中不同类别的样本数量需要大致均衡,从而避免模型偏向某一类别。二是医学图像定位与检测,例如识别图像中的特定目标,并且确定其具体的位置(如定位病灶、器官等)。在进行医学影像定位任务的预处理时,需要标出医学影像中可能的目标,通常用矩形框或者像素级别的标签来表示目标位置。三是医学图像分割任务,例如将医学影像中的不同组织或结构区域进行像素级别的分割(如肿瘤分割、器官分割等)。在进行医学影像分割任务的预处理时,需要生成像素级别的标签。如果医学影像来自不同的设备或扫描方式,可能需要进行影像对齐或配准,使得它们在空间上对齐,以便更好地进行像素级的对比和分析。

对于不同的数据集,数据预处理过程中包含的步骤也有所不同。不同成像原理的医学图像分析之间存在较大的差别。例如,对于 MRI 和超声,通常需要使用滤波器来降低噪声。对于 CT,通常需要根据具体需要设置合适的窗宽和窗位来突出显示特定组织结构。对于 X 射线,由于其具有散射现象,需要进行散射校正,另外对于一些伪影,如伪骨影,也需要在预处理时去除或纠正。对于病理光学显微镜图像,需要校准图像颜色以确保一致性。此外,医学图像的模态具有多样化的特点,不同模态图像反映的信息侧重点是不一样的。例如 X 射线中的骨骼更清晰,CT 则可以反映组织和器官出血,MRI 适合观察软组织。为了获得更加全面的信息,研究者会参考多个模态的数据进行分析,这就需要进行图像配准以将各个模态的图像对齐。

医疗影像的 CT 和 MRI 数据,是由多层切片叠加而成的,从数据处理角度可视为多个 2D 切片或 3D 数据。若视为 2D 数据,需要逐层完成对器官和病灶的分割。相比于 2D 数据,3D 数据多了 z 轴方向的信息,涉及空间和体积信息,因此在进行预处理时与 2D 数据的处理方式有所不同。3D 数据在 z 轴上的像素间距可能不同,层间距小的数据相较于层间距大的数据,在 z 轴方向的信息更加丰富。在数据处理阶段,可以通过体素插值来调整 3D 医学影像的分辨率。如果需要比较多个 3D 医学影像数据,常规方法是首先进行空间配准,使它们在相同坐标系下对齐,然后追踪靶病灶或靶器官。

不同医学影像的预处理方法有很多相似之处,例如噪声去除、图像增强和标准化等,以及针对特定成像原理的预处理方法。预处理的目的是提高图像质量、增强和任务相关的特征、消除噪声和伪影,以便进行后续的医学图像分析和诊断。为此,需要理解任务所需医学图像的格式和特点,以此设计合适的图像预处理操作,并将原始格式的数据处理变换为适合于模型输入的格式。

本节将介绍几种医学数据预处理方法,包括但不限于格式转换、配准、裁剪、时间校正、运动校正、窗口化、增强特征、归一化、去噪、重采样、数据增广等。

1. 格式转换

常见的医学图像格式有 DICOM(后缀名为.dcm)、MHD(后缀名为.mhd 和.raw)以及 NIFTY(后缀名为.nii 或.nii.gz)等。这几种格式都不方便直接输入计算机进行操作,一般都需要使用对应的 Python 库/R 语言库等软件工具将其处理为多维数组再进行处理。例如对于 DICOM 格式数据,可以基于 Python 包直接读取相关数据,并通过 NumPy 转换为可供模型处理的多维数据。和普通图片格式相比,DICOM 格式图片除了保存图像信息,还包含了很多存储在 DICOM 头部的信息,如病人信息、检查信息、序列信息、机器信息。但是 DICOM 文件中患者的隐私信息不能用于构建数据集,所以需要对 DICOM 文件进行数据脱敏,只获取 DICOM 中的图像矩阵,不获取其他敏感信息。

2. 配准

配准的目的是找到处于同一位置的相同的解剖结构,以便于进行多模态或多时间点数据的分析。例如,配准 CT 和 MRI 数据,观察同一解剖结构在两个模态上的变化,有助于疾病判断。不同时间点的序列之间也需要配准。例如在医学预后任务中,需要通过多次数据来观察药物的疗效、治疗方案的有效性、病灶的趋势变化等。

以脑部数据集为例,除了脑组织大小和形状的个体差异之外,每个参与者在扫描仪中的位置也不同,这导致获得的脑部数据无法直接匹配。为了最小化这些差异,可以通过线性或非线性算法将去噪后的个体数据配准至一个通用的模板。例如,对于影像数据的配准和标准化,可以使用单个高分辨率结构(如 T1 加权图像)和标准的大脑模板(如 MNI152 模板)。也可以根据研究问题和样本的特点,将组平均图作为模板使用。基于表皮层的配准可以改善参与者的皮层对应情况,便于进一步研究,如使用 T1 和 T2 加权图来分割大脑的白质和灰质。

3. 裁剪

在将医学图像作为深度神经网络模型的输入之前,需要对图像进行裁剪,去除无关的部分,保留感兴趣区域(Region Of Interest,ROI)。一种方法为在图像中寻找矩形框(bounding box),将矩形框区域以外的值设为 0,基于该矩形框裁剪图像。相比于裁剪前,裁剪后的图像对于最后的分割结果影响较小,由于图像尺寸减小,计算效率有所提高。对于背景占比较多的数据集而言,裁剪操作可以让模型更好地关注重要区域。例如在大脑数据集中,灰色部分为脑部区域,黑色部分为背景,背景信息在整幅图像中的占比较大且对于分割作用较小。若任务设定为脑部区域的分割,需要对每一个像素进行分类,可能图像中肿瘤区域占比非常小,此时会出现严重的不平衡,算法性能急剧下降。为此,可以去除脑部区域周围大量无用的背景信息,关注重要的区域,从而提升分割模型的性能。又例如在处理乳腺癌骨转移的骨扫描影像时,一张影像中往往会包含前视图和后视图,这时需要将该影像裁剪为前视图和后视图,并删去多余的空白之后再输入模型,这样有利于模型的训练。进一步考虑到任务要求,例如在定位乳腺癌骨转移的区域时,由于该图像包含全身的影像信息,在数据处理时,可以将其裁剪为多个部分。考虑到乳腺癌骨转移更容易发生在骨盆、脊柱区域,为此,在进行数据处理时,可以先将全身图像划分为头、脊椎、骨盆、肩部、膝关节和踝关节等多个子区域,再针对子区域进行后续研究。例如,专注于诊断前列腺癌骨转移的研究人员会倾向于利用骨盆区域图像子集开展研究。

4. 时间校正

在采集多幅图像时,存在每一幅图像采集的时间不一致的问题。为了消除每幅图像获取时间上的差异性,可以通过插值法对每一层图像进行时间校正。例如,为了创建大脑的体积表征,经常在同一时间内在大脑中取样几个切片。然而,每个切片通常会在几个不同的时间点进行采样,这些不同时间点的采样具有一些误差,因而需要进行时间校正。时间校正可以通过选择一个层(通常是中间的层)作为参考层,并根据参考层的采集时间,将剩余的层进行"对准"处理,以此补偿采样误差。

5. 窗口化

在处理 CT 图像时,窗口化是一项重要的预处理工作。通过调整窗口设置以处理亨氏单位(Hounsfield Units,HU),并将某些值与白色、灰色和黑色的不同区域相关联。通过调整图像的对比度和亮度,有助于突出显示关键的解剖结构,从而使图像更加容易被观察和分析。医学图像领域的窗口技术包括窗宽和窗位设定,是 CT 检查中用于观察不同密度的正常组织或病变的一种显示技术。窗宽用于反映该组织或病变的 CT 值变化范围,以不同的模拟灰度显示在此 CT 值范围内的组织和病变。低于窗口宽度下限值的任何组织和病变在扫描时将显示为黑色,而高于窗口宽度上限值的任何组织和病变将显示为白色。例如,用来观察脑质的窗宽通常为 −15~+85HU,即密度在 −15~+85HU 范围内的各种结构(如脑质和脑脊液间隙)均以不同灰度显示。高于 +85HU 的组织结构(如骨质及颅内钙化),其间虽有密度差,但均以白影显示,无灰度差别;低于 −15HU 的组织结构(如皮下脂肪及乳突内气体)均以黑影显示,其间也无灰度差别。窗宽主要用于调整图像的对比度。增大窗宽,则图像所示 CT 值范围加大,显示具有不同密度的组织结构增多,但各结构之间的灰度差别减少。减小窗宽,则显示的组织结构减少,但各结构之间的灰度差别增加。窗位指窗口设置上表示的中点 HU 值,在窗宽相同的情况下,窗位不同,其所包括的 CT 值范围也有差异。窗口级别设置得越低,整个图像将变得越亮。通常,欲观察某个组织结构及发生的病变,应根据该组织的 CT 值来设置窗位。

由于各种组织结构或病变具有不同的 CT 值,当想要显示某一组织结构细节时,应选择适合观察该组织或病变的窗宽和窗位,以获得最佳显示。例如,识别骨折时可以使用骨骼窗口来更清晰地显示被扫描的骨骼;使用肺窗口则可以提供更高的分辨率并可视化胸部的各种密度,如肺实质结节以及相邻的血管。

6. 归一化

在实际应用中,样本数据中不同特征的单位不同,无法直接输入模型进行应用。例如,在两个样本中,肿瘤大小分别为 1cm 和 5cm,发现时间分别为 100 天和 200 天,那么在求两者的距离时,时间差为 100,大小差为 4,显然,其结果会被时间所主导。但是如果把年作为时间的单位,0.27 年与 0.55 年的差距又远小于肿瘤大小的差距,结果又会被大小所主导。为了减少上述问题对结果造成的影响,需要对数据做归一化处理。归一化一般是将数据映射到指定的范围,用于去除不同维度数据的量纲以及量纲单位,解决数据之间不可比的问题。

在进行归一化时,常见的映射范围有 [0,1] 和 [−1,1]。在一些特殊场合下,也可以根据实际情况归一化到其他任意区间。最常见的归一化方法是 Min-Max 归一化。这种方法是对原始数据的线性变换,使结果值映射到 [0,1] 范围内,适用于数值比较集中的情况。但是,如果最大值和最小值不稳定,很容易使得归一化结果不稳定,进而使得后续结果也不稳定。在实际使用中可以用经验常量值来替代最大值和最小值。此外,当有新数据加入时,可能导致最大值和最小值的变化,此时则需要重新进行线性变换。

又例如,病理图片的成像和很多因素有关,不同的染色过程、不同的扫描机器等都会导致图像的颜色存在不同。这种差异性对人类识别来说影响比较小,但对深度学习算法的影响则较大。当将来自于不同机型、不同医疗中心甚至不同操作员扫描出来的病理图片放在一起使用时,需要先进行图片像素的标准化处理。

7. 清洗去噪

由于成像设备、成像原理以及个体自身差异的影响,医学图像一般会含有很多噪声。这些噪声影响对医学图像的分析与处理,增加了对图像细节识别和分析处理的难度。因此,有必要选择合适的图像去噪技术,消除或减少图像中的噪声,以降低对医学图像后续处理过程中的不利影响。

在数据预处理阶段去除噪声有一些典型的方法,例如空间域去噪法和频域去噪法。空间域去噪法主要包括高斯滤波、算术均值滤波和中值滤波,通过结合不同的图像平滑模板对原始图像进行卷积处理,在医学图像上修改灰度值,达到消除噪声的目的。这种方法直接处理图像中像素的灰度值。频域去噪法主要包括傅里叶变换和小波变换,该方法在频域上处理图像,即对相应的系数进行变换,再将处理后的图像进行逆变换,以此来达到去噪的效果。

除了图像本身的噪声之外,医学图像通常具有标签噪声。获得具有干净标注的大规模医学图像数据集尤为困难。从标签的角度来看,标注过程耗时耗力且易于出错。第一,医生诊病不需要记录标签,而模型方法的开发需要大量的精确标注的数据。如果想要积累大量的用于模型方法开发的数据,就需要专家额外标注,这一过程无疑是耗时耗力的,繁重的标注过程使得数据标签容易呈现低质量的带噪标注。第二,标注过程严重依赖于专家经验和领域知识。在自然图像领域,常采用非专家的众包标注方式来获得标签,尽管这种方法在自然图像领域具有应用潜力,但是在严重依赖于专家经验的医学图像领域存在局限,原因是非专家通常难以为某些疾病数据提供准确的标签。同时,医学器官、病灶等组织的低对比度使得数据标签本身就具有模糊性。不同操作者依据自己的经验水平来标注数据,与专家相比,经验不足的操作者容易提供带噪标签。总之,医学图像标签具有稳定性差、一致性差和模糊性强的特点,通常存在低质量的带噪标签。针对带噪标签数据的预处理,第一个思路是专家重新标注带噪标签的数据;第二个思路是数据预处理、清洗数据,即基于计算机方法清洗并丢弃带噪标签的数据;第三个思路是在噪声监督条件下,直接训练标签容错的方法模型,使在带噪标签的数据集上所训练的模型性能尽可能地接近于在干净标签的数据集上所训练的模型性能。

8. 三维数据重采样

体素是体积元素的简称,是3D医学成像在空间内的最小单位。例如多切片的CT数据,可以视为3D医学数据,可以以体素为单位进行研究。在数据处理过程中,获得的是图像层面的像素值,而真实的人体部位是物理单位,二者之间存在一定的差异。在已知体素数和体素间距时,可以从CT图像中换算出实际的尺寸。在处理CT等三维数据集时,不同病人的CT切片的体素间距不同,切片数不同。如果网络模型只在成像空间内进行操作,则会忽视实际物理空间中的大小信息。为了减少这种差异性,可以将不同医疗CT图像中大小不同的体素归一化到统一的大小,保证不同的图像数据中,每个体素所代表的实际物理空间一致,减少个体差异对下游任务的影响。不同的扫描仪或不同的采集协议通常会产生具有不同体素间距的数据集,通过重采样方法,可以将医学影像的体素间距变换到同一个标准下。

常用的重采样方法包括最近邻内插法、双线性内插法、三次卷积内插法等。最近邻内插法将距离某像元位置最近的像元值作为该像元的新值,这种方法计算简单。双线性内插法通过取采样点到周围4领域像元的距离加权来计算新值,即在 y 方向做一次内插,在 x 方向也做一次内插,这种方法得到的结果更加光滑。三次卷积内插法取采样点周围16邻域像元距离加权来计算新的栅格值,具体操作与双线性内插法类似,但增加了参与内插计算的邻近像元数目,因此精度更高,局限是运算量大。通过重采样方法可以消除不同患者的CT切片值不同的问题,在三维数据处理中是经常会用到的方法。

9. 数据增广

数据增广也称为数据扩增,通过增加数据量来改善所训练算法模型的泛化性能。相比于自然图像数据集,医学图像数据集标注成本高,收集到的有精确标注的数据量相对较小。基于小数据量训练模型,会极大地增加模型过拟合风险。基于数据增广的方法,有助于丰富训练样本的数量以及多样性,提升模型性能。

常见的数据增广方法是基于仿射变化的方法,如将图像进行平移、裁剪、拉伸、缩放、水平镜像、垂直镜像以及多角度随机旋转,扩增图像及对应标签数量。在选择数据增广方法时,要考虑到增广方式是否会对图像本身的重要信息产生负面影响。例如对于肺结节这种前景较小的目标来说,拉伸、裁剪等操作会改变图像的形状信息,很可能影响图像特征。因此对于肺结节这种目标,通常使用翻转和旋转的方法来进行数据增广。

4.4.2 医学文本数据预处理方法

医学文本数据是医疗领域中的宝贵资源,包括病历、医学报告、病理学描述等。这些文本数据需要经过预处理以去除噪声,标准化格式,提取有用信息。本节将简要介绍医学文本数据预处理的关键步骤和方法。

1. 文本清洗

文本清洗是医学文本数据预处理的关键步骤之一,旨在去除噪声和确保文本数据的一致性,包括修正拼写错误、处理特殊字符和标点符号、规范文本格式等。

(1) 修正拼写错误:在自然语言处理中,拼写错误会导致文本数据的质量下降,因此修正拼写错误是文本清洗的任务之一。一种常见的方法是使用自然语言处理工具,如NLTK或spaCy,来检测和修正拼写错误。也可以基于词典或语言模型构建自定义拼写检查器和纠正器。

(2) 处理特殊字符和标点符号:特殊字符和标点符号通常对文本分析带来干扰,需要从文本中去除。正则表达式是一种常用的工具,通过设计不同的正则表达式可用于匹配和去除特殊字符和标点符号。

(3) 规范文本格式:不同来源的医学文本数据格式各异。格式规范化有助于保持数据的一致性,如将日期、时间、数字等标准化为特定格式。

2. 分词和标记化

分词和标记化用于将文本划分成有意义的单词或标记,有助于构建文本的结构化表示,便于后续处理。

(1) 分词:分词是将文本拆分成单词或标记的过程。医学文本数据中的单词通常是医学术语、疾病名称、药物名称等。分词需要考虑医学领域的特殊词汇要求。常见的分词方法包括基于规则的分词和基于机器学习的分词。例如,可以使用开源工具(如Stanford NLP

或自定义分词器)来完成分词操作。

(2)标记化：标记化是给文本中的每个单词或标记赋予特定的标签，以表示其词性或语法角色。在医学文本中，标记化可以帮助识别医学实体，如疾病、药物、手术等。常见的标记化工具包括自然语言处理库 NLTK 和 spaCy。可以借助预训练的词性标签模型来完成标记化。

3. 停用词去除

在文本数据中，对于特定任务信息量不足的词语被称为停用词。去除停用词有助于减小文本数据的维度。停用词是在文本中频繁出现但通常没有实际信息的词汇，例如"的""是""在"等。可以使用事先定义的停用词列表将这些词从文本中去除，如 NLTK 的停用词列表。

4. 词干提取和词形还原

在医学文本数据处理中，词汇多样性常常是一个挑战。同一词的不同形态可能会对文本分析和挖掘产生影响。因此，词干提取和词形还原是有助于将词汇归一化的方法。

(1)词干提取：词干提取是一种将单词转化为其基本形式的过程。例如，将"running"和"ran"都还原为词干"run"。在医学文本中，这有助于减小词汇的多样性，使相似意义的词具有相同的形式。常见的词干提取算法包括 Porter 词干提取器和 Snowball 词干提取器等。这些算法基于规则和启发式方法识别和提取单词的词干。

(2)词形还原：与词干提取不同，词形还原是将单词还原为其原始词汇形式的过程。例如，"better"被还原为"good"。在医学文本中，这有助于恢复单词的原始含义，提高文本数据的一致性。通常使用词典和规则进行词形还原，例如 WordNet 是一个基于同义词词典的词形还原工具。

5. 实体识别

在医学文本中，识别和标记特定实体(如疾病、药物、手术等)对于后续信息提取和分析至关重要。实体识别是将文本中的实体标记出来的过程。命名实体识别(Name Entity Recognition，NER)是一种自然语言处理任务，旨在从文本中识别出具有特定名称的实体。在医学领域，NER 可用于识别并标记出疾病、药物、症状、手术等实体。NER 通常使用监督学习方法，通过训练模型来自动识别文本中的实体。常用的 NER 工具包括 spaCy、NLTK 和自定义 NER 模型。

6. 文本向量化

文本向量化是将文本数据转化为数值向量的过程，以便进行机器学习和深度学习等自然语言处理任务。在医学文本处理中，文本向量化可用于构建特征表示，用于分类、聚类等任务。在选择文本向量化方法时，需根据具体任务和数据集的特点选择合适的方法。

(1)词袋模型(Bag of Words，BoW)：词袋模型将文本看作一组单词的无序集合，每个单词的出现与其频率有关。通过构建文档-词汇矩阵，将文本表示为向量。这种方法简单且有效，但忽略了单词顺序和语法结构。

(2)词嵌入(Word Embeddings)：词嵌入是将单词映射到低维连续向量空间的技术。在医学文本处理中，常用的预训练词嵌入模型包括 Word2Vec、GloVe 和 FastText 等，可用于将医学词汇转化为向量表示。

(3)深度学习方法：深度学习模型如循环神经网络(RNN)和长短时记忆网络(LSTM)

可以用于学习文本的序列信息。此外,卷积神经网络(CNN)也可用于文本分类等任务。这些模型可以自动学习文本的高级特征表示。

7. 主题建模

主题建模是一种文本分析技术,旨在从文本数据中识别隐藏的主题和话题。在医学文本数据处理中,主题建模可以帮助挖掘医学知识、发现疾病相关的话题,以及进行文本分类和聚类等任务。主题建模通常使用以下两种技术。

(1) LDA(Latent Dirichlet Allocation,隐含狄利克雷分布):LDA 是一种常用的主题建模技术,用于发现文本中的潜在主题。它假设每个文档由多个主题组成,每个主题由一组词汇表示。LDA 通过迭代来估计文档与主题之间的关系,从而推断主题的分布。

(2) NMF(Non-Negative Matrix Factorization,非负矩阵分解):NMF 是另一种主题建模技术,它将文本数据表示为非负矩阵的乘积,从中提取主题信息。NMF 常用于文本聚类和文档检索任务。

8. 数据标注和标准化

医学文本数据通常需要进行数据标注和标准化,以便完成监督学习或其他自然语言处理任务。数据标注是将文本数据与特定标签关联的过程,标准化是确保文本数据遵循特定格式或标准的过程。

(1) 数据标注:在医学文本处理中,数据标注通常涉及实体识别、分类等任务。标注是通过人工标注或自动标注工具完成的。标注的质量对后续任务的准确性至关重要。

(2) 标准化:医学文本数据来源不同,可能具有不同的格式和标准。标准化是将文本数据转化为一致的格式和标准的过程。例如,将日期格式统一、单位标准化等。

9. 文本数据增广

文本数据增广是一种扩充文本数据集的技术,以改善机器学习模型的性能。在医学文本处理中,数据增广有助于提高模型的泛化能力和稳定性。

(1) 同义词替换:通过替换文本中的单词或短语,以其同义词或相近意思的词汇来增广数据。这有助于模型更好地理解文本中的多样性表达方式。

(2) 数据扩展:数据扩展通过合成新的训练样本来增大数据集。在医学文本处理中,可以使用生成对抗网络等方法生成文本数据,增加数据集的多样性。

(3) 数据重采样:不平衡的标签分布可能会导致模型偏向某一类别。数据重采样包括上采样少数类别和下采样多数类别,以平衡数据集。

其他的数据增广方法还有很多,在此不一一介绍。

4.4.3 医学数据预处理案例

本节以视网膜图像 DR 数据集为例,阐述其数据质量问题和相应的预处理方法。例如,该数据集存在噪声,需要使用预处理技术来降噪并改善图像的质量与对比度;还可以进行图像规范化和强度校正,来消除伪影并提高后续图像处理的准确性。

1. 图像增强

为了增强原始图像信息量,首先使用图像增强的预处理技术,包括对比度增强和光照校正。

(1) 对比度增强。利用对比度有限的自适应直方图均衡化(Contrast Limited CLAHE)来提高图像的可见性。CLAHE 是自适应直方图均衡化(Adaptive Histogram Equalization,AHE)过程的一部分,在这种方法中,增强函数将根据每个像素周围的邻居像素得到每个像素的变换函数,以此进行图像增强。与受对比度限制的 AHE 不同,在 CLAHE 中,通过将直方图均衡化应用于名为"tiles"的小数据区域而不是整个图像,以提高图像的对比度,然后再使用双线性插值拼接相邻的"tiles"。CLAHE 常应用于灰度视网膜图像中,具体操作方法为将直方图裁剪为若干块,将每个像素的灰度值映射为另一个新的灰度值,并保证每块的像素数是均等的。

(2) 光照校正。这种预处理方法旨在减少由视网膜图像不均匀光照引起的情景效应。可以使用以下方程计算每个像素的强度:

$$p' = p + \mu_D - \mu_L$$

其中,p 和 p' 分别是初始和最新的像素尺寸值;μ_D 是期望的平均强度;μ_L 是局部平均强度。这种方法使形成在视网膜表面的微小动脉瘤更容易被观察到。

2. 分类模型构建

将任务确定为"构建用于检测轻度 DR 的深度学习分类模型",为此需要考虑输入数据的质量。在视网膜底图像中,图像数量、亮度、对比度和解剖特征这些变量将影响下游的自动疾病检测算法的性能。因此,为了更好地处理下游的图像分类任务,也会先进行一些预先任务的处理。下面将举例简要介绍该过程。

(1) 血管提取。对于检测数字化 X 射线(DR)的早期阶段,视网膜图像中的血管是最重要的解剖特征之一。因此,进行视网膜血管分割将有助于下游的分类任务。例如,首先进行图像增强,然后使用 Tyler Coye 算法,最后基于形态学运算以进一步改善血管分割的结果。具体来讲,通过图像增强技术,使 RGB 颜色空间的绿色通道在血管网络和背景之间呈现出更好的对比度;然后使用 Tyler Coye 算法来提取阈值级别,以此调整对比度和亮度。在 Tyler Coye 算法之后,使用形态学操作(如腐蚀和膨胀)进一步改善结果。通过腐蚀和膨胀这两种基本操作,有助于减少背景和前景中的噪声。腐蚀是一种用于消除区域边缘的过程,可以表示为 $A \ominus B = \{p | B_D \subseteq A\}$;膨胀是一种用于扩大背景或前景图像边缘的过程,此过程广泛用于填补间隙,可表示为 $A \oplus B = \{B_x \cap X \neq 0\}$。闭合操作将共同使用膨胀操作和腐蚀操作,以在图像的每个像素之间建立联系,使其相互靠近。该过程可定义为 $A \cdot B = (A \oplus B) \ominus B$。应用 Tyler Coye 算法后,图像中仍然存在一些间隙。附加形态学处理是为了填补这些小间隙,以覆盖血管的必需区域。

(2) 视盘检测与提取。青光眼是由视神经受损而引起的。因此,对视盘(OD)进行分割有助于查看视神经的解剖变化。为了分割视盘,可采取以下步骤:①图像增强;②通过圆形 Hough 变换(Circular Hough Transform,CHT)来检测圆形物体;③中值滤波以减少噪声;④使用阈值对视盘进行分割。上述四个图像处理步骤旨在提升视网膜图像的质量,以便识别 DR 的临床特征。图像处理和图像分割方法的流程如图 4-2 所示。CLAHE 不能在整个图像上使用,而只能在图像的特定区域"tile"上使用。

(3) 渗出定位和检测。在通过数字眼底相机获取的二维视网膜图像中,渗出物通常会更加明亮,其具有不同的比例、亮度、位置和形状。然而渗出物之间的大小、亮度、对比度和形状差异较大,很难精确地分割渗出物。为了能够更容易进行分割,预处理阶段可以设置为以下四个步骤:①图像增强;②视盘检测和去除;③去除血管;④渗出物提取。

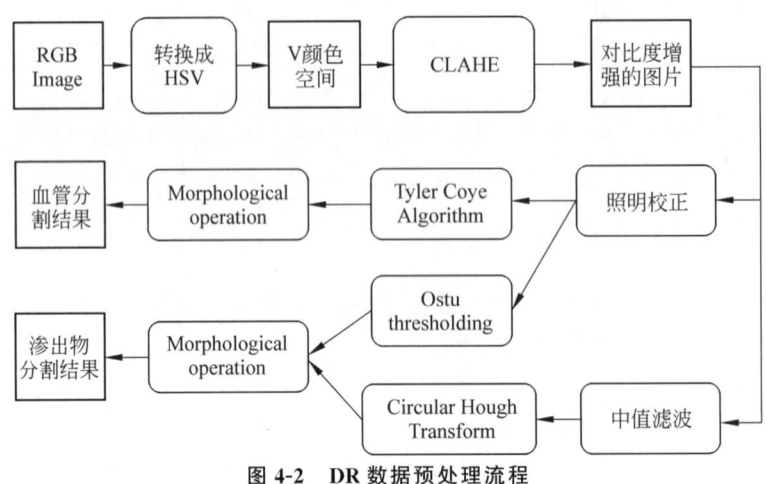

图 4-2　DR 数据预处理流程

从上面例子可以看出,针对不同的任务,需要应用不同的预处理技术。在医工结合的研究中,需要通过不断的积累来选择合适的数据清洗方法和预处理方法。

◆ 4.5　实验设计

本节将介绍医工结合的通用实验设计步骤,首先根据问题进行任务抽象,根据任务收集构建数据集,根据数据集开发合适的方法和模型,根据评价方法进行方法性能评估及结果分析。本节也将通过一个研究案例阐述医工交叉实验设计的方法流程。

4.5.1　任务抽象

在进行医工交叉实验设计之前,首先需要明确的是要解决何种问题。这个问题可能是由医院管理者、临床医生、影像医生、工科研究者等提出的。在本节中以临床问题为例进行阐述。

临床问题通常涉及诊断、治疗、预防、健康管理等诸多方面,是医疗保健决策和实践的基础。临床问题的来源可能有多种。举例而言,第一,可以基于临床诊疗经验凝练得到临床问题。临床医生在实际临床工作中,通过在患者治疗过程中的实践观察凝练问题,获得灵感,这是定位临床问题最直接的方法。第二,可以通过数据驱动的方式寻找临床问题,例如电子病历数据库的出现为临床研究提供了低成本、高效率的数据支持,随着医院电子病历系统的广泛应用,基于电子病历数据库挖掘临床问题并开展研究也受到越来越多的关注。第三,可以通过文献阅读、学术交流来定位临床问题。医工从业人员关注学科发展方向,关注相关领域前沿知识,碰撞研究灵感,通过预实验等方式定位临床研究问题。

和临床研究选题策略类似,一个合适的医工交叉临床研究问题也可以用 FINER 原则来概括,包括可行性(feasible)、趣味性(interesting)、创新性(novel)、符合伦理性(ethical)、相关性(relevant)。可行性是指该问题在实际情况下是否能够顺利地开展研究,包括是否能够纳入足够数量的研究对象,是否有足够的技术支持,是否能够在可控的时间和预算内完成。考虑问题的可行性有助于在研究开始前了解实施的限制条件和可能出现的风险,避免中断造成的时间和资源浪费。趣味性表示研究者提出的问题是否能够激发自己的兴趣,并引起同行的注意。问题的趣味性是开展医工研究的重要驱动因素,其会随着研究的进行不断增加,为研究者克服困难和挫折提供动力。创新性则表明研究问题是否在现有研究基础上有所创新。创新可以体现在验证、反驳或扩展现有发现上,也可以在研究方法学上具有创造性,甚至可以引发医学实践的转变,更新指南。符合伦理性是指所做的医工交叉实验要符合伦理准则。在实验设计阶段,就应充分考虑到项目实施过程中可能涉及的伦理性问题,确保实验设计最大程度上保障受试者的权益,避免单纯追求科学性而忽视伦理性(关于伦理的更多内容,可参考第 8 章)。相关性是指选题内容要和医工交叉内容相关。

在定义临床问题前,需要了解 PICO 原则。

(1) 患者或问题(patient or population,P)是指研究对象为患有某一种疾病的特定人群。

(2) 干预措施(intervention,I)是指一种暴露因素、诊断试验、预后因素或治疗方法等。

(3) 对比措施(comparison,C)是指与拟研究的干预措施进行对比的对照措施。

(4) 结局指标(outcome,O)是指测量指标或期望达到的效果。

定义一个合适的临床问题需要遵循以下步骤:首先,按照 PICO 要素进行梳理,结合同行和专家的建议,评估问题的研究价值;然后,通过检索现有文献了解问题的当前研究状态,最终确认问题的研究价值。在这一过程中,应将患者的利益放在首位,确保问题的研究符合伦理。

医学实验是面向患者的实验,通过 PICO 方法,分析观察结果背后的原因;而人工智能则通过训练得到数学模型,特殊的是,这种数学模型模拟了人类基于信息的决策过程,可以辅助医生解决一些临床问题。医工结合是将医学实验和人工智能相结合的交叉实验,通过科学研究和对患者数据的挖掘,找出数据之间的规律,提供更快速、准确、便捷的医疗服务。例如在皮肤肿瘤的诊断任务中,可以看到随着基因组学、代谢组学和影像组学的不断发展,已经为肿瘤患者精准医疗提供了大量的数据支撑,但这也给肿瘤医师数据分析带来巨大挑战。针对皮肤肿瘤图片的电子数据库,研究人员提出人工智能辅助恶性肿瘤诊断的医工交叉问题。基于人工智能尤其是深度学习技术,处理大批量高维数据,所开发的算法在影像识别方面能够自动识别病灶及动态监测靶病灶,从而辅助临床医师获得影像学诊断结果。该过程也有助于提高现有医生的工作效率,减少工作负荷,让有经验的医生将更多的精力用在更具有挑战的医学难题中。目前,人工智能辅助诊疗技术在肿瘤诊断、复发检测、个体化诊疗等方面有着光明的发展前景。

医工交叉实验中的任务流程如图 4-3 所示。在传统医学实验中,首先提出假设,拟定分析方法,通过收集数据并分析以验证假设。从信息领域来看,在医工交叉实验流程中,先假设已知存在相关关系或因果关系的数据,然后构建数据集,研究算法模型,进而验证模型的准确性。对比传统医学实验与医工交叉实验流程,主要任务都在于收集数据集、研究相应的算法模型、验证模型准确性等。收集的相关数据包括但不限于患者的电子病历文本、医学影像成像(X 射线成像、核磁共振成像、核医学成像和超声波成像等)、病理数据、化验检查、用药信息等。

例如在基于人工智能的皮肤癌辅助诊断识别的任务中,首先需要收集皮肤癌患者的影像图片,建立数据集,该数据集中也需要包括健康对照人群的数据。然后基于人工智能领域

```
┌─────────────────────────────────────────────────────────────┐
│ 传统医学实验                                                  │
│  ┌────────┐   ┌──────────┐   ┌──────────┐   ┌────────┐      │
│  │提出假设│──▶│拟定分析方法│──▶│收集数据、分析│──▶│验证假设│      │
│  └────────┘   └──────────┘   └──────────┘   └────────┘      │
└─────────────────────────────────────────────────────────────┘

┌─────────────────────────────────────────────────────────────┐
│ 医工交叉实验（信息方法）                                       │
│  ┌──────────┐   ┌────────┐   ┌──────────┐   ┌────────────┐  │
│  │已知存在相关或│──▶│构建数据集│──▶│研究算法模型│──▶│验证模型准确性│  │
│  │因果关系的数据│   └────────┘   └──────────┘   └────────────┘  │
│  └──────────┘                                                │
└─────────────────────────────────────────────────────────────┘
```

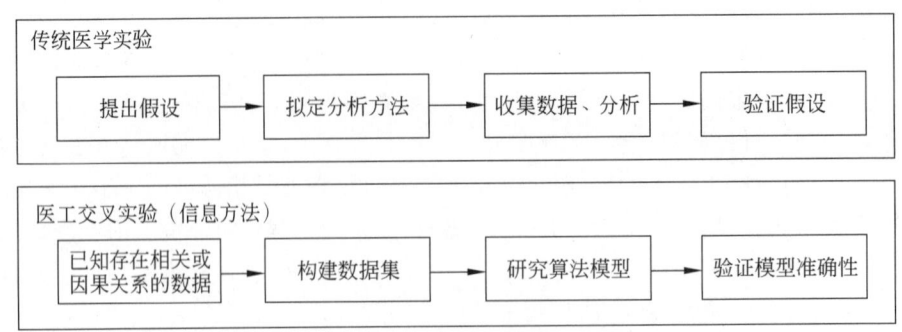

图 4-3　实验流程

的机器学习、深度学习等方法，研究和开发能识别皮肤癌图像的模型。最后验证该辅助诊断模型的准确性，如果结果不符合预期，需要分析其原因。相关原因可能是收集的皮肤癌患者的图像数据量不足，可能是算法性能遇到瓶颈，可能是数据预处理不够等。总之，需要通过不断地分析、迭代模型来达到预期值。

4.5.2　数据集构建

数据集构建阶段需要处理一系列的问题。在构建前首先要了解医学伦理原则，构建符合伦理约束的数据集；其次思考临床数据收集的场景，制定数据的纳入与排除标准，处理数据采集中所涉及的问题（如缺失、错误）；最后讨论在临床队列研究中需要注意的事项。具体的伦理内容见第 8 章。本节介绍数据纳入/排除标准、数据缺失处理方法和队列研究。

1. 数据的纳入/排除标准

医学实验数据的收集，需要考虑临床数据适用场景和任务要求，防止收集的数据不符合实验要求，偏离主旨。主要考虑以下 4 个因素：

(1) 病种组成：确定研究的疾病类型、疾病的亚型、疾病的分级与分期、病理特征等。

(2) 流行病学统计分布：了解疾病的流行病学分布，有利于指导数据采集和数据量的估计。

(3) 受试者人群分布特征：年龄、性别、血型、不良习惯等可能对结果有影响的因素。

(4) 应用场景：例如使用场景是三甲医院、基层医院，还是大众。

纳入/排除标准：纳入标准（inclusion criteria）是指依据研究目的及实施的可行性所确定的纳入研究对象需要符合的标准。通俗来讲，就是研究对象应满足什么条件才适合作为研究样本。纳入标准是对研究对象特征的详细说明。排除标准（exclusion criteria）是指一些个体在满足纳入标准后，仍然存在部分研究对象不适合作为本研究的个体，需要设置排除标准加以剔除。简单说来，排除标准就是虽然满足纳入标准，但是并不适宜作为研究对象的样本。纳入标准是确定研究对象的关键，排除标准则是对纳入标准的有效补充，二者共同确定了一个样本是否可以作为研究对象。

在医学科学研究中，人群间存在着很大的差异，基本上不存在一项研究能同时考虑到所有人群的情况。研究者往往需要从复杂的群体中，选择临床特点相对单一、具有人口学共性的对象进行研究。纳入/排除标准的制定可以帮助研究者获取更加符合研究目的的单一群体。

纳入标准有四个依据，分别是临床特征、时间特征、地理特征和人口学特征，一般包括：

① 研究对象的诊断、分型以及病程等；
② 研究对象的一般情况，如年龄、性别、婚姻状况等；
③ 基于研究目的和可行性的规定，如居住地、职业等。

在制定纳入标准时，应注意以下几点：第一，遵循伦理学要求，如年龄、妊娠等因素；第二，对于肿瘤等疾病，在制定纳入标准时，需对疾病的诊断分型、严重程度分期等进行限定；第三，控制可能影响结果的关键混杂因素，使样本具有较好的均衡性；第四，尽可能选择新病例，病程短，以减少偏倚；第五，选择依从性良好者。

以一项"减少降压药物与常规剂量治疗对80岁以上高血压患者短期血压控制的影响：基于 OPTIMISE 的随机对照试验 RCT 研究"为例，阐述纳入标准的例子：

（1）研究者自愿参与本研究并且签署知情同意（符合伦理，且依从性良好）。

（2）患者为年龄80岁及以上的男性或者女性（研究对象的一般情况）。

（3）临床检查的收缩压水平低于 150mmHg（根据基线筛查测量。临床血压定义为每隔一分钟测量第2次和第3次读数的平均值。注：此处血压标准的制定基于本研究对象中收缩压控制在 150mmHg 以下的老年人群）（研究对象的诊断以及病程等）。

（4）在试验开始前至少四周服用稳定剂量的抗高血压药物（研究对象的诊断以及病程等）。

（5）由于现有的多药治疗、共同发病、不坚持或不喜欢药物和/或虚弱，可能从药物减少中获益者（符合伦理，且依从性良好）。

有潜在不良反应，无法提供数据，可以列为排除标准，一般包括：
① 同时患有其他病症或合并症者；
② 已接受有关治疗，可能影响效应指标观测者；
③ 伴有影响效应指标观测、判断的其他生理或病理状况；
④ 某些特征人群如被纳入研究则不符合医学基本伦理，如孕妇、婴幼儿、未成年人、高龄患者、过敏体质、疾病晚期患者；
⑤ 依从性较差或患有精神疾病等。

在制定排除标准时应注意：第一，违反医学伦理学、有可能严重影响结果的混杂因素或者依从性较差者应排除在外；第二，患有其他疾病，可能对研究结果或者患者生命健康产生较大影响者应排除在外；第三，应权衡患者的风险和不良事件等。

以上述提到的研究为例，包含以下排除标准：

（1）参与者因左心室收缩功能障碍（LVSD）发生心力衰竭，且仅服用血管紧张素转换酶（ACE）抑制剂和/或 β-受体阻滞剂和/或螺内酯（停用任何一种都是禁忌）（患有其他疾病者，可能对研究结果或者患者生命健康产生巨大影响）。

（2）参与者有心力衰竭，但自发病以来没有超声心动图（可能有未诊断的 LVSD 和迫切需要 ACE 抑制剂和/或 β-受体阻滞剂）（患有其他疾病者，可能对研究结果或者患者生命健康产生巨大影响）。

（3）参与者认为继续服用任何抗高血压药物都有不可或缺的作用（权衡患者的获益风险和是否符合医学伦理）。

（4）参与者因为有其他重要疾病或障碍，可能会因为参与试验而使参与者处于危险之中，或存在可能会影响试验结果的情况，或者因个人原因无法参与试验的情况（如，疾病晚期、被困在家中、无法参与后续检查或随访)(同时患有其他病症或合并症者;已接受有关治疗,可能影响对效应指标的观测;伴有影响效应指标观测、判断的其他生理或病理状况)。

(5) 在过去12个月内曾患心肌梗死或中风(患有其他疾病者,可能对研究结果或者患者生命健康产生巨大影响)。

(6) 丧失行为能力或无法提供知情同意(无法完成随访或不具有完全行为能力)。

(7) 参与者有继发性高血压或既往有加速或恶性高血压(患有其他疾病者,可能对研究结果或者患者生命健康产生巨大影响)。

(8) 参与者在过去4周内参加过抗高血压药物的研究试验(已接受有关治疗,可能影响效应指标观测)。

在构建数据集时,要在一定程度上明确要进行的临床研究形式(如诊断研究、病因研究或预后研究),进而确定纳入标准和排除标准,因为这关系到对照组人群的纳入。例如,预后研究研究的是治疗方案的有效性,可以只纳入患者,预后效果好与预后效果不好的患者互相作为对照;在诊断研究中要研究与诊断相关的因素,则要纳入病种或综合征相似的、需要鉴别诊断的病例作为对照;病因研究中还要纳入没有患病的人群作为对照。一套科学合理的纳入排除标准,可以有效地控制在医学科学研究中的偏倚,从而使研究结果更加接近真实情况。

2. 数据缺失问题处理

在医学数据采集过程中,数据的缺失、错误非常常见且难以避免。它一般是由于受试者在试验中失访、依从性差、遭遇不良事件、缺乏疗效等原因提前退出试验而造成的,也可能是由采集标本或测量中环境干扰等问题所导致的,如表面肌电图数据采集过程中,观测者的皮肤、空气电阻等都会影响肌电图的数据。不良数据会降低实验模型准确性,并给实验结果带来偏倚。因此需要从实验的监察、数据采集和数据核查等多方面予以干预,减少不良数据比例。主要从以下几方面入手。

(1) 数据采集流程标准化操作:在临床试验的方案设计阶段,要制定主要疗效指标的数据采集与测量的标准操作规程,并对研究者、监察员等相关人员进行培训。特别是对于采用主观量表作为主要临床指标的临床试验,应当注意研究者沟通技巧和评分操作等培训。这有助于提高患者依从性,减少缺失数据的发生。同时要注意环境和场地对采集流程的干扰,降低环境的影响因素。

(2) 数据采集:在数据采集中,需要选择适当的采集工具。在电子数据采集的环境下,除了能够满足数据管理员逻辑核查和数据质疑的功能外,在数据录入过程中,还应当进行实时核查,即对主要数据漏填和明显错误及时发出提醒信息,从源头上防止出现不必要的数据错误和缺失。

(3) 数据核查:数据核查是数据管理中保证数据质量的关键环节,也是预防缺失数据的关键步骤。根据临床试验方案中需要采集数据的作用和重要程度,来建立详细的数据核查计划。对于重要的数据部分,可进行人工核查,保证数据的完整性;对于次要指标数据,可进行计算机逻辑检查。

3. 队列研究

在医学疾病研究中,队列研究是常用的方法之一,该方法论证强度高,能较好地揭示两事件间客观存在的因果关系。

队列研究是将一群研究对象(队列)按照是否暴露于某研究因素或暴露程度分为不同的亚组,追踪观察两组或多组成员结局(如疾病)发生的情况,比较各组之间解决发生率的差异,从而判定这些因素与该结局之间有无因果关联及关联程度的一种观察性研究方法。

队列研究按其研究时间的起止点(时序),又可分为三种设计模式:前瞻性队列研究、回顾性队列研究和双向性队列研究。

1) 前瞻性队列研究

前瞻性队列研究(prospective cohort study)从当下时间点开始追踪观察到将来某个时间点,了解疾病的发展情况,以确定某些暴露因素与疾病的关系,如图 4-4 所示。

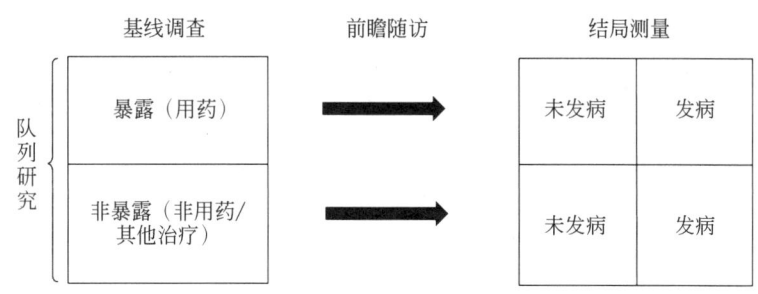

图 4-4 前瞻性队列研究示意图

2) 回顾性队列研究

回顾性队列研究(retrospective cohort study)以过去某个时间为起点,收集基线和暴露情况,以当时人群对研究因素的暴露情况将其分为暴露组和非暴露组,追踪观察到现在发病或死亡的结局情况,以研究暴露与疾病的关系。进行回顾性队列研究的前提是过去有关暴露与发病的记录必须准确和完整。尽管收集暴露与结局资料的方法是回顾性的,但究其本质而言仍是从因到果的研究方法。目前医工交叉的实验主要依赖于回顾性数据研究。

3) 双向性队列研究

双向性队列研究(ambispective cohort study)是指在回顾性队列研究之后,继续追踪观察到将来某个时间,又称为混合性队列研究。它是前瞻性队列研究和回顾性队列研究方法的结合,兼有上述两种队列研究的优点。

在开展某因素和结局因果关联的队列研究后,实验数据采集方案的制订是研究成败的关键所在。

在选择研究对象时,要考虑两点。①研究所处环境:由于大多队列研究的随访时间较长,因此研究现场必须有足够的人口数量,人口相对稳定,当地的群众理解和支持,愿意合作,当地也要有较好的医疗条件,交通便利,便于随访。人口流动大的地区或单位,失访率会较高,对结果有较大影响。②研究人群:要包含暴露组和非暴露组,根据研究目的和研究条件的不同,研究人群有不同的选择方式。

暴露组即对研究因素有暴露的人群。通常可以选择在某社区或地理区域居住的全体人群,其中暴露于某研究因素的人群即为暴露组。如果要研究一些特定的暴露或某些职业暴露与疾病的关系,往往要选择特殊或职业人群,因为这些特殊暴露人群某种疾病的发病率或死亡率高于其他一般人群,有利于探索该暴露因素与疾病之间的联系。例如,选择石棉作业工人研究石棉与肺癌的关系。若职业人群有关暴露与疾病的历史记录较为全面、真实和可靠,则可作为历史性队列研究的暴露人群。

非暴露组即对照人群。观察人群确定后,将其中暴露于所研究因素的对象作为暴露组,其余即为非暴露组。非暴露组人群与暴露组要有可比性,对照人群除未暴露于所研究因素外,其他因素或一般人口学特征(年龄、性别、民族等)都尽可能地与暴露组人群相同。但是,当以特殊暴露人群为暴露组时,不应在同一人群中选择对照组,而应在与该暴露或职业无关的另一人群中选择对照组。

4.5.3 方法选择和开发

在医学与人工智能交叉研究的实验中,需要根据数据集格式(文本、图片)、病灶特征、患者特征等因素综合考虑,选取适当的模型和算法。实验中也不仅仅选择使用一种模型,可能将多种人工智能模型和算法组合。

关于方法选择和开发,需要根据任务选择合适的方法。针对一些数据量少的任务,可以优先选择一些传统的机器学习方法和数据分析方法,如第2章所示。随着数据量逐渐增加,标注数据越来越多,在医学影像领域可以选择第5章所阐述的一些方法;在医学文本领域,可以选择第6章的一些方法。方法的选择没有统一的标准,关键在于是否匹配任务。

4.5.4 方法评价和结果分析

1. 性能分析

性能分析是指采用评价指标来描述所开发模型的性能。在医工交叉实验中,对于基于数据集训练出来的模型,需要评价其性能。在算法的训练过程中,首先会将数据集划分为训练集、验证集、测试集。

- 训练集(train set):用于训练模型参数的数据集。
- 验证集(validation set):用于在训练过程中检验模型的状态,收敛情况。验证集通常用于调整超参数,可根据几组模型验证集上的表现决定哪组超参数拥有最好的性能。
- 测试集(test set):用于评价模型的泛化能力。

模型开发后,需要进行模型的性能分析和性能评价。对于不同的任务所采用的性能评估方法也不同。下面分别简单介绍一些常见的评估方法,涉及分类、目标检测、图像分割、自然语言处理模型等。在模型性能评价过程中,还通常采用交叉验证技术。常见的交叉验证方法包括 k 折交叉验证和留一交叉验证。

1) 分类任务常用评价指标

在二分类中,混淆矩阵(confusion matrix)是最常用的评估工具,如表4-2所示,其中:

- TP(True Positive):真实值为true,预测值也是true;
- FN(False Negative):真实值为true,预测值为false;
- FP(False Positive):真实值为false,预测值是true;
- TN(True Negative):真实值为false,预测值也是false。

表 4-2 混淆矩阵

混淆矩阵		真 实 值	
		Positive	Negative
预测值	Positive	TP	FP
	Negative	FN	TN

基于混淆矩阵衍生出来的模型评估指标有：

(1) 准确率。

$$\text{accuracy} = \frac{TP + TN}{TP + FP + FN + TN}$$

准确率(accuracy)是最常用的性能指标，用来表示模型的精度，即模型识别正确的个数/样本总数。一般情况下，模型的准确率越高，模型的效果越好，但在样本不平衡的情况下，准确率无法有效评估模型。

(2) 精确率。

$$\text{precision} = \frac{TP}{TP + FP}$$

精确率(precision)描述模型识别为正类的样本中，真正为正类的样本所占比例。

(3) 召回率。

$$\text{recall} = \frac{TP}{TP + FN}$$

召回率(recall)是所有正类样本中被模型所检测出来的样本所占据的比例。

(4) F1 分数。

在现实案例中，正负样本经常是不均衡的，例如在 100 个病灶样本中，可能 91 个样本为良性(90 个 TN 和 1 个 FP)，9 个样本为恶性(1 个 TP 和 8 个 FN)。虽然模型准确率为 91%，但 9 个恶性肿瘤中有 8 个未被诊断出来，所以面对不平衡的分类数据集，仅准确率这一项评估指标并不能有效反映模型性能。在此情况下，需要结合精确率和召回率，但精确率和召回率两者往往呈负相关，为此在 F1-score 这一评估指标中，选取一个调和平均数。F1-Score 的取值范围为 0~1，其中 1 表示模型输出结果最好，0 表示模型输出结果最差。

$$F1 = \frac{TP}{TP + \frac{FN + FP}{2}} = 2 \times \frac{\text{精度} \times \text{召回率}}{\text{精度} + \text{召回率}}$$

(5) ROC 曲线。

受试者特征曲线(Receiver Operating Characteristic Curve，ROC 曲线)分析是临床医学和流行病学研究中常用于评价诊断准确性以及确定界值点的方法。ROC 曲线的基本思想是把敏感度和特异性看作一个连续变化的过程，用一条曲线描述诊断系统的性能，如图 4-5 所示。其绘制原理是在连续变量中不同界值点处计算相对应的敏感度和特异度。

敏感度(sensitivity)表示对正例的预测能力，在数值上等于召回率，也可以表示为真阳性率(True Positive Rate，TPR)：

$$\text{TPR} = \frac{TP}{TP + FN}$$

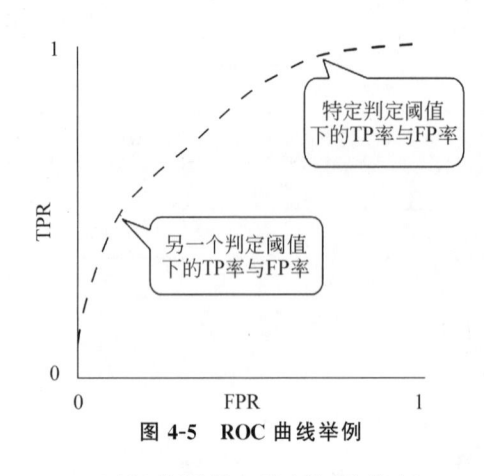

特异度(specificity)表示对负例的预测能力，FPR(False Positive Rate)表示假阳性率：

$$\mathrm{FPR} = \frac{\mathrm{FP}}{\mathrm{FP} + \mathrm{TN}}$$

然后以敏感度为纵坐标，以 1-特异度为横坐标绘制一条真阳性率和假阳性率的曲线。曲线下面积的英文缩写为 AUC，AUC 值越大，线条越贴近左上角，预测效果越好。

对于多分类问题，混淆矩阵等指标同样适用，只需要将每一类都转换为二分类问题即可继续应用混淆矩阵。

图 4-5　ROC 曲线举例

2) 目标检测任务常用评价指标

在目标检测中，首先训练好的目标检测模型会给出大量的边界框预测结果，但其中大多数的预测值都会有非常低的置信度，因此需要经过置信度阈值筛选。可采用 IoU (Intersection over Union，重叠度)方法作为评价边界框正确性的度量指标。IoU 是预测框与真实标签(Ground Truth，GT)之间的交集(intersection)和并集(union)的比值，也被称为 Jaccard 指数，如图 4-6 所示。

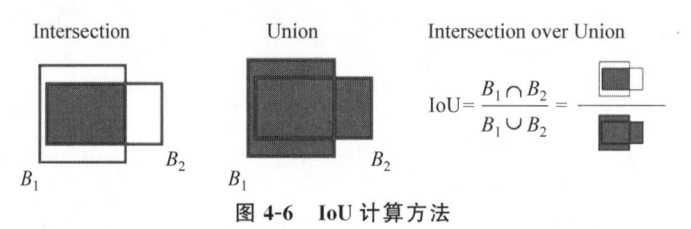

图 4-6　IoU 计算方法

在使用 IoU 指标时，可以给 IoU 设置一个阈值，例如 0.5，如果 IoU≥0.5，且预测类别正确，则可以认为它是一个正确的预测，分类为 TP。如果预测类别错误，或 IoU<0.5，则认为它是一个错误的预测，分类为 FP。如果一个目标出现在图像中，但是算法未检出，则分类为 FN。这样便可以计算各个类别的精确率/查准率(precision)和召回率/查全率(recall)。

有了查准率和查全率，便可以计算平均精度(average precision，AP)。AP 是计算模型单类别的平均精确度。对于目标检测任务，每一个类别都可以计算出其查准率和查全率，每一个类别也都可以得到一条 P-R 曲线，曲线下的面积就是 AP 的值 $\left(\int_0^1 p(r)dr\right)$。mAP(mean of Average Precision)是对所有类别的 AP 值求平均。图 4-7 为 P-R 曲线，全称为 precision-recall，其中纵轴为查准率(precision)，横轴为查全率(recall)。查准率和查全率是一对矛盾的度量，一般来说，查准率值偏高，查全率值偏低；查全率值偏高，查准率值往往偏低。平衡点(BEP)是查准率=查全率时的取

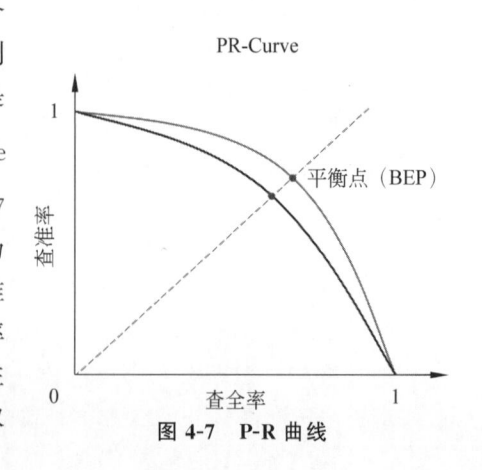

图 4-7　P-R 曲线

值,如果这个值较大,则表明模型的性能较好。

3) 分割任务常用评价指标

(1) 像素准确率。

像素准确率是指图像中正确分类的像素百分比,即分类正确的像素占总像素的比例。可表示为:

$$PA = \frac{\sum_{i=0}^{n} p_{ii}}{\sum_{i=0}^{n} \sum_{j=0}^{n} p_{ij}} = \frac{TP + TN}{TP + TN + FP + FN}$$

但是,当类不平衡时,一些类在图像中占主导地位,而其他一些类只占图像的一小部分,这个指标就缺乏指导意义。以图 4-8 为分割任务中类不平衡的案例为例,从左到右依次为原图像、真实标注、预测分割结果。这个案例中,即使模型什么也没有分割出来,但 PA 依然高达 95%,显然这是不合理的。因此,高像素精度并不总是意味着好的分割能力。

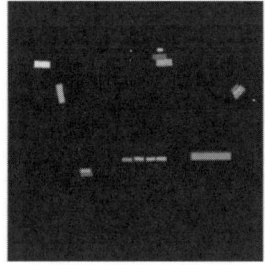

图 4-8 类不平衡案例

(2) IoU。

IoU 的计算方法是预测分割和标签之间的重叠区域除以预测分割和标签之间的联合区域(两者的交集/两者的并集),如图 4-9 所示。

该指标的范围在 0 与 1 之间,其中 0 表示没有重叠,1 表示完全重叠。对于二元分类而言,其计算公式为:

$$IoU = \frac{|A \cap B|}{|A \cup B|} = \frac{TP}{TP + FP + FN}$$

(3) Dice。

图像分割任务中常用 Dice 系数评估指标,Dice 系数是一种集合相似度度量函数,通常用于计算两个样本的相似度,取值范围为 [0,1],值越大表示分割效果越好。

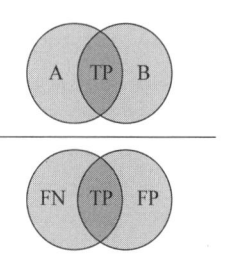

图 4-9 IoU 计算

$$Dice = \frac{2|A \cap B|}{|A| + |B|} = \frac{2TP}{2TP + FP + FN}$$

以脑肿瘤图像分割为例(见图 4-10),T_1 蓝色部分表示真实脑肿瘤区域(金标准,ground truth),T_0 非蓝色部分为正常脑部区域,P_1 红色部分表示预测的脑肿瘤区域,P_0 非红色部分为预测的正常脑区域。

(4) 体积重叠误差。

体积重叠误差(Volumetric Overlap Error,VOE)可以用于衡量分割结果与金标准之间

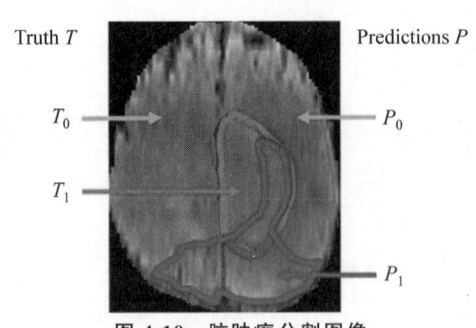

图 4-10　脑肿瘤分割图像

的重叠程度。VOE 和 IoU 都可以用于衡量分割结果的重叠程度,它们之间的关系是 VOE=1−IoU,这两个指标本质上都是一样的。在大多数医学图像分割的论文中,会用 IoU 作为评价指标,但是强调错误率时,可以用 VOE 代替 IoU。

此外,还有 HD(Hausdorff Distance,豪斯多夫距离)、ASD(Average Surface Distance,平均表面距离)等评价指标。在此不再赘述,感兴趣的读者请自行学习。

4)机器翻译和生成模型的常用评价指标

在自然语言处理的机器翻译和生成模型任务中,BLEU 评估法是一种常用的评估方法,全称为 Bilingual Evaluation Understudy,意为双语评估替换,是衡量有多个正确输出结果的模型精确度的评估指标。BLEU 取值范围为[0,1],分数越接近 1,则说明模型的翻译质量越高。

$$\mathrm{BLEU} = \mathrm{BP} \times \exp\left(\sum_{n=1}^{N} w_n \times \log P_n\right)$$

$$\mathrm{BP} = \begin{cases} 1 & lc > lr \\ \exp\left(1 - \dfrac{lr}{lc}\right) & lc \leqslant lr \end{cases}$$

lc = 机器译文的长度

lr = 最短的参考翻译句子的长度

- BLEU 需要计算 1-gram,2-gram,…,N-gram 的精确率,一般 N 设置为 4 即可,P_n 指 n-gram 的精确率。
- w_n 指 n-gram 的权重,一般设为均匀权重,即对于任意 n 都有 $w_n = 1/N$。
- BP 是惩罚因子,如果译文的长度小于最短的参考译文,则 BP 小于 1。
- BLEU 的 1-gram 精确率表示译文忠于原文的程度,而其他 n-gram 表示翻译的流畅程度。

下面给出中英文翻译案例。

中文:垫上有一只猫。

参考翻译 1:The cat is on the mat.

参考翻译 2:There is a cat on the mat.

MT(机器翻译):the cat the cat on the mat.

该翻译案例的 BLEU 1-gram 精确率如表 4-3 所示。

表 4-3　BLEU 1-gram

MT 中的 unigrams	count	count (参考翻译 1)	count (参考翻译 2)	count(clip) 截取计数
the	3	2	1	2

续表

MT 中的 unigrams	count	count（参考翻译 1）	count（参考翻译 2）	count(clip) 截取计数
cat	2	1	1	1
on	1	1	1	1
mat	1	1	1	1

如表 4-3 所示，count(clip)称为截取计数，是指每个单词在所有参考翻译句子中出现最多的次数，所以 BLEU 一元组上的得分为：$P_1 = \text{count(clip)}/\text{count} = (2+1+1+1)/(3+2+1+1) = 5/7$，二元组以及 N 元组以此类推。

BLEU 是基于精确度计算的指标，此外还有 ROUGE 方法。ROUGE 是一种用于评价文本摘要的自动评价方法，它的全称为 Recall-Oriented Understudy for Gisting Evaluation，意思是以召回率为导向的摘要评价方法。ROUGE 只考虑召回率，即不关心翻译结果是否流畅，主要关心翻译是否准确，此外还有一些衍生的相关指标。

2. 显著性分析

显著性分析使用统计测试来确定模型性能的显著性，考察非随机因素与模型性能间的联系。医学统计学中的显著性分析是一种用于判断样本数据是否能够反映总体特征的方法。它帮助研究人员确定实验结果是否足够可靠，从而支持是否接受或拒绝某个假设。在医学领域，显著性分析对于验证治疗效果、评估疾病风险、判断差异是否具有临床意义等方面具有重要作用。显著性分析主要用于两种情况：假设检验和置信区间。

1) 假设检验

假设检验用于判断一个或多个样本的统计特征是否与总体特征相同。研究人员会提出一个零假设（null hypothesis，H_0）和一个备择假设（alternative hypothesis，H_1）。然后，通过计算样本数据的统计量（例如 t 值、z 值等），结合假设检验的分布，来判断样本数据是否显著以拒绝零假设。显著性水平（significance level）通常以 α 表示，常见的值有 0.05、0.01 等。如果计算出的 p 值小于显著性水平，就可以拒绝零假设。

2) 置信区间

置信区间用于估计总体参数，并给出一个置信区间范围，使得这个范围内的值有一定的概率包含真实总体参数值。例如，可以计算出一个均值的置信区间，表明样本的均值有多大的概率落在这个区间内。

在医学领域，显著性分析广泛应用于药物疗效评估、疾病风险评估、临床试验分析、流行病学研究、基因分析等领域。通过显著性分析，医学研究人员能够在统计学上验证研究结果的可靠性和显著性，从而为医学实践和决策提供可信的依据。显著分析帮助研究者更好地理解和解释数据，促进医学研究的进步。当涉及医学统计学中的显著性分析时，有多种不同的检验方法可供选择，主要有以下几种：

(1) t 检验。

t 检验（Student's t-test）用于比较两组均值是否有显著差异。常见的应用场景包括药物治疗的疗效评估、不同群体的平均差异分析等。t 检验分为独立样本的 t 检验（适用于两组独立样本的均值比较）和配对样本的 t 检验（适用于同一组样本的前后均值比较）。

(2) 卡方检验。

卡方检验(Chi-Square Test)用于分析两个或多个分类变量之间的关联性,其通常用于分析观察频数与期望频数之间的差异,以判断分类变量之间是否存在显著关联,如疾病风险与基因型的关系。

(3) 方差分析。

方差分析(Analysis of Variance)用于比较多个组别之间的均值是否有显著差异。适用于有多个组别的情况,例如比较不同剂量的药物对疾病治疗效果的影响。

(4) 回归分析。

回归分析(Regression Analysis)用于探究自变量与因变量之间的关系,并预测因变量的变化。线性回归和逻辑回归是最常见的两种回归分析,分别适用于连续型和分类型因变量。

(5) 生存分析。

生存分析(Survival Analysis)是对某给定事件发生的时间进行分析和推断,研究生存时间和结局与预后因子间的关系及其程度大小的方法,也称生存率分析或存活率分析。

(6) 配对检验。

配对检验(Paired Test)用于比较同一组样本的治疗前后的测量结果,常用于评估治疗前后的差异。

(7) 非参数检验。

样本数据不满足正态分布假设时,可以使用非参数检验(Non-Parametric Test),例如Wilcoxon秩和检验(配对样本)、Mann-Whitney U检验(独立样本)等。

(8) Fisher精确检验。

Fisher精确检验(Fisher's Exact Test)用于小样本情况下分析两个变量之间的关联性,常用于分析2×2列联表。

3. 专家评价

在医工交叉的实验中,模型结果和专家结果的对比评价是非常重要的部分,它们有助于分析模型的性能、准确性和可应用性。除了常规的性能指标,在医工交叉研究中,通常还会引入专家评价的方法,即将模型的输出结果与专家的结果进行对比评价。专家评价需要满足以下几点要求:第一,模型结果和专家结果的对比评价通常需要使用相同的数据集,以便进行公平的比较;第二,确保模型结果和专家结果的测量方法一致,例如,如果专家提供了某种定性评估,那么需要将模型结果转化为类似的形式,以进行比较;第三,使用合适的性能指标来定量评估模型和专家结果之间的差异,可以通过比较准确度、敏感度、特异度等指标来完成;第四,确保模型决策过程的可解释性,以便与专家的判断进行比较和验证,这也是目前医学专家所重点关注的;第五,领域知识,考虑融入专家的领域知识和经验,以评估模型在特定情境下的表现。

如果模型结果与专家评价结果不一致,可以通过改进数据预处理、模型算法、特征工程等方法来提高模型性能,这也涉及差错分析。通过与医学专家深入合作,可以了解模型性能瓶颈出现的原因,分析判断错误的样本,以指导模型的改进和优化。

在医工交叉的研究领域中,最终的目标是将模型应用于临床实践或工程设计中。因此,模型的泛化性和可应用性非常关键。在临床环境或工程项目中进行泛化性验证,确保模型的性能可以满足实际应用的需求。

总结来说,模型结果与专家结果的对比评价在医工交叉实验中起着关键作用,专家评估可以指导模型的进一步改进和优化,有助于确定模型的适用性和可靠性,从而推进模型在医工交叉领域的落地应用。

4. 差错分析

差错分析方法在医学中被广泛用于分析与患者疾病管理、诊断、治疗等环节相关的问题。通过将错误的结果进行可视化,并从中进行详细分析,医疗和工程团队能够深入了解错误发生的背后原因,从而采取措施防止类似错误再次发生。

假设某医院的一名护士给患者注射了错误的药物,这个错误的操作会对患者的健康造成风险。在这种情况下,可以按如下步骤进行差错分析。

(1) 问题定义:护士给患者注射了错误的药物。

(2) 数据收集:收集与这一事件相关的所有信息,如患者的医疗记录、药物订单、药物标签、注射记录等。

(3) 可视化分析:将问题可视化,例如通过绘制时间线,标出药物注射以及相关记录的时间点,描绘事件发生的过程。

(4) 原因分析:在这一步骤中,医疗团队可以使用鱼骨图来分析错误的原因。在这个案例中,可能的原因包括药物订单的模糊、药物标签的不清晰、工作流程中的通信问题等。

(5) 解决方案制定:基于上面的原因分析,制定一系列解决方案。例如,改进药物订购流程,强化药物标签的明确性,加强团队内部的沟通。

(6) 实施和监测:实施解决方案,并持续监测其效果。可以设置即时的反馈机制,以便发现和修复潜在问题。

通过对这一用药错误事件进行差错分析,医疗团队可以识别出多个潜在的临床问题和解决方案,从而提升患者的安全和医疗质量。

在模型算法开发中,差错分析的步骤不可缺少,其作用不可忽视。一方面,通过差错分析可以验证实验设计的流程是否正确,采用的方法是否合适;另一方面,结果的差错分析也可以作为改进模型的依据。例如在乳腺超声数据的良恶性人工智能诊断任务中,对分类错误的数据进行差错分析。如果看到测试数据结果都倾向于恶性,可考虑收集到的数据集是否具有严重的不平衡性。从混淆矩阵中的 FN 和 FP 的差错数据中,可以分析出不典型的特征或者定位到如何去进一步改进模型算法。

5. 局限性分析

在医工交叉实验中,局限性会影响研究的可信度、适用性和泛化能力,为识别和理解研究的局限性,需要进行局限性分析。通常在学术论文的研究中,也需要阐述局限性。局限性分析通常与以下因素有关。

(1) 数据质量和可用性:数据是医工交叉实验的基础,但可能受到多种限制,如数据质量差、数据量不足、数据不完整、数据缺失、数据仅来源于单中心等,这些特点与数据的局限性相关联。研究者需要分析数据的局限性,包括数据收集的方式、样本规模和数据的可用性。

(2) 样本选择偏差:由于实验条件的约束,可能导致样本选择具有偏差,此时收集的样本集不能全面地代表目标人群,会影响研究结果的泛化性,并限制研究的外部有效性。

(3) 实验设计：实验设计也会受到一些限制，例如控制组选择、伦理限制等，这些因素会影响研究的内部有效性和可解释性。

(4) 数据处理和特征选择：数据处理步骤和特征选择方法可能受到局限，导致信息丢失或模型过拟合的问题产生。

(5) 模型选择和性能评估：在医工交叉实验中，需要认真选择模型和相应的性能评估方法。目前采用的性能评估方法大多起源于通用图像或自然语言处理领域的方法，但是针对特殊的医学任务，需要设计适合于该任务的评价指标。

(6) 时间和资源限制：医工交叉研究很可能会受到时间和资源的限制，这可能会影响研究的规模和可适用性。

局限性分析的目标是在发表研究结果时提供真实且充分的实验结果，以帮助读者理解研究的可靠性和适用范围。此外，局限性分析还有助于研究者在未来工作中发现和解决与这些局限性有关的问题，进一步提高研究的质量和价值。

4.5.5　研究案例

糖尿病往往会导致眼部视网膜病变，患者需要接受视网膜检查来诊断出眼部的问题。这种检查通常需要专业眼科医师的参与，资源有限。本案例的临床问题可以定位为"如何开发一种人工智能系统，用于自动检测视网膜病变，提高检测的效率并进行及时干预，降低医生负担，改善患者的视力健康"。

1. 问题描述

通过与多名眼科医生的检验结果比较，研究模型是否能够准确地通过眼底光相干断层扫描 OCT 图片检查出可疑的眼部病变。

2. 数据集构建

1）目标人群

本案例需要诊断糖尿病导致的眼部病变。为了更好地诊断眼部疾病，区分眼疾成因，甚至通过眼部疾病来反向推测糖尿病，本研究的目标人群定位为多家医院眼科的就诊患者。

在此基础上，数据集应尽可能涵盖各种年龄、性别、糖尿病类型和糖尿病持续时间的患者，以确保模型的广泛适用性。糖尿病患者可能同时患有其他健康问题，如高血压、高胆固醇、肾病等。考虑将这些因素纳入模型的训练中，以模拟真实世界中的多种健康条件。胰岛素治疗、口服药物治疗和饮食控制等不同的治疗方案，都可能会影响眼部病变的风险和进展，所以在选择样本时也要考虑这些因素。另外，还要确保数据集的类别平衡，以防止模型在某些类别上过拟合。

2）数据来源及标注

收集来自多个医疗机构的视网膜图像数据，然后由多名专业眼科医师将图像中的病变区域和正常区域标记出来，同时标注病变的类型和严重程度。这些标注将用于训练模型，但是这些标注也可能存在一些错误。例如糖尿病患者常常会出现微血管异常，包括微动脉瘤、出血、渗漏等，标注者可能会将这些异常标注为其他类型的病变，或者忽略它们。糖尿病性黄斑水肿是糖尿病视网膜病变的常见表现之一，它会导致视网膜中央区域的水肿，标注者可能会误将正常的黄斑水肿或其他黄斑疾病标注为糖尿病性黄斑水肿，OCT 检查图像的分类标注示例如图 4-11 所示。

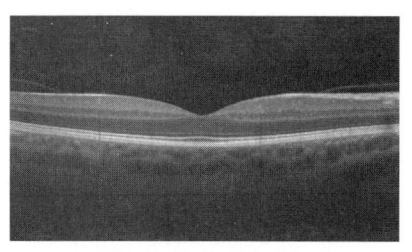

(a) 正常的OCT检查结果　　　　　(b) 糖尿病视网膜病变

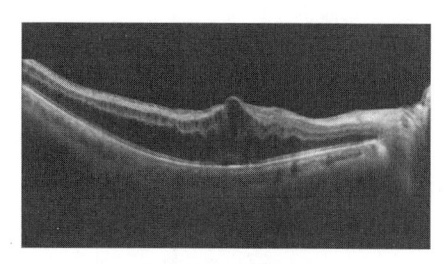

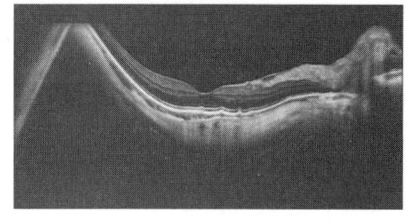

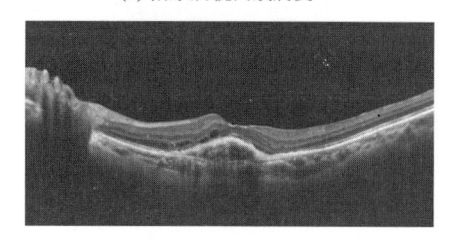

(c) 老年性湿性黄斑变性　　　　　(d) 老年性湿性黄斑变性

图 4-11　OCT 检查图像分类标注示例

对于可能出现的错误,需要制定明确的标注规则和标准化流程,以确保标注者遵循相同的标注标准。这些标注规则包括但不限于结构的定义、边界的识别标准和分类方法,以便多名标注者进行独立标注。这样可以帮助识别以及纠正错误的标注,提高准确性。

3) 研究队列

构建一个强大的模型需要大规模的数据集,例如数千例/数万例患者的视网膜图像。为了构建这样的数据集,首先需要随机抽样并加以检查,以防止出现明显的抽样误差。其次需要确认研究队列的大小和各种眼部疾病中阳性和阴性的数据比例,还要考虑到这些疾病的实际发病率,为其提供相对应的阴性数据。

4) 模型选择和开发

将数据集分成训练集、验证集和测试集。训练集用于模型训练,验证集用于调优超参数和监控模型性能,测试集用于最终性能评估。选择适合任务的深度学习模型架构,如基于卷积神经网络(CNN)的分类模型。对于糖尿病眼部疾病诊断,可以采用具有多层卷积层的网络来提取图像中的特征。使用训练集对模型进行训练的过程中,模型会尝试自动调整其内部权重和参数,以最小化预测值与实际标签之间的误差。可以通过选择适当的损失函数,例如交叉熵损失,来度量模型的性能。在训练期间,采用梯度下降或其变种进行参数优化,以降低损失函数的值。最后,使用验证集数据,对模型的超参数进行调优,例如学习率、批次大小(batchsize)、卷积核大小等。此外,在训练期间,需要定期监控模型在验证集上的性能,以检查是否存在过拟合或欠拟合问题,并根据需要调整模型。

5) 度量标准

评估模型性能时,通常要选用多种指标进行评估。针对分类任务,首先可以使用准确率来评估,准确率是最常用的度量指标之一,它衡量模型正确分类样本的比例。其次是精确率和召回率。精确率衡量模型在预测为正类别的样本中的正确性,而召回率衡量模型在实际正类别样本中成功预测的比例。精确率和召回率是一种权衡关系,即提高一个指标可能会降低另外一个。另外,F1 分数是精确率和召回率的调和平均值,可以综合考虑这两个指标。

除此之外,还可以使用混淆矩阵作为评价指标进行评估,混淆矩阵提供了详细的分类性能信息。

6) 假设检验

在实际应用中,我们可以对模型的性能进行假设检验,以确保模型的预测能力优于随机猜测或传统的诊断方法。例如使用 t 检验或 Wilcoxon 符号秩检验等统计方法来实现。

7) 显著性水平

设定显著性水平(例如 0.05),并确定模型的性能是否达到统计显著水平。然后将模型的性能与专业眼科医师的诊断能力在比较组上进行比较,以验证模型的有效性。

总结来说,上面的示例展示了医工结合实验设计的流程,具体说明了如何将人工智能应用到实际的临床问题中,包括数据收集、模型训练、性能评估,以及假设检验等关键步骤,以解决糖尿病眼部病变的自动检测问题。

4.6 本章小结

医学数据涵盖医疗保健领域记录和收集的各种信息,用于诊断、治疗、疾病管理、研究、决策支持等多个领域。在进行医工交叉的研究中,需要理解医学数据的特点,并有针对性地对各项任务进行预处理。这并不是一项轻松简单的工作,在医工交叉实验研究的始终,都伴随着数据清洗和数据转换的工作。如何让医工交叉实验模型正确落地,应用到医学各个方面,是医学人工智能应用面临的最大问题之一,需要学者们的不懈努力。

习　题

1. 请结合实际,举例说明医学影像数据的来源。
2. 在医学图像数据的预处理中,图像增强的作用是什么?请你提供医学图像增强的方法示例。
3. 举例说明医学文本数据的预处理步骤。
4. 什么是医学数据的质量评估方法?请简要描述医学数据的常见质量问题。
5. 举例说明如何构建符合任务要求的医学影像数据集。
6. 以乳腺超声良恶性智能诊断任务为例说明医工交叉实验设计的流程。

第 5 章 医学影像人工智能处理技术

医学影像与人工智能的结合已经在医疗领域引起了广泛的关注和研究。目前人工智能技术已被用来改善医学影像的获取、分析、应用,并提高患者的诊断、检测、治疗等环节的效率和准确性。本章将主要介绍常用医学影像类型、医学影像人工智能的典型方法、任务和应用。

5.1 医学影像类型

本章首先介绍常用医学影像数据,包括 X 射线影像、超声影像、CT 影像、MRI 影像等。此外,医学影像还有很多其他类型,如病理学影像、内窥镜影像、骨扫描图像等,在这里不一一介绍,有兴趣的读者可以自行查阅文献学习。

5.1.1 X 射线影像

X 射线摄影依赖人体组织之间的密度和厚度的差别成像。X 射线透过人体不同组织结构时,被吸收的程度不同,所以到达胶片上的 X 射线量具有差异,形成明暗或黑白对比的影像。普通 X 射线成像因速度快、成本低廉,在临床中应用范围很广。常用的 X 射线图片包括胸腹部平片、骨关节摄影、乳腺 X 射线摄影检查等,也称之为 X 光影像或 X 线片。图 5-1 为脊柱 X 射线影像和手骨 X 射线影像的例子,图 5-2 为迈瑞医疗的 DigiEye 330/350 系列数字 X 射线成像系统医疗器械。

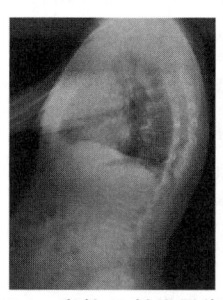

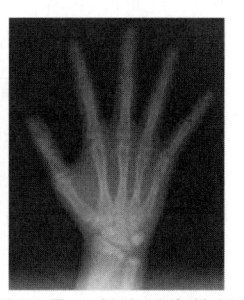

图 5-1 脊柱 X 射线影像和手骨 X 射线影像的例子

在医学影像领域,X 射线设备已经成为最常用的医学影像设备之一,具有如下优点和局限性。

1. X 射线检查的优点

(1) 快速成像:X 射线设备成像速度快,通常只需要花费较短的时间,有助于

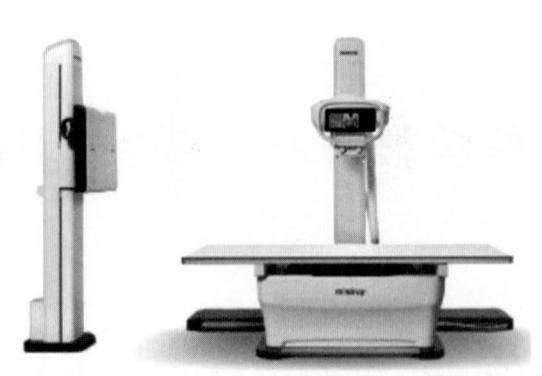

图 5-2　迈瑞医疗的 DigiEye 330/350 系列数字 X 射线成像系统医疗器械

医生快速做出初步诊断,为患者提供及时的治疗。

(2) 适用范围广:X 射线可以用于不同部位和器官的成像,包括胸部、骨骼、牙齿、胃肠道等,这使得 X 射线可以应用在多个医学领域。

(3) 成本较低:与 MRI 或 PET 扫描等相比,X 射线设备相对便宜,维护成本也相对低。目前,即使是在偏远地区,在医院、诊所和医疗保健机构中,也可以经常看到 X 射线设备。

2. X 射线检查的局限性

(1) 辐射暴露:X 射线具有电离辐射,暴露于辐射源可能会对人体组织造成损伤,长期或过量的辐射暴露可能增加癌症的风险。

(2) 不适用于特定患者群体:由于辐射风险,X 射线可能不适用于孕妇等人群。

(3) 有限的软组织分辨率:X 射线在显示骨骼结构方面效果较好,但在显示软组织(如肌肉、脂肪和器官)方面效果较差。对于某些疾病,X 射线影像可能不足以提供足够的信息。

(4) 造成图像伪影:X 射线影像可能受到骨骼叠加效应的影响,导致图像上出现伪影,这可能需要进一步的评估。

5.1.2　超声影像

超声影像,也称为超声检查或超声波检查,是一种利用超声波传播和回波原理获取人体内部结构的医学影像技术。现代超声仪器的探头通过线性、扇形或其他扫描方式,向人体发射超声波。当超声波遇到具有不同声阻抗的两种组织交界面时,会产生回波。这些回波被探头接收后,经过信号放大和信息处理,最后显示在屏幕上,形成断层图像,称为超声影像。图 5-3 为超声影像的例子,图 5-4 为飞利浦彩色超声诊断系统 Affiniti70 设备。

超声影像可用于医学诊疗的方方面面,例如乳腺病变的筛查、肝脏肿瘤的检查、引导活检操作等。通常会使用灰度超声、彩色多普勒超声等。灰度超声利用超声波的反射和传播来获取人体内部组织的图像。与传统的二维超声图像相比,灰度超声图像能够提供更加细致的人体组织结构信息。彩色多普勒超声通过多普勒效应、多普勒频移测量和彩色编码等技术,提供人体内部组织和血管的实时和高清晰度图像,可用于探测血流速度和方向,帮助医生进行准确的诊断。由于具有多普勒功能的超声扫描仪能够检测血液流动情况,因此在人工智能医学影像的研究中,也同时基于灰度超声和多普勒超声数据来完成分析任务。其优点和局限性如下。

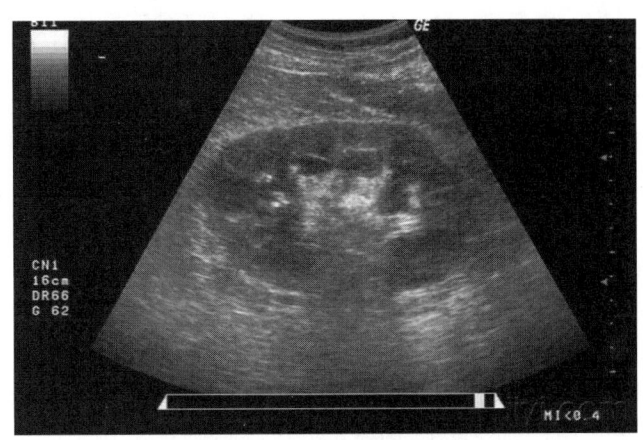

图 5-3　超声影像的例子

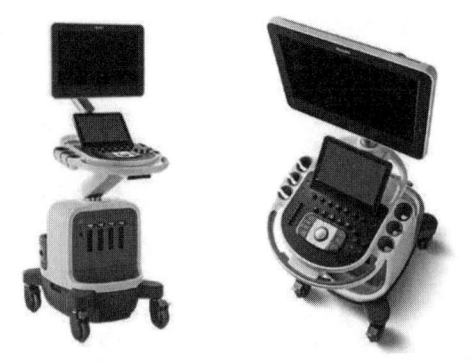

图 5-4　飞利浦彩色超声诊断系统 Affiniti70 设备

1. 超声检查的优点

(1) 无辐射性：超声检查不会产生电离辐射，对人体的伤害较小。因此，超声检查在孕妇和其他需要避免 X 射线等辐射的人群中更为适用。

(2) 非侵入性：超声检查是一种非侵入性的检查方法，不会对患者造成介入的影响。

(3) 实时性：在超声检查过程中可以实时观察到人体内部器官的动态变化。医生可以根据这些实时图像进行准确的诊断和评估，这在心脏超声、胎儿监测、活检引导等应用中尤为重要。

(4) 多角度成像：超声检查可以通过多个角度进行成像，有助于更全面地观察身体状况。这一特点使得超声检查可以有效地应用在多角度器官观察、复杂病变诊断的任务中。

(5) 便捷快速：相比于其他成像设备，超声检查可以在短时间内完成，是一种高效的成像工具。

(6) 成本低：相对于其他成像技术(如 CT 影像或 MRI 影像)，超声检查成本相对较低。

2. 超声检查的局限性

(1) 图像质量受体质影响：超声影像的质量受到患者的体质(如体重、身体脂肪含量)和气体干扰(如胃肠气体)等因素影响。

(2) 组织穿透力有限：超声波穿透骨骼或空气的能力相对较弱，有时候难以检测到某些深层的病变组织，此时，需要结合其他检查方法进行综合判断。

(3) 对操作人员的依赖性强：超声检查的操作和解读都依赖医生的经验和技能。对于一些复杂的病变，需要具备丰富经验的医生才能做出准确的诊断。

(4) 受视窗限制：对于某些器官和组织，超声检查可能受到视窗的限制，难以获得全面的影像。因此，在实际的检查中，针对同一病灶，超声技师通常采集多张影像数据。

5.1.3 CT 影像

计算机断层扫描，通常称为 CT 扫描，是一种常见的医学影像技术。它使用 X 射线环绕患者身体扫描，通过计算机技术将人体内部的结构以横截面的方式呈现出来。这些图像被称为断层图像，相比于传统的 X 射线图像，可以提供更详细的病变信息。这些断层图像堆叠在一起，形成三维体积数据，可以直观地展示身体基本解剖结构、病变等信息。CT 扫描能够以非侵入式的方式获得高分辨率、多方位的横截面图像，常用于诊断、筛查和手术指导。图 5-5 为胸部 CT 扫描图像案例，图 5-6 为飞利浦的 CT 扫描设备 Spectral CT 7500。

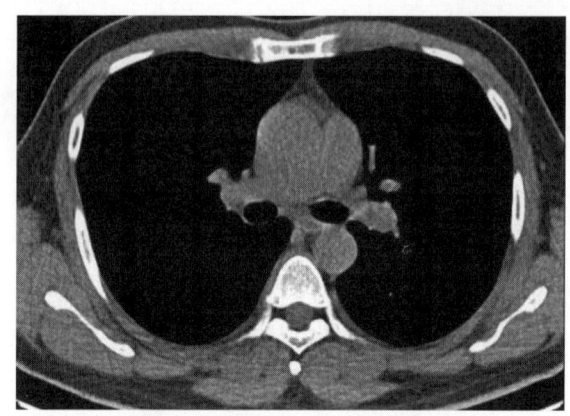

图 5-5 胸部 CT 扫描图像案例

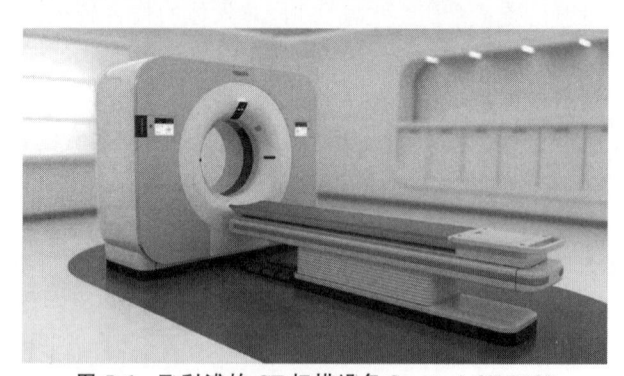

图 5-6 飞利浦的 CT 扫描设备 Spectral CT 7500

CT 检查的优点和局限性如下。

1. CT 检查的优点

(1) 图像分辨率高：CT 扫描可以提供高分辨率、清晰的内部结构图像，能够清晰地显示骨骼、器官和组织结构。

(2) 组织密度分辨能力强：可将密度差别小的软组织及其病变分辨出来，可清晰显示解剖结构复杂部位的病变情况，提供疾病诊断的证据。

(3) 多平面重建：通过重新构建 CT 图像，能提供不同方向（如横断面、冠状面、矢状面）的视图，有助于显示微小结构和病变。

(4) 适用范围广：CT 检查可用于身体的各个部位，包括头部、胸部、腹部和盆腔等。

2. CT 检查的局限性

(1) 辐射暴露：CT 检查使用 X 射线，产生的电离辐射对人体有一定的损害。需要特别注意儿童和孕妇等特定人群。

(2) 成本较高：相对于超声检查设备，CT 设备的购置和维护成本相对较高，这可能会反映在患者的医疗费用上。

(3) 对某些软组织的分辨率低：对于某些软组织的成像，如肌肉和神经，CT 检查的分辨率低。

(4) 无法评估功能性信息：CT 检查提供的是静态的结构图像，无法提供关于器官功能的信息，如心脏的收缩功能或肺部的通气功能。

5.1.4　MRI 影像

磁共振成像（MRI），也称为核磁共振成像，是一种利用强磁场和无线电波来生成人体内部高质量图像的医学影像学技术。目前 MRI 已应用于全身各系统的成像诊断，包括颅脑、心脏、关节、骨骼、软组织及盆腔等。图 5-7 为 MRI 影像的例子，图 5-8 为飞利浦的 3T 核磁共振系统 MR 7700。

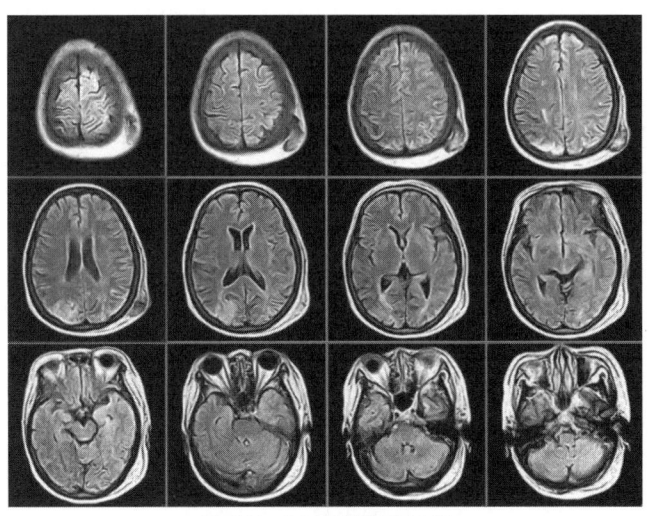

图 5-7　MRI 影像的例子

MRI 是一种综合的成像技术，可用于评估退行性疾病、炎症性疾病以及癌症等各种病理组织，提供多参数评估。近年来，随着设备与技术的不断发展，MRI 序列不仅能提供解剖信息，还能提供功能和代谢信息。MRI 检查的优点和局限性如下。

1. MRI 检查的优点

(1) 无辐射：MRI 不使用离子辐射，对患者不产生辐射暴露的风险。这使得 MRI 成为适用于孕妇和儿童等敏感人群的影像检查方法。

(2) 对比度高：MRI 能提供较高的组织对比度，能够清晰地区分不同类型的组织，包括

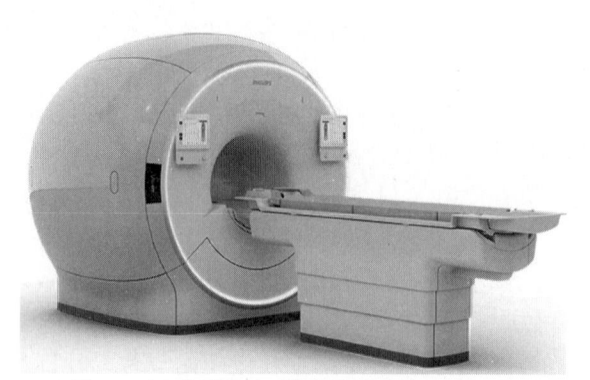

图 5-8 飞利浦的 3T 核磁共振系统 MR 7700

软组织、肌肉、骨骼和血管等。

(3) 多参数成像：MRI 可以生成多种参数的图像，如 T1 加权图像、T2 加权图像、扩散加权图像和灌注加权图像等。这些图像提供了丰富的信息，有助于医生做出准确的诊断，制订适当的治疗计划。

(4) 多平面成像：MRI 允许在多个平面（矢状、冠状、轴位）上获取图像，提供了更全面的解剖信息。医生可以选择他们最需要的平面来查看图像。

(5) 功能性成像：功能 MRI(fMRI)允许观察大脑活动，对神经科学研究和临床神经学研究具有帮助。

2. MRI 检查的局限性

(1) 成本较高：MRI 设备的购置和维护成本相对较高，这使得 MRI 检查的费用通常比其他成像技术(如 X 射线或超声检查)更高。

(2) 耗时：MRI 检查通常需要较长的时间，需要患者保持相对静止，这通常会导致患者的排队等待时间增加。

(3) 不适用于某些患者：由于 MRI 使用强磁场，因此对于某些患者可能不适用，如植入心脏起搏器、内耳植入物、植入大型金属物体的患者，以及一些焦虑症或幽闭恐惧症患者。

(4) 对运动敏感：MRI 对患者的运动比较敏感，对于年幼的儿童、病情严重的患者或无法保持静止的患者，检查难度较大。

(5) 噪声大：MRI 扫描期间会产生噪声，这可能会令一些患者感到不适，通常需要提供耳塞或耳罩来减轻噪声。

(6) 对某些组织的成像限制：MRI 在某些情况下对骨骼和气体的成像效果不如 X 射线或 CT 扫描。骨骼成像通常采用 X 射线或者 CT 成像技术。

MRI 检查适合于需要高对比度和多参数成像的情况。医生通常会根据患者的具体情况和临床需求来决定是否进行 MRI 检查，以及如何有效地使用这些图像来做出诊断和治疗决策。

5.2 医学影像的分类方法

5.2.1 引言

医学影像的分类任务是指将医学影像数据分为不同类别的任务，标签是分类别的。在实际研究中,根据数据是否有标签,以及标注的数据量,选择有监督学习、半监督学习、无监督学习等技术路径来完成分类任务(详见第 3 章)。以有监督学习为例,这意味着将从医学影像设备中获取的图像或者数据归类到特定的病理状态、器官结构、疾病类型等类别中。在有监督学习中,医学影像分类模型需要从标记了类别信息的训练数据中学习,然后对新的未标记的医学影像数据进行分类,例如将 X 射线影像分类为正常或异常,将乳腺超声图像分类为良性病变和恶性病变等。

图像分类模型需要处理特征抽取、分类器训练等关键步骤。传统的图像分类主要依据手动特征提取和机器学习方法,其中常用的特征提取方法包括尺度不变特征转换(Scale Invariant Feature Transform,SIFT)算法、方向梯度直方图算法(Histogram of Oriented Gradient,HOG)等,常用的机器学习方法包括贝叶斯、支持向量机(Support Vector Machine,SVM)、决策树、k 最近邻、随机森林等(见第 2 章)。传统的医学影像分类方法通常需要手动设计特征,在处理复杂的海量医学影像数据时会出现性能瓶颈。随着深度学习技术的发展,越来越多的医学影像分类任务采用了基于深度学习的方法,这些方法可以自动学习和提取特征,目前已在许多任务中取得了极大的进展。

基于深度学习的医学影像分类方法是利用深度学习网络进行自动特征学习和医学影像分类的一种方法,目前已经应用在疾病的诊断、筛查、预后等大量的医学影像任务中。本节主要介绍具有代表性的基于深度学习的分类方法,并在介绍过程中展开说明网络模型中所涉及的关键技术。希望读者可以在学习后了解经典网络模型,学习该模型中的关键技术,并尝试使用深度学习技术完成医学图像分类。

5.2.2 AlexNet 方法

AlexNet 是具有重大历史意义的网络结构。2012 年,Hinton 和他的学生 Alex Krizhevsky 设计了 AlexNet 网络,在当年的 ImageNet 分类挑战赛中获得了冠军,Top-1 的分类准确率达到 57.1%,Top-5 的分类准确率达到 80.2%,这远远超过传统的机器学习分类算法的性能。AlexNet 的成功标志着人工神经网络重返历史舞台。这一成功的背后有若干关键因素,这些因素也构成了当前计算机视觉领域的核心技术。AlexNet 架构示意图如图 5-9 所示。

1. 激活函数

Sigmoid 是人工神经网络最常用的非线性激活函数之一,它能够把输入的连续实值"压缩"到 0~1 之间。但是它也有一些缺点。第一,具有梯度消失问题。也就是说,Sigmoid 函数的值域为 (0,1),当网络的层数较多时,经过多次链式求导后,梯度会不断地减小,甚至趋于 0,这就导致了梯度消失问题。第二,Sigmoid 的输出不以 0 为中心。当输入呈现较大值或者较小值时,Sigmoid 的输出接近 1 或者 0,这使得激活函数的输出不以 0 为中心,不利于梯度下降优化算法的训练。

为了解决 Sigmoid 激活函数的问题,AlexNet 网络选择采用 ReLU 激活函数。使用 ReLU 函数更有助于模型收敛。ReLU 函数图像见图 5-10。可以看到,当输入信号小于 0 时,ReLU 的输出为 0;当输入信号大于 0 时,输出等于输入。

2. Dropout

集成学习(Ensemble Learning)可以将多个预先训练好的不同模型结合起来进行预测,

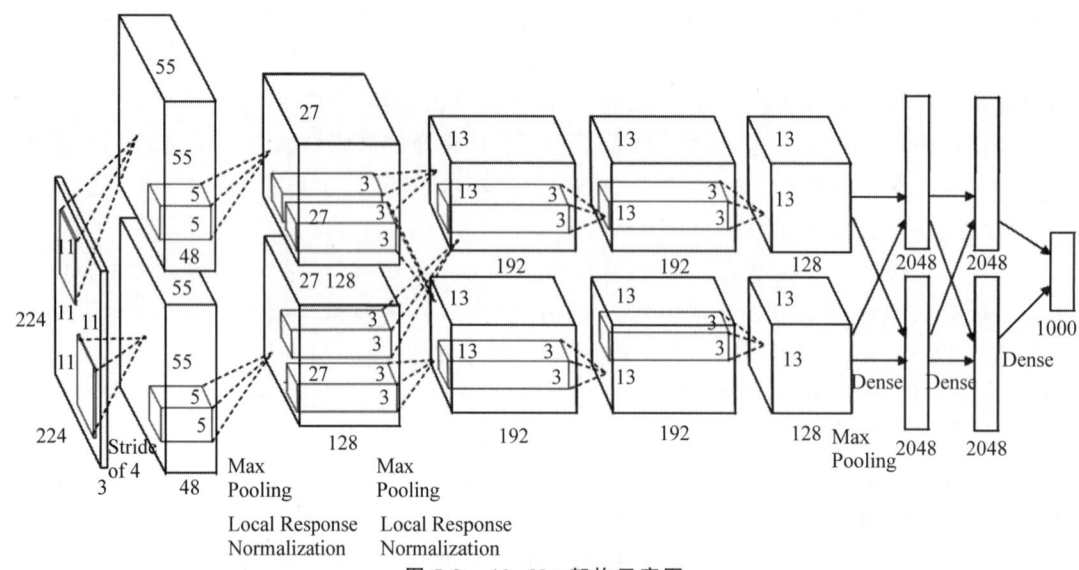

图 5-9　AlexNet 架构示意图

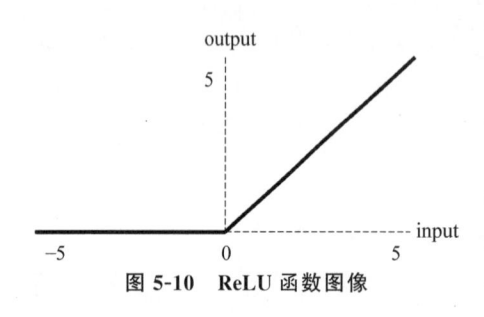

图 5-10　ReLU 函数图像

能够有效降低测试误差。但是由于训练耗时长，因此应用受到一定限制。为解决这一问题，AlexNet 提出了 Dropout 方法，其核心思想在于以一定的概率随机将每个隐藏层神经元的输出置零。这些被排除的神经元不参与信息的前向传播和梯度的反向传播。因为神经元不依赖特定的其他神经元而存在，所以 Dropout 技术降低了神经元之间复杂的相互依赖关系，这迫使神经网络学习更具有鲁棒性的特征。Dropout 是 AlexNet 网络的一项创新技术，目前已应用在各种神经网络的训练中。

3. 多 GPU 实现

鉴于 2012 年的硬件条件约束，单个 GTX 580 GPU 只有 3GB 内存，这限制了其上训练网络的最大规模。因此 AlexNet 的作者将网络部署在两个 GPU 上。

AlexNet 所采用的并行方案是在每个 GPU 中放置一半神经元，且约束 GPU 间的通信只在某些神经网络层中进行。例如，第 3 层的神经元的核需要从第 2 层中所有神经元的核来映射输入，而第 4 层的神经元的核只需要从第 3 层中位于同一 GPU 的那些核映射输入。目前，跨 GPU 的并行化技术功能强大，不需要通过主机内存就能够直接从另一个 GPU 的内存中读出和写入。

4. 局部响应归一化

在 AlexNet 架构中也引入了局部响应归一化（Local Response Normalization，LRN）。与常见的 Tanh 和 Sigmoid 不同，这一架构采用了 ReLU 激活函数。引入 LRN 的原因在于鼓励侧向抑制，这是神经生物学中的一个概念，指的是神经元抑制其邻居神经元的活动。在深度神经网络中，侧向抑制的目的是进行局部对比度增强，以确保在下一层的激活中突出显示局部区域内的最大像素值。

LRN 本身是一个不可训练的层,它用于对特征图中局部邻域内的像素值进行平方归一化。根据定义的邻域,有两种 LRN 类型,分别是通道间的 LRN(Inter-Channel LRN)和通道内的 LRN(Intra-Channel LRN)。通道间的 LRN 侧重于跨通道的归一化,而通道内的 LRN 则关注同一通道内的归一化。这有助于调整特征图中不同通道之间或同一通道内的活动水平,以增强模型的鲁棒性和其他性能。

5.2.3 VGG 方法

2014 年,牛津大学计算机视觉组研发了 VGG 网络。VGG 网络尝试将所有的卷积核大小设定为 3×3,滑动步长设定为 1。虽然卷积核变小会减小神经网络的感受野,但该方法通过串联多个卷积核以达到和较大的卷积核具有相同感受野区域的目的。这种简单易实现的网络模型对于后续 CNN 的相关模型设计具有很大的启发。

VGG 的主要创新在于用多个较小卷积核叠加感受野代替一个大的卷积核,例如,2 个 3×3 的卷积核叠加,可代替一个 5×5 的卷积核;3 个 3×3 的卷积核叠加,可代替一个 7×7 的卷积核,如图 5-11 所示。VGG 采用了较小的固定的 3×3 卷积核,其层数增加带来了更强的非线性,使模型的判别能力更强。

在网络架构方面,VGG 设计了更多的全连接层和卷积层,并且将一部分卷积层组合成块。

经典卷积神经网络大多呈现下面的序列表达:

- 带填充以保持分辨率的卷积层;
- 非线性激活函数,如 ReLU;
- 池化层,包括最大池化和均匀池化等。

一个 VGG 块由一系列卷积层组成,再加上用于空间下采样的最大池化层。在最初的 VGG 论文中,作者采用带有卷积核、填充(padding)为 1(保持高度和宽度)的卷积层和步幅(stride)为 2(经过每个块后特征图减半)的最大池化层。除了全连接层以外,VGG 网络将 AlexNet 中的层替换成了多个 VGG 块。通过具有不同次数的重复块得到不同的架构,如 VGG-16、VGG-19 等。具体架构如图 5-12 所示。

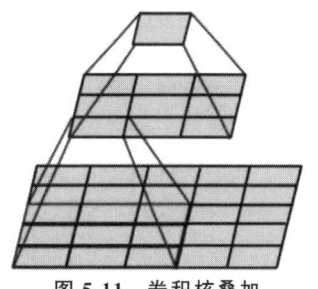

图 5-11 卷积核叠加

5.2.4 GoogLeNet 方法

谷歌在 2014 年的 ILSVRC 竞赛中使用了 GoogLeNet 网络,并获得了冠军。为了提升网络性能并减少网络参数量,GoogLeNet 引入了 Inception 结构。为了方便增加和修改,GoogLeNet 使用了模块化的架构,同时增加了 Softmax0 和 Softmax1 两个辅助分类节点来解决梯度消失问题。GoogLeNet 网络有多个版本,包括 Inception v1、Inception v2 等。

GoogLeNet 的创新可以归纳为以下四点:

- 引入 Inception 结构,融合不同尺度的特征信息;
- 使用 1×1 的卷积核进行降维以及映射处理;
- 添加两个辅助分类器帮助训练;
- 丢弃全连接层,使用平均池化层,大大减少了模型参数。

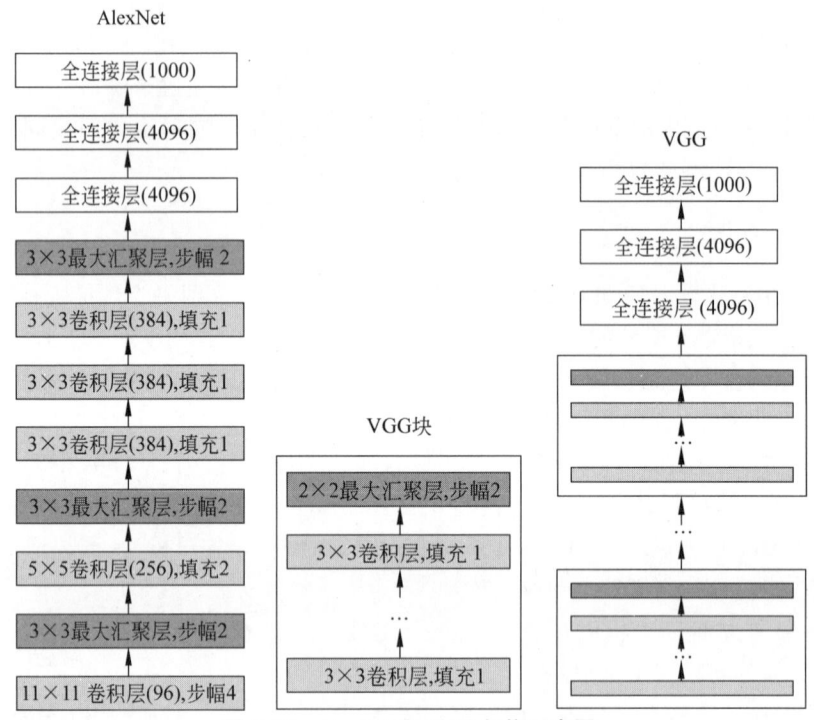

图 5-12　AlexNet 和 VGG 架构示意图

1. Inception 结构

GoogLeNet 提出了 Inception 结构,如图 5-13 所示,它可以并行处理多个分支的特征矩阵,然后将它们的输出按深度进行拼接,从而在不影响网络性能的情况下增加了网络的深度和宽度,并控制模型的参数数量。

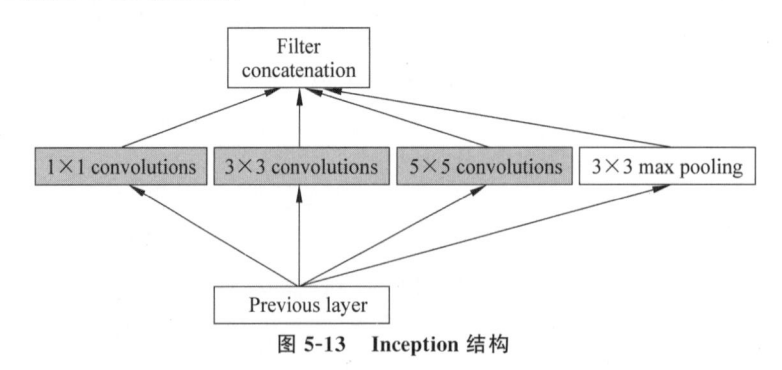

图 5-13　Inception 结构

在 Inception 结构的基础上,通过在每个分支中添加 1×1 大小的卷积层进一步引入降维结构。这一降维过程有助于减小特征图的深度,减少模型的训练参数和计算量。通过这种方式,网络能够更加高效地进行特征提取,同时保持较低的复杂度。

2. 辅助分类器

AlexNet 和 VGG 都只有 1 个输出层。GoogLeNet 有 3 个输出层,其中两个是辅助分类层,其结构如图 5-14 所示。在模型中,辅助分类器(auxiliary classifier)与主干网络并行。在训练模型时,将两个辅助分类器的损失函数乘以权重值(在论文中,取值为 0.3)加到网络的整体损失上,再进行梯度的反向传播,从而训练网络模型。

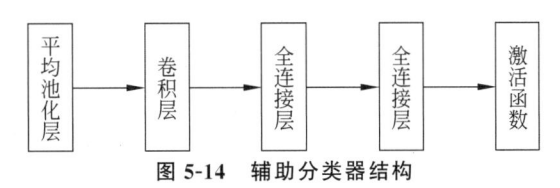

平均池化层 → 卷积层 → 全连接层 → 全连接层 → 激活函数

图 5-14　辅助分类器结构

两个辅助分类器的分支具有如下作用:第一,辅助分类器使得位于隐藏单元和中间层的网络也能够参与特征计算并进行图像类别的预测,通过在 Inception 网络的中间层添加这些辅助分类器,一方面增强了网络对图像特征的理解,另一方面提供了对网络参数的约束,有助于防止网络过拟合;第二,在相对深的神经网络中,如何有效地反向传播梯度信息,防止梯度消失是一个难题,在该网络中,通过引入辅助分类器,有效缓解了梯度消失,增加了网络的判别能力。

5.2.5　ResNet 方法

在深度学习领域,曾经有一个观点,即"网络层数越多,提取到的特征就越丰富,从而最终的网络分类效果就越好"。为了达到更好的网络性能,研究者们一度通过加深网络的层数来提升算法性能,但是他们通过大量的实验发现,深度神经网络的性能并非随着网络结构的加深而无限制地增加,反而出现了性能退化的问题。随着深度学习网络结构的不断加深,梯度消失和梯度爆炸问题也随之出现,网络性能开始降低。在这种背景下,残差网络(Residual Network,ResNet)应运而生。2015 年,何凯明团队提出了残差网络,其在 ImageNet 比赛任务上博得头筹。基于 Highway Network 的思想,ResNet 增加了直连通道,允许保留之前网络层的一定比例的输出,通过浅层网络和恒等映射来代替深层网络,可以训练数百层的卷积神经网络而不出现梯度消失或爆炸问题。

ResNet 的主要创新在于残差结构的设计。如图 5-15 所示,假设 $H(x)$ 是最终要拟合的函数,令 $H(x)=f(x)+x$,其中 $f(x)$ 代表堆叠起来的网络拟合而成的函数,x 是输入。残差块由两个主要部分组成:恒等映射(identity mapping)和残差映射(residual mapping)。恒等映射可以将输入直接传递到输出,而残差映射则对输入进行非线性变换,并与恒等映射相加,形成残差。可以看到,在残差块中引入跨层的数据通路连接,通过残差块的堆叠有

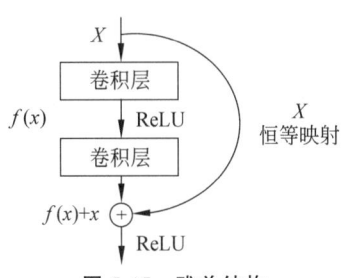

图 5-15　残差结构

助于解决深度网络的退化问题,使我们可以训练出更深的网络。理论上,只要有足够的内存,且使用合适的优化算法,深度神经网络可以达到上千层的深度。一个 ResNet 模型包含多个"残差块",每个块都包含一个或者多个卷积层,以及一个跳跃连接(skip connection),或称"shortcut"。这样的设计使得模型可以学习到残差,即剩余的映射,而不仅学习对输入的变换。通过引入残差连接,即使网络层数很深,ResNet 网络的架构也可以使梯度通过残差连接直接传递到较浅的神经网络层,从而避免了梯度消失的问题。

由于 ResNet 的结构有别于传统的卷积结构,使得信号的前向传播和梯度的后向回传变得复杂,因此 ResNet 网络普遍使用批标准化(Batch Normalization,BN)技术。BN 是一

种用于加速神经网络训练过程的技术,通过对每一层的输入数据进行归一化处理,使其均值接近0,标准差接近1,从而解决内部协变量偏移问题。该技术的优势在于可以使每一层的输入数据分布更加稳定,使得神经网络训练更加可靠,加速训练过程。

由于残差网络的巨大优势,目前 ResNet 已被广泛应用于计算机视觉领域,包括医学影像的分类、检测、分割。

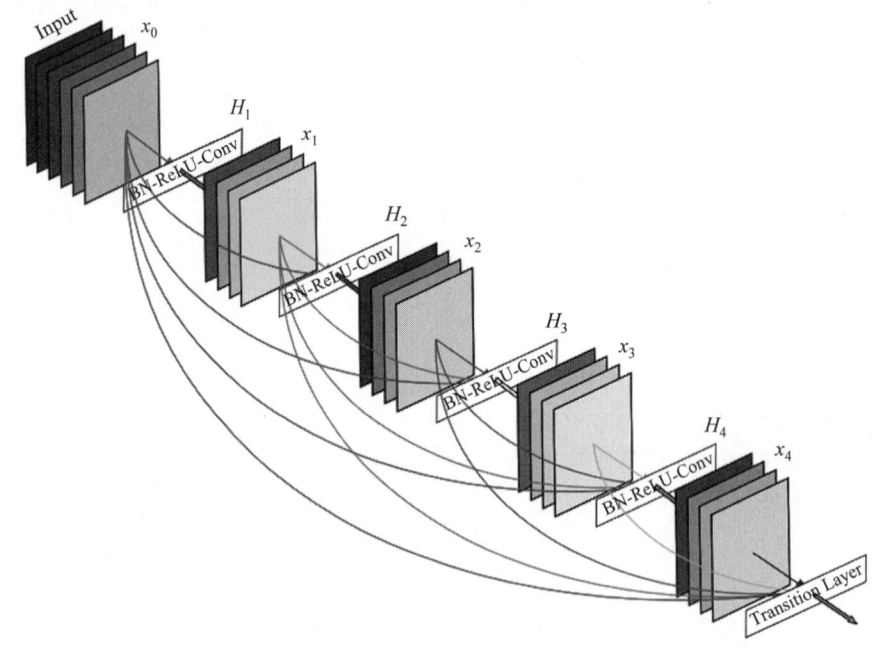

5.2.6 DenseNet 方法

DenseNet,全称 Dense Convolutional Network(稠密卷积网络)。在此之前,卷积神经网络模型的改进方向包括增加网络的深度和网络的宽度。DenseNet 另辟蹊径,在其网络结构中,每一层都直接连接到后续的所有层,对于当前层,其输入的特征是前面网络层的所有输入。

DenseNet 的核心思想是将每一层的输出与之前所有层的输入进行连接,形成一个"密集连接"的结构。这种设计使得网络中的每一层都可以直接访问来自所有之前层的特征图。在 DenseNet 中,每一层的输出通过两个关键组件进行组合:密集块(dense block)和过渡层(transition layer)。密集块由多个卷积层组成,在每个卷积层的输出之后,将输入与之前所有层的输出进行连接。过渡层负责降低特征图的通道数,并通过池化操作减小特征图的尺寸,从而控制模型的复杂度和计算资源的消耗。如图 5-16 所示,DenseNet 网络包括多个密集块以及跳跃连接(skip connection)。

图 5-16 DenseNet 框架图

DenseNet 具有如下优势:第一,参数效率高。DenseNet 的每一层都直接连接到所有后续层,这种设计使得 DenseNet 在保持高性能的同时,具有相对更少的参数,减少了对计算资源和内存的需求。第二,特征重用。在 DenseNet 架构中,每个阶段的输出都会被直接传递到后续阶段,因此特征可以在整个网络中重用。第三,缓解了梯度消失问题。DenseNet 由于存在跳跃连接,且不存在瓶颈层,因此可以有效地缓解深度学习中的梯度消失问题,这对于网络的特征提取和表达具有益处。与传统的卷积神经网络相比,DenseNet 具有更少的参数和更高的特征利用率,能够更好地捕捉到不同尺度的特征。

DenseNet 在许多计算机视觉任务中都取得了较好的性能,包括图像分类、目标检测和语义分割等任务。其有效的参数共享和特征传递机制,使得模型更容易收敛,训练过程也更加稳定。此外,DenseNet 还具有较低的内存占用和计算量,适合在有限的硬件资源下进行算法部署。

5.2.7 SENet 方法

卷积神经网络的核心是通过对输入的特征图进行卷积计算产生图像的特征图。本质上来说,卷积操作是对特征图在空间上和通道间的特征融合。之前的神经网络模型设计大多关注特征图空间上的融合,较少关注通道间的关系。为了解决这个难题,有研究者设计了压缩和激励网络(Squeeze-and-Excitation Networks,SENet),并引入了注意力机制。SE 模块架构如图 5-17 所示,主要包含压缩(squeeze)、激励(excitation)和重加权(scale)三个操作。首先是压缩操作,其使用全局平均池化,按空间维度来进行特征压缩,将每个二维的特征通道变成一个标量。这个标量具有全局的感受野,反映出每个通道的全局重要性。其次是激励操作,使用全连接网络来学习每个通道的重要性权重,也被用于显式地建模特征通道间的相关性。最后是重加权的操作,可以将激励操作输出的权重看作经过特征选择后的每个特征通道的重要性,然后通过乘法逐通道加权到先前的特征上,完成在通道维度上的对原始特征的重加权。

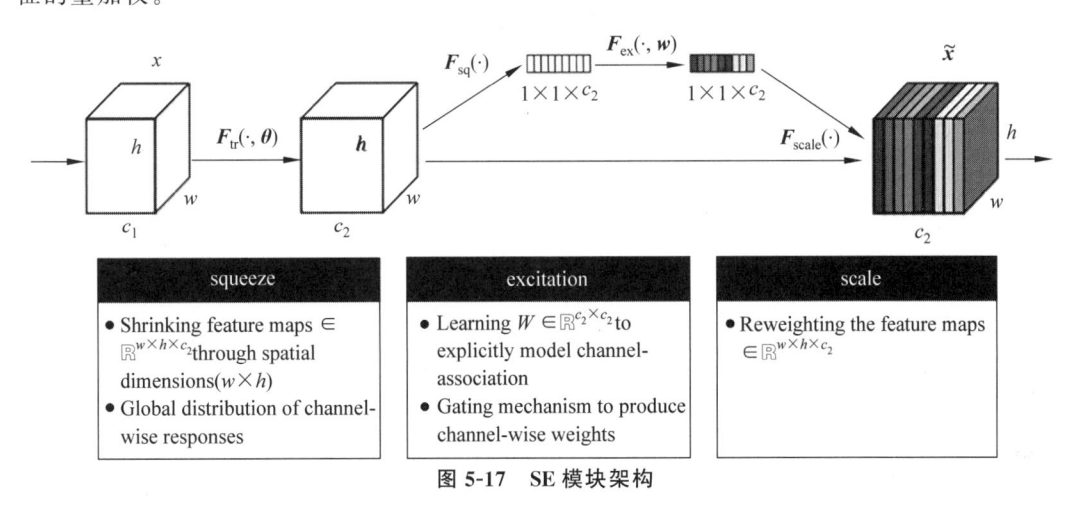

图 5-17 SE 模块架构

SENet 通过通道注意力机制,能够自适应地学习图像中重要的特征,不仅在图像分类任务中取得了显著的效果,在其他计算机视觉任务中也具有一定的应用潜力。

5.2.8 EfficientNet 方法

在 EfficientNet 出现之前,卷积神经网络精度的提升,重点在于网络深度、网络宽度、分辨率这三个维度。举例而言,网络深度的增加,例如通过残差网络的堆叠,增加网络层数,能够提升模型精度;网络宽度的增加,例如通过增加每层网络的特征通道数,提取更多的特征,能够提升模型精度;图像分辨率的增加,例如对于分辨率高的图像,理论上可以获得更多的细节信息，也能够提升模型精度。为了结合这三者的优势，平衡深度、宽度和分辨率这三个维度，2019年谷歌提出了EfficientNet系列，基于神经架构搜索来设计一个基本的网络，然后通过模型缩放来获得一系列的模型。

EfficientNet系列网络模型与传统的缩放网络模型的方法不同，它用一组固定的缩放系数均匀地缩放宽度、深度和分辨率这三个维度，其缩放系数如表5-1所示。EfficientNet-B0作为整个EfficientNet系列的基准网络，主要是由16个翻转的瓶颈卷积模块（Mobile inverted Bottleneck Convolution，MBConv）、2个卷积层、1个全局平均池化层和1个全连接层组成，其缩放结构如图5-18所示。MBConv模块结构如图5-19所示，它包含了深度可分离卷积、批处理归一化、压缩与激励模块、Dropout等。

表5-1 EfficientNet系列网络模型的缩放系数

模　　型	宽　　度	深　　度	尺　　度
EfficientNet-B0	1	1	224
EfficientNet-B1	1	1.1	240/224
EfficientNet-B2	1.1	1.2	260/224
EfficientNet-B3	1.2	1.4	300/224
EfficientNet-B4	1.4	1.8	380/224
EfficientNet-B5	1.6	2.2	456/224
EfficientNet-B6	1.8	2.6	528/224
EfficientNet-B7	2.0	3.1	600/224

图5-18 EfficientNet模型缩放示例

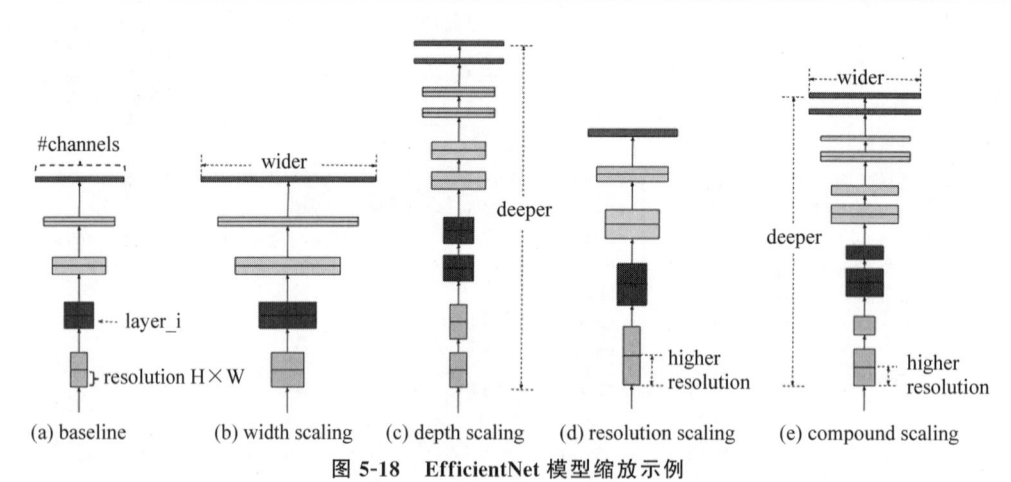

注：(a)为基本的网络结构；(b)~(d)分别为增加宽度、深度和清晰度的模型缩放；(e)为组合的缩放示例。

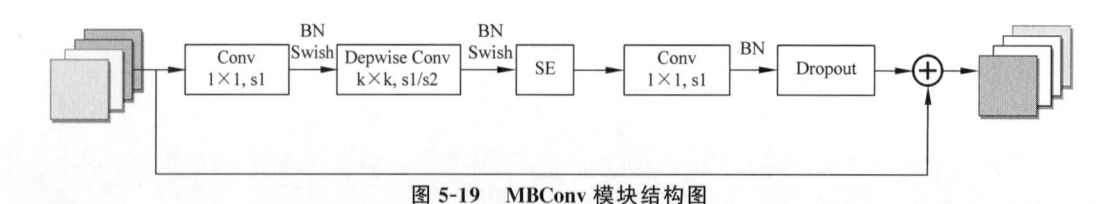

图5-19 MBConv模块结构图

5.2.9 ViT 方法

受到 NLP 领域中 Transformer 的启发,谷歌团队提出 ViT(Vision Transformer)模型,将 Transformer 应用在图像分类领域,成为 Transformer 在计算机视觉领域应用的里程碑著作,也引爆了后续大量相关研究。

在原始的 ViT 算法中,作者将图像分割为固定大小的块(patches),将每个块表示为线性嵌入,添加位置嵌入信息,并将得到的序列提供给 Transformer 编码器,然后使用监督学习的方式进行图像分类模型的训练。分类头在预训练时由一个具有隐藏层的 MLP 实现,在微调时由一个单一的线性层实现。Transformer 编码器由交替层的多头自注意力机制(MSA)和 MLP 组成,并应用层归一化(LayerNorm),在每个块之后应用残差连接。

ViT 整体架构以及 Transformer 编码器结构如图 5-20 所示。标准 Transformer 接收一维 token 嵌入序列作为输入。在 ViT 中,通常将图像划分为相同大小的一系列块。若 (H,W) 是原始图像的长和宽,C 是通道数,(P,P) 为块的长和宽,则 $N=HW/P^2$ 是最终的块数目,这也是 Transformer 的有效输入序列长度,然后将每一块图像通过线性投影层转换为嵌入向量。同时将位置嵌入添加到块嵌入以保留位置信息。该架构使用标准的可学习的一维位置嵌入。最后将生成的嵌入向量序列用作编码器的输入。

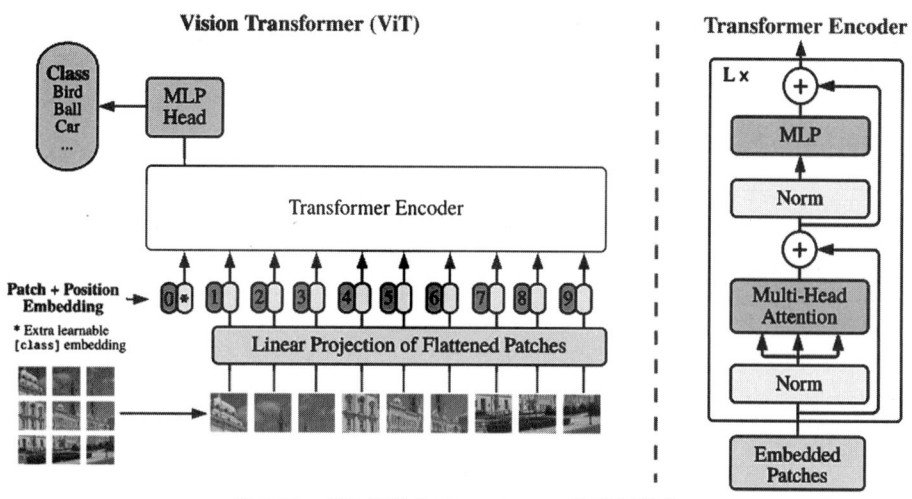

图 5-20 ViT 架构和 Transformer 编码器结构

ViT 原论文中较为核心的结论是,当拥有足够的数据用于预训练时,ViT 在性能上会优于传统的 CNN(卷积神经网络)。这一突破性的进展克服了 Transformer 模型在缺乏归纳偏置的情况下的性能限制,使其能够在各种下游任务中实现较好的迁移效果。在中等规模的数据集上进行训练时,ViT 的性能通常会略低于同等规模的 ResNet 模型。这种性能差异的原因在于,Transformer 模型缺乏 CNN 固有的一些归纳偏置,也就是一种先验知识。具备这些先验信息的模型在相对较少的数据下能够更好地学习。CNN 模型具备两种重要的归纳偏置,首先是局部性,也就是说,在图像中,相邻区域的像素具有相似的特征。这意味着在局部区域内的像素之间存在相关性,有助于 CNN 更好地捕获图像的空间结构信息;CNN 还具备平移不变性,这意味着对于图像中的物体,其特征可以在图像中不同位置之间保持不变,这种不变性对于处理不同位置出现的相同对象非常重要。后续随着研究的发展,也有研究者提出了基于模型蒸馏的方法，使得在小数据量条件下，ViT 模型依然能获得较好的性能，如 Deit 模型。

5.2.10 分类方法的可解释性

机器学习模型在医学领域的应用已经取得了显著的成果，如疾病预测、辅助诊断和大规模筛查等。然而，由于模型的黑盒特性，其决策过程通常难以解释，这一方面会引发医生与患者的信任问题，另一方面也导致难以发现深度模型中隐藏的决策漏洞。以应用在医学领域的分类模型为例，其可解释性的必要性包括以下几方面。

（1）模型决策质量控制：机器学习模型在医学诊断和治疗中的应用需要严格做好决策质量控制以保障患者的生命安全。在实践中，神经网络经常在某些情况下出现意想不到的错误，也会遇到来自对抗样本的故意攻击。另外，模型的训练过程往往依赖于大量的数据，而这些数据可能包含偏见或错误。如果模型无法解释其预测结果的依据，我们将很难确定模型是否受到了这些偏见的影响，或者是否存在其他错误。模型的可解释性可以帮助模型设计者和医生理解模型的决策过程和依据，规避和弥补模型在设计和实现过程中的漏洞或偏见，降低误诊风险。

（2）可信度与可接受性：对于医学专业人员和患者来说，模型的可解释性是建立信任和接受模型决策的关键因素。通过解释模型的特征重要性、决策规则和预测依据，可以增强模型的可信度，并提高患者对模型结果的接受程度。

（3）法律和伦理要求：医学领域的机器学习应用通常需要符合法律和伦理要求。可解释性可以帮助满足这些要求，使决策过程更加透明和可追溯。例如，根据欧洲《通用数据保护条例》规定，数据主体具有知情权，即在医疗诊断过程中，患者有权知道模型是如何得出诊断结果的。我国的《个人信息保护法》和《新一代人工智能伦理规范》也分别从法律和伦理层面提出了对模型公平性、透明度和可解释性的要求。

（4）知识发现与学术研究：模型的可解释性对于知识发现和后续科学研究也具有重要意义。通过解释模型的决策过程和特征重要性，可以帮助研究人员发现新的生物标志物、疾病机制和治疗方法，促进医学的进步。了解模型的工作机制，也可以为模型在其他领域的推广找到迭代优化的方向，并为后续模型的改进与创新做出指引。

由于本身具备可解释性的模型较少（如决策树、线性回归等），而且实际应用中对模型的复杂化处理也可能会使其逐渐丧失可解释性，目前大部分的可解释性工作都集中在事后解释上。给出模型的局部解释（如解释神经网络中的注意力机制）也是目前解释深度神经网络的常见形式。以下将介绍两种方法。

1. 梯度加权类激活映射

梯度加权类激活映射（Gradient-weighted Class Activation Mapping，Grad-CAM）是一种梯度反向传播解释法，可被划归为事后解释、归因到显著特征作为解释和局部解释类。

类激活映射（Class Activation Mapping，CAM）方法可以显示卷积神经网络分类模型中图像的空间特征与其类别权重之间的联系，通过高亮图像中物体所在位置区域解释模型是通过图像中的哪些区域特征来区分物体类别的，如图 5-21 所示。

CAM 主要适用于模型中有全局平均池化层和全连接层的情况。为了实现对任意 CNN 模型的解释，Grad-CAM 方法应运而生，它使用流入 CNN 的最后一个卷积层的梯度信息为

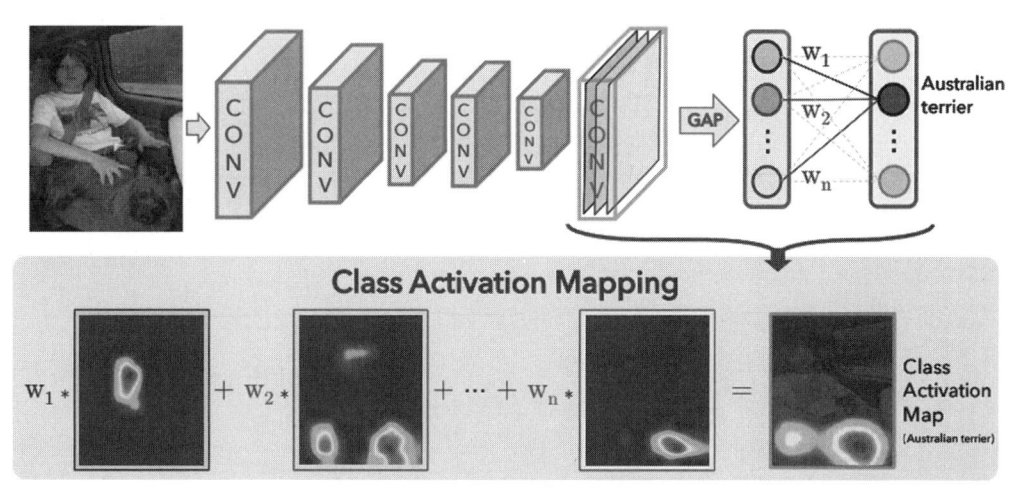

图 5-21　CAM 作用机制

每个神经元分配重要值,以进行特定的决策关注。Grad-CAM 的可视化流程如下:输入给定的一张图像和一个感兴趣的类别;使用模型的 CNN 部分进行向前传播,然后通过特定任务的计算获得该类别的原始分数;将给定类别的梯度设置为 1,其他类别都设置为 0;将给定类别分数反向传播至卷积特征图,组合计算得到粗糙的梯度 Grad-CAM 定位(蓝色热力图);将热力图与反向传播的结果进行点乘,得到高分辨率的可引导的 Grad-CAM 可视化图。

Grad-CAM 方法可以用于解释医学图像自动化分类处理模型。通过可视化模型的热图,设计者可以解释模型做出决策的依据,便于医生更方便地使用医学知识评估模型。例如,有研究者可视化了几种常用分类模型处理脑部 MRI 影像时的热图,如图 5-22 所示,其中 A 是带有 GAP 的 ResNet50 的可视化结果;B 是带有 FC 层的 ResNet50 的可视化结果;C 是带有 GAP 的 VGG16 的可视化结果;D 是带有 GAP 的 VGG19 的可视化结果;E 是带有 FC 层和 ImageNet 权重的 VGG19 的可视化结果;F 是无 ImageNet 权重的 FC 层的 VGG19 的可视化结果。由可视化结果看出,带有 GAP 的 VGG16、VGG19 主要关注大脑的额叶和/或枕叶部位,对应的训练结果也佐证了这两种模型分类结果的准确性。

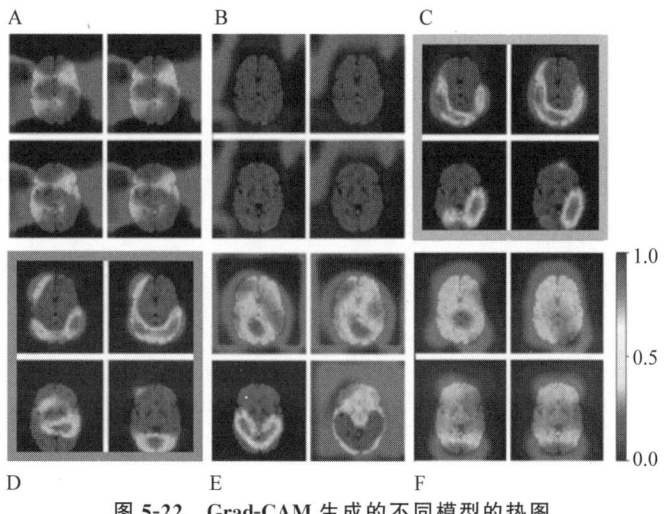

图 5-22　Grad-CAM 生成的不同模型的热图

2. 局部可解释模型的无关解释

局部可解释模型的无关解释（Local Interpretable Model-Agnostic Explanations，LIME）是一种与模型无关的通用可解释性的范式，其基本思想是基于可解释特征训练可解释模型，使其在特定样本的局部线性邻域拟合原全局非线性的模型。

如图 5-23 所示是一个非线性的复杂模型，蓝/粉背景的交界为需要解释的黑盒模型，LIME 的基本实现步骤如下。

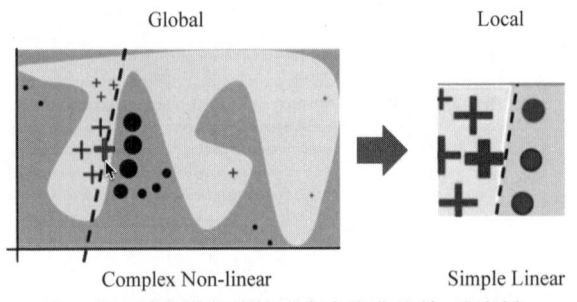

图 5-23　使用局部线性拟合全局非线性（见彩插）

（1）将原始数据转化成一种便于解释的数据表示形式（如图 5-23 所示）。

（2）选择一个简单的可解释模型。

（3）选取关注的样本点（如图 5-23 中粗红色加号），在该样本点周围进行扰动采样（细的红色加号），按照它们到样本点的距离赋予权重。

（4）基于原模型预测这些样本，并训练一个线性模型（虚线）来近似原模型。

通过上述步骤可以得到关于一个样本的解释，为了判断模型的可靠性，我们需要检查很多的样本，而如何高效率地构建所需检查最少且能够提取最具有代表性的样本是 LIME 方法的重点所在。

LIME 方法由于其可解释性而受到研究者的欢迎，目前已有 Python 数据可视化 LIME 库来帮助用户简化机器学习中的决策过程，例如，使用 LIME 方法为判断影像中是否存在视网膜母细胞瘤的深度学习模型提供局部解释。在临床诊断中，视网膜母细胞瘤眼底的重要特征包括黄白色肿块、钙化、视网膜脱离、玻璃体播散和视网膜下积液等。LIME 的可视化分割结果如图 5-24 所示，所提出的模型在视网膜母细胞瘤图像中识别了上述大部分特征，这提供了目前模型决策的解释。

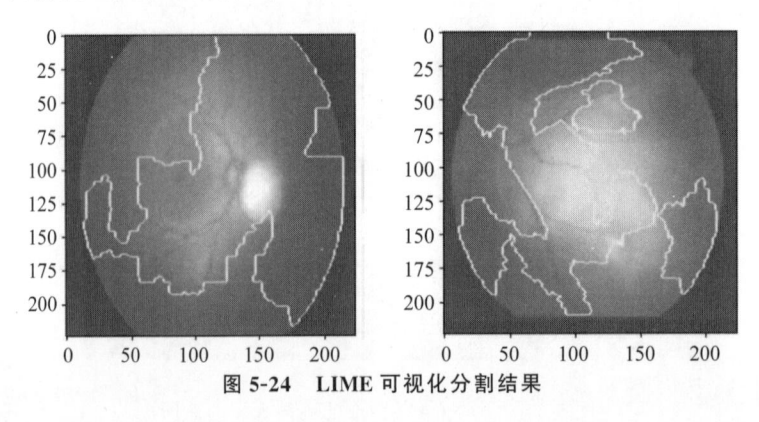

图 5-24　LIME 可视化分割结果

不同类型的解释方法适用于不同的任务需求和研究领域,例如解释某些隐藏层中神经元的激活方式是计算机视觉领域常用的一种解释手段。在对模型的可解释性做出探索之前,也应考虑解释的角度对于实际应用的价值。目前深度学习模型的可解释性还需要很多的研究,例如主动可解释性干预方法(事前解释)的研究。对事前解释的一些分析表明,神经网络与人类的认知方式存在差异,即使能够训练得到性能较好的模型,但是它们做出的决策依然不被医生所信赖。值得高兴的是,目前正有越来越多的研究者探索主动干预的解释方法。

5.2.11 案例构建和分析

1. 应用案例——基于 SENet 模型的肝脏肿瘤 CT 图像分类

该任务为肝脏肿瘤的 CT 图像分类,分类流程如图 5-25 所示。基础网络为 SENet,案例作者在此基础上提出了多尺度特征提取的 SENet 肝脏肿瘤分类方法(MD_SENet)。该方法首先对原始数据集进行预处理,包括感兴趣区域的提取、像素值的转化和图像增强(即步骤一),然后送入 MD_SENet 中进行分类输出(即步骤二)。该实验采用的数据集为 5127 张腹部扫描 CT 影像,包括 3 种病变类型:转移性肝腺癌(Metastasis,MET)35 例、血管瘤(Hemangioma,HEM)40 例、肝细胞癌(Hepatocellular Carcinoma,HCC)62 例。另有健康对照组织(Normal)53 例。

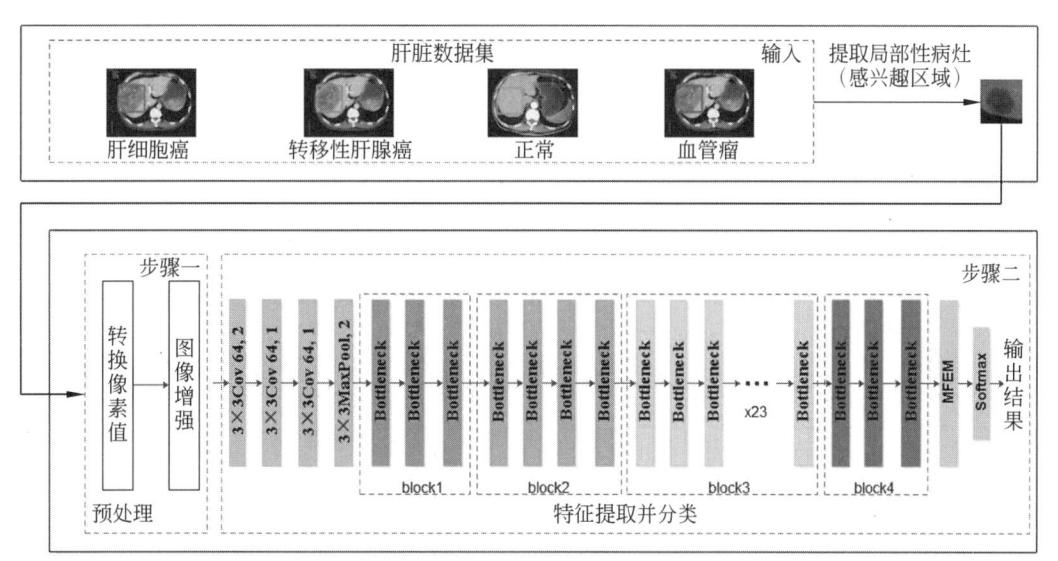

图 5-25 肝脏肿瘤 CT 图像分类流程

在预处理阶段,提取感兴趣区域(ROI)的目的是捕获潜在病变区域以及其周围组织的信息。为了增强潜在的病变特征,从提取出的 ROI 图像出发,可以采用旋转、仿射变换、翻转、裁剪等一系列数据增强的方法。经过预处理后的图像作为卷积神经网络的输入。在病变区域和其周边组织相似性高、对比度低以及背景噪声干扰的情况下,常常会丢失病变边缘特征的信息。为了应对这一问题,该案例作者提出了一种基于多尺度特征提取的 SENet 肝脏肿瘤分类方法。

为了加深网络模型对于病变区域的辨识度,增强病变区域与周边组织之间的差异度,提升网络的多尺度表达能力,扩大卷积层的感受野,加强语义信息的传递,减少特征信息的丢失,该方法结合分级残差模块、双注意力特征提取模块、多分支特征提取模块来对 SENet 的网络瓶颈部分进行了优化。最后,该方法与经典分类网络模型进行比较,比较对象包括 DenseNet、ResNet101、MobileNet2、ShuffleNetV2、SK_ResNet101、SENet 等。分类实验结果可以用准确率、召回率、精确率、F1 分数、AUC 值来表述。

2. 应用案例——基于 EfficientNet 的皮肤肿瘤组织病理图像分类

该实验任务是将皮肤肿瘤组织的病理图像分类。实验数据采用 HE 染色制成的病理图像,如图 5-26 所示,针对不同的病理图像进行分类。

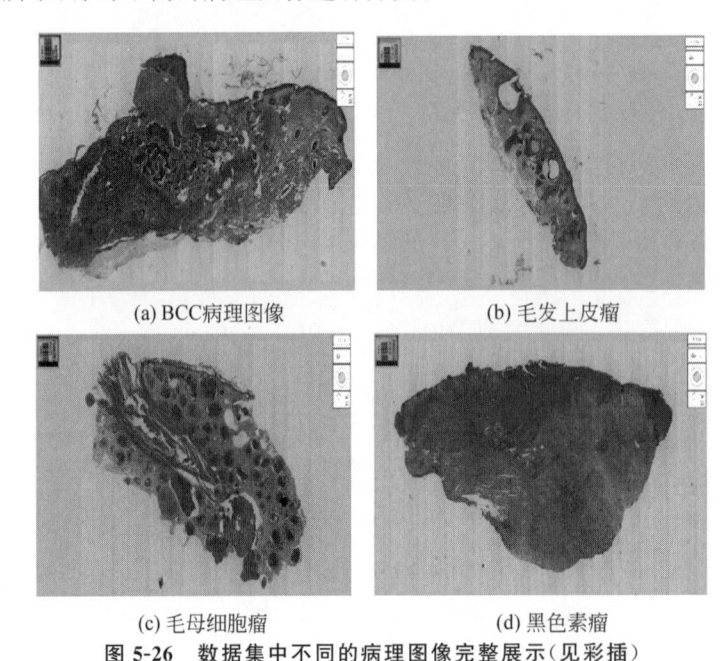

(a) BCC病理图像　　　　(b) 毛发上皮瘤

(c) 毛母细胞瘤　　　　(d) 黑色素瘤

图 5-26　数据集中不同的病理图像完整展示(见彩插)

在预处理阶段,病理图像一般清晰度较高、尺寸较大。为了不丢失空间信息又不减少细节信息,将病理图像输入卷积神经网络前,首先需要划分病理图像,将感兴趣区域(Region Of Interest,ROI)提取出来;然后将 ROI 裁剪成适合模型输入的尺寸。由于病理图像的标注要花费专业医生的大量时间和精力,不同种类的皮肤肿瘤数量也是不平衡的,因此针对病理图像数据的不平衡问题,也可以使用数据增强来增扩数据。最后将预处理后的数据送入 EfficientNet 中。这里采用的基准模型可以选择 EfficientNet-B0、EfficientNet-B3、EfficientNet-B4、EfficientNet-B5、EfficientNet-B7 等。模型训练后,可以采用敏感性、特异性、F1 分数、AUC 等指标来表示并比较性能。

3. 应用案例——基于改进的 ViT 模型对眼底图像进行分类

该任务所选择的数据集共包括 345 271 张眼底图像,有 5 种标签,包括正常、糖尿病视网膜病变(DR)、老年性黄斑变性、青光眼和白内障。在同一眼底图像上可能同时出现多种视网膜疾病,因此将该任务抽象为一个基于交叉熵损失函数的多标签分类问题。在预处理时,所有眼底图像都被调整为 384×384 的尺寸。随机划分 95% 的数据集用于训练,其余 5% 用于验证。为了提高模型性能,首先利用该大型眼底图像分类数据集进行预训练。

经过预训练后,案例作者提出的 MIL-ViT 结构在下游的眼底图像疾病分类任务上进行微调。对于下游任务,使用两个公开可用的数据集来评估有效性,包括 APTOS2019 失明检测和 2020 视网膜眼底多疾病图像数据集(RFMID2020)。APTOS2019 共包含 3662 张用于 DR 分级的眼底图像,有 5 个标签类别,范围从 0 到 4,代表 DR 的严重程度。RFMID2020 数据集包含 1900 张图像,提供了二值疾病标签:0 表示正常图像,1 表示病理图像。对于这两个数据集,采用 5 折交叉验证进行模型验证。输入网络的图像尺寸为 512×512,在训练过程中采用了随机裁剪、旋转、水平翻转等数据增强策略,以增加训练数据的多样性。

对于 ViT 结构,特征被送到 MLP 头产生图像的最终分类结果,此时该方法将丢弃从单个块中提取的特征。然而块之间可能包含重要的互补信息,特别是关于视网膜疾病的病理可能分布在图像不同的位置,不同块特征代表了不同位置的信息,若忽略这些信息,将导致分类出现误差。因此,该案例作者进行了方法改进,提出了一种新的多实例学习(Multiple Instance Learning,MIL)头以便充分利用来自单个块的特征。将 MIL 方案引入 ViT 包括 3 个步骤:

(1) 针对每个块为 ViT 特征建立低维嵌入。
(2) 通过聚合函数获得 Bag 表示。
(3) 通过 Bag 级分类器获得最终的 Bag 级概率。
方法性能可以采用 AUC、ACC、F1 分数等评估。

5.2.12　搭建第一个医学影像分类网络

本节将以 VesselMNIST 数据集分类任务为例,阐述医学影像分类方法的构建和实验结果的分析。

1. 任务背景

目前深度学习已成为医学图像分析领域中最核心的研究方法之一。医学图像的快速、准确识别和分类对于疾病的筛查和诊断至关重要。应用图像识别和分类技术,医生可以更高效地评估疾病特征、诊断疾病类型、制定治疗方案,进而提高患者的生存率。例如对癌症筛查的医学图像进行分类,可以帮助医生判断该患者是否患有癌症,以及确定可能的肿瘤分型。深度学习也能辅助发现新的疾病特征、病理机制和生物标记物等,为研究人员和临床从业者提供建议和帮助。

2. 数据集

MedMNIST 是一个包含 10 个类别医学图像的公开数据集,每个类别图像的数据规模从 100 到 100 000 不等。全部数据均已经过预处理操作,呈现为 28×28(2D)或 28×28×28(3D)大小,标准数据集已划分好训练集、验证集、测试集。数据来源包括 X 射线、OCT、超声、CT 等不同成像模式,并具有相应的分类标签,可支持的任务包括二分类、多分类、回归、多标签分类等。图 5-27 为 MedMNIST 数据集示例。

3. 任务描述

在本案例中,可以基于 VesselMNIST 数据集完成二分类任务,该数据集包括 1335 个训练集数据、192 个验证集数据以及 382 个测试集数据。GitHub 地址:https://github.com/MedMNIST/MedMNIST。

4. 方法选择

可以选择本节所介绍的分类方法或者进行适当的修改。例如在本案例中可采用

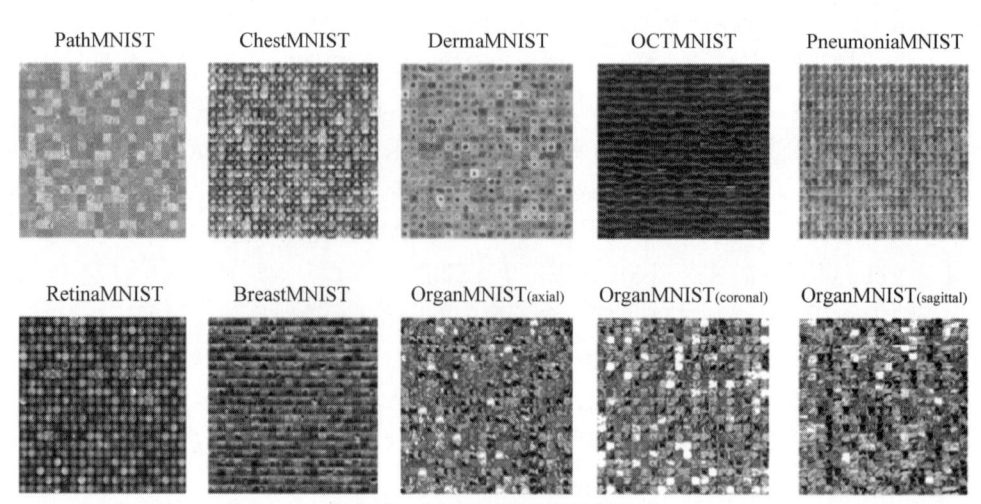

图 5-27 MedMNIST 数据集示例

ResNet18,其是一个经典的深度卷积神经网络模型,为具有 18 层的残差网络。

ResNet18 残差网络的基本结构如下。

(1) 卷积层:每个卷积层使用 3×3 的卷积核和 ReLU 激活函数,提取图像的局部特征。

(2) 残差块:共 8 个残差块,每个残差块由两个卷积层和一条跳跃连接构成,用于解决深度卷积神经网络中梯度消失和梯度爆炸问题。

(3) 全局平均池化层:对特征图进行全局平均池化,将特征图转化为一维向量。

(4) 全连接层:包含一个大小为类别数量的全连接层,用于分类输出。

(5) 输出层:使用 Softmax 激活函数,生成类别的概率分布。

实验过程如下。

(1) 数据预处理:将原始数据按照标签分类,并加载到内存中。

(2) 模型定义:定义 ResNet18 网络,并根据任务需要调整模型参数,调整输出层参数,保证最终数据的类别数量符合任务设定。

(3) 模型训练:定义学习率、损失函数以及迭代次数,训练模型。

(4) 模型测试:在测试集上测试模型的效果。

(5) 性能评估:基于指标评估模型性能。

针对此案例,感兴趣的同学可以自行尝试实现。

◆ 5.3 医学影像的目标检测方法

5.3.1 引言

目标检测是计算机视觉领域的基本任务之一,简单来说,就是要解决"什么东西在哪里"的问题。目标检测任务可进一步拆解为图像识别和目标定位两个子任务。作为一个基本任务,目标检测常作为其他计算机视觉任务的基础。

图像识别重点关注图片中有哪些目标。通常,图像识别的结果是一个定长的一维向量,向量的长度等于预设的类别总数,不同维度上的值代表图片上出现对应类别目标的概率。目标定位的结果是一个或多个检测框,用不定长的二维向量表示。通常向量第一个维度的长度代表了图片中的目标个数,第二个维度长度为 4,有三种表达模式:

(1) (x,y,w,h),代表矩形框的左上角坐标以及矩形框的宽和高;

(2) (c_x,c_y,w,h),代表中心点坐标及矩形框的宽和高;

(3) (x_1,y_1,x_2,y_2),代表矩形框左上角和右下角的坐标。

目标检测的结果通常为二者的结合,对于一张图片,输出一个对应形状为 $(N,4+M)$ 的二维向量,其中 N 为目标数量,M 为类别数量。

在目标检测任务中,算法的精度和速度是两个重要的评价指标。其中,精度包括图像识别的准确度和目标的定位精度;速度指的是算法在计算机或边缘设备上的推理速度。当前,目标检测算法被广泛应用于自动驾驶、视频监控、机器人视觉、医学影像分析等场景。

根据目标检测任务的发展史,可将其分为两个阶段:传统模型阶段和深度学习模型阶段。对于传统模型阶段,主要基于"选择检测窗口—提取图像特征—设计分类器"的设计流程。检测器的大体实现框架可以分为 3 个阶段。

(1) 从输入的图像数据中提取候选区域。此时的区域选择常采用穷举策略,通过将滑动窗口设置成不同的大小、不同的长宽比对图像进行遍历。因为无法事先知道检测目标的大小和范围,所以设置大小比例不同的窗口并选取合适的步长去滑动寻找目标。

(2) 判断符合要求的候选区域所包含物体的类别。对于多提取出来的候选区域,在第 2 阶段中,将对这些窗口区域做特征提取并判断可能包含物体的类别。特征提取常使用尺度不变特征变换匹配(Scale Invariant Feature Transform,SIFT)、方向梯度直方图(Histogram of Oriented Gradient,HOG)等算法,将候选框转化为相应的特征向量,而分类部分则常使用 AdaBoost、SVM 等分类器。

(3) 调整候选区域检测的结果,提高分类的正确率。例如可以采用非极大值抑制(Non-Maximum Suppression,NMS)消除冗余的多选框。传统目标检测任务的代表性工作有 HOG 检测器、可变形模型(Deformable Parts Model,DPM)等。

传统检测器存在一些不足,其中一个问题是基于滑动窗口的区域选择策略没有针对性。虽然穷举策略能定位图像中所有可能的区域,但是产生了较多的冗余窗口,时间复杂度高。另外,在分类阶段,针对形状、光照、背景等影响因素的多样性,很难设计一个通用的鲁棒性特征,而特征的提取直接影响分类的精度,手工设计的特征难以适用于复杂多变的情况。

深度学习的目标检测模型不需要手动设计特征,主要采用人工神经网络作为主要部件的检测器,根据检测流程可分为两阶段检测器(例如 R-CNN 系列)和单阶段检测器(例如 YOLO 系列、RetinaNet 等)。随着两/单阶段检测器技术瓶颈的到来,研究者开始探索目标检测器的新范式,如 Anchor-Free(例如 CornerNet、CenterNet、FCOS 等)和 DETR 系列便是其中蓬勃发展的两支。本节主要介绍几类常见的基于深度学习技术的目标检测方法。

5.3.2 R-CNN 系列方法

R-CNN 系列是最有影响力的两阶段目标检测器之一,本节介绍 R-CNN 系列方法。

1. R-CNN 方法

R-CNN(Regions with CNN features)是该系列的开山之作,它首次将 CNN 引入目标

检测领域,大大提高了目标检测模型的性能。R-CNN 的核心思想影响了后续大部分的两阶段检测器——在第一个阶段,根据传统或深度学习算法获得一定数量的候选区域(R-CNN 使用的是传统算法——选择性搜索,Selective Search);在第二个阶段,对候选区域进行进一步的筛选和调整,从而得到最终的检测结果。

R-CNN 的具体检测流程参见图 5-28,共分为三步:首先使用 Selective Search 提取大约 2000 个可能的候选区域,再将候选区域缩放为统一大小后输入 CNN 网络提取特征,最后使用支持向量机计算检测结果。一般将目标类别的判断建模为多个二分类任务,因此支持向量机的数量和预设的目标类别数量一致。为提高检测结果的准确性和稳定性,R-CNN 通常会使用非极大值抑制(Non-Maximum Suppression,NMS)等后处理技术来修正结果,根据支持向量机的打分结果去掉多余的候选框,并对符合条件的候选框进行位置精修。

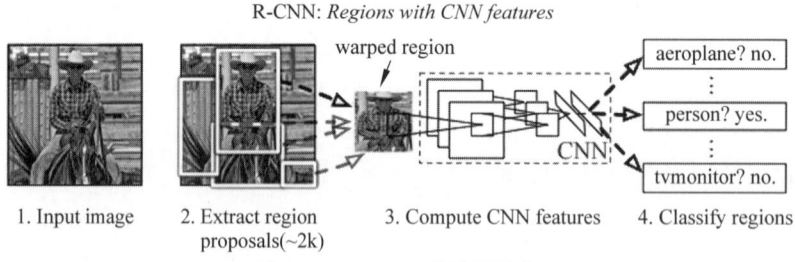

图 5-28　R-CNN 的检测流程

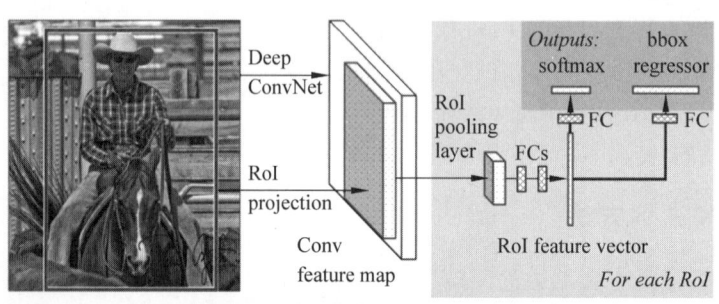

2. Fast R-CNN 方法

在 R-CNN 的检测流程中,需要对每个候选区域做特征提取。由于候选区域数量较多,CNN 的前向计算时间代价很大,导致模型的训练和推理效率不高。Fast R-CNN 直接对原图进行一次特征提取,针对全局特征图进行候选区域的映射(ROI Projection)和选择,大幅提高了前向计算的效率。同时,Fast R-CNN 不再采用支持向量机,而是使用线性层加 Softmax 来输出目标类别,将检测器的第二个阶段合并成一个完整的人工神经网络,简化了检测器的训练流程。

具体而言,为满足全连接层需要的输入与输出神经元个数的需求,Fast R-CNN 中使用 RoI Pooling 的算法,通过量化操作将感兴趣的候选区域所映射的特征框转化为相同尺寸的特征向量。RoI Pooling 将特征框划分为 7×7 的网格,每个网格内取最大值,相对于 R-CNN 中提取特征前对候选区域的裁剪和扭曲操作,该方法更好地保留了图像的信息,如图 5-29 所示。

图 5-29　Fast R-CNN 的检测流程

3. Faster R-CNN 方法

经过 R-CNN 和 Fast R-CNN 的积淀，于 2016 年提出了改进的两阶段检测器 Faster R-CNN。整个 Faster R-CNN 可以分为三部分：

（1）Backbone：骨干网络，用于提取整张图像的特征。

（2）RPN：候选检测框生成网络（Region Proposal Networks），用于提取候选区域。

（3）RoI Pooling 与分类网络：对候选检测框进行分类，再次微调候选框坐标。

第一部分为 Backbone 选择，其是一个深度卷积网络，如其名称"骨干"一样，在模型中执行特征提取任务。作为模型认知输入图像的第一步，骨干网络将提取图像特征，将图像中包含的信息转化成机器可以处理的形式，然后输出特征图供后续分类候选框使用。Backbone 网络可以根据需求进行设计和选择，常用的选择有去除全连接层的 VGG16 和 ResNet101 等。

Faster R-CNN 的速度提升主要体现在方法的第二部分。尽管 Fast R-CNN 已经显著加速了 R-CNN，但是在第一个阶段中使用传统算法提取候选区域的方式仍然限制了 Fast R-CNN 在精度和速度上的进一步提升。因此，Faster R-CNN 提出了 RPN 结构，对卷积特征图每个像素点配备 k 种大小、尺寸不同的初始锚框（anchor），一一判断其是否含有目标（前景），并修正目标框，如图 5-30 所示。这种使用人工神经网络提取候选区域的方法，使得检测器的端到端训练成为可能，提高了目标检测的精度和速度。

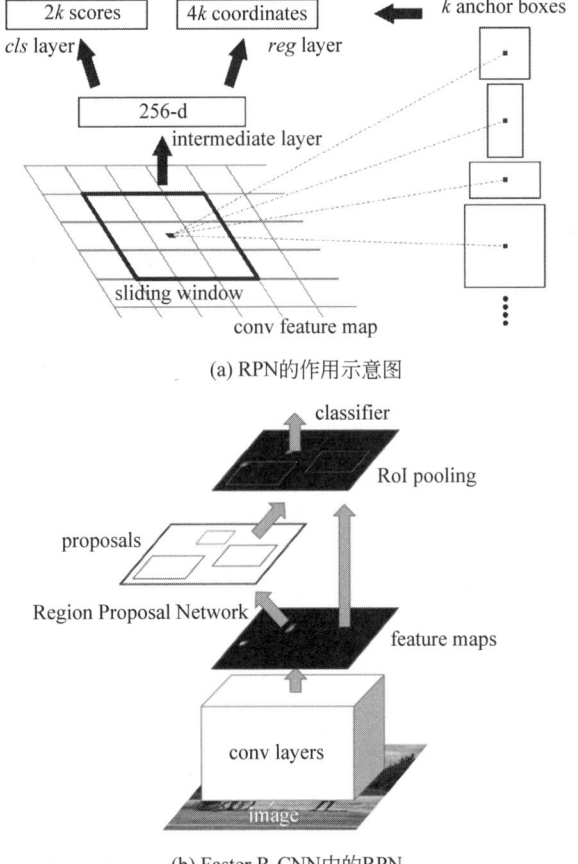

(a) RPN的作用示意图

(b) Faster R-CNN中的RPN

图 5-30　RPN 结构

第三部分为 RoI Pooling 和分类网络。对于前者，RoI Pooling 和 Fast R-CNN 中的结构一致。经 RoI Pooling 量化后的锚框特征将被输入分类网络，一起通过两个全连接层得到 RoI 特征向量，再分别通过一对相同尺寸、不同作用的全连接层输出坐标微调信息与检测框分类信息。

无论是最新版本的 Fast R-CNN 还是最初版本的 Faster R-CNN，都只使用了骨干网络提取的最后一层特征图输入下游网络。目前，主流的骨干网络为了能提取到高层次的语义特征，一般会随着模型层的增加而逐渐缩小特征图的尺寸，增加特征图的通道数，这就导致输入下游网络的特征图主要含有高层语义信息，导致检测器面对尺寸较小的目标时检测效果不佳。针对这一问题，有研究者提出特征金字塔网络（Feature Pyramid Network，FPN），其结构如图 5-31 所示，将经过语义融合的不同尺寸的特征图并行输入下游的网络，能够提取多尺度特征，适合于检测具有不同大小的目标。特征金字塔思想影响了后续的许多检测器，目前仍被广泛应用。

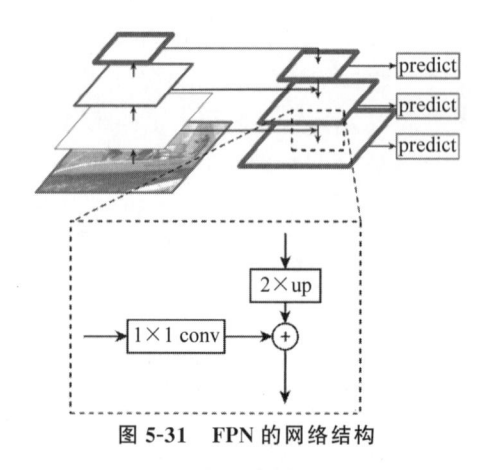

图 5-31　FPN 的网络结构

案例一：基于 Faster R-CNN 的医学影像目标检测应用示例

医学影像目标检测已成为临床疾病辅助诊断中的工具，目前深睿医疗已针对肺结节检测获得了医疗器械三类证。可以说，检测影像中的异常部位是筛查疾病的重要手段。在人工智能和医学影像的交叉领域中，Faster R-CNN 作为高精度的两阶段检测器，通常应用于异常部位的自动检测任务中。例如，有研究者提出使用 Faster R-CNN 模型检测乳房 X 射线影像中的肿块和钙化部位（如图 5-32 所示），并在检测器后拼接 CNN 分类器，以区分可疑区域的良恶性。也有学者采用融合了特征金字塔的多尺度目标检测模型，对卷积过程中产生的多种尺度的特征图进行目标检测。该方法一方面充分利用低层次的（具有更高分辨率的）特征图中包含的颜色、纹理等信息，另一方面利用高层语义信息，有助于解决乳房 X 射线影像检测任务中小肿块的漏检问题。

4. Mask R-CNN 方法

Mask R-CNN 属于目标检测和实例分割模型（如图 5-33 所示），相对于最初版本的 Faster R-CNN 有三个主要的提升点：第一是采用了 FPN 优化不同尺寸目标的提取精度；第二是加入了全卷积分割头完成实例分割任务；第三是使用 RoI Align 替代 RoI Pooling，使得输入第二个阶段的候选区域所对应的特征更加精准。

在 Mask R-CNN 中，RoI Align 采用双线性插值取代了原有 RoI Pooling 算法的量化操

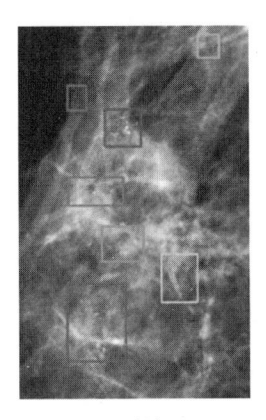

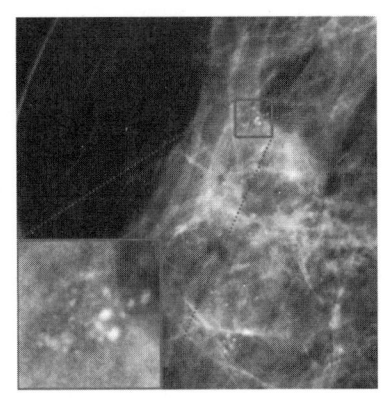

(1) 肿块　　　　　　　　(2) 钙化部位

图 5-32　肿块及钙化部位检测结果

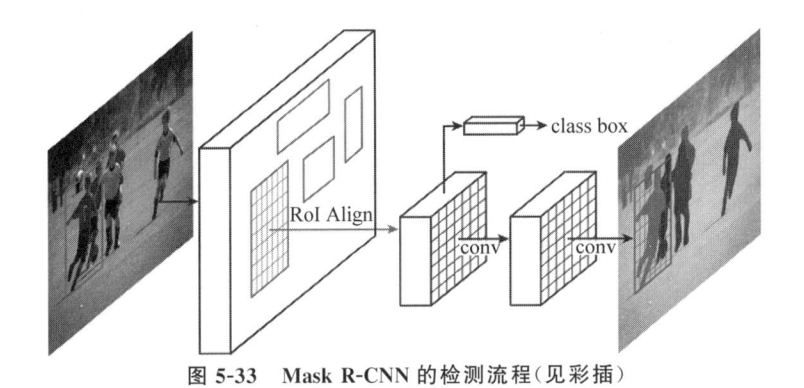

图 5-33　Mask R-CNN 的检测流程（见彩插）

作,将特征映射变成了一个连续过程。在生成候选区域的过程中,RoI Align 保证边界的浮点数值不被量化,保留边界的细节信息。同时将区域分成 $k \times k$ 块时,边界同样保持浮点数,在每一个小块中用双线性插值得到 4 个位置,并做最大池化。这种方法消除了量化带来的误差,不仅可以提高检测的精度,也有利于实例分割任务的性能提升。

以上介绍的为两阶段的目标检测方法。为了进一步提高目标检测的精度和效率,研究者提出了单阶段的目标检测器,其中具有代表性的检测器为 YOLO 系列、RetinaNet 等方法。

5.3.3　YOLO 系列方法

1. YOLOv1 方法

YOLOv1（You Only Look Once）是深度学习时代的具有代表性的单阶段检测器,能在保持与当时的具有竞争力的检测器（State-Of-The-Art,SOTA）相当精度的条件下实现实时检测功能。YOLOv1 主要将目标检测任务转化成一个回归问题,通过单个神经网络同时进行目标的定位和分类,实现实时高效的目标检测。初代版本的检测流程为将图片划分为 $S \times S$ 个区域,每个区域预测最多 B 个目标,使用一个深度卷积网络直接提取每个区域内 B 个目标的信息,经过后处理得到最终的检测结果。

YOLOv1 检测器包含 24 个用于提取特征的卷积层和 2 个用来预测目标位置和概率值

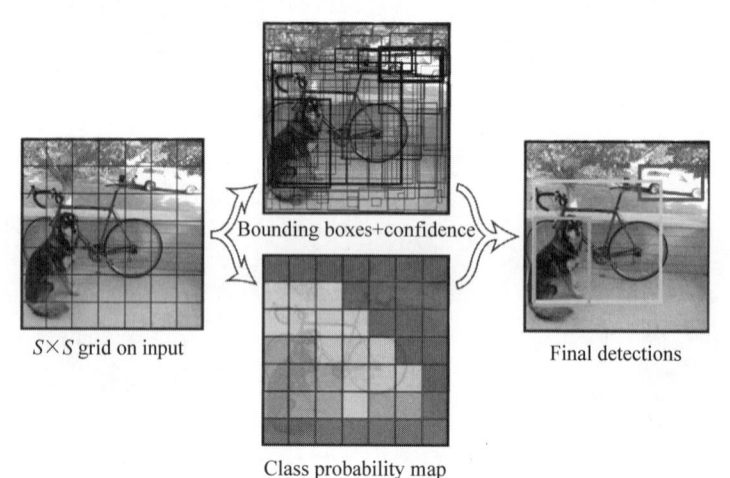

的全连接层,最终输出维度为 $S×S×(B×5+C)$。具体而言,划分出的 $S×S$ 个区域各自负责检测中心点位于本区域的目标,每个区域将输出 B 个边界框(bounding box)信息,以及 C 个目标属于某种类别的概率信息。在这之中,B 值是每个区域预测的不同尺寸边界框的数量,每个边界框信息包含 5 个数据,分别为 x、y、w、h 和置信度(confidence),其中 x、y 是当前区域预测得到的物体的边界框的中心位置的坐标;w、h 分别是边界框的宽和高;置信度反映当前边界框是否包含目标以及目标位置的准确性。C 值与将要检测的目标种类数相等,即检测器会在每个区域内给出该区域中物体属于各类的概率(这会导致每个区域只能预测一个类别,造成重叠目标的漏检)。图 5-34 为 YOLO 方法的检测流程。

图 5-34　YOLO 方法的检测流程(见彩插)

和 R-CNN 系列类似,YOLOv1 对大量的可能候选区域进行检测,但是该先验假设导致 YOLOv1 的精度比不过同时期的两阶段检测器,后续研究者对 YOLOv1 做了一系列算法和工程上的优化。目前,YOLO 系列已经成为目标检测领域中主流的单阶段检测器之一。

案例二:医学影像领域的应用示例

YOLO 因为检测速度快,通常应用在医学影像的病灶检测任务中。例如,有研究者提出了一种基于 YOLOv1 的实时目标检测器的新应用,通过使用非医学影像数据集 PASCAL VOC 2007 和 2012 预训练,采用三个结直肠镜影像数据集进行微调,他们开发了基于 YOLOv1 的模型,来定位结肠镜影像中的息肉。图 5-35 为使用 CVC-ClinicDB 数据集时的部分可视化结果。

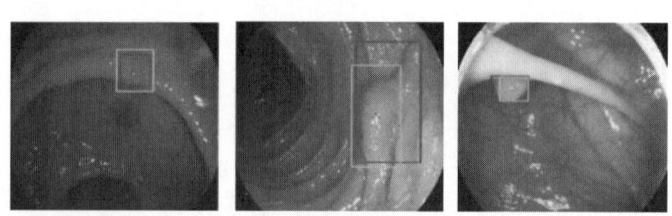

图 5-35　使用 CVC-ClinicDB 数据集训练时,YOLO 正确定位的示例(见彩插)
(红色线框为基本事实,绿色线框为模型预测结果)

2. YOLOv2 方法

YOLOv2 提出了"更好、更快、更强"的口号。"更好"源于作者在保持分类准确性的前提下通过一系列方法提高了召回率，提高了目标定位的精确性。例如：使用批归一化改善模型的收敛性，增设训练时大分辨率图像的输入轮数来提升分类网络的准确度，引入预设锚框来取代预测边界框以提高召回率，使用维度聚类为预设锚框尺寸提供先验知识。"更快"源于作者提出的检测速度更快的 Darknet-19 骨干网络。"更强"源于作者提出的可以运用分类、检测数据联合训练模型的机制。

3. YOLOv3 方法

2018 年，YOLO 系列作者对 YOLOv3 作出了重大的架构调整，在保证模型实时检测性能的同时加入了同时期的先进技术。具体而言，YOLOv3 最突出的特征是多尺度预测，作者借鉴了特征金字塔的思想，使用小尺寸（高维度）特征图检测大尺寸目标，使用大尺寸（低维度）特征图检测小尺寸目标。同时延续 YOLOv2 中预设锚框的方法，为每个尺度配备 3 种不同长宽比的锚框用于回归，这改善了模型对小目标的检测能力。在骨干网络部分，作者通过添加残差的方式将卷积层的数量增至 53 层，提出了 DarkNet-53，在分类精度上可与 ResNet-152 相比，同时减少了网络层数，提升了计算速度。图 5-36 为 YOLOv3 基础架构示意图。

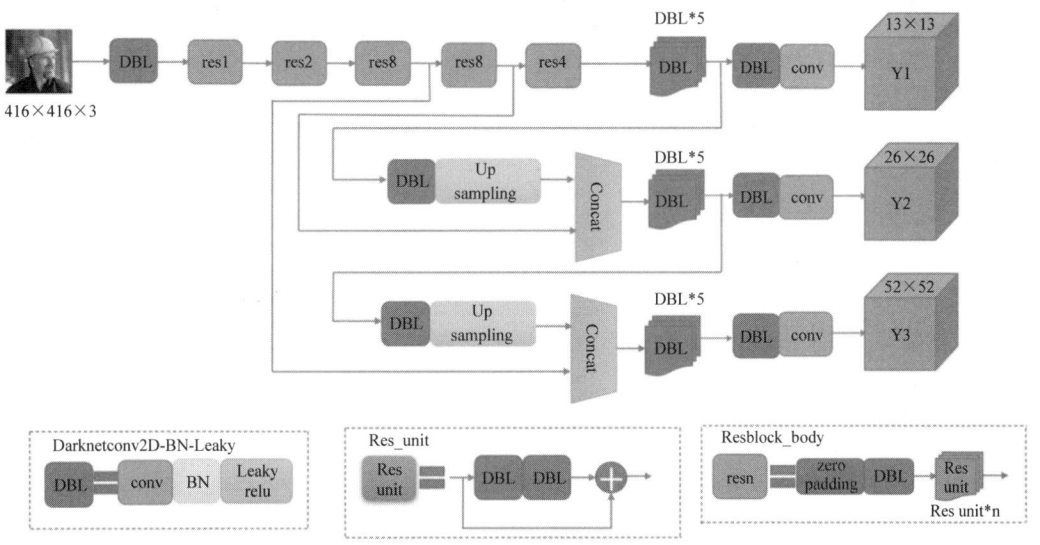

图 5-36 YOLOv3 基础架构示意图

4. YOLOv4 方法

YOLOv4 于 2020 年 4 月发布，保持了 YOLO 系列的发展理念——实时、开源、端到端实现，不断增加新技术的改进途径。YOLOv4 的主要变化有以下几点（部分改进的详细方法将在下一节中进行介绍）。

1）采用 Bag of Specials

Bag of Specials 可理解为小幅度增加推理耗时但显著提升检测性能的改进思路。对于骨干网络，作者设计了使用 Mish 激活函数的 CSPDarknet53，在 YOLOv3 骨干网络 Darknet53 的基础上，借鉴跨阶段局部网络 CSPNet 的经验，添加了 5 个 CSP（Cross Stage Partial，跨阶段局部）模块来解决大型卷积网络结构中的重复梯度问题，减少模型参数并提高计算速度。对于颈部网络（Neck），作者使用空间金字塔集合 SPP，其在不影响推理速度的情况下增大了感受野,使用路径聚合网络 PANet 代替 FPN,从而减少特征融合时的信息损失;并修改了空间注意力模块 SAM(Spatial Attention Module);对于检测头(Head),作者延续了 YOLOv3 中的3个检测头。

2) 使用 Bag of Freebies 改进

Bag of Freebies 可理解为增加训练耗时但不影响推理耗时,提升检测性能的改进思路。对于输入数据,除了采用常规的数据增强方法,如随机亮度、对比度、缩放、裁剪、翻转和旋转等,作者还实现了将4张图像合并为一张的马赛克(Mosaic)增强,增加了模型训练难度。对于正则化,作者使用 DropBlock 作为 DropOut 的替代品,克服了随机丢弃特征的缺点。对于检测器,作者增加了完全交并比(Complete Intersection over Union,CIoU)损失和跨小批次归一化(Cross mini-Batch Normalization,CmBN)来收集整个批次的统计数据,这不同于常规批次归一化中的单个小批次数据统计方法。YOLOv4 基础架构示意图如图 5-37 所示。

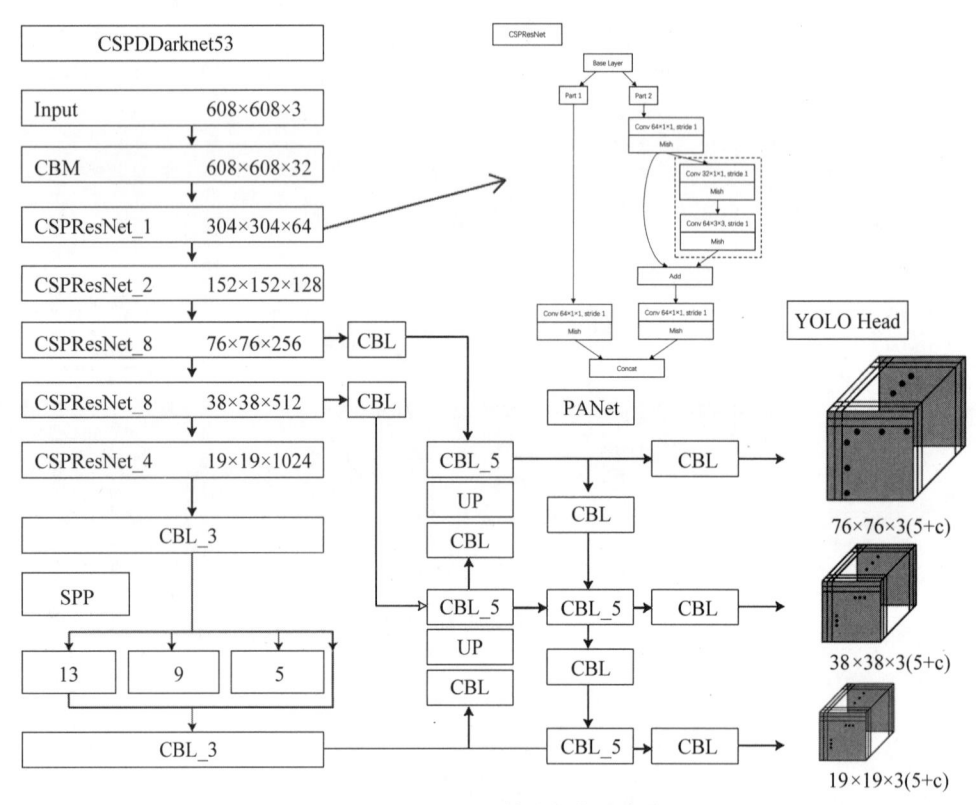

图 5-37　YOLOv4 基础架构示意图

其中 CBM 代表 Convolution+Batch Normalization+Mesh activation,
CBL 代表 Convolution+Batch Normalization+Leaky ReLU

5. YOLOv5 方法

很多研究者将 YOLOv5 看作 YOLOv4 文章中提及的一系列改进方法的工程实现,其代码开源于 GitHub 上,由 Ultralytics 公司维护,有 250 多个贡献者,并经常有新的改进版本发布。YOLOv5 易于使用、训练和部署,共有5种不同网络深度的版本(n, s, m, l, x),供读者选择使用。

YOLOv5 的模型架构如下。

输入端：完成马赛克数据增强、自适应锚框计算、自适应图片缩放等。
Backbone：改进的 CSP-Darknet53 结构。
Neck：改进的 FPN+PAN 结构。
Head：使用 GIOU_Loss 和 BCE_Loss 计算目标框、置信度和分类损失。
下面将详细介绍几项改进方法。

1）马赛克数据增强

马赛克是一种将 4 张训练图像合并成一张进行训练的数据增强方法。这一操作相当于将原有目标置于更丰富的背景之下（模型输入包括原图背景和其他 3 张不同背景的图片）。在批次归一化计算时，模型会对每层的 4 张图像计算激活信息，这减少了训练过程中对输入数据批量大小（batch size）的要求。图 5-38 展示了马赛克的数据增强效果。

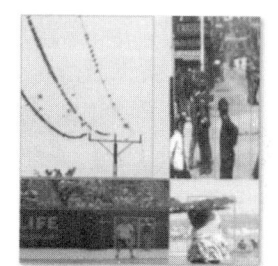

aug_319215602_0_-238783579.jpg　　aug_-1271888501_0_-749611674.jpg　　aug_1462167959_0_-1659206634.jpg

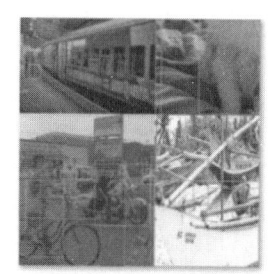

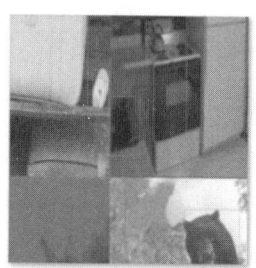

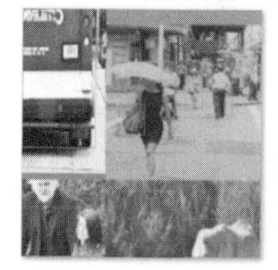

aug_1474493600_0_-45389312.jpg　　aug_1715045541_0_603913529.jpg　　aug_1779424844_0_-589696888.jpg

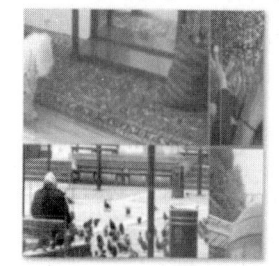

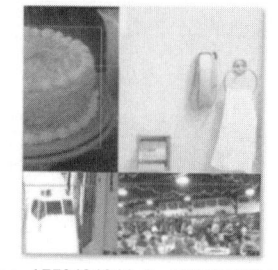

图 5-38　马赛克数据增强效果

2）CSP 结构

YOLOv4 和 YOLOv5 都使用 CSPDarknet 作为骨干网络，从输入图像中提取特征信息。网络中的 CSP 结构借鉴了跨阶段部分连接（Cross Stage Partial Network，CSPNet）的设计思路。CSPNet 的作者认为神经网络推理过程中计算量过高的问题是网络优化中的梯度信息重复导致的。CSPNet 通过将梯度的变化从头到尾地集成到特征图中，在减少了计算量的同时保证模型准确率。

CSP 结构将卷积层输出的特征图分为两个部分，一部分继续进行卷积操作，另一部分与上一部分进行卷积操作之后的特征图进行融合，经过 CSP 模块将输出的特征图进行快速降维。基于该思想，能够缩小两个 YOLO 网络模型的尺寸，使得在不损失模型检测精度的同时提高模型检测速度。

3）PAN 结构

PAN（Path Aggregation Network，路径聚合网络）是一种用于图像语义分割的深度神经网络结构。主要思路是聚合来自不同层级的特征图，通过充分利用每张特征图中的信息来提高检测精度。与FPN类似,PAN也是一种金字塔式的特征提取网络,不同之处在于PAN采用自底向上的特征传递方式。如图5-39所示,其中区域(b)表示PAN相较FPN多出的自底向上的路径。

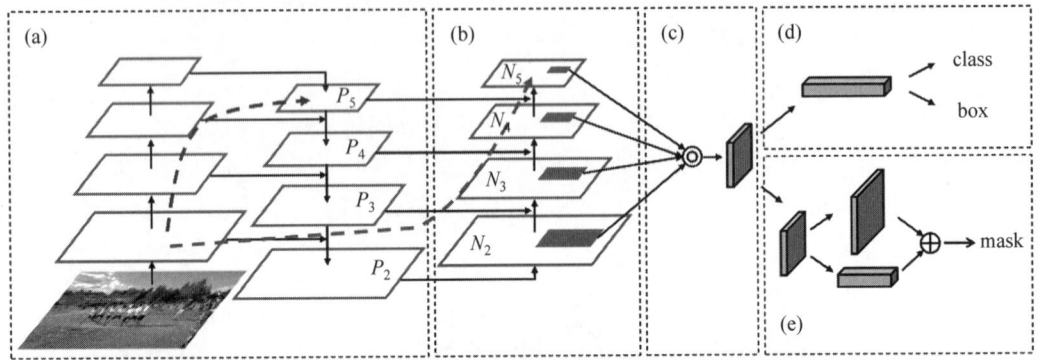

图 5-39 自底向上的特征传递方式

4) DropBlock 正则化

正则化(regularization)是防止模型过拟合的方法之一。与之前常用于CNN各层正则化的DropOut不同,DropOut用于随机屏蔽掉一部分特征,而DropBlock会随机屏蔽掉连续区域,如图5-40所示。由于图像的像素或者特征点之间在空间上存在依赖关系,随机屏蔽特征点的方法并不能有效地屏蔽语义信息,而DropBlock屏蔽连续区域块能够有效移除某些语义信息,从而起到正则化作用。

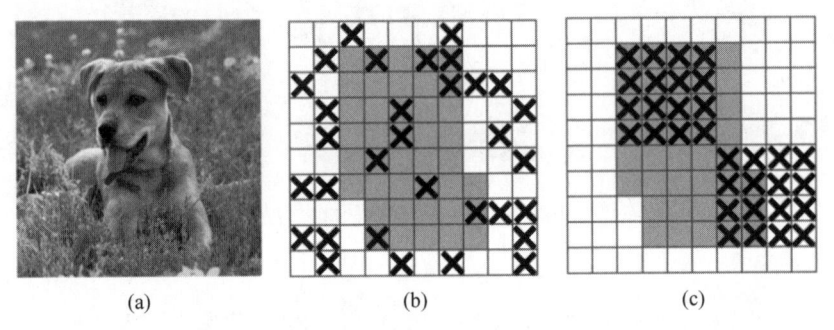

图 5-40 DropOut 和 DropBlock 的效果对比(见彩插)

(a)为输入模型的图像;(b)、(c)中绿色的部分代表输入图像中包含语义信息的激活单元,
(b)为DropOut效果示意图,(c)为DropBlock效果示意图。

5.3.4 RetinaNet 方法

RetinaNet结构的主要贡献在于提出了Focal Loss,直至目前,Focal Loss仍然是常用的损失函数。单阶段检测器由于缺少第一阶段的候选区域提取,需要在图片上预设大量的锚框作为候选,这会带来大量的无效负样本。在Focal Loss提出之前,在单阶段检测器的训练过程中,通常需要对负样本进行随机采样,实现正样本和负样本的数量相当(两阶段检测器在第一个阶段基本已经实现了正负样本的数量平衡),再来计算分类损失。但是这种采样过程也可能丢弃具有正向作用的负样本,影响模型训练效果。Focal Loss的核心思想为:将所有负样本纳入训练过程中,并根据负样本的困难程度自适应地调整其对损失函数的贡献。Focal Loss 的计算公式如下：

$$FL(p_t) = -\alpha_t(1-p_t)^\gamma \log p_t$$

相较于交叉熵损失(cross entropy loss)函数，Focal Loss 引入两个超参数 α 和 γ，实现自适应调整损失贡献值的作用，其中 p_t 为模型的预测值。

5.3.5 Anchor-free 系列方法

无论是两阶段检测器还是单阶段检测器，都基于预设的锚框(anchor)进行目标检测。由于不同锚框尺寸和位置的选择会影响最终的检测效果，在应用过程中，通常需要根据实际情况进行手动调整。Anchor-free 检测器不再依赖锚框，而是使用更简单的方式表征目标的位置(通常是关键点)，其中具有代表性的方法有 CornerNet、CenterNet、FCOS 等。

1. CornerNet 方法

CornerNet 使用左上角和右下角两个关键点来表征目标，将目标检测建模为关键点检测任务，该方法不需要在图像上预先设置锚框。CornerNet 类似于人体姿态估计算法中自底向上的思想，即先检测出关键点，再对关键点进行目标匹配，从而得到检测结果。该方法使用左上角和右下角的关键点来表征目标，通过卷积网络预测两个热图(heatmap)来表示同类物体的左上角和右下角信息。考虑到在实际生活中，许多物体不呈现角状，并没有明显的视觉特征来表征角点，CornerNet 提出了一种新的池化方法(corner pooling)以获得物体特征。为了产生更紧密的边界框，网络还预测偏移量以调整角的位置。通过预测的热图、嵌入向量和偏移量，CornerNet 应用后处理算法来获得最终的边界框。CornerNet 使用 Hourglass 作为骨干网络，提出两个损失函数来约束匹配过程，公式如下：

$$L_{pull} = \frac{1}{N}\sum_{k=1}^{N}[(e_{t_k}-e_k)^2+(e_{b_k}-e_k)^2]$$

$$L_{push} = \frac{1}{N(N-1)}\sum_{k=1}^{N}\sum_{j=1,j\neq k}^{N}\max(0,\Delta-|e_k-e_j|)$$

其中 e_{t_k} 和 e_{b_k} 分别表示属于 k 类目标的左上角和右下角关键点的嵌入向量，e_k 为二者均值，模型训练 L_{pull} 使得同一目标的两个关键点划为一组，L_{push} 用于分离不同目标的关键点，在提出了 CornerNet 方法的原论文中，Δ 被设定为 1。

图 5-41 为 CornerNet 的检测流程。我们将检测对象视为一对组合在一起的边界框角，卷积网络输出所有左上角的热图、所有左下角的热图以及每个检测到的角的嵌入向量。该网络经过训练可以预测属于同一对象的角点的相似嵌入。

案例三：基于 CornerNet 模型的脑肿瘤定位

在不需要对锚框的依赖后，在待检测物体的类别、场景、尺度、比例不同时，CornerNet 的训练效果受人为因素影响的可能性降低，这也为灵活地处理医学影像分析提供了新的方向。例如，有研究者使用改进的 CornerNet 模型定位和分类大小、位置、结构存在差异的几种脑肿瘤。性能测试结果表明，改进后的 CornerNet 相较于复杂度高的两阶段检测器具备速度快的优势；相较于同样实时检测的单阶段检测器，在小尺寸肿瘤的检测上准确率更高。图 5-42 为采用 CornerNet 模型来定位脑部 MRI 影像中脑肿瘤的效果示例。

2. CenterNet 方法

CenterNet 延续了 CornerNet 使用关键点表征目标的思想。考虑到使用两个点表征目

图 5-41 CornerNet 的检测流程

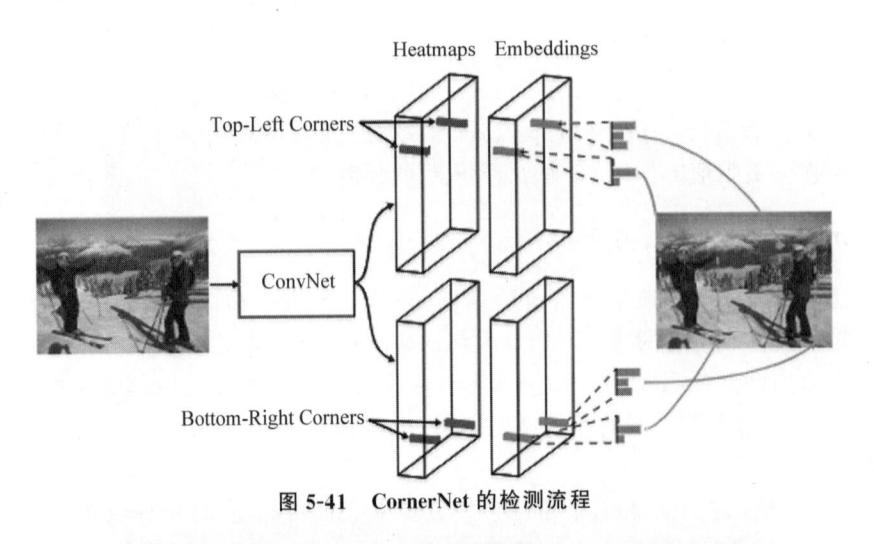

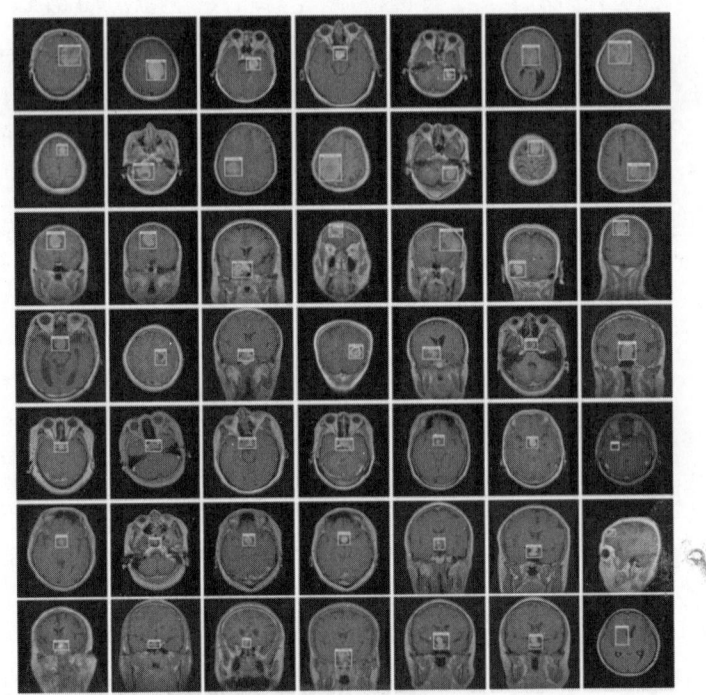

图 5-42 改进后的 CornerNet 对不同程度噪声、模糊和对比度的脑部 MRI 影像中大小、颜色、位置、形状不一的脑肿瘤的检测效果

标会带来关键点匹配不准确的问题，CenterNet 只使用中心点来表示目标的位置，通过直接预测物体的中心点、宽高和类别来简化网络训练和推理过程。这种方法的优点在于不需要预设 Anchor 锚框，在预测阶段可以避免计算资源的浪费。和 CornerNet 相比，CenterNet 舍弃了 L_{pull} 和 L_{push}，使用简单的一范数损失函数约束目标的尺寸，算法流程清晰直观，并具有很强的扩展性。目前 CenterNet 也应用到了 3D 目标检测和人体姿态估计任务中。

3. FCOS 方法

FCOS(Fully Convolutional One-Stage)是另一个典型的 Anchor-free 检测器，它结合了像素级的分割思想，为每个点都预测了对应目标信息，包括目标的类别和该点到目标边界的距离。参见图5-43,可以看到对每个点都可以计算出其在目标检测框中的位置。考虑到目标尺寸对检测效果的影响,FCOS也使用了特征金字塔FPN,用于在不同尺度的特征图上完成目标检测任务。

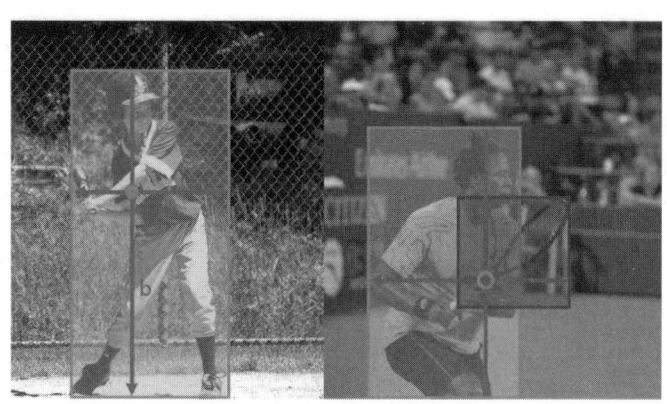

图 5-43 FCOS中每个点都包含了目标的完整信息

在FCOS中使用多级预测后,FCOS和基于锚框的检测器之间仍然存在性能差距。这是因为远离目标中心点的位置产生了很多低质量的预测边界框。该方法提出了一种能够抑制低质量边界框的策略,而不需要引入任何其他超参数。具体来说,FCOS添加了一个与分类分支并行的单层分支来预测位置的"中心度"。中心度描述了该位置到目标中心的归一化距离。给定回归目标l^*、r^*、t^*、b^*,中心度定义为

$$\text{centerness}^* = \sqrt{\frac{\min(l^*,r^*)}{\max(l^*,r^*)} \times \frac{\min(t^*,b^*)}{\max(t^*,b^*)}}$$

其中,星号用于表示减缓中心度的衰减,中心度的范围为0~1。在模型测试阶段,用于排序所检测边界框的最终得分等于预测的中心度乘以相应的分类得分。因此,中心度可以降低远离目标中心点的检测框的分数。这些低质量的边界框就可以通过非极大值抑制过滤掉,从而提高检测性能。

5.3.6 DETR系列方法

随着注意力机制和Transformer的发展,研究者也开始探索使用Transformer进行目标检测任务。

1. DETR方法

DETR(Detection Transformer)是一种基于Transformer的目标检测方法,其核心思想是将目标检测视为一个序列生成问题,通过Transformer模型直接输出目标物体的类别和位置信息。DETR首先将输入图像划分为一系列固定大小的网格,每个网格视为一个潜在的目标物体。DETR使用一个Transformer编码器对图像特征进行编码,将每个网格的特征表示为一个向量,然后使用Transformer解码器生成一系列目标物体的预测结果,每个预测结果包括目标物体的类别和位置信息。具体而言,如图5-44所示,检测模型由骨干网络(Backbone)、Transformer和前馈神经网络(Feedforward Neural Network,FFN)级联组成。DETR将骨干网络提取的特征和位置编码以序列的形式输入到编码器中,解码器的输入为一组可学习的参数,在解码过程中融合编码器编码后的信息,从而完成目标检测任务。和

Anchor-Free 检测器类似,原始的 DETR 并没有为图片预设锚框,而是将目标检测建模为集合预测任务,在训练过程中使用匈牙利算法实现检测框和真值框的一一匹配。尽管原始的 DETR 模型可以达到和 Faster R-CNN 一样的检测性能,但模型训练的收敛速度较慢。

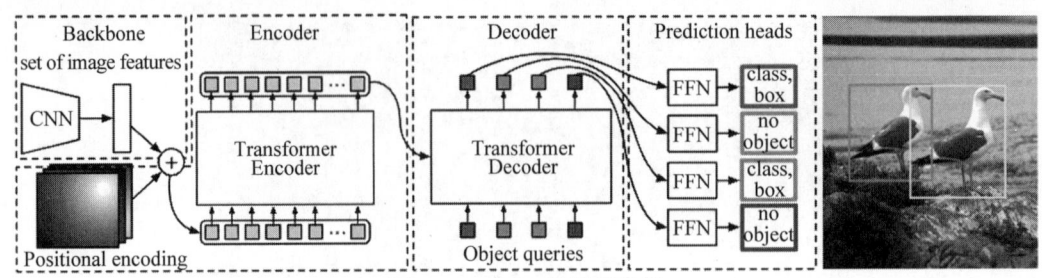

图 5-44 DETR 的检测流程

案例四:DETR 在医学影像领域的应用示例

DETR 检测器已经被应用到医学影像检测任务中,例如,有研究者提出了一种基于 DETR 的端到端白细胞检测模型,以检测血涂片大视野图像中的白细胞。在改进的过程中,他们采用 PVT(Pyramid Vision Transformer)模型作为 DETR 的骨干网络,以提取多尺度特征图,并利用可变形注意力模块降低模型计算复杂度,提高模型收敛速度。性能测试结果证明了所提方法在检测方面的优势,方法流程见图 5-45。

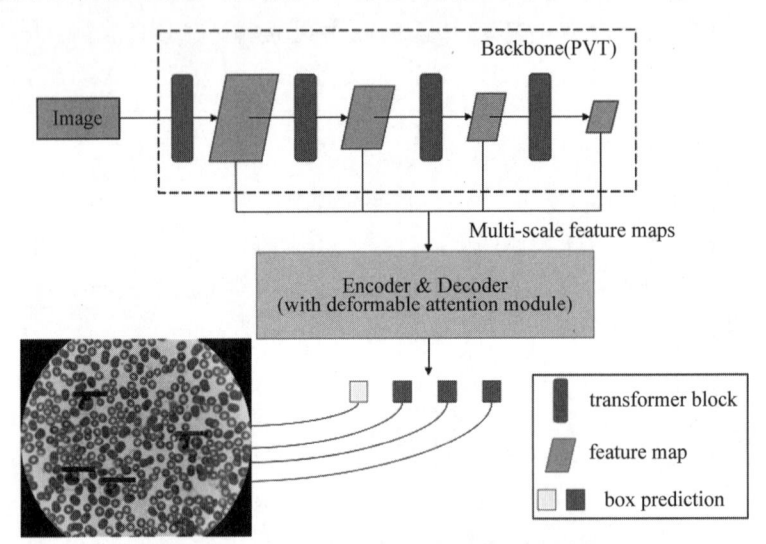

图 5-45 一种改进的 DETR 模型的检测流程

有研究者将 DETR 应用于结肠镜检查时的病灶检测任务。Transformer 编码器将图像特征视为一个序列,这会导致缺少图像特征结构之间的关系。同时也考虑到医学图像数据集的规模远小于自然图像,不同于自然图像的前景和背景差异大的特点,医学图像的前景与背景仅存在微小差异。为此,该作者将卷积层嵌入 Transformer 编码器中,以达到高层次影像特征重建和加速收敛的目的。该作者将改进后的模型命名为 COTR(Convolution in Transformer),框架见图 5-46。在相同数据集 CVC-ClinicDB 上,他们验证了 COTR 和 DETR 模型的性能结果。图 5-47 描述了 DETR 和 COTR 训练时,损失函数的变化趋势。DETR 的损失函数值(Loss)居高不下,而 COTR 的 Loss 下降较快。这证实了 Transformer

编码器中的卷积层具有重构特征结构、加速模型收敛的作用。

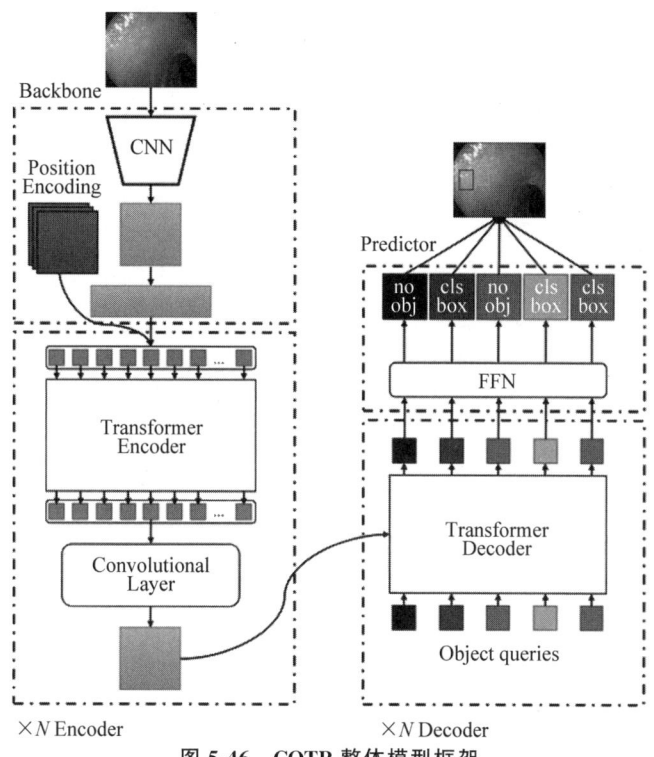

图 5-46　COTR 整体模型框架

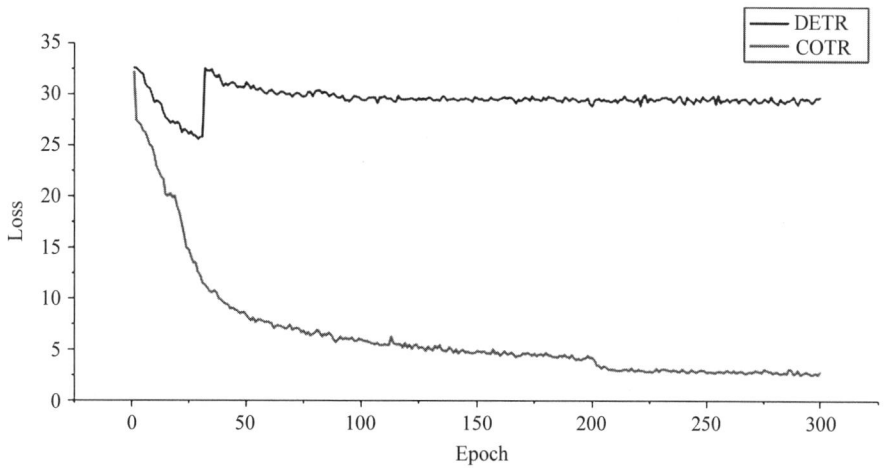

图 5-47　DETR 和 COTR 在 CVC-ClinicDB 数据集上的训练损失曲线

2. Deformable DETR 方法

针对 DETR 对小目标检测性能差、收敛慢的问题,Deformable DETR 方法采用可变形卷积的思想,提高收敛速度并获得超过 DETR 的检测性能。Deformable DETR 认为,Transformer 中全连接式注意力机制的计算导致了较慢的收敛速度,并且因二次方的计算复杂度导致序列长度增加,致使计算成本高,使得原始的 DETR 无法在多层次特征图上进行目标检测。同时由于检测小目标需要大的分辨率,而大的分辨率会带来 DETR 难以接受的计算复杂度。可变形卷积（Deformable Convolution）通过在标准卷积操作的采样位置增加偏移量，将卷积核扩展到较大位置，可以适应不规则的目标结构，捕捉精细的特征，但是对于元素之间关系的建模能力降低。Deformable 注意力模块集合了可变形卷积的稀疏采样能力和 Transformer 的全局关系建模能力，核心在于使用可变形的注意力机制模块代替现有 Transformer 注意力机制模块，该方法可以对关键点附近较小集合内的元素进行相关性刻画。

Deformable DETR 的作者还观察到，在推理过程中注意力实际上是稀疏连接的，因此可以将注意力建模为可学习、可跨层的稀疏连接，即不仅可以在同一层的特征图上计算注意力，还可以跨特征图进行，这更好地利用了多层特征图的信息，提高了模型训练的收敛速度。

3. Conditional DETR 方法

Conditional DETR 从交叉注意力计算方式的角度解释了原始 DETR 模型收敛速度慢的原因。他们认为在 DETR 中，目标物体的表示（object query）和目标特征信息（content embedding）以及位置信息（position embedding）相关。在计算交叉注意力时，乘法分配律会导致结果中产生内容信息和位置信息相乘的交叉项。由于二者需要极高的匹配度才能对信息流动产生正向的作用，而随机初始化导致最初目标物体的表示中的目标特征信息和位置信息质量较差，阻碍了训练的有效进行，因此，Conditional DETR 将 Object query 建模为二者的直接连接，避免计算交叉注意力时交叉项的出现，有效地解决了原始 DETR 收敛速度慢的问题。

4. DAB-DETR 方法

DAB-DETR 使用了基于锚框（anchor-based）的思想，将目标物体的表示显式地建模为锚框的形式，在解码器中对目标进行逐层微调，从而得到较好的检测效果。DN-DETR 在 DAB-DETR 的基础上修改了训练模式，使用类似对比学习的方式进行加噪训练。对真值框加不同形式的噪声构成多组加噪组（由于加入的噪声较小，加噪后的真值框仍属于正样本），和原始 DETR 中的匹配组一起进行训练。为了避免训练过程中的信息泄露，需要加入遮挡实现信息的单向传递，即加噪组可以看到匹配组的信息，匹配组则不可看到加噪组的信息（否则就会导致匹配组的"作弊"）。目前，DINO 是 COCO 数据集上性能较优的主流架构之一，它继承了 DAB-DETR 和 DN-DETR 的优点，但在训练过程中 DINO 不仅生成加噪的正样本，也生成负样本（特别是难分的负样本），以提高模型的检测能力（见图 5-48）。同时，DINO 还借鉴了 Deformable DETR 提出的优化思想，使用编码器编码后的信息生成混合的目标物体表示（mixed object query，其中内容信息仍保持为静态，位置信息通过编码器生成），并在解码器的解码过程中引入了 Look Forward Twice，一度在 COCO 数据集上霸榜数月。

5.3.7 搭建第一个目标检测网络

1. 任务背景

外周血涂片分析广泛应用于许多疾病的诊断，如贫血、白血病、疟疾等。医学上，外周血细胞的分析主要是针对白细胞（White Blood Cell，BC）、红细胞（Red Blood Cell，RBC）、血小板（platelet）三类细胞的检测和计数。当人体机能发生变化或遭遇病毒入侵时，血液中的白细胞数量和形态都会发生一定的变化，因此，医生可以通过检测人体血液中白细胞是否发生量变或病变判断人体是否患有某类疾病。本任务数据集就是在这样的背景下产生的。

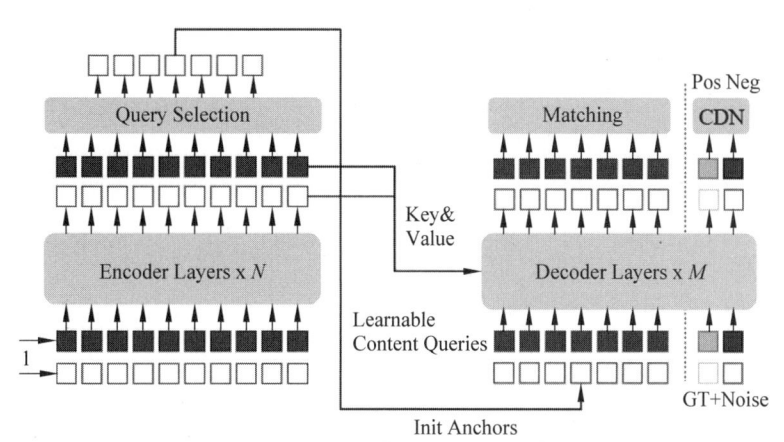

图 5-48　DINO 的 Transformers 部分

2. 任务描述

人工镜检血细胞的方法容易受到主观因素的影响,且由于血涂片数据量大、目标小,使得工作人员需要长时间工作,耗费人力,同时也导致诊断的准确率降低。深度学习可以通过强大的学习能力自动提取特征,具有较强的适应性和可移植性,因此采用基于深度学习的方法对血细胞图像进行辅助检测具有重要意义。

根据所提供的应用场景,我们可以简单抽象出任务要求:使用目标检测算法对血涂片中的 3 类目标(白细胞、红细胞、血小板)进行定位。(进一步的计数功能、对算法的改进留给读者自行探索)

3. 数据集

公开数据集 BCCD(https://public.roboflow.ai/object-detection/bccd)是一个小规模的血细胞检测数据集,该数据集包括 364 张图像,共 4888 个目标。训练集、验证集、测试集划分比例为 7∶2∶1。在使用前需注意,YOLO 系列代码要求使用特定格式的数据标注。

数据样例如下。

(1) 图像标注(class, x_center, y_center, width, height)。

1	0.066105	0.930288	0.12745	0.134616
2	0.713947	0.5204323	0.259664	0.22115
2	0.3413485	0.269232	0.259615	0.22155
0	0.675693	0.19711846	0.0816923	0.068461

(2) ymal 配置文件。

train:../train/images
val:../valid/images
test:../test/images(optional)
nc: 3
names:['Platelets', 'RBC', 'WBC']

4. 环境

开发环境可选择 PyTorch 1.8.1,Python 3.8,Cuda 11.1,或根据计算机性能及模型需求自主搭配(确保 Python 版本≥3.6.0,PyTorch 版本≥1.7)。

5. 模型选择

本次实验选用性能稳定且易于部署的 YOLOv5-6.0 模型（模型代码及预训练权重链接：https://github.com/ultralytics/yolov5/tree/v6.0）。作为单阶段检测器的 YOLO 系列将目标检测看成回归问题。模型首先使用 CNN 网络将传入的图像等分成一定比例的网格，检测每个网格内的目标并预测边界框。每个边界框除了返回自己的位置外，还包含所预测的框中含有对象的置信度和物体的类别信息。

6. 实验过程

（1）数据预处理。由于原始数据集提供 YOLOv5-Pytorch 版本的标注，并已划分好训练集和测试集，因此我们需要将数据文件放置在项目文件中的适当位置，并将路径填写在 yaml 配置文件中。另外，YOLOv5 模型提供马赛克、Mixup 等数据增强方式，其应用的比例可在超参配置文件中调节。

（2）模型定义。
- 输入端：完成马赛克数据增强、自适应锚框计算、自适应图像缩放等任务。
- Backbone：改进的 CSP-DarkNet53 结构。
- Neck：改进的 FPN+PAN 结构。
- Prediction：使用 GIOU_Loss 和 BCE_Loss 计算目标框、置信度和分类损失。

（3）模型训练。设定合适的超参数，然后训练模型。

（4）模型测试。在测试集上测试模型的效果，本实验使用 Intel Core i7 9750H 处理器，GPU 为 NVIDIA GeForce RTX 3090 等。

使用训练后的模型预测图像，并进行 CAM 特征可视化，结果如图 5-49 所示。从图中可以看出，所应用的模型仍存在一些细胞漏检、分类混淆等问题，对处于图像边缘、相互重叠的不完整细胞关注度较低、检出效果较差。关于这些问题的解决，感兴趣的读者可以在推荐阅读中选取相应方法或者自己搜索相关文章进行深入学习并分析。

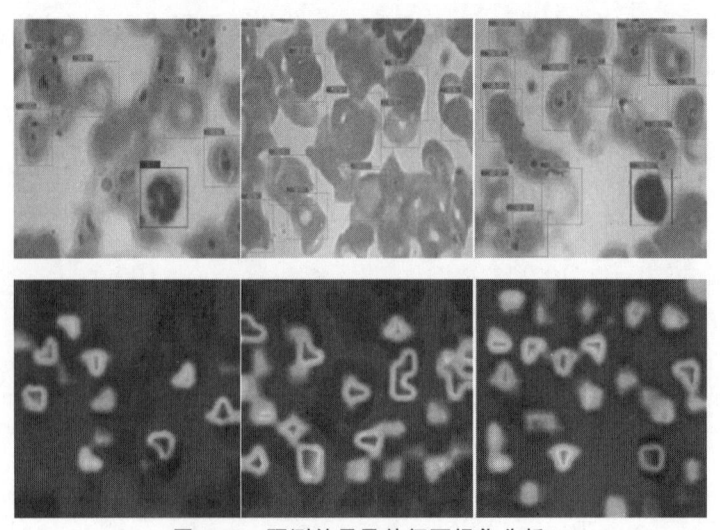

图 5-49 预测结果及特征可视化分析

5.4 医学影像的分割方法

5.4.1 引言

医学影像分割旨在根据医学意义和特定场景将医学图像分割成若干部分，实现像素级的分类。医学影像分割在组织结构分析、运动分析、三维可视化、图像引导手术、肿瘤放射治疗、疗效评估、预后评价等方面有着广泛的应用。在传统的医学影像分割中，从原始影像中提取信息通常需要依靠手动特征提取，这种方式耗费时间长且准确率低。为了提高处理的效率和准确性，许多研究者正在开发基于机器学习和深度学习的方法来处理医学影像分割任务。广义上讲，分割可以把图像平面划分成若干个不重叠区域，使得同一区域中的像素特征（灰度、颜色、纹理等）具有一致性，而不同区域像素特征存在明显的差异性。

传统分割模型主要包括五大类方法：基于阈值的图像分割法、基于区域的图像分割法、基于边缘的图像分割法、基于可变形模型的分割法、基于聚类的分割法等。

一是基于阈值的图像分割法。阈值分割是指用一个或多个阈值，将图像的灰度直方图分成几个类，并认为图像中灰度值在同一个灰度类内的像素具有相同的属性。阈值可以人为设定，也可以通过计算获取，这类方法的关键在于如何获取到最优阈值，多于一个阈值的分割叫多阈值分割。阈值分割的优点在于计算简单，能够较为快速地实现图像分割，但是在复杂环境下难以获得较高的性能。

二是基于区域的图像分割法，分为区域生长和分裂合并两种类型。区域生长方法是先选取一个像素，然后不断合并具有相似特征的像素，从而达到图像分割的目的。分裂合并方法是将整个图像作为出发点，逐渐排除或合并相似的像素，最终完成图像的分割。和传统基于阈值的分割法相比，区域分割在像素的相似性和空间的邻接性上更有优势，可以减小噪声的干扰，具有更强的鲁棒性。

三是基于边缘的图像分割法，其利用不同区域中像素灰度值不同、区域边界像素灰度值变化比较大的特点，检测到边界点，并将各个边界点连接起来，从而完成区域分割。Roberts、Sobel、PreWitt 等都是常见的边缘检测算子。

四是基于可变形模型的分割法，其可以看作曲线演化的一个模型。以目标边界为基础，利用图像中的闭合曲线及其形状来勾勒物体边界。界定目标边界时考虑的特征包括形状、平滑度、作用在分割对象上的外力等。根据运动轮廓跟踪的方式，可变形模型能够被划分为参数可变形模型和几何可变形模型。参数可变形模型是一种可以用有限个参数来描述的模型，基于该模型的方法也被称为主动轮廓法。几何可变形模型通过采样轮廓点并跟踪演化过程来显式表达，具有计算效率高、便于实时应用的优点。

五是基于聚类的图像分割法，通过将图像中相似的像素点聚类到同一类别，实现图像的分割。它主要分为三类方法：基于划分的聚类方法，需要预先设定簇的数目和聚类中心，通过迭代优化使得同一簇内的像素相似度高、不同簇间的像素相似度低；基于层次的聚类方法，从顶部或底部开始计算样本间的距离，逐步合并距离最近的样本，直到达到设定的聚类数目为止；基于密度的聚类方法，通过设置密度邻域半径和阈值，将数据对象划分为不同的簇。虽然基于聚类的分割方法在处理复杂图像时表现出色，但对噪声较多的图像容易产生误差。

随着深度学习技术的进步,基于神经网络模型的图像分割方法得到了广泛应用。神经网络通过调整节点之间的连接关系和权值来模拟学习过程,实现精确的图像分割。随着深度学习技术的兴起,许多研究者提出了基于深度学习的新方法。本节将重点介绍几种典型的基于深度学习的分割方法。

5.4.2 FCN 方法

传统的基于 CNN(卷积神经网络)的分割方法需要分类每个像素,实现整个图像的分割。在对像素进行分类时,需要将像素周围的图像块作为输入进行训练和预测。该方法存在一定局限性。一是存储开销大,例如对每个像素使用的图像块的大小为 15×15,需要不断滑动窗口,将每次滑动的窗口输入给 CNN 进行分类判别,所需的存储空间随着滑动窗口的次数和大小的增加而急剧上升。二是计算效率低,相邻的像素块基本上是重复的,针对每个像素块逐个计算卷积导致了很大程度上的重复。三是像素块的大小限制了感知区域的大小,通常像素块比整幅图像要小,因此模型只能提取一些局部的特征,导致分类的性能受到限制。图 5-50 为现有 CNN 的结构,呈现卷积层、降采样层的交替叠加。

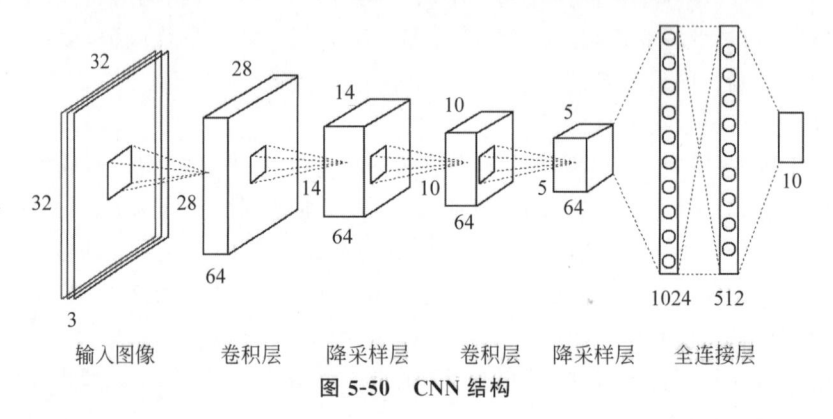

图 5-50 CNN 结构

全卷积神经网络(Fully Convolutional Network,FCN)广泛应用于图像分割,其网络架构如图 5-51 所示。它的基本思想是将传统卷积神经网络模型中的全连接层替换成卷积层,然后使用反卷积操作在最后输出的特征图上进行上采样,并引入跳跃连接,改善上采样的像

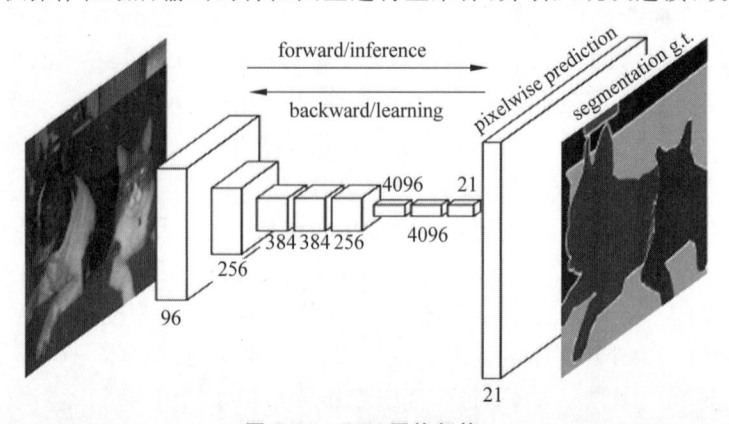

图 5-51 FCN 网络架构

素定位。FCN 可以将用于图像分类的卷积神经网络改变成实现图像分割的密集预测网络，且在 PASCAL VOC 等图像分割数据集上提升了分割精度。

图 5-52 中展示了反卷积的计算示例。在示例中，卷积核尺寸为 3×3，步长(stride)为 2，填充(padding)为 1，经过反卷积操作后，输出的尺寸为 5。

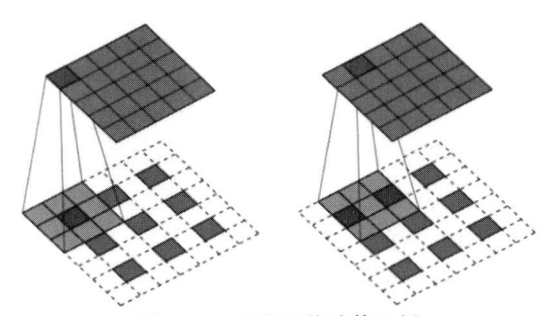

图 5-52　反卷积的计算示例

跳级结构能够将粗糙的、高层的信息与精细的、低层的信息结合起来。具体而言，跳级结构将具有全局信息的最后一层预测和有更多局部细节的更浅层预测结合起来，可以在遵守全局预测的同时进行局部预测，其结构如图 5-53 所示。FCN-32s 指从 32 倍下采样的特征图恢复至输入大小，FCN-16s 指从 16 倍的下采样恢复至输入大小，FCN-8s 指从 8 倍的下采样恢复至输入大小。在该图中，对 pool5 特征应用 32 倍上采样获得 32 倍的上采样特征($32\times$ upsampled feature)，再对 32 倍的上采样特征每个点施加 Softmax 获得 32 倍的上采样的特征预测值($32\times$ upsampled feature prediction)，即分割图。对于 FCN-16s，首先对 pool5 特征进行 2 倍上采样获得 2 倍上采样特征，再把 pool4 特征和 2 倍上采样特征逐点相加，然后对相加的特征进行 16 倍上采样，使用 softmax 后获得 16 倍上采样的特征预测值。对于 FCN-8s，首先进行 pool4＋2 倍上采样特征逐点相加，然后进行 pool3＋2 倍上采样特征逐点相加，即进行更多次特征融合。

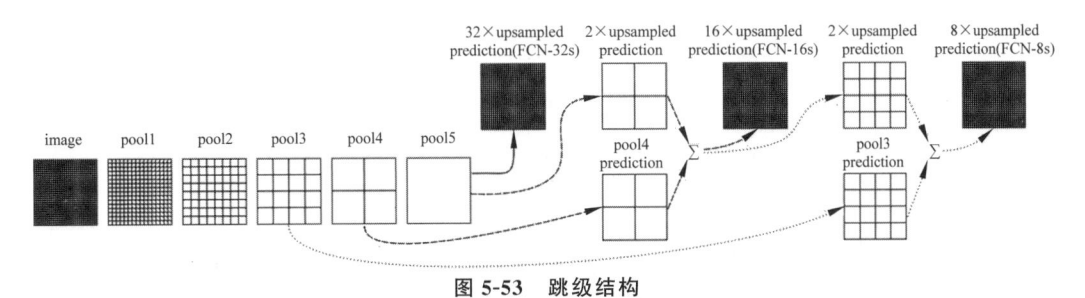

图 5-53　跳级结构

概括而言，FCN 的核心思想有 3 点：
(1) 模型使用全卷积网络，适应任意尺寸的输入数据。
(2) 使用反卷积层增大特征大小，能够输出精细的结果。
(3) 结合不同深度层结果的跳级结构，通过多层特征提升算法的性能。

FCN 的局限性在于没有充分考虑像素与像素之间的关系，输出结果的精细度需要提升，即提升输出结果的细节部分。尽管进行 8 倍上采样的效果优于 32 倍上采样，但是其结果对图像中的细节并不敏感。

5.4.3 DeepLab 方法

DeepLab 包括一系列的语义分割模型,基于深度卷积神经网络架构,并通过空洞卷积(Dilated Convolution/Atrous Convolution)和空间金字塔池化(Spatial Pyramid Pooling,SPP)等技术来提取图像特征并实现高效的语义分割。

2014 年 DeepLab v1 被提出,并于同年在 PASCAL VOC2012 数据集的分割挑战赛上获得了第二名的成绩。紧接着在 2017 年和 2018 年,相继推出了 DeepLab v2、DeepLab v3、DeepLab v3+。DeepLab v1 的创新点是引入了空洞卷积、空间金字塔池化、全连接条件随机场(Fully Connected CRF)。DeepLab v2 进一步提出了空洞空间金字塔池化(Atrous Spatial Pyramid Pooling,ASPP)。DeepLab v3 则对 ASPP 进行了进一步的优化,包括添加 1×1 卷积等操作。DeepLab v3+ 则加入了编码器-解码器(encoder-decoder)框架,且设置不同的空洞卷积的系数,以获得更细节的输出信息。

在 DeepLab 语义分割框架中,其目标是对图像中的每个像素进行分类,将相同语义类别的像素标记为同一类别。下面我们依次介绍这四个算法。

1. DeepLab v1

深度卷积神经网络(DCNN)存在信号下采样和空间不敏感性导致的信息缺失,有两个主要原因。第一,标准 DCNN 中重复组合的最大池化和下采样层导致信号分辨率降低。具体来说,传统卷积网络一般采用池化操作来增大感受野,但与此同时会降低图像的分辨率,丢失一些信息。第二,从分类器中获得以物体为中心的决策,这需要具有不变性的空间变换,从本质上限制了 DCNN 模型的空间精度。针对以上两个技术障碍,DeepLab v1 提出了相应的解决方案,模型说明如图 5-54 所示。DeepLab v1 采用 VGG-16 作为基础架构,将 VGG 的普通卷积替换为空洞卷积得到分割图,再通过 CRF 将得到的分割图进行后处理优化。通过空洞卷积,可以在不使用池化的情况下增大感受野,从而提高分割精度。使用全连接条件随机场则可以提高模型捕捉细节的能力。

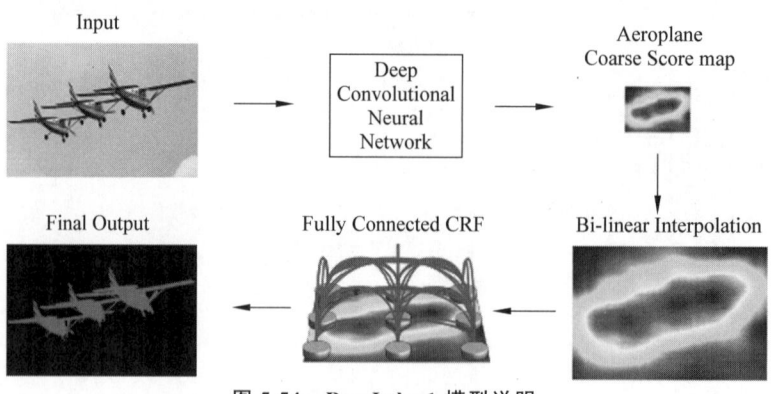

图 5-54 DeepLab v1 模型说明

空洞卷积通过加入"空洞"(即值为 0 的点)来增大感受野。空洞卷积引入了扩张率这个超参数来指定空洞卷积上两个有效值之间的距离。扩张率为 r 的空洞卷积,两个有效值之间有 $r-1$ 个空洞,如图 5-55 所示。其中红色的点为有效值,绿色的方格为空洞。

条件随机场(Conditional Random Field,CRF)被用作后处理,以进一步优化分割的效果。条件随机场是一个无向图,图中的顶点代表随机变量,顶点之间的连线代表节点之间的相互关系。当我们将 CRF 应用于图像分割时,需要将这张图像表示为无向图,图的每个顶点是图像的每个像素点,像素点之间的关系则是顶点之间的连线。由于每个像素对之间都会有值,因此该无向图是"全连接"的。全连接 CRF 模型使用的能量函数分为一元势能函数和二元势能函数,前者刻画观测序列对标记变量的影响,后者刻画变量之间的相关性以及观测序列对其的影响,实质是像素之间的相关性。

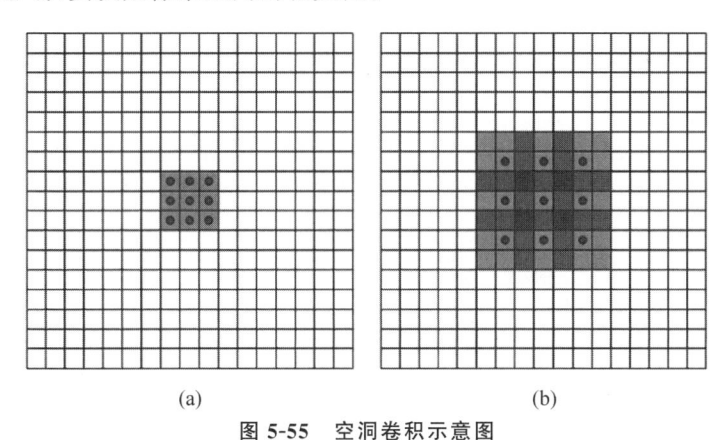

图 5-55 空洞卷积示意图

2. DeepLab v2

相比于 DeepLab v1,DeepLab v2 保持了前者的流程,即以空洞卷积和 CRF 为核心。DeepLab v2 的改进点之一是将 VGG-16 替换成了残差网络。最大的改动是增加了受空间金字塔池化启发得来的空洞空间金字塔池化(Atrous Spacial Pyramid Pooling,ASPP)。SPP 是在目标检测的经典算法 SPP-Net 中提出的思想,它的核心思想是聚集不同尺度的感受野,通过不同尺度的特征图来得到多尺度特征。ASPP 的提出目的也是解决不同尺度分割目标的问题,通过以不同采样率的空洞卷积对给定输入进行采样以捕捉图像上下文细节信息。在模型最后进行像素分类之前增加了一个类似 Inception 的结构,包含不同扩张率的空洞卷积。随后,在空洞卷积后增加两个 1×1 卷积操作进行特征融合,最后通过对应位置元素相加得到最终的特征输出结果。DeepLab v2 的网络结构如图 5-56 所示,其中采用残差网络作为 DCNN 部分的主干网络,采用空洞卷积来减少信号下采样的程度,采用双线性插值将特征图复原到原始的图像清晰度,采用全连接的 CRF 层来改善网络的分割结果并

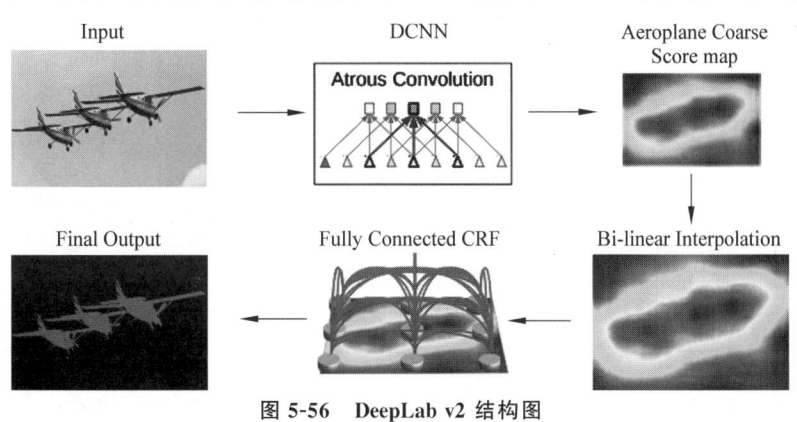

图 5-56 DeepLab v2 结构图

进一步捕捉物体的边缘信息。

3. DeepLab v3

DeepLab v3 继续使用 ResNet-101 为主干网络。相比于 DeepLab v2，DeepLab v3 有三点重要改进。一是 DeepLab v3 引入了"多尺度特征融合"，通过融合不同尺度的特征，提高分割精度。二是 DeepLab v3 对 ASPP 模块进行了改进，使其可以捕获不同尺度下的语义信息。具体而言，其由 4 个并行的分支组成，每个分支都采用具有不同采样率的空洞卷积结构，以捕获不同尺度下的语义信息。将这些分支的输出特征图级联到一起，并通过 1×1 卷积结构进行融合，以生成最终的 ASPP 特征图。据论文报道，随着采样率的增加，有效特征区域的数量会减少。三是为了保留较大视野的空洞卷积和有效特征区域的数量，DeepLab v3 的 ASPP 加入了全局池化层＋卷积层＋双线性插值上采样的模块。在该论文中，作者通过实验表明即使不加入 CRF，相比于 DeepLab v1，DeepLab v3 模型的性能依然有较大的改进，如图 5-57 所示。

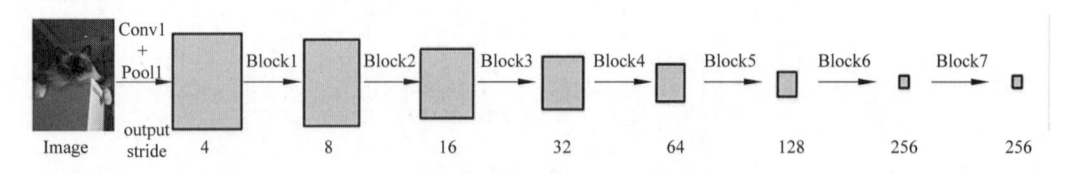

(a) 没有使用空洞卷积时随着网络加深的情况

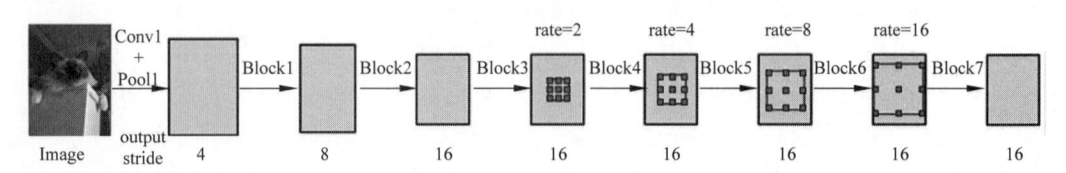

(b) 使用空洞卷积时随着网络加深的情况。当 output_stride=16 时，在 block3 之后使用 rate>1 的空洞卷积

图 5-57 具有空洞卷积和不具有空洞卷积的级连模型对比

4. DeepLab v3＋

扩展 DeepLab v3，DeepLab v3＋模型在编码器-解码器结构上采用空间金字塔池化模块。编码器允许在任意分辨率下采用空洞卷积，提取丰富的语义信息，而解码器通过简单的结构即可恢复出精细的物体边缘。具体而言，在语义分割任务中，DeepLab v3＋采用 Xception 模型，并在 ASPP 和解码模块中使用深度可分离卷积（Depthwise Separable Convolution）来提高编码器-解码器网络的运行速度和鲁棒性。

5.4.4 U-Net 方法

U-Net 是医学影像分割领域最著名的网络架构之一，一经出现，就在医学影像分割领域吸引了很多研究者的注意。例如，有研究者使用 U-Net 网络进行胸部 X 光影像的肺部分割实验，获得的结果表明 U-Net 网络能进行准确的医学影像分割任务。时至今日，当面对医学影像分割任务时，U-Net 这种扩展路径和收缩路径所组成的编码器-解码器的网络架构已经成为研究者的首选。最近业界也将 Transformer 和 U-Net 结合，探索性能更好的分割网络结构。

U-Net 的主要特点是它的编码器-解码器结构和跳跃连接，其中编码器网络（收缩路径）

通过卷积和池化操作逐渐减小输入图像的空间分辨率,同时增加特征通道数。解码器网络(扩张路径)通过上采样和卷积操作逐渐恢复输入图像的空间分辨率,并在每个解码器层中使用跳跃连接将编码器层的特征图与解码器层的特征图相结合。这种跳跃连接可以帮助 U-Net 更好地保留输入图像的细节信息,从而提高分割精度。整个网络结构类似于一个大型的字母 U,因此得名 U-Net,网络架构如图 5-58 所示。

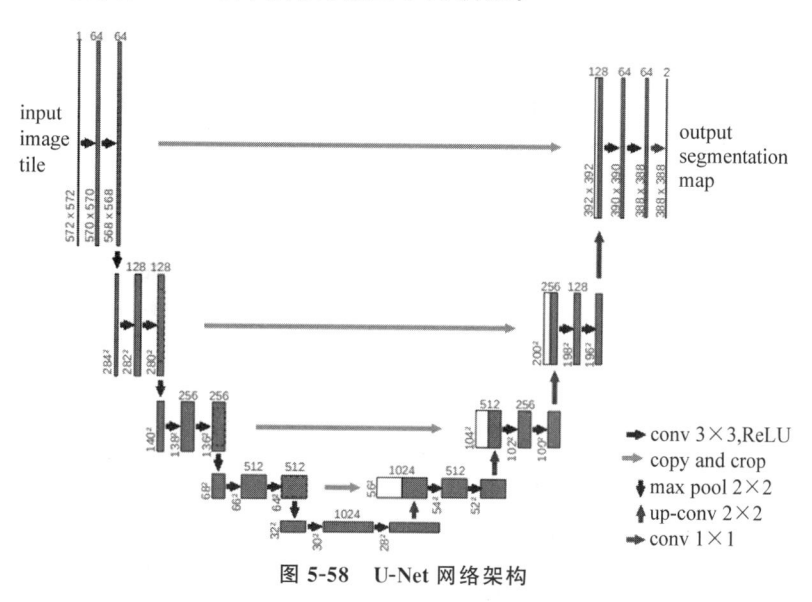

图 5-58　U-Net 网络架构

U-Net 与 FCN 分割网络一样,既没有使用空洞卷积,也没有后接 CRF,结构简单,但是依然获得了较好的性能。总体来说,U-Net 与 FCN 的思路类似。但是二者采用了不同的特征融合方式,如 FCN 采用的是逐点相加;U-Net 采用的是通道维度拼接融合,具有跳跃连接,而这正是使得 U-Net 可以同时兼顾小尺度特征图和大尺度特征图的原因。

总结起来,U-Net 模型的独特之处有如下两点。

(1) 模型结构完全对称,采用编码器-解码器结构(encoder-decoder),在编码结构中下采样,解码结构中上采样。

① 编码器(encoder):编码器整体呈现特征图逐渐缩小的结构,以捕获上下文信息。在 U-Net 的原文中,编码器共分为 4 个阶段,在每个阶段中,使用最大池化层进行下采样,然后使用两个卷积层提取特征,因此,最终的特征图缩小至原始图像的 1/16。

② 解码器(decoder):解码器呈现与编码器对称的扩张结构,逐步修复分割对象的细节和空间维度,实现精准的分割。在 U-Net 的原文中,解码器也分为 4 个阶段,在每个阶段中,将输入的特征图进行上采样后,与编码器中对应尺度的特征图进行拼接运算,然后使用两个卷积层提取特征,最终的特征图放大了 16 倍,恢复成原始图像的大小。

(2) U-Net 式的跳跃连接。

该处的跳跃连接和 FCN 处的跳跃连接具有相同的作用,都是为了使上采样恢复的特征图中包含更多的低级别(low-level)的语义信息,从而提高结果的精细程度。但二者的区别在于 U-Net 式的跳跃连接是通道维度的拼接融合,而 FCN 式的跳跃连接是对应像素点的加和。

U-Net 可以用于处理二维数据。但是在临床诊断中，很多医学数据都是三维的，如 CT 和 MRI 图像等。因此，一些学者将二维 U-Net 扩展到了三维 U-Net。

5.4.5　V-Net 方法

针对三维 CT 或 MRI 等数据，一些研究者提出分割网络模型 V-Net，其网络架构见图 5-59。

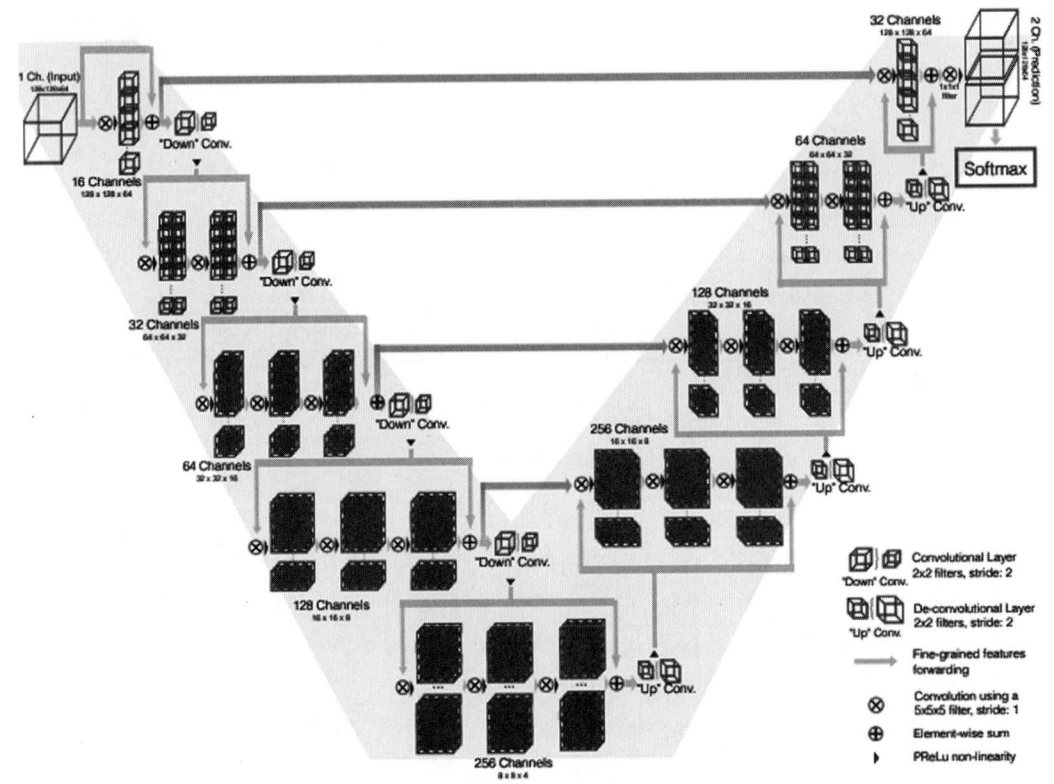

图 5-59　V-Net 模型架构

V-Net 同样采用了编码器-解码器结构。相比于 U-Net，V-Net 引入了残差连接来加速收敛并提高分割精度。在原文中，左侧的路径依据不同分辨率的操作分为 3 个块，每个块都包含 1~3 个卷积层。受到 ResNet 的启发，V-Net 在每个块中都融入了残差学习，表现为输入的特征图在几次卷积和非线性激活后会和原先的输入逐点相加，然后进行下采样。经论文实验证实，此结构相比于没有残差的模型能够更快地收敛。除此以外，V-Net 还使用卷积层代替 U-Net 上采样和下采样的池化层。每个阶段的卷积操作使用的卷积核大小为 $5\times5\times5$。在收缩路径一端，数据经过每个阶段处理之后会通过大小为 $2\times2\times2$ 且步长为 2 的卷积核来压缩特征图。因此，在每个阶段结束后，特征图大小减半，这与池化层有类似的作用。网络右边部分的功能主要是提取特征和扩展低分辨率特征图像，以组合必要的信息。由最后一个卷积层计算出的两个特征图利用 Softmax 转换为前景和背景的概率分割。在收缩路径中每个阶段的最后，应用转置卷积，以恢复输入数据的初始大小。同样，收缩路径中每阶段的结果都会作为输入的一部分加入扩张路径对应的阶段中。该操作可以减少由于压缩而丢失的信息，从而提高最终边界分割的准确性。

5.4.6 Transformer 的分割方法

在 Transformer 技术出现之前,常见的图像分割模型是以 CNN 为主流的一套编码器-解码器架构,其中特征的表征学习是最重要的模型组成部分,编码器会逐渐减小特征图的清晰度,从而学习更抽象的视觉概念表达。CNN 具有平移不变性和局部性的优势,前者较好地反映了图像成像过程中的本质,支撑了模型对不可见图像数据的泛化能力。而后者通过跨空间的共享参数来控制模型的复杂性。但是由于有限的感受野,如何学习语义分割任务中的长程依赖关系仍然具有局限性。

为了解决这一问题,有研究者提出基于 Transformer 的编码器,来取代空间分辨率逐渐降低的堆叠卷积层的编码器。Transformer 是一种基于自注意力机制的神经网络结构,其主要优点是能够处理变长序列数据。Transformer 最初用于自然语言处理任务,从 ViT 开始,就已大量地应用于计算机视觉领域。随着人们对 Transformer 的了解不断深入,大量基于 Transformer 的模型开始问世,并应用于图像分割任务。

SETR(SEgmentation TRansformer)是一个基于 Transformer 的图像分割模型的代表性研究,该模型主要采用编码器-解码器结构。SETR 网络示意图如图 5-60 所示。SETR 的编码器为 ViT。首先将图像分成若干个固定大小的块,然后将每个块映射成一个一维向量,得到若干个 image tokens,作为编码器的输入。在编码器中,模型能充分运用全局信息,进而学习到更好的语义信息。解码器为 CNN 结构,因此需要把 image tokens 还原成特征图的形式,随后分别使用上采样和卷积,逐步将特征图转化为所需的维度。为了进行像素级分割,文章引入了不同的解码器设计,图 5-60(b)是渐进式上采样的示意图,图 5-60(c)是多级特征聚合的示意图。一个关键点在于,编码器 Transformer 的每一层都没有采用空间分辨率的下采样,而是使用全局上下文建模,这为语义分割问题提供了全新的视角。

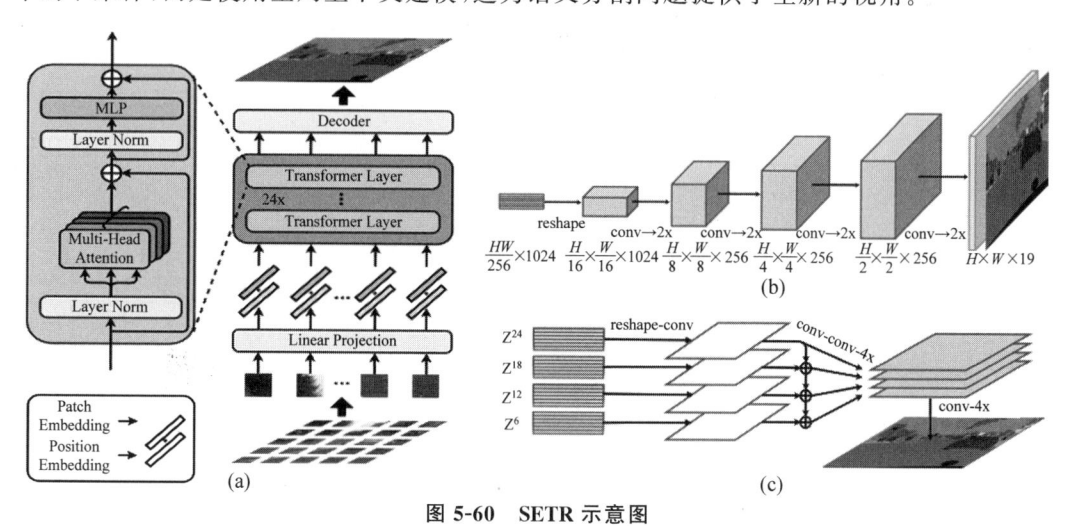

图 5-60 SETR 示意图

Segmenter 是 SETR 的后续工作,是完全基于 Transformer 搭建的编码器-解码器架构,具体架构如图 5-61 所示,左侧为编码器,图像块被投影到一系列的嵌入向量中,然后通过变压器进行编码;右侧为解码器,掩码 Transformer 将编码器的输出和类嵌入向量作为输入来预测分割的掩码。该作者认为在单个图像的 patch 层面,图像分割通常是模糊的,需要上下文信息来达到标签共识。相比于全卷积网络，Segmenter 将 ViT 扩展到语义分割领域，允许该方法在第一层和整个网络都能够对全局上下文信息进行建模。

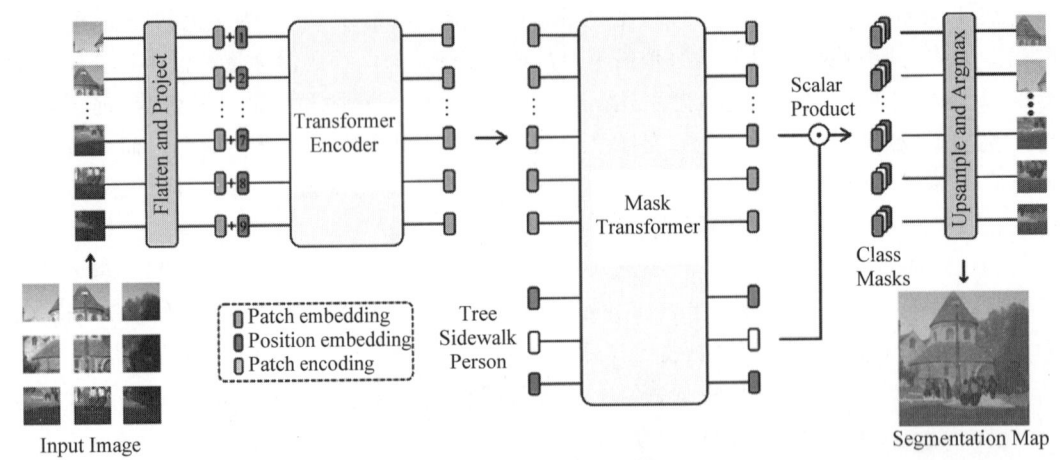

图 5-61 Segmenter 架构

具体而言，Segmenter 的编码器是一个 ViT，其解码器不再使用 CNN，也是采用 Transformer 架构，将标签信息作为 token，和 image tokens 一起送入到解码器中。在 Mask Transformer 中，可以学到标签与 image tokens 之间的依赖性。这里的 Mask Transformer 实际上是一个普通的 Transformer 结构。随后将所有 token 进行归一化，再计算标量积，得到标签与 image token 之间的相似度，用 Class Masks 标识。此时 Class Masks 内部的值都是 0~1 的数值，表示每一个 image token 与每个类别的相似度。与 SETR 相似，最后需要将 Class masks 还原到原来的形状，做法也和 SETR 相同。

现有基于 Transformer 的图像分割模型还有一些待解决的问题，例如由于位置编码的限制，使得模型不能接收任意尺度大小的图像；同时算法复杂度高，token 越多，计算量越大，这对于大尺度的模型训练来说并不友好。针对以上难题，SegFormer 提出了一种分层 Transformer 编码器的解决方案。与 ViT 中每个图像的块都是独立的不同，在 SegFormer 中，块之间可以互相重叠，保证图像块之间的局部连续性。SegFormer 去掉了位置编码，取而代之的是混合的前向神经网络（Feed-forward Network，FFN），即在前向神经网络中引入 3×3 深度卷积层来传递位置信息。SegFormer 的解码器较为简单，仅有几个多层感知机。解码器的构建也并不复杂，具有 6 个线性层，这能够有效减少模型的计算量和参数量，使得该方法可以高效运行。此外，目前也有大量的工作对 Transformer 的分割任务展开研究。

5.4.7 搭建自己的第一个医学影像分割模型

1. 任务背景

目前流行的医学图像语义分割任务非常多，例如肝脏和肝脏肿瘤分割、脑和脑肿瘤分割、细胞分割、心脏心室分割、肺结节分割等。医学图像分割在计算机辅助诊断和智能医疗中发挥着至关重要的作用。本节将以 BraTS2021 脑肿瘤分割任务为例介绍如何搭建自己的第一个医学影像分割模型。

2. 任务描述

本任务来源于 RSNA-ASNR-MICCAI BraTS 2021 挑战赛中的任务 1,任务网址为 https://www.med.upenn.edu/cbica/brats2021/。在该任务中,要求使用临床获得的训练数据来开发分割方法并产生不同胶质瘤亚区域的分割标签。

本实验考虑用于评估的肿瘤亚区包括:
- 明显变化的肿瘤区域(AT);
- 体肿瘤区域,也称为"肿瘤核心"(TC);
- 整肿瘤区域,也称为"整个肿瘤"(WT)。

明显变化的肿瘤的诊断描述为与常规 T1 相比,T1 增强显示出高信号,但与 T1 增强中的正常白质组织相比也是如此。肿瘤核心区包含了肿瘤的大部分,这是典型的需要切除的区域。核心区包括明显增强区域以及肿瘤坏死(充满液体)和固体非强化部分。与 T1 相比,T1 增强中坏死(NCR)和非强化(NET)的肿瘤外观通常呈低信号。整个肿瘤描述了疾病的完整程度,因为它包括肿瘤核心区和瘤周水肿/浸润组织,通常由 T2-FLAIR 中的高强度信号描述。

3. 数据集

RSNA-ASNR-MICCAI BraTS 2021 挑战赛公开了当时最大、最多样化的胶质瘤患者的回顾性队列,公开了多个机构常规临床获得的 2000 位患者的胶质瘤 MRI 扫描结果及手动注释。据统计,共收集到训练集数据 1251 例,验证集数据 219 例,未公开测试集数据 530 例。数据下载方式:①官网下载(包括训练集和验证集),网址为 https://www.med.upenn.edu/cbica/brats2021;②Kaggle 下载(只包括训练集),网址为 https://www.kaggle.com/datasets/dschettler8845/brats-2021-task1/data。

BraTS2021_TrainingData 文件夹和 BraTS2021_TestData 文件夹分别储存训练和验证数据。每个文件夹内部都有多个以"BraTS2021_xxxxx"格式命名的子目录,代表不同患者的多参数 MRI(multi-parametric magnetic resonance imaging,mpMRI)扫描数据。标准的 mpMRI 数据包括四种模态的 MRI 图像:常规 T1 加权扫描(T1),对比增强后 T1 加权扫描(T1Gd),常规 T2 加权扫描(T2)和 T2 流体衰减反转恢复(T2-FLAIR)扫描。每个模态的数据大小都为 $240 \times 240 \times 155$,且共享分割标签。训练集内的目录中除了四种模态的数据外,还提供了分割标注;验证集只包含四种模态的数据,不提供肿瘤标注。对于分割任务,所有的 BraTS mpMRI 数据格式为 NIfTI(.nii.gz);对于分类任务,数据格式为 Dicom 文件(.dcm)。无论对于哪一种类型的文件,都可以利用现存的 Python 包来读取,例如 pydicom。每个病例的文件结构如下:

```
BraTS2021_00000
├── BraTS2021_00000_flair.nii.gz
├── BraTS2021_00000_seg.nii.gz
├── BraTS2021_00000_t1ce.nii.gz
├── BraTS2021_00000_t1.nii.gz
└── BraTS2021_00000_t2.nii.gz
```

本实验可以从 Kaggle 网站上下载数据集,此时仅包含训练集。后续会将数据集按照 8∶1∶1 的比例随机划分为训练集、验证集和测试集,并将划分后的数据名保存到 .txt 文件中。

4. 模型选择

鉴于已有大量实验证实 U-Net 在医学图像分割中表现出色,本实验选择使用 U-Net 模型作为图像分割方法。U-Net 的主要特点是在网络中加入了跳跃连接,这些连接将左侧的特征图与右侧的特征图进行拼接,从而使得网络可以利用不同层次的特征信息进行分割。

5. 评价指标

本实验使用 Dice 作为评价指标来衡量模型的性能。Dice 是一种集合相似度度量函数,通常用于计算两个样本的相似度,取值范围为[0,1]。计算方式如下:

$$\text{Dice} = \frac{2 * (\text{pred} \cap \text{true})}{\text{pred} \cup \text{true}}$$

其中,pred 为预测结果,true 为真实值,分子为 pred 和 true 的交集,分母为 pred 和 true 的并集。

6. 实验过程

第一步:数据预处理。

鉴于每个病例的 4 种 MRI 图像大小相同且共享分割标签,可以将 4 种模态的图像合并为一个 4 维图像($C \times H \times W \times D, C=4$),并且和分割标签一起保存为一个 .h5 文件,方便后续处理。每个 .h5 文件中包含一个字典,字典包含两个键值对:image 表示 32 位浮点数(np.float32)形式的图像,label 表示整数(np.uint8)形式的标签。

第二步:模型定义。

选择的模型为 U-Net。在模型构建中,输入图像首先通过一个卷积层进行特征提取,然后通过四个下采样模块进行特征压缩。进一步,基于四个上采样模块将特征图进行还原,并与对应的下采样模块的输出进行拼接。最后,实现像素级分类输出。

第三步:模型训练。

损失函数:使用 Dice loss 和交叉熵损失的结合作为损失函数,即 $L_{\text{total}} = L_{\text{Dice}} + L_{\text{CE}}$。可以选择的优化器为 SGD。

第四步:模型测试

在测试集上测试模型的效果,评估指标为 Dice。

7. 核心代码及讲解

完整代码请参考 https://gitcode.com/mirrors/icerain-alt/brats-unet/tree/main。定义数据集:

```
class BraTS(Dataset):
    #初始化
    def __init__(self,data_path, file_path,transform=None):
        with open(file_path, 'r') as f:
            self.paths=[os.path.join(data_path, x.strip()) for x in f.readlines()]
        self.transform=transform

    #获取第 item 例数据
    def __getitem__(self, item):
        h5f=h5py.File(self.paths[item], 'r')
        image=h5f['image'][:]
        label=h5f['label'][:]
        #[0,1,2,4] ->[0,1,2,3]
```

```python
            label[label==4]=3
            sample={'image': image, 'label': label}
            if self.transform:
                sample=self.transform(sample)
            return sample['image'], sample['label']

    #获取数据集大小
    def __len__(self):
        return len(self.paths)

    def collate(self, batch):
        return [torch.cat(v) for v in zip(*batch)]
```

定义 U-Net 模型：

```python
class UNet(nn.Module):
    def __init__(self, in_channels, num_classes):
        super(UNet, self).__init__()
        features=[32,64,128,256]
        #通过一个卷积层进行特征提取
        self.inc=InConv(in_channels, features[0])
        #四个下采样层
        self.down1=Down(features[0], features[1])
        self.down2=Down(features[1], features[2])
        self.down3=Down(features[2], features[3])
        self.down4=Down(features[3], features[3])
        #四个上采样层
        self.up1=Up(features[3], features[3], features[2])
        self.up2=Up(features[2], features[2], features[1])
        self.up3=Up(features[1], features[1], features[0])
        self.up4=Up(features[0], features[0], features[0])
        #通过一个卷积层进行分类输出
        self.outc=OutConv(features[0], num_classes)

    def forward(self, x):
        x1=self.inc(x)
        x2=self.down1(x1)
        x3=self.down2(x2)
        x4=self.down3(x3)
        x5=self.down4(x4)
        x=self.up1(x5, x4)
        x=self.up2(x, x3)
        x=self.up3(x, x2)
        x=self.up4(x, x1)
        x=self.outc(x)
        return x
```

定义 U-Net 模型时使用的模块：

```python
#输入卷积模块:包含一个双卷积层(DoubleConv),用于提取输入图像的特征
class InConv(nn.Module):
    def __init__(self, in_ch, out_ch):
        super(InConv, self).__init__()
        self.conv=DoubleConv(in_ch, out_ch)
```

```python
    def forward(self, x):
        x=self.conv(x)
        return x

#下采样模块:包含一个最大池化层和一个双卷积层,用于对特征图进行压缩
class Down(nn.Module):
    def __init__(self, in_ch, out_ch):
        super(Down, self).__init__()
        self.mpconv=nn.Sequential(
            nn.MaxPool3d(2, 2),
            DoubleConv(in_ch, out_ch)
        )

    def forward(self, x):
        x=self.mpconv(x)
        return x

#输出卷积模块:包含一个卷积层,用于将特征图转换为分类输出
class OutConv(nn.Module):
    def __init__(self, in_ch, out_ch):
        super(OutConv, self).__init__()
        self.conv=nn.Conv3d(in_ch, out_ch, 1)

    def forward(self, x):
        x=self.conv(x)
        return x

#双卷积层:包含两个卷积层、批归一化和 ReLU 激活函数,用于提取特征
class DoubleConv(nn.Module):
    def __init__(self, in_ch, out_ch):
        super(DoubleConv, self).__init__()
        self.conv=nn.Sequential(
            nn.Conv3d(in_ch, out_ch, kernel_size=3, stride=1, padding=1),
            nn.BatchNorm3d(out_ch),
            nn.ReLU(inplace=True),
            nn.Conv3d(out_ch, out_ch, kernel_size=3, stride=1, padding=1),
            nn.BatchNorm3d(out_ch),
            nn.ReLU(inplace=True)
        )

    def forward(self, x):
        x=self.conv(x)
        return x

#上采样模块:包含一个反卷积层和一个双卷积层,用于对特征图进行还原,并与对应的下采样模块
#的输出进行拼接
class Up(nn.Module):
    def __init__(self, in_ch, skip_ch,out_ch):
        super(Up, self).__init__()
        self.up=nn.ConvTranspose3d(in_ch, in_ch, kernel_size=2, stride=2)
        self.conv=DoubleConv(in_ch+skip_ch, out_ch)
```

```
    def forward(self, x1, x2):
        x1=self.up(x1)
        x=torch.cat([x2, x1], dim=1)
        x=self.conv(x)
        return x
```

定义损失函数：

```
class Loss(nn.Module):
    def __init__(self, n_classes, weight=None, alpha=0.5):
        super(Loss, self).__init__()
        self.n_classes=n_classes
        self.weight=weight.cuda()
        self.alpha=alpha

    def forward(self, input, target):
        #添加 smooth,防止分母为 0
        smooth=0.01
        input1=F.softmax(input, dim=1)
        target1=F.one_hot(target,self.n_classes)
        input1=rearrange(input1,'b n h w s ->b n (h w s)')
        target1=rearrange(target1,'b h w s n ->b n (h w s)')
        input1=input1[:, 1:, :]
        target1=target1[:, 1:, :].float()
        #以 batch 为单位计算 loss 和 dice_loss,这里的 dice 不是真正的 dice,而是 soft_dice
        inter=torch.sum(input1 * target1)
        union=torch.sum(input1) +torch.sum(target1) +smooth
        dice=2.0 * inter / union
        loss=F.cross_entropy(input,target, weight=self.weight)
        total_loss=(1 -self.alpha) * loss +self.alpha * (1 -dice)
        return total_loss
```

定义模型的评估指标 dice：

```
def Dice(output, target, eps=1e-3):
    inter=torch.sum(output * target,dim=(1,2,3)) +eps
    union=torch.sum(output,dim=(1,2,3)) +torch.sum(target,dim=(1,2,3)) +eps * 2
    x=2 * inter / union
    dice=torch.mean(x)
    return dice
```

计算 AT、TC、WT 的 dice：

```
def cal_dice(output, target):
    output=torch.argmax(output,dim=1)
    dice1=Dice((output==3).float(), (target==3).float())
    dice2=Dice(((output==1) | (output==3)).float(), ((target==1) | (target==3)).float())
    dice3=Dice((output !=0).float(), (target !=0).float())
    return dice1, dice2, dice3
```

以上所展示的例子、数值和代码仅供参考，不能直接运行。感兴趣的读者可以参考完整的代码设置，并学习如何实现该任务。

◆ 5.5 人工智能在医学影像分析中的应用

基于深度学习的医学影像任务在医学领域具有重要的意义。其一，可以辅助提高诊断的准确性。由于深度学习可以自动学习和提取医学影像中的复杂特征，因此可以辅助医生识别疾病。特别是对于经验不足的操作人员来说，人工智能的辅助有助于减少诊断错误的风险。其二，可以辅助专业人员加快诊断速度。在传统的医学影像分析中，需要医生手动查看大量的影像资料进行对比，这需要较多的时间。深度学习方法可以在短时间内自动处理大量图像数据，快速提供诊断建议，有助于加速患者的诊断和治疗进程。其三，有助于提高诊断效率和一致性。自动化的医学影像方法可以在不同的时间和地点得出一致的结果，减少了人为判定的误差和主观性，提高了医学影像分析的效率和可靠性。其四，有助于处理大规模数据，发现潜在的关联和模式，从而为医学研究提供更多的信息和机会。除此之外，还有很多意义，不再赘述。医学影像和人工智能的结合也产生了多种任务，下面将举例说明。

5.5.1 肺部病变识别中的人工智能

肺部病变识别中的人工智能技术应用是医学领域中一个备受关注的研究方向。随着计算机科学和医学影像学的发展，人工智能在肺部病变的检测和诊断中展现出了巨大的潜力。本节将介绍人工智能在肺部病变识别中的应用，重点探讨肺部疾病诊断领域的相关技术和进展。

在肺部病变识别任务中，常见的应用包括肺部结节的检测与分类，肺部炎症的诊断，以及肺纤维化、肺部水肿等其他疾病的辅助诊断。

肺部结节是一种常见的肺部病变，可以基于医学影像胸部 CT 数据观察到。在过去的几年中，计算机辅助肺结节检测已经成为一个非常活跃的研究领域。传统的肺结节检测方法通常包括图像预处理、图像分割、候选结节检测和结节性质鉴别几个步骤。在传统的机器学习算法中，需要使用分类器对疑似出现结节的部位进行判断，以筛选出肺结节，设计手动提取特征的方法，然后采用分类器进行分类，如 SVM、KNN、随机森林等。

近年来，随着人工神经网络在许多任务中表现出更高的精度，基于深度学习算法的肺结节检测、分类和分割任务引起了学术界的兴趣。研究者们首先使用卷积神经网络模型进行肺结节的检测和分类，特别考虑到了医学数据收集困难，和自然图像相比呈现小规模或者中等规模数据量的问题。为了增加模型性能，研究者采用迁移学习方法，即采用大规模的非医学图像数据库预训练模型，然后在目标医学数据集上采用迁移学习来微调，以提高模型的准确性。后续的研究包括解决假阳性问题并提高微小结节的检出率，目前业界均已取得阶段性进展。

对于具体的疾病，诊断往往不能仅依靠结节本身特征，还需要结合其他的病变表现（如渗出和实变、空洞和空腔、肺不张等症状）来进行综合判断。不同疾病的诊断方式也存在不同。以肺结核的诊断为例，近年来一些研究提出了利用病变的纹理特征辅助诊断的方法。例如，Tan 等提出了一种基于肺区域纹理特征分割的结核病指数，利用决策树划分正常和异常的胸部 X 射线图像，在其测试集中准确率达到了 94.4%。Shen 等提出了精确检测结核病的全自动算法，该算法利用基于梯度反变异系数和贝叶斯分类技术的最佳阈值来确认或排除疑似结核空腔。该方法在其测试集中具有82.35%的准确率和较低的假阳性率。

近年来,一些研究工作致力于同时诊断多种表现或多种疾病。2018年,吴恩达的团队发布了基于深度神经网络的X射线胸部疾病诊断算法,所提出的CheXNeXt模型可以诊断包括14种疾病在内的多种病变。在测试集上的实验数据显示,在大多数疾病的诊断上,该模型的表现与医生相当。尽管CheXNeXt在急性肺部疾病诊断方面表现出色,但对肺气肿和裂孔疝的检测能力还不尽如人意。相较于不对称的局部表现,肺气肿的对称整体表现可能更难以识别。而裂孔疝则是训练数据中所有14个标签类别中最不常见的,这些局限性可以通过为这些病例获得更多的标记训练数据来解决。2019年,谷歌开发了一种深度学习模型,用于在正面胸片上检测气胸、不透明、结节或肿块、骨折等四种病变。该模型在DS1和chest-ray14数据集上进行了测试,在所设置的实验条件下的表现与放射科医生相当。

随着人工智能辅助医疗诊断技术的不断精进,越来越多的人员投入医用人工智能的研发与推广行列。深睿医疗作为肺部病变检测领域的领先者,基于深度学习和自主研发的核心算法,开发出了一系列高效准确的肺部病变检测产品。目前,深睿医疗的肺部病变检测产品已经取得了一些研究成果。例如,深睿医疗的肺部病变检测产品能够识别包括肺结节、肺癌、肺炎等类型的肺部病变。在所提供的数据集中,其准确率和敏感性超过传统的人工检测方法,有效减少误诊和漏诊的发生。2021年4月,国家药监局发布信息显示,深睿医疗所研发的"肺炎CT影像辅助分诊与评估软件"获批,成为国内首批拿下肺炎AI领域医疗器械三类证的产品。深睿医疗的两套肺炎AI产品主要供给武汉第九医院以及火神山医院,助力大规模影像筛查、治疗及预后的智能随访,为医生不同阶段的疫情防控提供帮助。同时,相比于传统的人工检测方法,该产品也证明了基于人工智能的方法能够在短时间内完成对大量医学影像的分析和识别,有助于提高医生的工作效率,让其将宝贵的时间投入更难的任务。

据报道,推想科技公司也于2020年启动针对新冠疫情的AI产品研发,并与武汉同济医院、中南医院、深圳三院(国家感染性疾病临床研究中心)、北京海淀医院等医院开启联合研发与临床验证的双向工作机制,根据临床需求升级开发肺炎AI产品。2020年1月,第一版原型系统在武汉同济医院上线。其肺炎AI产品不仅在中国抗疫一线发挥着重要作用,还在日本、意大利、德国等多个国家和地区的医院投入使用,为医生提供助力。2020年11月,推想科技研发的"肺结节CT影像辅助检测软件"获批,拿下了国家药监局批准的首张肺部AI医疗器械三类证。

商汤科技在肺部病灶检测、配准、分类等方面也取得了一些研究进展。例如,通过分析肺部医学图像,商汤科技能够准确地识别和检测出病灶区域,并进行量化分析。这有助于医生更好地了解病灶的大小、形状和位置等信息,辅助制定更有效的治疗方案。例如,商汤科技提出了病灶的良恶性鉴别和疾病分级方法。利用深度学习和机器学习技术,其提出的方法可以自动分类肺部病灶,判断其是否为恶性病变,并进一步进行疾病分级。这种技术能够辅助医生进行准确的诊断和治疗决策。此外,商汤科技的研究还包括病灶类型的鉴别。通过分析肺部医学图像中的特征和模式区分不同类型的病灶,例如肺结节、肺癌等。商汤科技也研究解决多模态医学图像的配准问题。多模态数据包括但不限于CT扫描、MRI影像等不同的图像模态。配准是将这些不同模态的图像进行对齐(图5-62是配准前后的图像对比示例),以实现更准确的病灶检测和分析,通过多模态的数据互补,有效模拟医生采用多模态数据诊疗的场景。目前基于多模态数据的诊疗正成为业内研究热点。据报道,商汤肺部CT影像辅助诊断软件正式获得英国标准协会(British Standards Institution,BSI)颁发的全球第一个欧盟医疗器械新法规(Medical Device Regulation,MDR)下的人工智能软件CE认证,可有效对肺部多种病变(含新冠)进行辅助诊断。

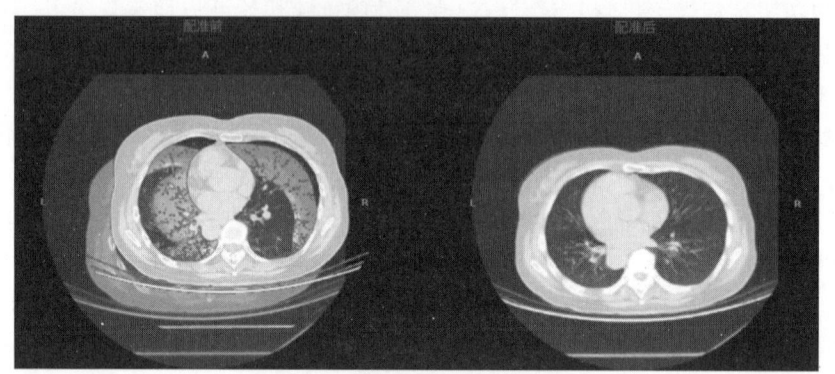

图 5-62 配准前后的图像对比示例

目前,微软、谷歌和IBM等公司也在肺部病变识别等智能处理领域进行了重要的研究和并开发了相关应用,通过深度学习和人工智能技术,实现了肺部病变的自动检测和分析,并为医生提供诊断结果和治疗建议。这些研究和应用为胸部病变的早期诊断和治疗提供了新的可能性,有望进一步提升医疗水平,造福患者。

在应用方面,现有的肺部病变检测产品也具备良好的可扩展性特点。可以与医疗服务机构的现有系统进行集成,实现数据共享和信息交流,为医生提供更全面、准确的诊断支持。但是想要把目前的产品和现有的医疗服务机构系统打通,还需要付出很多努力,需要解决的难题包括数据隐私、法律法规、现有设备的产权等。

5.5.2　乳腺癌筛查中的人工智能

乳腺癌是女性最常见的恶性肿瘤之一,也是全球范围内导致女性死亡的主要原因之一。世界卫生组织国际癌症研究机构发布的2020年全球癌症新增病例数据显示,乳腺癌新增人数达226万,首次超过肺癌,成为全球第一大癌症。乳腺癌的早期筛查和诊断对于改善治疗效果和提高生存率至关重要。近年来,人工智能技术在乳腺癌筛查和诊断中的应用得到了广泛关注。本节将介绍人工智能在乳腺癌筛查和诊断中的应用。

20世纪末,计算机辅助诊断(CAD)技术的引入为乳腺X射线筛查带来了新的机遇。1998年,美国FDA批准了第一个CAD设备用于乳腺X射线筛查,标志着计算机辅助乳腺癌筛查的起步阶段。然而,早期的CAD系统存在诊断准确性不高的问题,需要进一步的改进。

随着计算机技术和机器学习算法的快速发展,AI辅助乳腺癌筛查逐渐成为研究的热点。2000年,美国麻省理工学院(MIT)推出了乳腺癌筛查系统"Biosense",该系统通过机器学习算法分析乳腺X射线影像,提供辅助诊断的结果。这一系统的出现引发了对乳腺癌人工智能算法筛查潜力的广泛关注。2004年,美国IBM研究团队开发了乳腺癌筛查AI系统"ImageChecker M1000",该系统基于机器学习算法,能够自动识别乳腺癌的特征。这一系统的问世标志着乳腺癌人工智能辅助筛查进入了一个新的阶段。2010年初,乳腺癌AI辅助筛查逐渐从实验室进入临床实践。同一年,美国纽约大学开发了乳腺癌筛查 AI 系统"Transpara",该系统通过机器学习算法分析乳腺 X 射线影像,提供乳腺癌风险评估和辅助诊断的结果。

随着深度学习算法研究取得突破,许多研究者采用深度学习方法构建新型 CAD 系统。2016 年,Jiao 等开发了一种基于卷积神经网络(CNN)的乳腺癌肿瘤分类 CAD 系统。该系统由 CNN 和决策机制组成。在训练过程中,使用 CNN 提取高级和中级特征,然后将它们组合起来用于训练模型。将 CNN 自动提取的强度信息与深度特征相结合,更好地模拟医生的诊断过程,从而提高了性能。Al-Masni 等提出了一种基于区域深度学习技术的 CAD 系统,基于 YOLO 算法,使用来自乳腺 X 射线摄影图像的 ROI 信息来优化检测性能。该系统可以在一个 CNN 中完成特征提取并对乳腺肿块检测和分类,兼具快速和准确性。为了应对有标注的医疗影像稀缺的困境,研究者对弱监督学习方法进行了研究,例如,Choukroun 等提出了弱监督学习的 CAD 检测和诊断系统,通过一个建立于多示例学习(Multiple Instance Learning,MIL)模型上的新型深度学习框架解决乳腺 X 射线图像异常结果的检测和分类问题。他们首先将图像分解为多个示例,通过选择最高阳性概率的示例完成检测任务,另外每个示例通过预训练网络产生一个特征向量,然后预测其类别概率,最后将所有示例的概率汇总得出整个"包"的类别概率。该方法的特点是可以用 MIL 自动发现乳腺 X 射线图像中的判别性示例。该系统的结果可与在完全注释的数据集上训练的有监督方法相媲美。

目前,乳腺癌 AI 筛查已经成为乳腺癌早期诊断的重要工具之一,如图 5-63 所示为乳腺癌 AI 筛查的场景示意图。2017 年,中国的商汤科技与北京协和医院合作开发了乳腺癌筛查 AI 系统"IntelliSpace Breast",该系统结合了医学影像和临床数据,通过深度学习算法提供个体化的乳腺癌筛查服务。2019 年,谷歌开发了乳腺癌筛查 AI 系统"LYNA",该系统通过深度学习算法分析乳腺磁共振成像,提供乳腺癌风险评估和辅助诊断的结果。这一系统的问世进一步拓宽了乳腺癌筛查的技术边界。2020 年,清华大学、北京智源人工智能研究院、协和医学院和首都医科大学的研究团队联合推出一项名为 SonoBreast 的研究成果,提出了一种经过监督学习与训练的、基于图像块的卷积神经网络分类器,可以利用超声影像进行乳腺癌诊断筛查。该项目的参与者表示,借助 SonoBreast 恶性病变诊断系统,配合与之相适应的硬件,他们力求在世界各地缺少经验丰富的放射科医生和超声图像检查师的情况下进行早期的乳腺癌筛查。深睿医疗于 2023 年 1 月获得了由中国国家药品监督管理局颁发的"乳腺 AI 软件"医疗器械三类证。

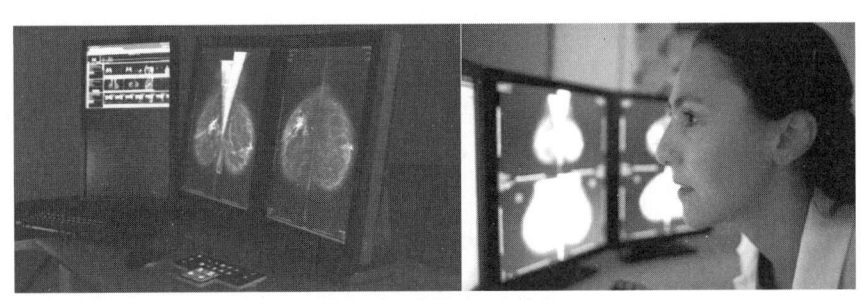

图 5-63 乳腺癌 AI 筛查

乳腺癌常见的影像学诊断方法有乳腺 X 射线摄影、超声、磁共振成像、核医学成像等。与其他筛查技术相比，超声检查具有非电离辐射、无创性、高敏感性、便携性、可及性和成本低等优势，当然，由于噪声和伪影的存在，超声检查的图像质量也较低。国际上 AI 乳腺癌筛查的方法大部分集中于磁共振和乳腺 X 射线。但针对国内群体，由于中国女性的乳腺组织致密，超声图像的检查更为广泛。这也正是 SonoBreast 研究项目重要意义的体现。除了对乳腺癌的早期筛查之外，SonoBreast 还能在不进行穿刺活检的前提下辅助分辨乳腺癌患者的分子亚型。他们提出利用深度学习技术自动提取和乳腺癌分子分型相关的影像特征，然后使用影像组学方法识别分子分型的准确率。影像组学方法详见第 9 章。

乳腺癌 AI 筛查在过去的几十年中取得了很大进展。随着技术的不断发展和应用的推广，相信人工智能辅助乳腺癌筛查将会发挥越来越重要的作用，改善患者的生活质量。

5.5.3 眼底疾病诊断中的人工智能

随着深度学习和人工智能技术的不断发展，视网膜眼底疾病的自动筛查和诊断已取得了显著的进展。从糖尿病视网膜病变到青光眼、与年龄相关的黄斑变性等，各种视网膜疾病的自动识别和分类模型不断涌现，为医生提供了更准确、高效的辅助诊断工具。

糖尿病视网膜病变(Diabetic Retinopathy, DR)是一种由于液体从血管渗漏到视网膜而导致视网膜受损的疾病。根据血管面积、渗出物、出血、微动脉瘤和纹理等特征，眼科医生可以识别糖尿病视网膜病变。早期的检测算法聚焦于从眼底图像中提取这些特征并进行分类。例如，Acharya 等从原始图像中提取血管、微动脉瘤、渗出物和出血 4 个显著特征，并将其输入支持向量机进行分类。该任务包括 5 个分类：正常视网膜、轻度非增生性糖尿病视网膜病变、中度非增生性糖尿病视网膜病变、重度非增生性糖尿病视网膜病变和增生性糖尿病视网膜病变。该系统在其测试集中敏感性为 82%，分类的准确率可达 86%。

青光眼作为一种视神经病变，以视神经乳头萎缩及凹陷、视野缺损及视力下降为诊断特征。与早期 DR 的检测方法相似，早期的青光眼检测方法同样经过图像预处理、特征提取、分类几个步骤。德国学者曾提出一个基于数字彩色眼底图像的新型青光眼自动检测系统。在特征提取阶段，使用通用的和基于外观的特征提取技术。在分类步骤中，根据 3 种不同的特征类型计算青光眼患病概率和相关的分类标签，将其表示为青光眼风险指数(GRI)。在 5 倍交叉验证设置中，该模型的分类准确率达到 80%，以一种低成本的方式实现了兼具竞争力和可靠性的检测性能。

深度学习算法也应用于 DR 检测。2016 年，谷歌提出了一种可以解读视网膜照片中糖尿病性视网膜病变发病迹象的深度学习算法，在对成人糖尿病患者视网膜眼底照片的评估中取得了较高的敏感性和特异性，但是仍然需要进一步的研究来确定在临床环境中应用该算法的可行性，并需要进一步确定与目前的眼科评估相比，使用该算法是否能够改善患者的护理和治疗结果。2018 年，Raghavendra 等为了从数字眼底影像中提取鲁棒特征，训练 18 层卷积神经网络。实验结果表明，在该测试集中，该系统最佳准确率达 98.13%，敏感性为 98%，特异性为 98.30%，充分证明了该系统的鲁棒性。

越来越多的科研成果让大众意识到人工智能应用于眼底影像诊断的巨大价值，一批创新联合研究项目也走在了商业化落地的路上。2018 年，FDA 批准了第一个用于在非眼科保健从业者办公室检测 DR 的人工智能系统 IDx-DR。该系统由美国爱荷华大学团队设计，灵敏度为87.2%,特异性为90.7%,显像率为96.1%,表明了人工智能将专业级诊断引入初级保健的可行性。在青光眼检测领域,2018年11月,腾讯与同仁医院专家团队共同启动人工智能辅助诊断青光眼的联合科研。通过对大量学科知识、临床数据以及专家临床经验的深度学习,"腾讯觅影"青光眼筛查功能建立起了专业的诊断模型,实现对眼底视盘与视杯区域高精度、像素级的分割,智能化精确计算具有重要临床意义的杯盘比等参数,辅助医生实现快速且稳定的临床参数计算,从而实现对青光眼,尤其是早期青光眼的高精度智能判别,准确率超过95%。截至2019年6月,"腾讯觅影"眼底智能筛查系统已与全国30多家医院联合进行研究,并在广东、山东、四川、广西等多个省市基层医疗卫生机构落地试点,已筛查超过6.5万人。

除了DR和青光眼外,年龄相关性黄斑变性(Age-related Macular Degeneration, AMD)也是一种常见的眼部疾病,主要影响视网膜中的黄斑区域,导致视力减退。为了提高AMD的筛查效率和准确性,研究人员进行了一系列的研究和实验。例如,Burlina等人使用超过13万张眼底彩色影像建立了一个深度卷积网络,用于识别患者是否患有AMD,其准确率达到了90%,这表明应用深度学习的AMD自动评估模型能够有效地筛选出需要就医的患者。

传统的二维彩色图像对于早期AMD、DR等眼底疾病的筛查效果有限,因为它们无法识别眼底影像中不可见的早期图样萎缩、标志性的高反射灶和视网膜外层变薄(萎缩)。相比之下,光学相干断层扫描(Optical Coherence Tomography,OCT)在眼底疾病筛查中具有更好的效果。OCT可以提供更详细的眼底图像,并有助于识别早期的病灶。

由于人工处理的时间成本高,OCT难以在大规模筛查中应用。为了解决这个问题,有研究者将ResNet-101深度模型应用于OCT图像的AMD分类中。实验结果显示,该模型的诊断准确率达到了94.9%,明显优于CNN-AlexNet、VGG和Google-Net的准确率(分别为85.3%、88.7%和89.2%)。此外,该模型还能够精准定位病灶区域,相较于传统的监督学习算法,大大减少了时间和精力的消耗。

深圳莫廷影像与中国平安旗下平安国际智慧城市科技股份有限公司开展合作,成功开发出了国产OCT与AI相结合的智能眼科OCT筛查系统"OCT-AI"。该系统在模型训练过程中使用了生成对抗网络(Generative Adversarial Network,GAN)技术,对超过5万例的眼底疾病诊疗进行了图像标注和学习。此系统共具有4项功能:OCT图像质量控制、视网膜病变筛查、视网膜病灶自动检测、OCT图像质量增强。系统已在北京协和医院进行了多项临床试验,截至2019年12月,累计对653名患者进行了筛查,数据覆盖13类病灶,在视网膜病变筛查、视网膜病灶自动检测、OCT图像质量增强判断3项辅助医疗任务中的样本准确率分别为98.3%、96.5%、97.2%。使用该系统不仅可以帮助眼科医生完成初步的眼底疾病筛查,还可以大幅节省患者的检查时间。

除了常规眼疾和糖尿病性视网膜病变的诊断外,AI眼底影像分析也在其他病症的诊疗中有了新的进展。2022年,中山大学眼科中心在《柳叶刀》发布了首例通过AI眼部影像筛诊肝胆疾病的研究项目。研究组使用深度学习技术从影像数据中提取出肝胆疾病的眼部特征并开发验证了14个模型,用于筛查患者是否患有肝胆疾病,诊断其是否患有肝癌、肝硬化、慢性病毒性肝炎、非酒精性脂肪肝、胆石症及肝囊肿六大类常见肝胆疾病。这些筛诊模型已成功部署在中山大学中山眼科中心智能诊断预测云平台上,可作为大规模快速无创筛诊的工具。关于人工智能医学影像的更多应用,读者可以自行检索。

5.6 本章小结

在本章中,我们首先介绍了医学影像领域常见概念和背景知识。随后,我们学习了使用机器学习算法解决医学影像分类、检测和分割问题的方法,并介绍了一些常见的深度神经网络。通过这一系列算法和实验的介绍,读者能够对医学影像领域的机器学习算法有更加全面的了解,并初步学习如何应用这些算法解决实际问题。深度学习的应用前景广阔,随着医学影像多模态数据的不断增长和算法的不断进步,我们可以预期深度学习在医学领域得到广泛应用,从筛查、诊断、评估、预后等全流程辅助医生诊疗。人工智能将帮助我们更好地理解和利用数据,减轻医生压力,提供个性化的服务和智能化的决策支持,推动科学研究的进步。但是目前数据隐私保护、伦理规范的建立以及模型算法的落地部署依然是未来需要解决的问题。深度学习技术日新月异,希望读者能够检索论文,不断学习新技术、新方法、新知识。

习　题

1. AlexNet 中的局部响应归一化操作的作用是什么?
2. ViT 相较于传统的卷积神经网络在医学影像分类中有哪些优势和劣势?
3. 请简要介绍 AlexNet、VGG、ResNet、GoogleNet、DenseNet、SENet、EfficientNet 和 ViT 这些分类网络的基本原理和特点。
4. 请比较 AlexNet、VGG、ResNet、GoogleNet、DenseNet、SENet、EfficientNet 和 ViT 这些分类网络在医疗影像分类任务中的性能差异和适用场景。
5. 请解释 Faster RCNN、YOLO 系列、CornerNet、DETR 网络在医学影像病灶检测中的工作原理,并列举其主要组成部分。
6. 请比较 YOLO 系列和 SSD 这两种目标检测网络在医学影像病灶检测中的主要优缺点。
7. 请比较 CornerNet、CenterNet 和 FCOS 这三种目标检测网络在医学影像病灶检测中的主要特点和适用场景。
8. DETR 系列(基于 Transformer 的目标检测网络)相较于传统的卷积神经网络在医疗影像病灶检测中具有哪些优势?
9. 什么是语义分割? 常见的医学影像分割任务有哪些? 请举例说明。
10. 请简要介绍 FCN、DeepLab、UNet、Segmenter 网络的结构和原理。
11. 请简要介绍分割任务中常用的评价指标,并说明它们的优缺点。
12. 请结合实际临床场景或者检索论文,举例说明如何将实际任务抽象为医学影像人工智能方法以解决实际问题。
13. 通过调研,请简述目前医学影像人工智能的发展。
14. 目标检测实验题

题目:使用多种基于深度学习的目标检测算法训练模型,比较不同模型检测骨扫描影像中病灶的效果。

1) 任务背景

骨转移是恶性肿瘤常见并发症之一,全身骨扫描作为一种常用的初期全身筛查手段,可以有效显示出患者骨骼可能存在异常的部位,为医生后续的诊疗指明方向。患者一般在骨扫描检查 3~5 小时前被静脉注射一种亲骨性的放射性药物(骨显像剂),具有探测放射性功能的显像仪器将探测患者全身放射性的分布以获取患者全身骨代谢情况。患者骨代谢异常的部位或区域即病灶,在骨扫描图像上一般表现为异常亮度的斑点或区域,图 5-64 为骨扫描的图像示例。骨扫描影像本身具有分辨率低、影像学特征不明显等缺点,这会对临床中病灶的识别造成困难。在实际工作中为了确保诊断的准确率,需要医生具备丰富的诊断经验并在必要时结合其他检查或病史对骨扫描影像中的病灶进行判断。读片工作会耗费医生大量的时间和精力。

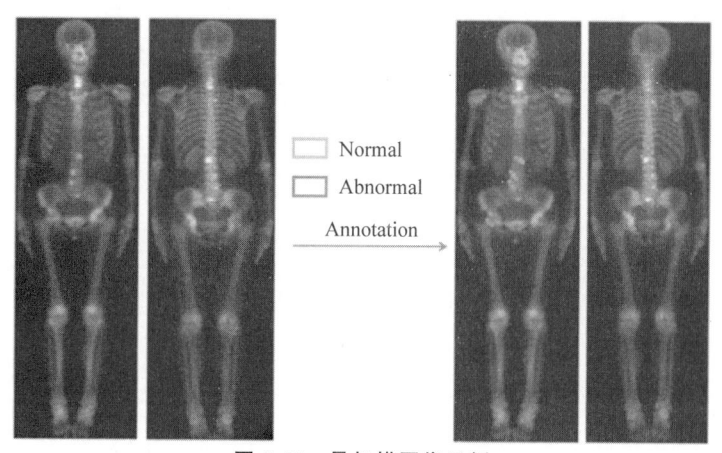

图 5-64 骨扫描图像示例

2) 任务说明

该问题可抽象为计算机视觉领域经典的目标检测问题。问题的输入为整个医学影像,输出为该影像所含有的可疑浓聚灶的类别和部位。要求区分可疑病灶(Normal)和转移病灶(Abnormal)两类,比较不同种类模型(如两阶段检测器、单阶段检测器、Anchor-free 检测器、基于 DETR 的检测器等)的性能指标(尽量使用相同的 Backbone 及训练环境),并分析造成指标差别的原因。

3) 评测指标

本任务使用 mAP_0.5:0.05:0.95、mAP_0.5、Precision、Recall、mAP_Normal、mAP_Abnormal 等指标从不同维度比较模型的检测效果。有兴趣的同学可以增设 mAP_s、mAP_m 比较模型,对面积小于 32^2 像素值和面积为 $32^2 \sim 96^2$ 像素值的目标检测效果进行评估。

4) 训练及评测数据

数据集地址:https://drive.google.com/drive/folders/1DOBkLXgQeREQjF-nQIGN-BBzPCb5s7RNu?usp=sharing

数据集 BS-80K:这个大型公开的数据集包括来自华西医院的 3247 名患者的 82544 张骨扫描图像。在 BS-80K 中,每个患者提供两张完整的骨扫描图像,对应前视图(ANT)和后视图(POST)。对于每个全身图像,数据集提供了包含可疑病灶(Normal)和转移病灶

(Abnormal)的位置标注。

本任务需要使用的数据文件夹名称包括：

(1) WholeBodyANT：包含 3247 名患者的全身骨扫描 ANT 影像和 VOC 格式的标注。

(2) WholeBodyPOST：包含 3247 名患者的全身骨扫描 POST 影像和 VOC 格式的标注。

获取数据后需要读者自行划分训练、验证和测试集，并进行实验尝试。

第 6 章 医学文本人工智能处理技术

医学文本的智能化处理和应用是医学人工智能的重要方向之一,研究如何利用自然语言处理(natural language processing,NLP)技术来理解以及生成医学文本在理论和实践中具有重要意义。本章首先介绍常见的医学文本类型;然后介绍医学文本处理的技术基础和相关任务;最后以电子病历自动质检系统为例,阐述人工智能技术在医学文本实践中的应用。

◆ 6.1 医学文本简介

医疗领域的自然语言文本以非结构化的形式广泛存在于电子病历、医疗报告、医学书籍、诊疗对话等多种形式的载体中。作为数据-信息-知识-智慧模型的基石,医学文本为医学人工智能提供了重要的数据基础。下面首先介绍常用的五种医学文本类型及其特点。

6.1.1 电子病历

病历是患者在医院诊断治疗全过程的原始记录,它包含首页、病程记录、检查检验结果、医嘱、手术记录、护理记录等。随着医院管理的信息化,电子病历(electric medical records,EMR)应运而生,其内涵从开始的储存在特定系统内的电子化患者记录,逐渐发展成为包含就医诊疗记录和个人健康记录(如健康状态、免疫接种等)等信息,并且提供相关服务的电子系统,如图 6-1 所示。它可以收集、存储、管理和共享有关个人终身健康状态和医疗保健行为的信息,包括病历、检查报告、检验报告、治疗计划、药物清单等。从时间跨度上,电子病历应当覆盖个人从生到死的全过程。电子病历的使用和推广,可以帮助医生更好地诊断和治疗疾病,提高医疗质量,减少医疗误差,改善患者的治疗体验。

电子病历是医疗机构对门诊、住院患者(或保健对象)临床诊疗和指导干预的、数字化的医疗服务工作记录。

——国家卫生部《电子病历基本架构与数据标准(试行)》

电子病历中的非结构化文本,是最典型、最重要的医学自然语言之一,也是研究医学自然语言处理任务的主要数据来源之一。电子病历文本通常为书面语言,用词相对规范,以描述性内容为主,包含了许多疾病、症状、体征、药物等实体,因此常被用于医学命名实体识别、疾病预测等任务。其内容具有以下几个重要特性。

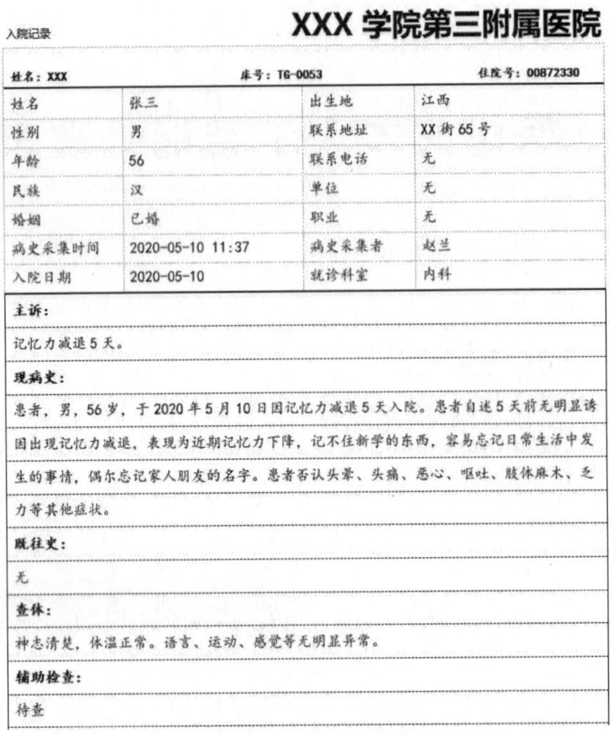

入院记录

XXX 学院第三附属医院

姓名：XXX　　床号：TG-0053　　住院号：00872330

姓名	张三	出生地	江西
性别	男	联系地址	XX 街 65 号
年龄	56	联系电话	无
民族	汉	单位	无
婚姻	已婚	职业	无
病史采集时间	2020-05-10 11:37	病史采集者	赵兰
入院日期	2020-05-10	就诊科室	内科

主诉：

记忆力减退 5 天。

现病史：

患者，男，56 岁，于 2020 年 5 月 10 日因记忆力减退 5 天入院。患者自述 5 天前无明显诱因出现记忆力减退，表现为近期记忆力下降，记不住新学的东西，容易忘记日常生活中发生的事情，偶尔忘记家人朋友的名字。患者否认头晕、头痛、恶心、呕吐、肢体麻木、乏力等其他症状。

既往史：

无

查体：

神志清楚，体温正常。语言、运动、感觉等无明显异常。

辅助检查：

待查

图 6-1　电子病历样例

（1）多样性：尽管国家针对病历书写规范发布了相应的指导性文件，但由于医生书写习惯的差异，以及不同电子病历系统格式的差异，电子病历的书写风格呈现多样性。如表 6-1“多样性”一栏中所示的两条提取自两份电子病历的语句，同样是白细胞检验，但在不同的医生表述下却会有所差异。

表 6-1　电子病历的特性及其样例

特　性	样　例
多样性	（1）化验血常规：WBC 4.7 * 10^9/L，HB 79g/L。 （2）入院查血常规：血红蛋白 68g/L、白细胞 106.04×10^9/L。
专业性	2019 年 1 月 4 日开始放疗：GTV45GY，CTV40GY/22f。同期给予 S-160mg/m2/d d1-5/w 化疗，2019 年 2 月 4 日结束放化疗。
简洁性	一般可，咽红。律齐，无杂音。腹软，肝脾未及。睡眠可，二便正常。

注：WBC 为白细胞，HB 为血红蛋白，GTV 为放疗靶区，45GY 为放疗剂量。

（2）专业性：病历文本是专业医生在实际诊疗过程中完成的，其记录了患者治疗过程中用到的各种诊断、治疗手段，这些表述大多涉及专业医学知识，如表中提到的“GTV45Gy”等，通常很难被非专业的人理解。

（3）简洁性：病历文本语言简练，概括性强。句子相对零散，存在单词成句的特点。

6.1.2　影像报告

医学影像报告是由医生根据患者的影像检查结果撰写的报告，是医生在掌握正常影像和基本病变影像表现的基础上，通过解读病理影像并结合临床资料综合判断而完成的，用于诊断和治疗疾病。如图 6-2 所示,它可以提供有关患者的影像检查结果的详细信息,不仅包括检查结果的影像图像,还包括影像描述、诊断和治疗建议等文字。

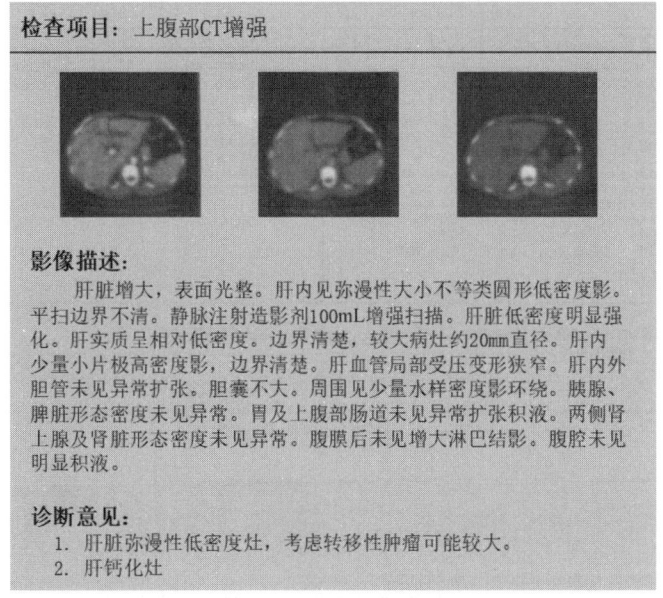

图 6-2 影像报告样例

在以往的研究中,影像报告大多被用于医学图像处理研究,报告中包含的文本部分常常被忽略。但是,随着自然语言处理技术的发展,研究者发现,报告中的文本对信息抽取、诊断预测等多项任务仍具有研究意义。近年来,影像报告由于具备天然的图文结合的形式,经常被用作多模态研究的重要数据来源,如医学报告生成任务等。

6.1.3 检验检查报告单

检验检查报告单通过各种生化实验方法监测与检查对象有关的各项指标,以反映检查对象的功能基本状况,是医生给出诊断的重要依据。常见的检验检查报告单包括血液检查报告单、尿液检查报告单、肝功能检查报告单、心电图检查报告单、超声检查报告单、CT 检查报告单等,如图 6-3 所示。

与影像报告不同的是,检验检查报告单中的文本大多以半结构化的形式存在,结果和参考值则大多为数值型。另外,在构建医学知识图谱时,尤其是检验检查知识图谱,一般会将检验项目和参考值作为节点和属性。

6.1.4 医学书籍

医学书籍中蕴含丰富的医学知识,例如图 6-4 中的医学教材、临床指南等,可以为医生和相关从业者提供专业的文献资料。例如,临床指南(又称医学实践指南)是关于某个疾病和专科领域内容有关诊断、管理和治疗的决策标准的一种文档。临床指南是对现有资料和证据的全面客观总结,在指南的制定过程中,临床医生根据循证医学的原则,对检索得到的相关文献进行评估分级,然后依据不同级别文献的结论给出适当的推荐意见。

对于医学自然语言处理领域来说,书籍就像大型知识库,只不过知识以非结构化文本的

图 6-3　检验检查报告单样例

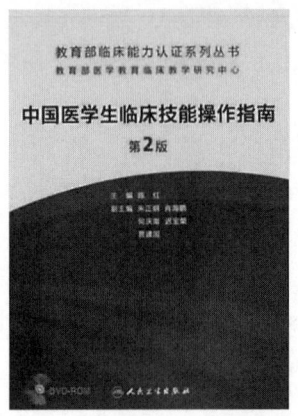

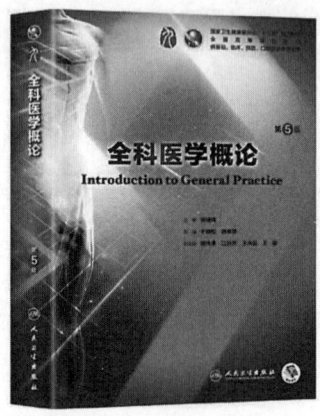

图 6-4　医学书籍样例

形式存在,在启用它之前,往往需要对其进行结构化。

6.1.5　诊疗对话

近年来,随着互联网医疗的发展,诊疗对话逐渐成为开源医学文本的主要来源。它记录了在就诊过程中医生和患者的对话,一般为多轮对话,如图 6-5 所示。这些对话部分来自线下就诊过程中的实时记录,但大部分来自互联网上的在线诊疗记录。

与电子病历文本的专业性、简洁性的特点不同,诊疗对话的风格更加口语化,而且存在大量医学术语的非正式表达,比如"恶心"→"想吐","水样便"→"拉的大便全都是水"等。针对此类型数据的整理和应用,在很大程度上推动了疾病识别、症状识别、术语标准化、意图识别等相关子任务的发展。

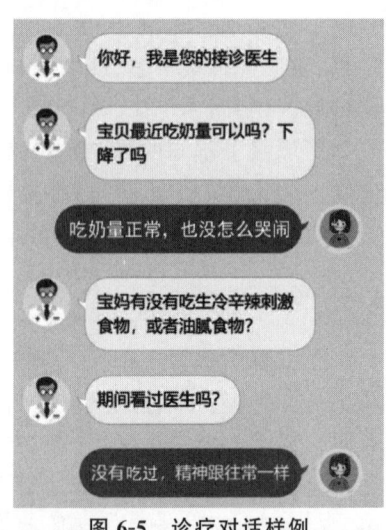

图 6-5　诊疗对话样例

6.1.6 医学文本特点小结

医疗领域积累了大量的医学文本,比如电子病历、诊疗对话、医学教材等。与通用领域文本相比,医学文本知识密集度高,语言特点鲜明,甚至不同类型的医学文本之间的风格都大不相同。其表现可总结为:①医学领域文本本身蕴含的知识更为密集,包含着较多的医疗概念和复杂的关系;②医学领域问题的分析与解决对于领域知识的依赖性更强。

6.2 文本向量化表示和预训练

文本向量化通常是医学文本数据处理的第一步,它将非结构化的文本转化为方便计算机理解和运算的向量表示。该过程利用统计学和语言模型等方法来提取文本中的特征,对原始的单词、句子或者文本片段进行编码并尽可能保留其语义,得到一个低维向量,我们通常称之为嵌入表示(embedding)。

6.2.1 One-Hot 编码表示

在所有将自然语言表示成计算机能处理的数据类型的方法中,One-Hot 编码表示是最直观的。它将文本简化为一系列词的集合,每个词表示为一个向量,向量的维度取决于词表的大小。这种方法把单词视为离散的符号,彼此独立,每个向量中只有一个维度上的值为1,其他都为0。

假设我们的语料库为:

1. 咳嗽/三/天/
2. 昨天/有点/咳嗽
3. 三/天/前/有点/鼻塞

则如表 6-2 所示,"咳嗽"可以表示为[1,0,0,0,0,0,0];而"昨天有点咳嗽"这句话可以表示为[1,0,0,1,1,0,0]。

表 6-2 One-Hot 编码示例

词	编号	One-Hot 编码
咳嗽	0	[1,0,0,0,0,0,0]
三	1	[0,1,0,0,0,0,0]
天	2	[0,0,1,0,0,0,0]
昨天	3	[0,0,0,1,0,0,0]
有点	4	[0,0,0,0,1,0,0]
前	5	[0,0,0,0,0,1,0]
鼻塞	6	[0,0,0,0,0,0,1]

但是,One-Hot 编码也存在明显的缺陷:

1) 维度灾难

在现实生活中,词表往往非常庞大,通常有几千甚至几万个词。过高的向量维度会导致

"维度灾难",这使得机器学习模型更难收敛和泛化。此外,更高维度的特征意味着更多的训练时间和内存占用。

2)稀疏矩阵

One-Hot 编码方法将当前词所在的维度设为 1,其他位置均为 0,从而生成大量冗余的稀疏矩阵。在具有许多 0 的相对平坦的梯度上优化损失函数,可能会更难收敛,这是我们在进行模型训练的时候不希望看到的。

3)缺乏语义关系表征

One-Hot 编码中,每个词的向量与其他词的向量都是正交的,即词与词之间的余弦相似度均为 0,每对词之间的欧氏距离也是相同的,无法体现词之间的关系。

除了 One-Hot 编码以外,与之类似的还有词袋模型(Bag of Words)、词频-逆文档频率(TF-IDF)等文本编码方式,但它们的缺陷是不考虑词与词之间的顺序,忽略了文本的语法和语序。N-Gram 模型考虑了词的顺序,但是随着语料库的增大,其词表维度膨胀得更快,同样面临着数据稀疏的困境。这是离散表示无法避免的问题。

6.2.2 Word2vec

Word2vec 是由 Tomas Mikolov 等在 2013 年提出的一个三层神经网络模型,它通过在大型文本语料库上训练,将词表示为限定维度 k 的实数向量,实现了高维稀疏特征向量向低维稠密特征向量的转换。我们也将这种表示称为分布式表示,其核心是对上下文的表示以及上下文与目标词之间的关系的建模。这种低维稠密表示下的向量很容易求得彼此之间的距离(欧氏、余弦等),从而判断词与词语义上的相似性,也就解决了上一小节中 One-Hot 编码方法无法表达词之间相关性的问题。

具体来说,Word2vec 以大量文本语料库作为输入,并生成一个向量空间,通常有数百维,其中每个唯一单词都被分配了一个对应的向量。在训练过程中,Word2vec 可以利用连续词袋(Continuous Bag Of Words,CBOW)或者连续 Skip-gram 模型来生成单词的分布式表示。

连续词袋根据上下文预测目标词。换句话说:它通过使用周围的单词作为特征来预测目标词,从而学习向量表示。其结构如图 6-6 所示。

(1)输入层。输入层是某个词 $w(t)$ 的前后上下文,在图 6-6 中即序号从 $t-2$ 到 $t+2$ 的词(不包含这个词本身)。

(2)投影层。连续词袋没有隐藏层,但有一个投影层。它的计算过程很简单,就是将输入层的几个向量直接做累加操作。

(3)输出层。连续词袋网络结构最后的输出层代表的是与上下文背景最相关的词的概率。当然,上下文的具体取值范围是可以设定的。

连续 Skip-gram 以一个目标词作为输入,预测上下文,是连续词袋算法的逆算法。Skip-gram 模型的网络结构如图 6-7 所示。

(1)输入层。输入层是词 $w(t)$ 的词向量。

(2)投影层。Skip-gram 的投影层是"空"的,或者说是恒等映射,保留的目的主要在于与 CBOW 模型做横向对比。

(3)输出层。和 CBOW 类似,Skip-gram 的输出层也同样使用了 Huffman 树来降低计算量,从这个角度看它们并没有本质区别。

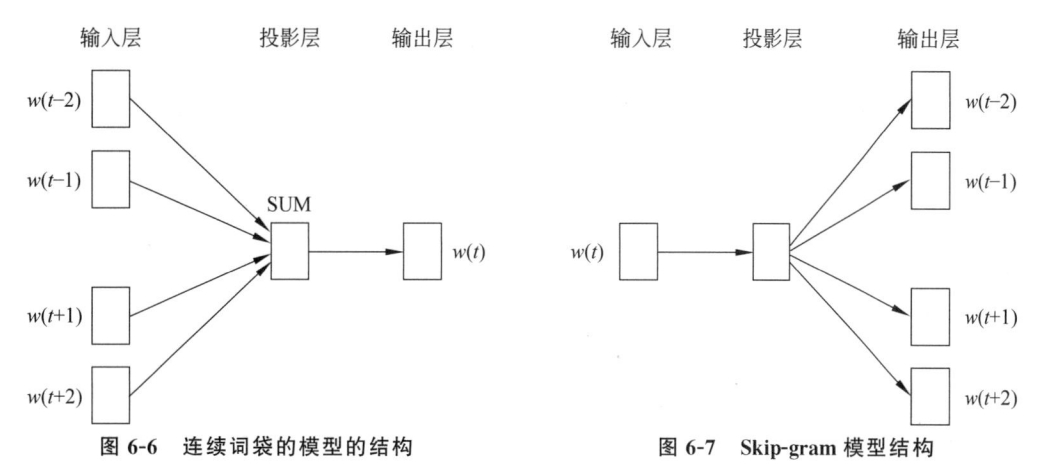

图 6-6　连续词袋的模型的结构

图 6-7　Skip-gram 模型结构

在这两种模型中,Word2vec 在遍历整个语料库时同时考虑单个词和围绕单个词的上下文词的滑动窗口,也就是对上下文做完形填空。从输入和输出来看,CBOW 的输入为 w 个词,输出为一个词;Skip-gram 的输入为一个词,输出为 w 个词(与之最相关的 n 个上下文背景词)。一般来说,CBOW 速度更快,而 Skip-gram 对于不常用词的表现更好。

Word2vec 所生成的词向量可以揭示词语之间的关联信息,在某些场景下甚至能够进行出人意料的语义推理,所以逐步成为了一种主流方法。如图 6-8 所示,"男性"和"女性",动词的时态,"国家"和"首都"等词向量之间在语义空间中呈现出了明显的关联性。当然,Word2vec 生成的词向量并不能涵盖所有词语之间的语义关系。

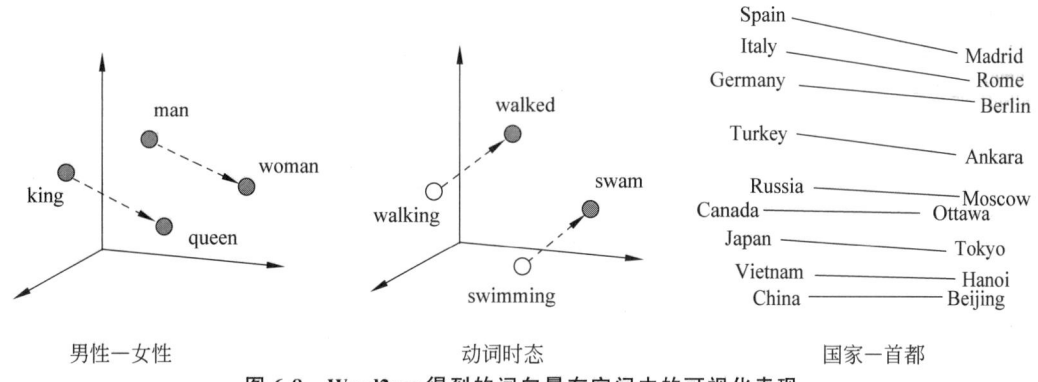

图 6-8　Word2vec 得到的词向量在空间中的可视化表现

Word2vec 的优点主要体现如下:
(1) Word2vec 会根据上下文生成词向量,能够捕捉词语的语义信息。
(2) 生成的词向量更稠密且维度更小,生成速度更快。
(3) 通用性很强,在各种 NLP 任务中都有不错的效果。

Word2vec 的缺点也很明显,因为词和向量是一对一的关系,所以多义词的问题无法解决。此外,Word2vec 是一种静态的方法,虽然通用性强,但是针对特定的任务很难有针对性地优化。

接下来,为了帮助大家更好地实践 Word2vec,我们使用 kaggle 中的酒店评论数据集 (https://www.kaggle.com/anu0012/hotel-review) 进行 Word2Vec 模型训练。示例代码如下。

```
1.  import pandas as pd
2.  import re
3.  from nltk.corpus import stopwords
4.  from gensim.models import Word2Vec
5.  import multiprocessing
6.
7.
8.  csv_path="../hotel-reviews.csv"
9.
10. df=pd.read_csv(csv_path)
11. def clean_data(text):
12.     text=re.sub(r'[^ \nA-Za-z0-9À-ÖØ-öø-ÿ]+', '', text)
13.     text=re.sub(r'[\\/×\^\]\[÷]', '', text)
14.     return text
15. def change_lower(text):
16.     text=text.lower()
17.     return text
18.
19. stopwords_list=stopwords.words("english")
20. def remover(text):
21.     text_tokens=text.split(" ")
22.     final_list=[word for word in text_tokens if not word in stopwords_list]
23.     text=' '.join(final_list)
24.     return text
25.
26. def get_w2vdf(df):
27.     w2v_df=pd.DataFrame(df["sentences"]).values.tolist()
28.     for i in range(len(w2v_df)):
29.         w2v_df[i]=w2v_df[i][0].split(" ")
30.     return w2v_df
31.
32. def train_w2v(w2v_df):
33.     cores=multiprocessing.cpu_count()
34.     w2v_model=Word2Vec(min_count=4,
35.                        window=4,
36.                        size=300,
37.                        alpha=0.03,
38.                        min_alpha=0.0007,
39.                        sg=1,
40.                        workers=cores-1)
41.
42.     w2v_model.build_vocab(w2v_df, progress_per=10000)
43.     w2v_model.train(w2v_df, total_examples=w2v_model.corpus_count, epochs=100, report_delay=1)
44.     return w2v_model
45.
46. df[["sentences"]]=df[["sentences"]].astype(str)
47. df["sentences"]=df["sentences"].apply(change_lower)
48. df["sentences"]=df["sentences"].apply(clean_data)
49. df["sentences"]=df["sentences"].apply(remover)
```

```
50.
51.  w2v_df=get_w2vdf(df)
52.  w2v_model=train_w2v(w2v_df)
```

6.2.3 以 BERT 为代表的预训练模型

2018 年,谷歌团队提出了 Transformer 模型的编码器的预训练模型 BERT,全称为 Bidirectional Encoder Representation from Transformers。双向(bidirectional)意味着它不是按顺序遍历单词,而是同时从左到右和从右到左处理;此外,BERT 使用 Transformer 模型来编码单词的表示。基于 BERT 模型的词向量具有更强的泛化能力,更能充分描述字符级、词级、句子级甚至句间关系特征。由此,BERT 刷新了 11 项自然语言处理任务的纪录,甚至在问答任务上超越了人类水平。

在生成词向量的任务中,BERT 相比 Word2vec 有以下优势。

(1) 上下文相关性:Word2vec 生成的词向量是基于单词本身和其周围的上下文生成的,因此无法捕捉到单词在不同上下文中的不同含义。而 BERT 是基于 Transformer 模型的深度学习模型,可以学习到上下文相关的表示,生成的词向量会根据不同的上下文生成不同的表示,从而更好地捕捉词汇的多义性。

(2) 预训练:BERT 是预训练的,使用大规模语料库进行训练,学习到的知识可以迁移到其他任务上,这使得 BERT 在不同的自然语言处理任务中表现良好,而 Word2vec 则须在每个任务中重新训练。

(3) 多语言支持:BERT 在多语言处理方面表现更好,它可以使用单一模型进行多语言处理,而 Word2vec 需要训练每种语言的模型。

(4) 更广泛的应用:由于 BERT 是基于 Transformer 模型的,因此它可以处理更复杂的自然语言处理任务,例如自然语言推理、问答系统等,而 Word2vec 只适用于生成词向量这一任务。

和采用了传统的单向语言模型或者把两个单向语言模型进行浅层拼接的方法进行预训练不同,BERT 采用了 MLM(Masked Language Model,掩码语言模型)以及 Transformer 的编码器,使之能够生成深度的双向语言表征。通俗来说,BERT 类似于在训练神经网络中做完形填空。预训练模型在神经网络的图像领域很早就被广泛应用。但是,直到 Transformer 发布,以及之后的 GPT 和 BERT 问世,才使得在 NLP 领域使用预训练模型进行微调(fine-tuning)的方法普及开来。

6.2.4 以 GPT 为代表的大语言模型

GPT(Generative Pre-trained Transformer)系列是由 OpenAI 提出的非常强大的预训练语言模型。GPT 系列的模型和 BERT 系列的模型都是在 NLP 领域运用预训练语言模型的典范,不过和 BERT 系列模型的区别是,GPT 使用的是 Transformer 的解码器,这使得 GPT 系列的模型潜力以及通用性更强。当然,提升模型通用性以及准确度的代价就是模型参数以及预训练的数据量成指数增加。GPT-1 的参数量为 1.17 亿个,预训练数据量约为 5GB。GPT-2 的参数量为 15 亿个,预训练数据量约为 40GB。GPT-3 的参数量为 1750 亿个,预训练数据量约为 45TB。在精心设计的模型结构以及海量资源的投入下,GPT-3 成为当时 NLP 领域通用性以及精确度最好的模型,验证了增加参数数量会增加模型精度的理论。GPT 的运行模式可以简单地理解为,语言模型试图预测给定 m 个单词的下一个单词,并将概率分配给下一个使句子更有可能成立的词。在这种运行模式下,一个具有极高实用价值的问答模型 ChatGPT 产生了。随着以后 GPT 系列模型的迭代升级,人工智能无疑会对现实的人类社会产生更加巨大的影响。

6.3 文本分类

文本分类任务是自然语言处理的基础任务之一,根据预先定义好的分类体系,将给定文本按照其特征(内容或属性)划分为一个或多个类别。一般来说,文本分类任务主要包括二分类任务(binary classification)、多分类任务(multi-class classification)、多标签分类任务(multi-label classification)。在本节中,首先介绍医学文本分类的特点和难点,然后以 ICD 自动编码的医学文本分类任务来详细解释多标签分类任务及其相关的研究方法。

6.3.1 医学文本分类的特点和难点

相较于通用领域文本分类,我们在对医学文本做分类任务时,会面临很多新的挑战。

- **数据标注困难**。医学文本数据涉及患者的隐私和敏感信息,获取成本高,往往较为稀缺。构建医学数据集通常需要由具有医学背景的专家进行标注,人工成本高且耗时,这进一步增加了数据获取的难度。
- **专业术语和语言复杂性**。医学文本属于知识密集型文本。正如 6.1.6 小节中描述的,医学文本语料中蕴含着大量的具有丰富语义信息的专有名词和术语,以及来自临床一线的诊疗经验。否定词范围的判定也是一个容易忽略的问题。在多个连续术语词的前面,经常会出现一些否定词,如"无咳嗽、咳痰、发热等症状",显然,如果我们其理解为"无咳嗽""咳痰""发热"这三个术语,将会得出南辕北辙的结论。因此,要通过对医学文本语料的建模学习,让算法掌握其中丰富的医学知识和诊疗决策经验,并非易事。
- **上下文依赖性和多层次语义依赖**。医学文本中的某些信息需要结合上下文才能理解。而且,医学文本里的信息和知识往往是多重视角的,远不止单一的序列依赖层次,需要从不同的层次和角度去挖掘和建模。例如,<"上呼吸道感染","感冒">属于医学领域语义层面的依赖关系;<"患者","咽喉疼痛">属于医学领域语法层面的依赖关系;<"呼吸困难","发热症状">属于医学领域局部上下文共现依赖关系;而<"上呼吸道感染","春季多发">属于医学知识层面的依赖关系。
- **样本不平衡问题**。医学文本分类中,某些类别的样本数量可能远少于其他类别,这会导致分类模型在训练时偏向于数量较多的类别,从而影响分类的准确性。例如,在某些疾病分类任务中,某些罕见疾病的样本数量可能极少,导致模型难以学习到有效的特征。

总的来说,医学文本分类任务不仅需要处理文本数据本身的复杂性问题,还需要结合医学领域的特定知识并满足数据隐私要求,这些都使得该任务具有显著的挑战性。

6.3.2 医学文本分类常用数据集

常见的面向医学文本的多分类任务包括辅助诊断、症状分类、科室推荐、意图识别等。我们在这里列出常用的相关公开数据集供大家参考使用。

1. CBLUE 数据集

CBLUE(Chinese Biomedical Language Understanding Evaluation,中文医疗信息处理评测)数据集收集了真实世界的生物医学数据,提出了第一个中文生物医学语言理解评估标准。其内容覆盖命名实体识别、知识抽取、诊断标准化、句子分类,以及对在线辅助医疗系统的评测。CBLUE 由 8 个生物医学语言理解任务组成,包括命名实体识别、信息提取、临床诊断规范化等,如图 6-9 所示,其中,CMeEE 和 CMeIE 是序列标记任务,其他是单句或句子对分类任务。

Dataset	Task	Train	Dev	Test	Metrics
CMeEE	NER	15,000	5,000	3,000	Micro F1
CMeIE	Information Extraction	14,339	3,585	4,482	Micro F1
CHIP-CDN	Diagnosis Normalization	6,000	2,000	10,192	Micro F1
CHIP-STS	Sentence Similarity	16,000	4,000	10,000	Macro F1
CHIP-CTC	Sentence Classification	22,962	7,682	10,000	Macro F1
KUAKE-QIC	Intent Classification	6,931	1,955	1,994	Accuracy
KUAKE-QTR	Query-Document Relevance	24,174	2,913	5,465	Accuracy
KUAKE-QQR	Query-Query Relevance	15,000	1,600	1,596	Accuracy

图 6-9 数据集和其对应的任务说明

2. NCDB 数据集

美国国家癌症数据库(National Cancer Database,NCDB)是由美国癌症协会(American Cancer Society,ACS)和美国外科学院(American College of Surgeons,ACoS)合作建立和维护的一个大规模、全国性的癌症数据库(https://www.facs.org/quality-programs/cancer/ncdb)。它是美国最大的癌症数据库之一,收集和整理来自全美各地的癌症患者和治疗数据,提供支持癌症研究、治疗决策和质量改进的宝贵资源。NCDB 包含来自 1500 多家医疗机构的数据,涵盖了各种类型的癌症,包括但不限于乳腺癌、前列腺癌、结直肠癌、肺癌、宫颈癌等。这些数据包含了癌症患者的临床信息、诊断信息、治疗方案、疾病分期和预后等方面的信息。研究人员可以使用 NCDB 中的数据进行癌症相关的研究,探索癌症的发病机制、治疗方法和预后等问题,为医疗机构和临床医生对患者采取合适的癌症治疗方案提供指导。需要注意的是,由于 NCDB 是一个包含个人医疗信息的数据库,为了保护患者隐私和数据安全,对于研究人员的数据访问可能会受到限制,并需要符合特定的数据保护规定和准入要求。

3. MIMIC 重症系列

重症监护医疗信息集(Medical Information Mart for Intensive Care,MIMIC)是由麻省理工学院(Massachusetts Institute of Technology,MIT)计算机科学与人工智能实验室(Laboratory for Computational Physiology,LCP)开发的一个开放性、大规模的临床数据库(https://mimic.mit.edu/docs/gettingstarted/)。它是目前世界上使用最广泛的公开可用的重症监护数据库之一。MIMIC 数据集收集了来自波士顿的贝斯以色列女执事医疗中心

(Beth Israel Deaconess Medical Center)的约 4 万名重症监护患者的临床信息,涵盖了近 20 年的时间跨度(2001 年至 2019 年)。该数据库中的数据来自各种监护设备、临床记录、实验室检查、医嘱和其他相关数据源,其中包括病人的生理参数、诊断信息、治疗方案、手术记录、生命体征等等。MIMIC 的目标是为医学研究人员、数据科学家、机器学习专家以及其他相关领域的从业人员提供充足的数据资源,以支持各种临床和生物医学研究。通过使用 MIMIC 数据,研究人员可以探索和开发新的医学算法、临床预测模型、疾病治疗方案等。

6.3.3 多标签分类任务——以 ICD 编码任务为例

多标签分类任务中的每个样本可能属于多个类别或标签,而不仅是单个类别。因此该任务面临着不少挑战,比如标签空间庞大,标签的长尾分布,以及标注困难且成本高,等等。在医学自然语言处理中,许多任务被建模成了多标签分类问题来训练和学习,本小节就以 ICD 自动编码任务为例,来对其特点与相关方法进行阐述。

1. 任务背景

国际疾病分类(International Classification of Diseases, ICD)是世界卫生组织制定的国际统一的疾病分类方法,是流行病学调查、健康管理和临床诊断的国际标准和工具。它以系统的方式根据病因、病理、临床表现和解剖位置对疾病进行分类,统一使用字母与数字结合的编码来表示疾病。ICD 将任何疾病皆分配到专属的分类,并以最长 6 位的编码作为标识。国际疾病分类在不同国家和地区的广泛使用,有利于推动世界各国人口的健康状况和死亡原因的分析和统计工作。同时,它也是规范医疗数据的有效手段,有助于医疗数据的存储、检索和分析,是智慧医疗应用数据的基础。

近年来,ICD 在诊断相关组(Diagnosis Related Group, DRG)支付系统建设中发挥着基础性的作用。DRG 是用于衡量医疗服务质量效率以及进行医保支付的一个重要工具。DRG 实质上是一种病例组合分类方案,即根据年龄、疾病诊断、并发症、治疗方式、病症严重程度及转归和资源消耗等因素,将患者分入若干诊断组进行管理的体系。而 ICD 编码的错编、漏编或多编将直接影响用于 DRG 的数据质量,此类编码分配错误造成的损失不容忽视。

根据美国医疗保险和医疗补助中心(US Centers for Medicare and Medicaid)的统计,2000 年的错误支付率为 6.8%,这些错误主要是由不正确的 ICD 编码分配引起的。有调查报告表明,纠正 ICD-9-CM 错误编码的成本可能达到每年 250 亿美元。因此,编码错误不仅会影响患者的后续治疗,也给医疗费用支付体系造成重大损失。因此,从实践的角度来看,ICD 作为一种提高病历管理效率、降低 DRG 成本、最大限度减少医疗支付损失的手段,具有重要意义。

2. 任务定义

简单来说,将合适的 ICD 编码分配给电子病历、死亡证明等与健康相关的文档的过程称为 ICD 编码任务或疾病编码任务。但是,这个任务并不是从一开始就被抽象成多标签分类任务的。从 20 世纪 90 年代到现在,随着我们对 ICD 编码的理解不断发展,这个问题被视为不同类型的任务。接下来,我们一起来回顾研究人员如何看待 ICD 编码任务,以及如何从不同的角度将其转化为可学习的问题。

1）信息检索

最初，大多数研究将自动 ICD 编码视为信息检索任务，使用字符串匹配、统计处理、词性标注、否定识别，甚至 MedLEE 等医学语言处理工具从结构化和非结构化文本中识别医学概念，以便诊断与 ICD 代码匹配。这些研究中使用的大多数文件来自计算机化病历系统。

2）二分类

随着机器学习的兴起，很多学者开始把编码问题看作一个二分类任务。他们为每个 ICD 编码训练了一个独立的分类器，以确定是否应该将编码分配给相应的文档，然后将所有分类器的预测结果整合为最终的预测结果。这种分类方法常用于 ICD 编码不多的情况，例如放射科报告。

3）语义相似度计算

一些研究将 ICD 编码定义为语义相似度估计任务。这种方法大多只利用描述实际诊断的短文本（文档的其余部分被丢弃），并将诊断与 ICD 编码分类中的疾病描述进行比较。文本和标签之间常见的计算方式是余弦相似度。这种方法要求医生的书面诊断具有很高的准确性，而且符合标准。

4）机器翻译

ICD 编码任务也可以被视为一种特殊类型的机器翻译问题。把诊断术语作为翻译模型的输入，具体的 ICD 编码作为输出，采用 Seq2Seq 模型完成从一种到另一种的翻译。与语义相似度估计类似，模型仅使用诊断的短文本作为输入，而不是整个文档。

5）多模态机器学习

得益于丰富的数据，一些研究充分利用了结构化和半结构化数据，例如人口统计数据或检查检验结果等。这些方法通常受到数据集可用性的限制，但它们代表了一个很有前景的方向。

6）多标签分类

近年来，自动 ICD 编码越来越多地被视为多标签分类任务，即将整篇文档作为输入，得到一个文本表示。每个 ICD 编码都被视为一个标签，同时预测所有标签。文档类型还扩展到死亡证明、非技术摘要（NTS）等。

总之，该医学任务在转换为机器学习任务时，由于任务目标、数据条件等因素的不同，经历了多种不同角度的诠释。与一般多标签文本分类相比，ICD 自动编码的多标签文本分类有两个明显的区别。首先，医学文本的知识密集性，导致一般领域中使用的文本分类模型无法完全理解医学文本中丰富的语义。其次，自动 ICD 编码任务的标签是层次化的，标签之间不是完全独立的，而是具有多种关联关系。下面，我们将详细阐述这部分内容。

3. ICD 编码的特性

在介绍 ICD 自动编码任务以及相关算法之前，我们先来深入了解下 ICD 编码是如何组织的。ICD 体系将疾病代码以章、节和类的层次结构来进行组织，更细的层次甚至包括扩展码。图 6-10 展示了 ICD-11-MMS 系统中 Escherichia coli infection（大肠杆菌感染）的示例。

如果假设每个 ICD 编码都是一个节点，则节代码及其对应的章代码可以被视为父子关系，称为父子节点。也就是说，上一个级别的节点可以视作下一个级别的节点的父节点。而具有相同父节点的节点称为兄弟节点。显然，子节点在语义上与它们的父节点是相似的。

由此也可以认为,子节点从其父节点继承了某些信息。

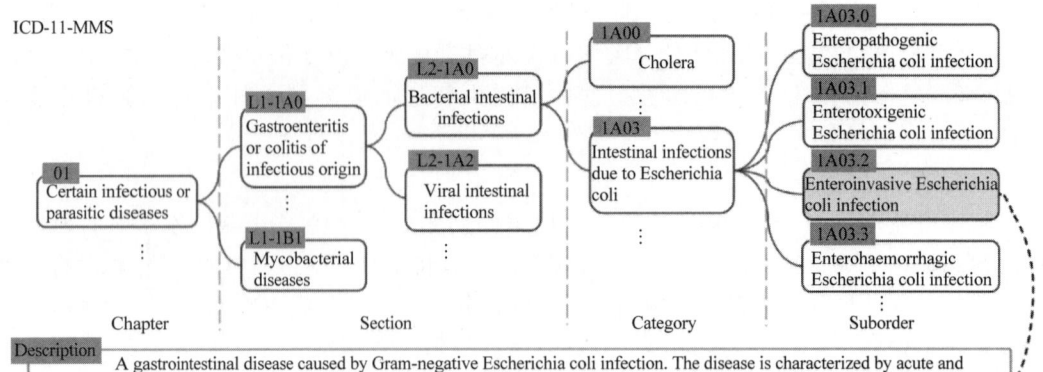

图 6-10　ICD-11-MMS 系统中 Escherichia coli infection（大肠杆菌感染）的示例

而同一级别的兄弟节点,则代表了父节点在不同方面的细化和扩展。因此,兄弟节点之间的差异往往是互斥的。以图 6-10 中的大肠杆菌感染为例,"1A03.1"和"1A03.2"是兄弟节点,都属于"大肠杆菌感染"类疾病下的具体诊断,但一种是由肠毒素引发的,另一种是肠道侵入性的,也就是说,它们是彼此排斥的,不太可能被同时分配到同一个患者的病历上。

此外,由于疾病背后复杂的内在医学逻辑关系（如感冒和咳嗽）,不同父节点下的某些代码经常出现在同一份病历中,我们称这些节点为朋友节点。它们在 ICD 编码的树状结构中似乎没有联系,但在病历中经常成对出现。总而言之,ICD 分类体系中父子节点、兄弟节点和朋友节点分别呈现出了继承性、互斥性和共现性的特征。

1) 父子节点:继承

ICD 编码以分层结构进行组织。父编码通常是一般疾病类别,子编码是其父编码针对某种疾病特征的细化和补充。例如,ICD-10 中的类别编码"E11"代表 2 型糖尿病;其子编码"E11.3"是 2 型糖尿病合并眼部并发症,是对父编码在并发症方面的补充;编码"E11.302"代表 2 型糖尿病性白内障,这是一种特殊的眼部并发症疾病。因此,虽然我们在预测具体疾病编码时只需要分配子 ICD 编码,但父节点也包含非常相关和有用的信息,可以给出大致的方向。

2) 兄弟节点:互斥

ICD 分类同一层级的兄弟节点按其轴心分类,主要包括病因、病理、解剖位置和临床表现。大多数类别和子类别只有一个轴心;在少数情况下有两个分类轴心。这意味着对于给定的层级,按照同一轴心分类的编码划分往往是相互排斥的。根据 Aiden 的一项调查,编码缺陷的第三大原因是分类轴心的逻辑冲突,占所有 ICD 编码缺陷的 9.6%。具体的逻辑冲突包括疾病 A 伴有并发症和疾病 A 不伴有并发症,所对应的两个疾病编码被同时分配给同一份病历;以及一份病例中同时出现创伤性疾病 B 和非创伤性疾病 B 的编码。

3) 朋友节点:共现

从疾病并发症和病因来看,很多疾病是相关联的,甚至可能存在因果关系。被诊断为 A 疾病的患者,常患有 B 疾病或 C 疾病。例如,在急性心肌梗死患者的病历中,心力衰竭（常见并发症）、冠状动脉粥样硬化（病因）或其他相关疾病常作为次要诊断出现,这种现象的典型应用是并发症识别。疾病类型之间的相关性也体现在 ICD 编码的过程中,称为编码的共现。

ICD 编码之间的这三种关系构成了 ICD 分类的基本特征。它们赋予了 ICD 疾病编码更多的相关性和内涵,它们不再是完全独立的标签,这种特征将 ICD 编码任务与一般的多标签分类任务区分开来。

4. 相关研究方法

最初,ICD 编码的分配工作主要依赖专业编码人员手动完成。编码员在浏览了患者的病历后,依据其相关经验和知识,从上万个编码中挑选出一个或多个合适的 ICD 编码,并将它们分配给该病历。人工编码的过程既耗时,又容易出错。而且,它对编码员也有着极高的要求,编码员不仅需要具有良好的全科医学知识,还要熟悉编码原则和规范,此外还需要参加定期培训来适应 ICD 版本的不断更新迭代。从 ICD-9-CM 版本到 ICD-10-CM 版本,ICD 编码的数量增加了 5 倍以上。新版本的 ICD 编码可以对患者的病情、伤情和疾病进行更详细的分类,但代价是 ICD 编码的数量和手动编码的难度都大幅增加。

因此,研究者们开始探索基于人工智能算法的自动编码方法,来解决手动编码的效率和准确度的问题,最早的研究可以追溯到 20 世纪 90 年代。接下来,我们将回顾这项任务的研究进展,展示自动编码任务从基于规则的阶段,通过传统的机器学习阶段,到基于神经网络阶段的发展历史,如图 6-11 所示。

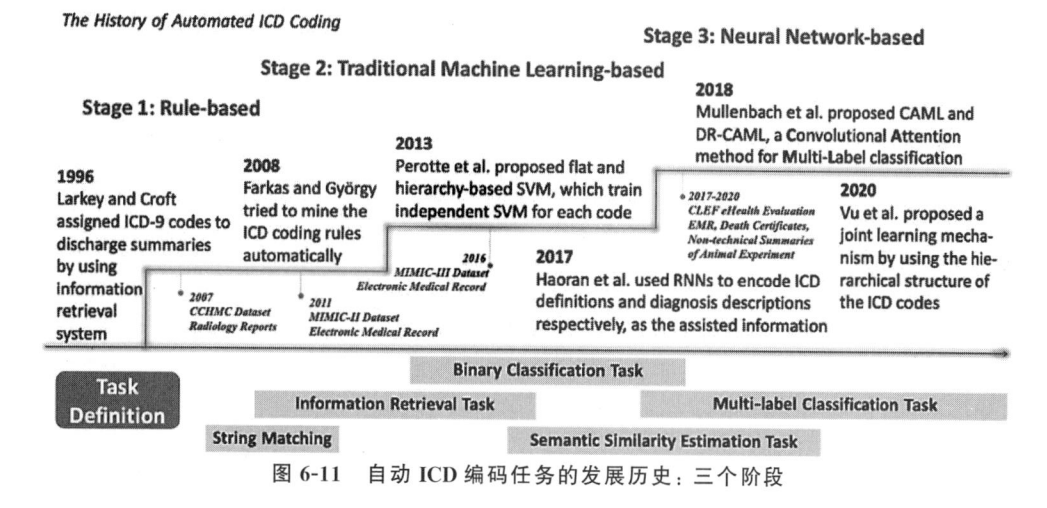

图 6-11 自动 ICD 编码任务的发展历史:三个阶段

在基于规则的阶段,许多研究者尝试提取编码规范中以自然语言书写的规则,并将其转化为用 if-else 逻辑代码形成的程序,以代替重复的手工工作。之后,传统的机器学习方法,如支持向量机(SVM)等算法从与健康相关的文档中提取特征,并预测 ICD 代码。在这个阶段,研究重点是构建具有区分性高的特征以及寻找合适的分类器。随着神经网络的发展,针对 ICD 编码预测的深度学习方法应运而生,研究重点转移到了如何通过设计不同的神经网络来获得健康相关文档的更好的嵌入表示。

关于这些方法和数据集的具体介绍,读者可以扫描二维码进一步了解。

研究方法　　数据集

6.4 信息抽取

信息抽取(information extraction)是从新闻报道等非结构化文本中抽取特定信息,一般为指定类型的实体、关系、事件、属性等事实信息,并形成结构化数据输出的一种文本处理技术。本节将从医学命名实体识别、医学关系抽取和医学事件抽取三个方面来进行介绍。

6.4.1 医学命名实体识别

对命名实体(named entity)的研究最早开始于20世纪90年代,主要是从非结构化文本中识别和抽取人名、地名、机构名等专有名词,后来范围逐渐扩大,涵盖了时间和数字表达、电影名、书名、电子邮件地址、产品名称等多种类型。由于生物医学领域存在大量的专有名词,比如蛋白质、疾病名等,医学命名实体识别(Medical Named Entity Recognition,MNER)一直以来是学术界的研究热点,也有学者将之称为 Biomedical Named Entity Recognition(BioNER,生物医药命名实体识别)。根据实体类型的划分,识别的对象通常包括化学药物(chemical)、疾病(disease)、症状(symptom)、基因变异(mutation)、基因蛋白(gene/protein)和物种(species)等。

1. 任务定义

命名实体是文本中含有丰富意义的语义单元。命名实体识别技术,顾名思义,是将非结构的语言文本中的命名实体识别出来,关键是准确识别实体的边界,然后将其分到预先定义好的类别。以电子病历为例,我们会预定义患者名字、医院名称、时间、药品名、诊断名、症状等常用命名实体,但根据具体任务的不同,我们也会指定一些特定的命名实体进行识别,例如用药规格等。

举例而言,假设有一个自然语言序列"腹平坦,未见腹壁静脉曲张"。我们期望模型针对每一个字符进行分类预测,从而将其归入我们预先准备好的类别。在本例子中,不妨假设共有"B,I,E,S,O"这五个简单的类别,分别表示目标词组的开始、目标词组的中间字、目标词组的结束字、目标词组单字、无关字符这五个类别。我们将"腹平坦,未见腹壁静脉曲张"输入模型中后,就可以得到模型的自动生成结果序列"ＳＯＯＯＯＢＥＢＩＩＥ",从而可以获取目标词"腹""腹壁""静脉曲张"。这样就成功地让模型理解并学习了医学文本,并将人类所感兴趣的信息从文本中提取出来进行反馈,如图6-12所示。

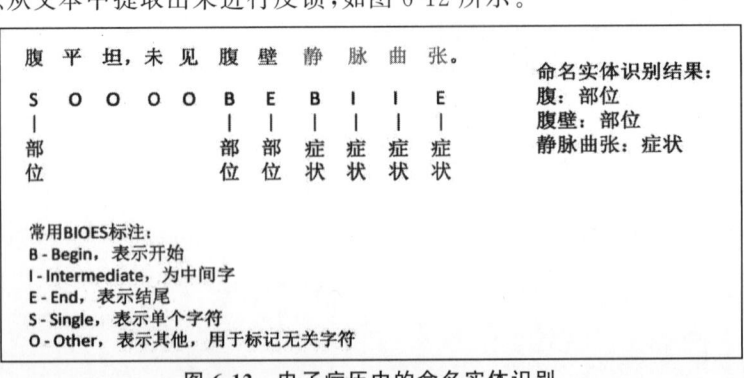

图6-12 电子病历中的命名实体识别

该例子展示了一个简单的命名实体识别技术的输入与输出结果。然而,在实际工作中,使用如此简单的分类并不足以获取我们所需要的信息。往往需要一些更为细致的分类划分;而且,由于医学文本的特性,医学命名实体识别面临着更多的困难,例如以下几点:

- 实体名称复杂多变。我们对同一对象的描述既有学名,又有通用名,甚至有多个学名、多个通用名的情况,如巴林斯基征,也有巴氏征、巴宾斯基征、巴宾斯基、babinski征、巴彬斯基征、babinskisign等名称。这就对人工智能模型提出了更高的要求,既需要准确识别出多个实体名称,又需要将这些名称映射到同一个实体对象上。
- 术语嵌套问题严重。所谓术语嵌套,即一个词语中嵌套有多个"子词语"。如"右乳癌并双肺"是一个完整的诊断词语,但这个词语中又包含"右乳""癌""右乳癌""双肺"这些子词语,而我们所希望的是,计算机能够根据任务需求,在不同粒度的尺度上,准确识别出嵌套实体内部的子词语,或者单独识别出完整的词语。
- 医学新词频出,也称为未登录词。这意味着传统的基于词典、规则的正则的词语提取方式将难以识别出新词语,也意味着在机器学习、深度学习中,我们需要及时对语料库进行更新才能提高模型识别的准确率。

2. 模型方法

命名实体识别任务的发展经历了早期基于词典和规则的方法,传统的机器学习的方法,基于深度学习的方法这三个时期。本小节将依次叙述上述三种命名实体识别方法的总体特点与问题,并将举例进行具体说明。

1) 基于词典和规则的方法

早期基于词典和模板规则的方法,是一种比较朴素的识别方法。这种方法的优点是程序运行较快,程序构造思路简单明确,程序可读性较强,但也具有难以全面覆盖目标等的较大局限性。

下面介绍基于词典的解决方案。其基本思想是:首先利用专家团队构造一个足够大的、包含所有目标词汇的词典;其后,每当要进行命名实体识别任务时,就将一段汉语言序列串输入模型中,模型会依照预先设计好的规则,从文本中逐个地找到词典中的词汇,从而将这个句子分解为一个个目标词汇。最后,程序会依照这些目标词汇的所属类别,将这些词汇分类并交付。

然而,正如前文所述,自然语言并不是一种高度规范的语言。因而单纯地匹配词典很难对汉语言序列进行准确的识别。比如"研究生活习性",可以识别为"研究""生活""习性",也可以识别为"研究生""活""习性"。基于词典的方式忽视了句子本身的语意信息,也无视了词语上下文间的语意联系,很难准确地识别复杂语句。对此,有专家提出可以尝试以倒序的方式查找词汇,也有人提出过正序倒序同时使用的方法,以期能够改善模型的学习能力,然而正序与倒序究竟哪一个更适合模型进行查询,至今没有一个明确的结果。

因此,有部分研究者尝试联合语言学专家,根据医学语言文本的行文特点制定一些识别规则,对识别过程进行改良的尝试。这就是所谓的基于语法规则的命名实体识别方法,即利用专家对文本的熟悉程度,发现文本中的一些行文规律,通过模板识别的方法,识别出文本中一些有着明显规律的命名实体。例如"病人就诊于 xxx 医院",对于"病人就诊于"这样的文本,其后面的内容大概率为某些医院的名称。然而,仅凭人力很难或者不可能制定包含全部汉语言语义规则的识别器,一方面是由于语言时刻在发展,既定的语法规则与词汇库总是在走向过时的路上;另一方面是试图使用自动机去解析不规范的语言序列本身就超出了自动机的能力范围。

然而在医学领域,使用基于词典与模板规则的方法进行命名实体识别任务是很困难的。正如前文所述,医学领域的术语增加速度很快,这意味着我们必须时刻更新词典。而医学领域的实体嵌套问题更是使得本就高度复杂的语法规则模板愈发难以理解。

2) 传统的机器学习的方法

基于机器学习的方法主要包括隐马尔可夫模型、最大熵模型、支持向量机、条件随机场等。在基于机器学习的方式中,需要预先对数据集进行标注,将输入序列中的每一个字符标为对应的实体分类,并将输入序列向量化。之后通过学习并不断更新模型参数,使得模型最终可以预测一个输入序列的每个符号的实体分类。

以隐马尔可夫模型为例,隐马尔可夫模型主要包括一个状态集合 Q、一个观测集合 O、一个初始状态概率 P、一个状态转移矩阵 A 以及一个观测概率矩阵 B。

在隐马尔可夫模型中,我们认为一个事物有可以直接观测得到的观测值以及隐藏的状态值,未来的状态仅依靠现在的状态决定。因而,可以建立一个状态转移矩阵 A,A 记录了每个状态迁移到下一个状态的概率。同时,又有一个观测概率矩阵 B,B 记录了每一个状态可能得到的观测值的概率。最后,用一个初始状态概率 P 来表示初始时每一个状态出现的概率。

在命名实体识别任务中需要解决的是隐马尔可夫模型的解码问题。将汉语言序列串定义为观测序列,将每个字的命名实体标签定义为状态序列,那么该问题便变为了在已知观测序列的情况下,推出状态序列。可以使用维特比算法进行求解。因而,在马尔可夫模型下,命名实体识别任务的重点,便在于对状态转移矩阵、观测概率矩阵、初始状态概率这三项参数的机器学习。

然而,在传统机器学习中,模型并没有严格区分每一个符号的位置信息,而是统一将它们一起进行概率运算,在这一过程中,已经丢失了语言序列本身的顺序信息,因而会极大地影响预测结果。同时,基于传统机器学习的方法,同样需要有语言学专家团队参与,制定语言序列的特征模板。这些特征模板的制定是一个非常庞大的工程,且需要跟着语言的发展而不断更新。

- 基于深度学习的方法

为了解决传统的机器学习算法中忽视语言序列本身的序列信息的问题,有学者提出了一种包含语言序列信息的识别模型,用于进行命名实体识别任务,也就是现在常说的循环神经网络(Recurrent Neural Network,RNN)模型,如图6-13所示。

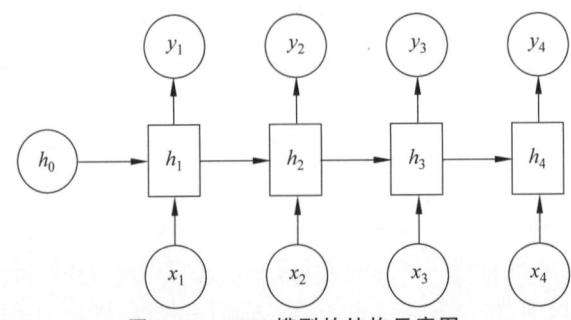

图 6-13 RNN 模型的结构示意图

如图 6-13 所示,RNN 模型将每一个输入计算后的状态 h 同时输入下一词的计算,通过不断更新状态 h,使得上文中的词信息可以流入下文,从而使得模型计算时可以考虑到句子的上下文信息。RNN 的每一步可以视为:

$S_t = f_1(U \cdot X_t + W \cdot S_{t-1})$:$S_t$ 为当前状态值,U 与 W 为两个权重矩阵,X_t 为当前输入,S_{t-1} 为前一状态的状态值。

$O_t = f_2(V \cdot S_t)$:O_t 为当前的输出值,V 为权重矩阵。

然而,在梯度下降运算过程中,由于反向传播时输入序列前段的参数信息不断进行乘法运算,会产生梯度消失问题,即在训练每一个字时发现,实际上较远距离的字对当前字的计算并没有产生影响。为了解决这一问题,提出了 LSTM 模型。

在 LSTM 模型中,如图 6-14 所示,通过很巧妙地引入一个复杂的加法操作,使得信息得以长距离传递,解决了在梯队下降计算过程中梯队消失的问题。然而,在实际语言序列中,我们会发现在语言序列中的字,其语义不仅会受到上文的影响,而且会受到下文的影响。

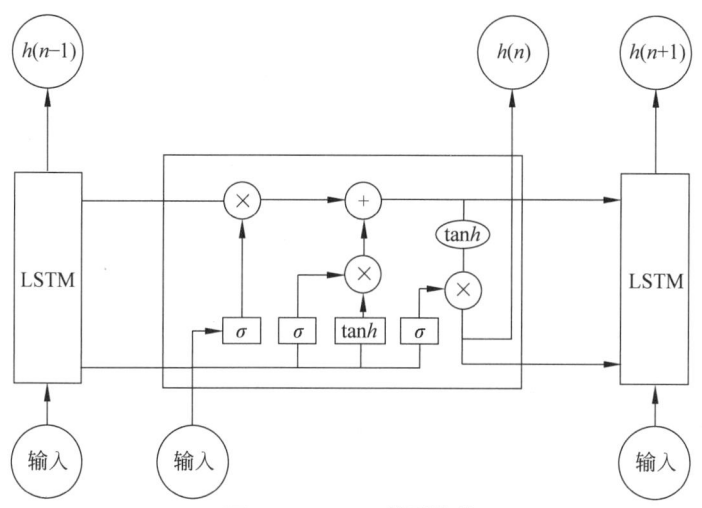

图 6-14 LSTM 模型结构

LSTM 模型一共有三个门、两个状态,分别是遗忘门、输入门、输出门,以及隐藏状态与细胞状态。

遗忘门:$f_t = \sigma(W_t \cdot h_{t-1} + U_f \cdot X_t + b_f)$ (6-1)

输入门:$i_t = \sigma(W_t \cdot h_{t-1} + U_i \cdot X_t + b_f)$ (6-2)

当前时刻细胞状态:$a_t = \tanh(W_a \cdot h_{t-1} + U_a \cdot X_t + b_a)$ (6-3)

长时记忆:$c_t = f_t \circ c_{t-1} + i_t \circ a_t$ (6-4)

输出门:$o_t = \sigma(W_o \cdot h_{t-1} + U_o \cdot x_t + b_o)$ (6-5)

短时记忆:$h_t = o_t \circ \tanh(c_t)$ (6-6)

σ 为一个逻辑回归函数,输入的信息经过逻辑回归函数后归一为 0~1 的概率值,概率为 0 表示完全遗忘该信息,概率为 1 表示完全保存信息。$\circ$ 是哈达玛(Hadamard)积。

细胞状态是用来存储长期信息的一个单元,它是一个类似计算机中的 RAM 的存储单元,在模型实际工作中,可以增加、修改、删除细胞状态内的信息。

隐藏状态即为每一个单元的输出信息。

遗忘门用来决定上一个细胞状态中哪些信息被遗忘或保留。

输入门用来决定本次计算中哪些信息被写入细胞状态。

输出门用来决定哪些信息被输出到隐藏状态中。

在LSTM模型中,虽然我们很好地处理了上文不同距离字对当前字的语义影响,却没有处理下文对当前字的影响。为了同时能够获得上下文对当前字的语义影响,提出了BiLSTM模型。

BiLSTM的想法很直接:既然LSTM是单向传递更新状态,它便使用两个LSTM,一个正向处理语言序列,另一个反向处理语言序列,之后将这两个LSTM的输出结果拼接在一起,便构成了BiLSTM模型,同时接收了当前字符的上下文对其的语义影响。这在非生成式的NLP任务中展现出了良好的预测的效果,也很适合作为NER任务的模型。

- BERT+BiLSTM+CRF

该模型使用BERT作为模型第一层,实际为模型的encoding层,用来编码输入的语句信息。模型的第二层使用了LSTM模型的改进——BiLSTM模型。在传统的LSTM模型的使用过程中,我们成功地处理了上文较远距离信息对当前字的影响,却没有处理下文信息对当前字的影响。然而,在实际文本中,当前字同时也很大程度上会受到下文信息的影响。忽略下文信息对当前字进行语义理解无疑是不合适的,故为了同时能够获得上下信息对当前字的语义影响,后续又提出了BiLSTM模型。

模型的第三层添加了一层CRF层。在经过BiLSTM模型的训练后,我们已经得出了每个字词的预测标签。然而,在获取这些标签的过程中,我们对每个标签的预测是独立的。再次以名字"张三"为例,我们希望模型最终产生的结果为"B-per,I-per",即将"张"预测为人名第一个字,"三"预测为人名第二个字。然而,由于我们对每个标签进行单独预测,所以可能会得到一个"I-per,B-per"这样的标签预测,显然,这并不是我们想要的。因此,在模型最后一层添加一层条件随机场,从而对标签间的关系进行建模,以处理上述问题。

```
1.  import torch
2.  from transformers.models.bert.modeling_bert import *
3.  from torch.nn.utils.rnn import pad_sequence
4.  from TorchCRF import CRF
5.
6.  class NerModel(torch.nn.Module):
7.      def __init__(self,config):
8.          super(NerModel, self).__init__()
9.          self.bert=BertModel(config)
10.         self.dropout=torch.nn.Dropout(config['dropout'])
11.         self.BiLSTM=torch.nn.LSTM(input_size=config.lstm_embedding_size,
    hidden_size=config.hidden_size // 2,batch_first=True,
12.             num_layers=2,dropout=config.lstm_dropout_prob,bidirectional=True)
13.         self.fc=torch.nn.Linear(config.hidden_size,config.num_labels)
14.         self.crf=CRF(config.num_labels, batch_first=True)
15.     def forward(self,input,labels=None):
16.         input_ids, input_token_starts=input
17.         outputs=self.bert(input_ids)
18.         sequence_output=outputs[0]
19.         origin_sequence_output=[layer[starts.nonzero().squeeze(1)]
20.                             for layer, starts in zip(sequence_output,
    input_token_starts)]
```

```
21.         padded_sequence_output=pad_sequence(origin_sequence_output, batch_
    first=True)
22.         padded_sequence_output=self.dropout(padded_sequence_output)
23.         lstm_output, _=self.bilstm(padded_sequence_output)
24.         logits=self.fc(lstm_output)
25.         outputs=(logits,)
26.         if labels is not None:
27.             loss_mask=labels.gt(-1)
28.             loss=self.crf(logits, labels, loss_mask) * (-1)
29.             outputs=(loss,) +outputs
30.         return outputs
```

6.4.2 医学关系抽取

实体关系抽取是指从一个句子中提取关系三元组,即识别文本中的实体并抽取它们之间的语义关系。其主要目的是解析原始文本中目标实体间的关系分类问题。这一过程是构建复杂知识库系统的关键步骤,广泛应用于机器翻译、文本摘要、知识图谱等领域。随着信息抽取技术的不断发展,实体关系抽取受到了越来越多的关注和深入研究。

1. 任务定义

医学关系抽取是指从非结构化医学文本中识别并抽取实体之间的语义关系。具体来说,它涉及识别文本中的医学实体(如疾病、症状、药物、治疗方法等)以及这些实体之间的关系(如因果关系、关联关系、并发症关系等),如图6-15所示。这一任务在医学信息处理领域具有重要意义,有助于构建医学知识库,辅助临床决策,改进自动问答系统,提升文献检索的精度等。医学关系抽取需要结合自然语言处理技术和医学领域的专业知识,以确保抽取结果的准确性和实用性。

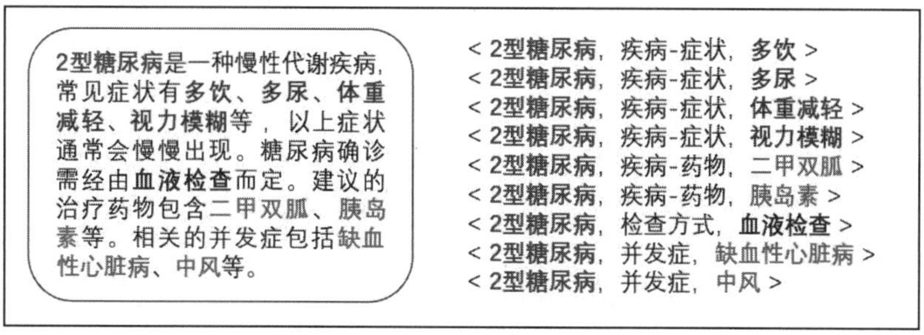

```
2型糖尿病是一种慢性代谢疾病,         < 2型糖尿病, 疾病-症状, 多饮 >
常见症状有多饮、多尿、体重           < 2型糖尿病, 疾病-症状, 多尿 >
减轻、视力模糊等, 以上症状          < 2型糖尿病, 疾病-症状, 体重减轻 >
通常会慢慢出现。糖尿病确诊          < 2型糖尿病, 疾病-症状, 视力模糊 >
需经由血液检查而定。建议的          < 2型糖尿病, 疾病-药物, 二甲双胍 >
治疗药物包含二甲双胍、胰岛          < 2型糖尿病, 疾病-药物, 胰岛素 >
素等。相关的并发症包括缺血          < 2型糖尿病, 检查方式, 血液检查 >
性心脏病、中风等。                  < 2型糖尿病, 并发症, 缺血性心脏病 >
                                    < 2型糖尿病, 并发症, 中风 >
```

图 6-15 医学关系示例

2. 常用方法

按照抽取颗粒度的不同,医学关系抽取可以分为句子级和篇章级。篇章级关系抽取需要考虑跨句子的关系,比如在电子病历中第一段描述了患者的糖尿病病史,但其治疗药物存在于第三段中,这就增加了抽取的难度。

按照抽取方式的不同,医学关系抽取任务可分为两种。一是基于流水线的关系抽取。该方法将关系抽取任务拆分成两步来完成,首先通过命名实体识别技术找到非结构化文本中的医学实体;然后根据预定义好的语义关系,识别实体对之间的关系,这一步也称为关系分类。二是实体关系联合抽取。该方法通过统一标注、参数共享等方式实现。

早期的研究多集中在基于流水线的方法上，将任务拆分成命名实体识别和关系分类两个子任务。但是该方法的缺陷也很明显，即容易受到误差传递的影响。命名实体识别的结果出错后，关系分类的性能将受到严重影响。而且，这类方法忽略了两个子任务之间的关联性，丢失了实体和关系之间原有的依赖关系。

随后，有学者提出了端到端的模型，实现了实体关系的联合抽取。Bansal等提出了一个实体关系连接模型（Simultaneous Neural Entity-Relation Linker，SNERL），该方法首先使用自注意力机制来获取文本中每个实体的上下文表示，然后使用这些上下文表示来预测实体水平的实体分布和实体对水平的关系分布，最后针对每个实体对，将这些预测概率进行组合，再合并到文档级别，以获得预测关系三元组的最终概率。Miwa等通过将双向序列和双向树状结构LSTM-RNNs堆叠，来捕获单词序列信息和依存句法树结构信息，实现了实体识别和关系抽取的参数共享。

按照抽取数量的不同，医学关系抽取任务可分为单关系抽取和多关系抽取。

单关系抽取是指非结构化文本中只包含一个关系三元组。但由于医学文本的特殊性，可能存在实体重叠、一个实体对存在多种关系等情况，通常为多关系抽取。

针对医学实体间普遍存在重叠关系这一问题，2019年，Zeng等重新研究了基于复制机制的关系抽取模型，提出了使用序列到序列（Seq2Seq）方法共同提取实体和关系的多任务学习复制模型（Copy Mechanism for Multi-Task Learning，CopyMTL）。该模型利用多任务的学习框架来识别多词实体，通过提高实体识别精度来提升关系抽取的效果，从而达到了较理想的效果。2020年，Nayak等提出了使用编码器-解码器体系结构共同提取实体和关系的方法。该方法使用一种用于关系元组的表示方案，使解码器能够像机器翻译模型那样一次生成一个单词，并且仍然可以找到句子中存在的所有元组。它们具有不同长度的完整实体名称，并且具有重叠的实体。对NYT数据集进行的实验表明，该方法明显优于所有以前的模型。

3. 常用数据集

目前，医学实体关系抽取常用的数据集如图6-16所示。

名称	详情
DrugBank	为每一种药品提供了80多个方面的信息，包括品牌名、化学结构、蛋白质和DNA序列、互联网上的相关链接、特征描述及详细的病理信息等
STITCH	一个用于检索已知的以及被预测的化合物和蛋白质之间的互作用关系的平台。STITCH数据库中包含超过30 000个小分子化合物以及来自1 133个物种的260万个蛋白质之间的互作用关系
TCMSP	包括中国药典注册的499种中药，含29 384种成分、3 311个靶标和837种相关疾病。这些信息可以在该数据库中查询和下载。该数据库中的疾病信息来自TTD数据库和PharmGKB数据库
TTD	提供有关药物、靶点、疾病和通路的信息。目前的版本收集了34 019种药物，其中包括2 544种准许药物、8 103种临床试验药物和18 923种在研药物。针对每种药物，提供其化学结构、靶标、靶向疾病和相关通路的信息。用户可以通过靶点、药物、疾病和生物标志物搜索数据库，也可以使用药物相似性搜索工具预测没有靶点信息的化合物的靶点
CCHMC	数据来自辛辛那提儿童医院医学中心（Cincinnati Children's Hospital Medical Center，CCHMC）放射科。CCHMC的机构审查委员会批准了数据的发布。采用Bootstrap方法对所有门诊X线胸片和复诊胸片进行为期一年的采样。这些数据是常用的数据之一，它们的设计提供了足够的代码来涵盖儿科放射学活动的实质比例
MIMIC	麻省理工学院计算生理学实验室开发的一个公开可用的数据集，包括与约40 000名重症监护患者相关的未识别的健康数据（包括人口统计、生命体征、实验室检测、药物治疗等）

图6-16 医学实体关系抽取常用数据集

6.4.3 医学事件抽取

在学习事件抽取之前,先了解什么是事件。事件是特定的人、物在特定时间和特定地点相互作用的客观事实。组成事件的各元素包括触发词、事件类型、论元及论元角色。事件抽取是一种信息抽取任务,它的目的是从非结构化文本中识别出特定类型的事件,并把事件中的要素(如时间、地点、人物等)以结构化的形式呈现出来。一个事件抽取的例子是,给定一句话,识别出其中包含的事件类型和事件要素。例如,对于这句话:

[9月3日],[王志]在[上海]会见[协会会长李强]。

我们可以抽取出以下信息:
- 事件类型:会见
- 事件触发词:会见
- 事件要素:
   时间:9月3日
   主体:王志
   地点:上海
- 宾体:协会会长李强

这样,我们就把非结构化的文本转换成了结构化的数据。事件抽取是自然语言处理中信息抽取的主要任务,在自动文摘、自动问答、信息检索等领域有着广泛的应用。

1. 任务定义

医学事件抽取是一种针对医学领域的事件抽取任务,它的目的是从医学文献或临床记录中识别出与生物过程、疾病发展、药物作用等相关的事件,并把事件中的要素(如基因、蛋白质、药物等)以结构化的形式呈现出来。医学事件抽取可以帮助生物医学研究者获取更多有价值的知识,促进生物医学领域的发展。

一个医学事件抽取的例子是,给定一段医学文献或电子病历,识别出其中包含的与生物过程、疾病发展、药物作用等相关的事件类型和事件要素。例如,对于这段文本:

[患者]因"[右肺上叶鳞癌]"于2019年11月20日在我院行[右肺上叶切除术],术后给予[顺铂+吉西他滨]化疗4周期,后因经济原因终止治疗。

我们可以抽取出以下信息:

事件一:事件类型——肿瘤切除;事件触发词——切除;事件要素包括主体——患者,肿瘤部位——右肺上叶,肿瘤类型——鳞癌,手术时间——2019年11月20日。

事件二:事件类型——化疗;事件触发词——化疗;事件要素包括主体——患者,药物组合——顺铂+吉西他滨,周期数——4。

2. 实践测评:CCKS2020——面向中文电子病历的医疗事件抽取

随着电子病历数据量的快速增长,如何从中提取有价值的医疗信息,为临床决策、科研和公共卫生等领域提供支持,成为了一个重要的研究课题。

CCKS2020是一个信息抽取的评测任务,要求从给定的主实体为肿瘤的电子病历文本数据中,识别并抽取肿瘤事件的若干属性,如肿瘤大小、肿瘤原发部位、转移部位等,并进行文本结构化。该任务的事件模板定义如表6-3所示。

表 6-3 肿瘤事件模板定义

事件主实体	肿瘤
属性 1	原发部位——最先发生某种疾病的组织或者器官
属性 2	病灶大小——原发部位的大小
属性 3	转移部位——某种疾病从最先发生的组织或者器官转移到的其他组织或器官

该任务提供了 1400 条标注数据、1300 条非标注数据、863 个实体词表。任务旨在训练数据有限的情况下,利用非标注文本和半监督等方法提升模型性能。该任务的评测指标是 F1 值,即准确率和召回率的调和平均数。

该任务的方法主要有两类,一类是基于管道的方法,即先进行实体识别,再进行事件抽取;另一类是基于联合的方法,即同时进行实体识别和事件抽取。该任务的结果是,基于联合的方法通常比基于管道的方法效果更好。在 CCKS2020 评测任务中,百度基于预训练语言模型,通过领域适配、任务适配、任务精调三个阶段实现小样本条件下的医疗事件精准抽取,以 F1 为 76.23% 的成绩获得评测第一名。

3. 实践：临床发现事件抽取(CHIP-CDEE)

中文医学信息处理评测基准(CBLUE)由中国中文信息学会医疗健康与生物信息处理专业委员会发起,由阿里云天池平台承办,目标是推动国内医疗处理领域的技术发展和人才培养。临床发现事件抽取(CHIP-CDEE)是其中的一个子任务,该任务在 CHIP2021 会议上发布。

临床发现指的是疾病的表现,泛指患者不适感觉以及通过检查得知的异常表现,主要包括症状、体征。临床发现事件抽取是医学数据处理中的一项任务,该任务的主要目标是从中文电子病历中挖掘出临床发现事件,即给定一段现病史或者医学影像所见报告,从病历中抽取临床发现事件的解剖部位、主体词、描述词,以及发生状态四个维度的属性,如表 6-4 所示。

表 6-4 临床发现事件的四维属性

主体词	描述词	解剖部位	发生状态
指患者的电子病历中的疾病名称或者由疾病引发的症状,也包括患者的一般情况,如饮食、二便、睡眠等	对主体词的发生时序特征、轻重程度、形态颜色等多个维度的刻画,也包括疾病的起病缓急、突发	指主体词发生在患者的身体部位,包括组织、细胞、系统等,也包括部位的方向和数量	"不确定"或"否定",肯定的情况不标注发生状态

该任务的测评方案是：每个文本的一个事件属性可能出现多个属性实体,评测指标使用事件属性来计算准确率和召回率,需要所有属性都完全正确才计算 F1 值。

任务使用的数据集包括标注好的 2485 段电子病历。其中训练集包括 1587 段语料,验证集包括 384 段语料,测试集包括 514 段语料(训练集和验证集由原 CHIP2021 任务的训练集划分而来,测试集为原 CHIP 评测任务的测试集)。

6.5 医学文本摘要

自动文本摘要的目标是从文本中提取出关键信息,以便快速了解文本的主题和内容。根据不同的分类标准,自动摘要可以分为两大类:抽取式摘要和生成式摘要。在抽取式摘要中,系统会从文本中直接选择句子或短语,这些句子或短语被认为包含了最具代表性或最关键的信息。这种方法通常涉及文本中的关键词提取和句子重要性评分,并更注重文本的表面信息,且通常不会生成新的文本。与抽取式摘要不同,生成式摘要方法试图使用自然语言生成新的摘要文本,而不仅是现有的句子或短语。这种方法需要更复杂的语言模型和文本生成技术。生成式摘要能够更好地理解文本内容并生成更具可读性和自然性的摘要。此外,还有混合式摘要方法,它结合了抽取式和生成式方法的优点,以生成更全面、准确的摘要。

在医学领域,自动摘要任务具有其特殊性和挑战。医学文本通常包含大量的专业术语和复杂的句子结构,因此需要特殊的处理方法。医学文本摘要可以分为不同类型的子任务,如疾病摘要、药物摘要、病例报告摘要等,每种类型的摘要都需要考虑领域特定的知识和结构。医学文本数据还通常涉及患者隐私,因此在摘要生成过程中需要考虑数据保护和安全性。此外,医学文本数据往往有限,这会对模型的训练和性能造成挑战。

关于文本摘要的具体方法,请读者扫描二维码了解。

与一般的文本摘要任务相比,医学领域的文本摘要任务有其独特的难点和挑战:首先,医学文本通常包含大量的专业术语和缩略语,这些术语和缩略语对于非专业人士来说很难理解;其次,必须对专业术语代表的专业实体之间的关系有较为深入的理解,才能生成语义一致的摘要;同时,医学文本的篇幅通常比较长,如医学论文、健康记录等,也会给文本摘要任务增加一定的难度。

此外,医学文本摘要服务于医疗任务,鉴于医疗领域的特殊性,也会有一些特殊的要求。例如,医学文本摘要必须保证真实性,如果模型产生了幻觉问题(hallucination),即产生的摘要中出现了输入文档中没有的内容,这些错误的信息很可能会误导医护人员或患者,进而产生非常严重的后果;为此,医学文本摘要系统最好可以给生成的摘要文本提供足够的证据,可以让医护人员或患者方便地追溯摘要中的信息究竟是从输入文档的哪个位置产生的。

医学文本摘要可以分为多个子任务,如医学论文自动摘要、电子健康记录摘要、医疗对话摘要等。下面对电子健康记录摘要和医疗对话摘要这两个比较有特点的子任务进行简要介绍。

1. 电子健康记录摘要

任务概述:电子健康记录(Electronic Health Records,HER)是记录患者住院期间与专业医护人员交互内容的数字文档,通常包含患者住院治疗的完整过程,例如入院记录、医嘱、手术记录、护理记录和检查检验结果等。电子健康记录文档在医护人员工作过程中发挥着重要的作用。在治疗期间,医生需要回顾此前的所有记录文档来帮助其进行决策;在治疗结束后,医生还需要整理完整的治疗过程信息,编写出院记录。对于住院时间较长或者疾病较为复杂的患者来说,一次单独的住院就可能产生数百个记录文档,使得理解和处理这些文档非常花费时间和精力,因此自动化生成健康记录摘要对于医疗专业人员非常必要。

相关方法：电子健康记录摘要任务的一个主要挑战是输入长度，电子健康记录中通常会包含非常多的记录文档，将这些记录文档按顺序拼接起来后，会得到一个非常长的输入文档，其长度会超过目前许多模型的最大长度限制，进而造成截断和信息损失。因此，相比生成式摘要方法，抽取式摘要方法和混合式摘要方法是更好的选择。Shing等提出了一个基于混合式摘要方法的系统，系统首先通过一个重视召回的抽取式摘要子系统从输入文档中抽取相关的句子，之后这些句子会通过后处理模块进行去重等操作，形成一个抽取式摘要结果；接下来，一个生成式摘要子系统会基于抽取式摘要结果，通过去除重复或者无关的信息，重新整理语言，生成最终的摘要结果。

常用数据集：Shing等发布了一个包含6000名患者和医生之间交互信息的数据集。他们从MIMIC-Ⅲ临床数据集中获取了该数据集，而且仅选择了那些包含入院记录、ICU记录、放射学记录、心脏超声记录、心电图记录和出院总结的交互记录。Adams等提出了一个名为CLINSUM的数据集。CLINSUM包含了2010年至2014年期间入住哥伦比亚大学欧文医学中心的68 936名患者的医疗记录。他们将出院记录中的必填内容——住院诊疗简报（Brief Hospital Course，BHC）作为参考摘要。

2. 医疗对话摘要

任务概述：专业医护人员在每次跟患者沟通后都需要撰写临床文档，这些临床文档会记录患者当前的健康情况、历史的检查和治疗情况以及计划实施的检查和治疗情况。临床文档在医疗过程中扮演着非常重要的角色，不仅作为医护人员进行临床决策时的重要依据，还会为后续的费用结算以及可能的法律问题提供最主要的证据来源。因为临床文档的重要性，临床医生每天都会在撰写临床文档上花费大量的时间，在消耗医生精力的同时，也占用了医生关注患者的宝贵时间。医疗对话摘要任务旨在总结医生和患者的对话，自动地生成临床文档。

医疗对话摘要任务面临许多挑战。首先，一般摘要任务的输入通常是文档，而医疗对话摘要任务的输入是一段对话，相比文档数据，对话数据的理解要更加困难。对话数据中的内容会更加口语化，同时相关联的医学信息和事实可能分散在不同说话者的不同对话内容中。其次，医学对话摘要任务可能需要生成半结构化的医疗文档，目标文档的长度也会比一般的摘要任务更长，同时可能需要覆盖不同的字段（section），例如常见的SOAP文档需要包含患者报告的主观信息（Subjective）、客观观察（Objective）、医生评估（Assessment）和未来计划（Plan）四个字段的信息。

相关方法：与医学文本不同，医疗对话存在一些内在的特点，对话中会存在至少两个对话者之间的信息交换，某一主题的关键信息通常分散在不同对话者的多个发言中，一段对话中也可能涉及多个主题，这些特点使得句子级抽取式摘要方法不太适用于对话摘要任务，而生成式摘要或者混合式摘要方法更合适。Liu对指针-生成（Pointer-Generator）网络进行了改进，率先将该模型用于对话摘要任务。考虑到对话中会包含不同的主题，摘要结果也需要对不同主题的内容进行覆盖，该方法在原始的指针-生成网络中加入了对主题的建模，通过主题影响摘要的概率分布，得到了更好的效果。Joshi则利用独特的局部结构信息产生对话摘要，该方法也是基于指针-生成网络，通过对生成分布引入惩罚项，使模型更多地通过指针机制从原始对话中复制内容，并且模型中显式地建模医学知识和否认等对话模式。Krishna则实现从单纯的生成式文本摘要方法到多种混合式摘要方法一组模型，在根据对话生成 SOAP 文档任务上进行了尝试,结果发现经过设计的混合式摘要方法比生成式方法的性能更好,同时可以产生更加符合事实且连贯的句子。

常用数据集:不同于普通的文本摘要,对话摘要数据集的数量通常较少,考虑到隐私保护等问题,公开的医疗对话摘要数据集则更少。Krishna 等的论文中提出了一个包含 6500 多个医疗对话和 SOAP 文档作为摘要的数据集。Song 等发布了一个中文的大规模对话摘要数据集,其中包含了 4500 多个医疗对话,数据集中将对话摘要分成了两部分,一是患者提出的医疗问题的摘要,二是医生给出的治疗建议的摘要。Liu 等的论文中提出了一个结构化的摘要数据集,其中包含 10 万个对话,每个对话根据预先定义的症状及属性进行摘要。Joshi 等从远程医疗平台中采集了 25 000 多个医疗对话,并且雇佣医生标注了对话摘要。

6.6 医学问答

自动化医学问答系统可以减轻医生和医疗工作者的工作负担,提高医疗服务效率。医学问答涉及四个子领域:科学、临床医疗、消费者健康和考试。科学领域的医学问答涉及基础科学、研究方法、实验设计等方面的问题,通常更加专业化,需要深入理解医学科学的原理和方法。临床医疗领域的医学问答涉及诊断、治疗、病例分析等实际医疗情况,任务更加实际,通常需要医生或医疗从业者的参与。消费者健康领域的医学问答任务侧重于为一般公众提供易于理解的健康建议和信息,包括饮食、锻炼、日常健康问题等。医学考试领域的医学问答任务通常涉及为医学生和从业者提供备考资料,包括模拟考试题目、考试辅导和答案解释。

医学问答的方法可以分为四大类:基于检索的方法,基于阅读理解的方法,基于知识库的方法以及基于问题蕴含的方法。基于检索的方法侧重于从医学文献或数据库中检索与问题相关的信息,常用的技术包括关键词匹配和文本检索引擎。基于阅读理解的方法则着重于理解用户提出的问题,并在文本中查找答案,通常借助机器阅读理解(MRC)模型,如 BERT 或 GPT 系列。基于知识库的方法使用结构化的医学知识库,如医学本体或图谱,以处理复杂的医学概念和关系。基于问题蕴含的方法建立问题-答案对,允许用户查阅常见问题并获取答案,适用于消费者健康和考试等场景。不同方法在医学问答中各有优势,具体选择取决于任务需求和可用数据资源。

在大型预训练模型的背景下,医学问答任务受益于这些模型在自然语言处理任务中的卓越性能。可以使用预训练模型如 GPT-3 或 GPT-4 来解决医学问答问题,这些模型能够理解自然语言问题,并在海量文本中找到答案。此外,领域特定的微调和知识增强技术可以优化大模型在医学领域的表现。不过,需要注意模型对不准确或有争议的医学信息的处理,以及数据隐私和伦理问题。

6.6.1 医学问答任务概述

问答系统是自然语言处理领域中一类非常重要的任务,考虑到医学领域的特殊性以及医学问答在临床和医疗领域中丰富的应用场景,医学问答已经成为一个重要的研究问题。对于临床医生而言,医学问答系统可以帮助医生更加快速、准确地获取患者的病情信息以及相关的最新医学研究成果,从而改善临床决策的质量;对于患者和家属而言,医学问答系统可以提供易于理解的医学信息,解答疑虑,提高患者对治疗方案的理解度和依从性;对于医学生而言,医学问答系统可以成为医学教育的有力工具,帮助医学专业人员学习和更新专业知识;对于公众而言,医学问答系统可以提供健康信息,解答健康疑问,减少不必要的医疗咨询和就诊。

6.6.2 医学问答任务的挑战

相比通用领域的问答任务,医学问答存在一些独特的复杂性和挑战。

医学文本的复杂性:首先,医学领域有大量的专业术语和缩写词汇,医学术语还可能存在多种同义词,因此医学问答系统需要具备医学术语的识别和理解能力;其次,医学文本存在多种类型,包括临床病历、报告、研究论文、医学书籍,每种文本类型都具备独特的语言风格和行文结构,也为医学问答带来了挑战。

标注数据的稀缺性:目前大多数医学问答模型基于深度学习方法,需要大量的训练数据,然而标注大规模的医学问答数据集是非常困难的。首先是数据获取困难,获取医学数据需要经过严格的法律和伦理审核,因此数据的收集和共享都会受到严格的限制,导致了医学问答数据的稀缺性;其次,医学是高度专业化的领域,数据的标注需要由具备医学知识和临床经验的医学专家完成,限制了标注数据的规模。

结果的可解释性:医学是一个高度专业化的领域,因此理想的问答系统不能仅仅给出一个精确答案(例如"是"或者"否"),还需要给出产生此答案的解释,甚至还需要给出相关的参考资料以便进行验证。

数据的时效性和有偏性:大多数基于机器学习的医学问答系统是基于历史数据进行学习的,例如学术文献或者电子医学病历,然而这些数据可能是过时的或者有偏的。

6.6.3 医学问答涉及的领域

医学是一个很广泛的概念,医学问答也包含了许多不同的子领域,例如科学相关的、临床相关的、消费者健康相关的和考试相关的。不同子领域下的任务特点和数据特点也略有不同。表 6-5 列举了不同子领域数据的一些特点。

表 6-5 医学问答不同子领域数据的特点

子领域	面向用户	问题目的	答案类型
科学	医学生/专家	了解最新的科学进展	专家类型
临床	专家	辅助临床决策	专家类型
消费者健康	公共大众	获取建议或者知识	消费者可理解
考试	无特定用户	测试医学知识	选择题选项

下面,我们对不同子领域的问答任务进行简要介绍。

科学问答:科学问答主要面向那些需要从科学文献中提取答案的前沿问题。几乎所有的医学新发现都会发表在科学文献中,科学文献的数量也在以前所未有的速度增长。例如生命科学领域的文献数据库 MEDLINE,包含了对三千多万篇论文的引用,2019 年平均每天新增 2700 多篇论文。在如此庞大的科学论文数量下,人工阅读所有相关文献然后为科学问题提供全面的答案几乎是不可能的,因此科学问题的自动回答能力就非常重要。

科学问答领域的一个典型特点是数据集规模较大。例如文献数据集 PubMed 和 PubMed Central 都是公开的,其中 PubMed 包含约 45 亿个词,PubMed Central 报告包含约 135 亿个词;对比之下,整个英文维基百科数据集仅包含约 25 亿个词。此外,文献数据通常是半结构化的,包含背景、引言、方法、结论等不同章节,可以利用这些结构信息加速特定领域数据集的构建。因此,规模最大的专家标注医学问答数据集 BioASQ 以及规模最大的自动或半自动构建的医学问答数据集都是科学领域的医学问答数据集。进一步利用医学文献的规模和结构设计新颖的医学问答任务仍然是一个有趣的待研究方向。

临床问答:临床问答专注于回答临床专业人员与患者医疗决策相关的问题。Ely 等对通用的医疗问题进行了统计分类,发现常见的临床问题存在一定的模式,例如最常见的三类问题是"治疗 X 症状的首选药物是什么?""症状 X 的原因是什么?""情况 X 表明了什么测试?"这些通用的临床问题与特定的患者情况无关,因此和消费者健康类的医疗问答问题有些类似。但是,如果问题和特定的患者有关,那就必须基于患者的电子健康记录(EMR)来回答该问题。考虑到电子健康记录的内容通常很多且复杂,医生通过手工检查电子健康记录来回答问题会非常消耗时间。因此,可以快速准确回答问题的临床问答系统将会给医生提供非常大的帮助。

临床问答系统中面临的一个主要问题是数据标注。标注一个问题和答案对需要领域专家付出很多的时间和精力,特别是回答基于电子健康记录的临床问题时。Yue 等对临床问答数据集 emrQA 进行分析时发现了两个问题:一是数据集中的许多答案是不完整的;二是数据集中的很多问题不需要使用领域知识就可以回答。这些问题都是由数据集的采集方法所造成的,说明临床问答数据集的采集还存在不少问题。如何构建反映临床领域真实需求的大规模专家标注数据集是一个重要的难题。除了标注的高费用之外,数据的发布过程还会存在隐私和伦理问题,特别是对基于电子健康记录的数据集而言。

此外,放射学和病理图像在疾病的诊断和治疗中起着至关重要的作用,因此临床问答任务中会存在视觉问答(VQA)任务,以帮助医生分析临床决策过程需要的大量图像。

消费者健康问答:在线医疗服务可以给人们提供非常大的便利,因为其不受时间和空间的限制。因此,越来越多的消费者在互联网上提出与健康相关的问题。许多人在看医生或者决定看医生前,都会先在互联网上寻找他们想了解的健康问题的答案,他们的健康问题需求包括自我诊断和寻找药物等。为消费者的问题提供准确答案非常重要,因为消费者通常难以判断医疗内容的质量。考虑到消费者需求巨大和专家数量稀缺之间的矛盾,自动消费者健康问答系统十分有助于共享医疗资源,提供在线医疗服务。

很多研究人员尝试利用在线医疗咨询平台中患者的问题和医生的答案构建大规模消费者健康问答数据集,但是这些数据可能会存在一定的质量问题,因为问诊平台中医生的能力水平可能有很大的差异,导致答案是否可信存疑。对于消费者健康问答任务,准确理解消费者的问题是至关重要同时充满困难的,因为这些问题可能包含拼写和语法错误,非规范化的医学用语等。另外,考虑到大多数的消费者不具备充足的医学知识,因此答案不仅要准确,还要有较好的可解释性,这进一步提升了消费者健康问答的难度。

考试问答:许多通用领域的问答数据集是从考试数据中采集来的,医学领域也不例外,因此出现了医学考试问答这一任务。许多国家的医生需要通过特定的考试来获取医学执照,例如我国的执业医师资格考试、美国的 UMLSE 等。考试问答中的测试题目通常是以选择题的形式出现的,回答这些问题也需要全面的医学知识。一般情况下,考试问题不会提供相关的参考资料,问答系统需要自己寻找相关的支持材料并基于这些材料进行推理及回答。

6.6.4 医学问答典型方法

医学问答系统的核心是给一个医学领域的问题找到答案,这一目标可以通过不同类型的方法完成。一般来说,医学问答典型方法有以下几种类型。

传统方法:传统问答方法通常是由许多子模块构成的复杂系统,其中包括问题处理、文档处理、答案生成等不同模块,整个系统中可能包含许多基于规则或传统机器学习的模块。

信息检索方法(Information Retrieval,IR):系统根据问题,检索相关文档作为答案。

机器阅读理解方法(Machine Reading Comprehension,MRC):系统根据问题,阅读给定的相关材料(上下文)来产生答案,相关材料可以由信息检索方法提供。

知识库方法(Knowledge Base,KB):系统将问题转化为知识库的查询语言,然后查询知识库给出答案。

问题蕴含方法(Question Entailment,QE):系统在一个已有的问答对数据库中寻找和当前问题最相似的问题,将问答对数据库中问题的答案作为当前问题的答案。

本节将重点介绍传统方法之外的其他方法,这些方法的特点如表 6-6 所示。

表 6-6　不同医学问答方法的特点

方　　法	支　持　资　源	答　案　类　型
信息检索	文档集合	特定文档
机器阅读理解	问题相关材料(上下文)	是/否;文本片段;生成式文本
知识库	知识库	医学实体/医学关系
问题蕴含	常见问题答案对数据库(FAQ)	类似问题的已有答案

1. 信息检索方法

信息检索方法是指利用信息检索技术,从某个特定的文档集合中检索给定问题相关文本片段的这一类方法。检索到的文本片段可以直接作为问题的答案,也可以提供给机器阅读理解方法使用。

1) 文档集合来源

信息检索方法需要从文档集合中进行检索,PubMed 和 PubMed Central 是最广泛使用的数据集。PubMed 为医学文献提供了超过 3000 万条引文,每条引文包含论文的题目、作者信息、摘要等信息,而 PubMed Central 数据集在 PubMed 引文信息外,还包括了超过 600 万篇论文的全文内容。其他数据集通常应用于更加细分领域的医学问答任务,通常从更大的数据集中筛选而来,例如专门为 2019 年新型冠状病毒(COVID-19)研究提供的 CORD-19 数据集。

2) 数据集

表 6-7 列举了部分信息检索方法常用的数据集。

表 6-7　信息检索医学问答常用数据集

数　据　集	大　小	指　标	领　域	答案类型
BioASQ TaskB 阶段 A	5.0k	MAP	科学	检索文档
BiQA	7.4k	MAP	消费者	检索文档
HealthQA	7.5k	MRR	消费者	检索文档

BioASQ TaskB Phase A：BioASQ TaskB 的任务是医学语义问答，其中包含两阶段的任务，分别对应信息检索问答方法(阶段 A)和机器阅读理解方法(阶段 B)。阶段 A 的任务，要求参加者根据给定的问题，返回相关的 PubMed 文章及文章中的文本片段，给定本体库中的概念，以及知识图谱中的 RDF 三元组。任务使用平均精度(Mean Average Precision，MAP)作为评估指标。

BiQA 数据集包含了 7.4k 个问题和 14.2k 篇相关的 PubMed 文章，该数据集是从问答网络论坛(Stack Exchange 和 Reddit)中自动提取出来的。

HealthQA 包含 7.5k 个人工标注的问题以及 7.3k 个相关文档。该数据集先从健康主题的网站中收集了文章，再请标注人员根据文章内容产生相关问题。任务使用平均倒数排名(Mean Reciprocal Rank，MRR)作为评估指标。

3) 相关方法

信息检索问答方法使用传统的信息检索技术，通常会包含召回和排序两个阶段。召回阶段会使用快速的方法根据问题从文档库中召回大量的相关文档，排序阶段则会使用相对复杂的模型筛选问题和候选文档的语义相关性。例如 TF-IDF 这类传统的检索方法已经得到了很好的研究，也普遍应用于信息检索医学问答方法中，未来的研究可以更多地关注引入预训练模型的向量检索和排序方法。

2. 机器阅读理解方法

机器阅读理解(MRC)任务是一个经过充分研究的医学问答任务，该任务会给出一个问题以及相关的文档资料，要求模型根据资料回答问题。这类任务的答案通常满足一定的格式，因此大多数的 MRC 方法都基于端到端(end-to-end)的神经网络模型开发而成。

表 6-8 列举了部分 MRC 医学问答数据集。

表 6-8　MRC 医学问答常见数据集

数　据　集	大　小	指　标	领　域	答案类型
BioASQ TaskB 阶段 B	5.0k	F1，MRR 等	科学	是/否；抽取片段；生成内容
MEDIQA-QA	3k	Acc，P，MRR	消费者	选项
PubMedQA	212k	Acc，F1	科学	是/否

BioASQ TaskB 阶段 B 是规模最大且使用最广泛的人工标注的 MRC 医学问答数据集，从 2013 年开始，BioASQ 每年标注大约 500 个测试样本，这些测试样本会包含在下一年的训练数据中。目前 BioASQ 2023 TaskB 包含约 4.7k 的训练数据和约 0.3k 的测试数据。BioASQ 任务中包含 4 种问题，分别是事实类、列表类、是否类和摘要类，不同的任务采用不同的评估指标。

MEDIQA-QA 是 MEDIQA 2019 挑战赛中的一个子任务,其中包含了约 400 个问题和 3k 个相关答案。数据集在一个消费者健康问答系统中提交医学问题,然后由医学专家对答案进行排序和打分。

PubMedQA 是基于 PubMed 数据集构造的科学类问答数据集,其中问题来自于 PubMed 文章中的标题,统一处理为一个是否类的二元问题格式,支撑材料是文章的摘要,去除了其中的结论部分,任务的目的是预测是/否/可能三种答案。

3. 知识库方法

知识库问答是通用问答系统领域的一类常见任务,旨在利用知识库中的实体或者关系信息回答问题。在医学领域,已经发布了许多大规模的医学知识库,其中一个目标就是帮助医学问答。一般来说,知识库问答的过程是先将自然语言问题转化为 SPARQL 查询语句,然后查询知识库得到答案。

1)数据集

表 6-9 列举了部分医学知识库问答数据集。

表 6-9 医学知识库问答常见数据集

数 据 集	大 小	指 标	领 域	答案类型
QALD-4 task 2	50	F1	消费者	生成内容
Bioinformatics	30	F1	科学	生成内容

QALD-4 task 2 提供了医学领域的 50 个自然语言问题,要求查询者生成 SPARQL 查询语句,从 SIDER、Drugbank 和 Diseasome 三个公开医学数据库中检索答案。

Bioinformatics 包含了医学领域不同复杂度的 30 个自然语言问题,问题中通常包含多个概念,检索正确答案需要更长、更复杂的 SPARQL 查询语句。

2)相关方法

可以看到,目前医学领域的知识库问答数据集的规模都很小,很难基于这些数据集训练机器学习模型。因此,大多数的医学知识库问答方法都由一组复杂的流水线系统实现,包含实体抽取、关系抽取、实体对齐等,基于这些子模块的结果来构建 SPARQL 查询语句。为了利用端到端深度学习技术的潜力,需要更大规模的训练数据来训练有监督的序列到序列(Sequence to Sequence,Seq2Seq)翻译模型。

4. 问题蕴含方法

在通用领域问答任务上,问题蕴含方法是一种常见且有效的方法。该方法的思路也非常直接,类似最近邻的思想。为了回答某个问题,从现有的常见问题数据库(Frequently Asked Questions,FAQ)中找到和当前问题最接近的问题,将这个问题的答案作为当前问题的答案。为了实现这个方法,三个要素不可或缺:一是问题蕴含识别模型,二是用于训练相似问题识别模型的"问题-问题"数据集,三是可以用于回答新问题的"问题-答案"数据集。

1)问题蕴含识别模型

问题蕴含的定义是:如果问题 B 的每个答案都是问题 A 的正确答案,则说明问题 A 蕴含问题 B。自然语言推理(Natural Language Inference,NLI)是自然语言处理领域的一个相关任务,可以判断两个句子是蕴含、矛盾还是中立的。在通用领域,预测问题和问题的相似性也是一个活跃的研究领域,因为此技术可以用于问题推荐和社区问答。

早期的研究人员会使用句法特征、医学语义特征等一起构建问题蕴含识别模型,随着预训练语言模型的出现,研究人员发现使用预训练模型,特别是医学领域的预训练模型可以显著提升问题蕴含预测效果。本节简要介绍基于 BERT 类预训练模型的问题蕴含识别模型。如图 6-17 所示,采用[CLS] + 问题 A + [SEP] + 问题 B + [SEP]的方式将数据组合输入预训练模型,经过模型编码后,使用[CLS]的向量表示进行二分类预测。

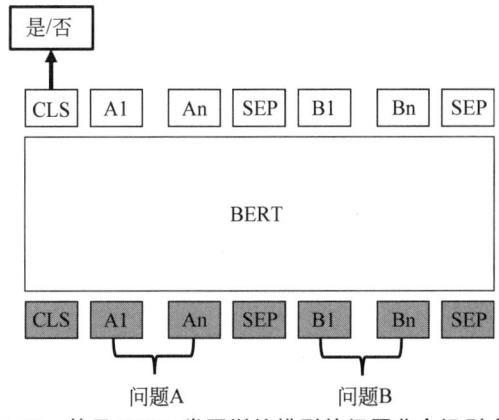

图 6-17 基于 BERT 类预训练模型的问题蕴含识别方法

2) 问题-问题数据集

训练问题蕴含模型,需要包含蕴含或者相似标签的"题目-题目"对数据集。Abacha 和 Demner-Fushman 提出了 clinical-QE 数据集,包含超过 8k 个医学问题对数据,其中包含临床类问题、消费者健康问题等。这个数据集也是 MEDIQA 挑战赛中 RQE 任务的基础数据。此外,Poliak 等,Sun 和 Sedoc,Zhang 等分别在发布 COVID-19 相关的 FAQ 数据集的同时,发布了其问题-问题相关性数据集。

总体来说,医疗领域的问题蕴含数据集规模并不是很大,因此很多研究人员会考虑迁移学习的方法,利用医学领域类似的其他文本对分析任务、通用领域的问题蕴含任务、自然语言推理任务数据集对问题蕴含模型进行预训练。

3) 问题-答案数据集

问题蕴含方法在实际应用中面对未见过的问题时,其回答问题的质量严重依赖高质量、大规模的"问题-答案"数据集。Abacha 和 Demner-Fushman 构建了 MedQuAD 数据集,其中包含来源于可信网站的 47 457 个问题-答案对。由于数据集中的答案都是准确验证过的,使用这个数据集回答医学问题可以避免对用户的误导或者返回有害的健康信息。前面也提到了,Poliak 等,Sun 和 Sedoc,Zhang 等分别发布了多个 FAQ 数据集用于回答 COVID-19 相关的医学问题。构建问题-答案数据集在质量和数量的权衡上存在一定的矛盾,为了保证答案的准确性,需要专业人员进行检查校验,相应的数据集的规模就不会很大;在线健康和问答社区中则存在大量的问题-答案数据,这些资源可以用于问题蕴含方法,但是用户提供的答案质量又难以保证。如何自动构建大规模、高质量的数据集是一个值得研究的问题。

6.7 应用实践——电子病历自动质检

中国医疗卫生机构信息化建设经历了20多年的发展,取得了巨大的成就,新时代下的信息化建设重点从基础信息化建设逐渐转向利用先进技术进行医疗创新化应用建设。2017年3月,人工智能首次写入政府工作报告;同年7月,国务院印发《新一代人工智能发展规划》,鼓励推广应用人工智能治疗新模式新手段,建立快速精准的智能医疗体系。近年来AI在病历质控上的应用也逐步推广,并取得了良好的应用效果。

作为医疗行为记录的重要载体,病历一直是医疗质量管理类数据信息的主要来源,也是各临床专业开展科研工作的基础,其重要性自然不言而喻。病历质量控制在医院管理、公立医院改革甚至健康中国建设中都起着基础性的作用。做好病历质量控制是整个医疗信息化建设中的重点工作。国家为推进信息化的建设,出台了一系列的政策和标准来加强病历质量的管控。研究病历信息的质量具有重要的意义。首先,病历信息的质量可以反映出一所医院的基础医疗质量的高低、临床医师医疗业务水平的高低。其次,病历首页质量的高低会影响病历资料的准确性和完整性,也直接影响统计指标的计算和医疗质量的评价。同时,病历的信息质量也关系到医保结算的准确性,和医保管理息息相关。

近年来,国家卫生健康委、国家医保局都在努力探索并尝试医药卫生体制改革。从国家重点学科评估、区域医疗中心建设、医联体建设、临床路径、单病种质量管理,拓展到近年的公立医院绩效考核和按病种付费/按病种点数付费(DRG/DIP)改革。一系列改革的不断深化对病历管理提出了更高的要求。病历质控的工作为医院带来了新任务和新挑战,做好病历质量管理是当前医院整体建设的重要工作内容。

6.7.1 电子病历质检的意义

医政管理部门始终高度关注病历质量,也出台了系列的文件。近期的三级医院考核,以及医保支付制度改革,更是将病历质量,尤其是编码编写的正确性和合理性作为重点来关注。病历是医院在医疗服务过程中所形成的详细的患者病情记录。医务人员出具的医疗处方、检验报告、药品使用等诊疗信息,是记录医疗行为的载体。

1. 医院精细化管理

医药卫生体制改革持续推进下,公立医院面临着一系列的问题,如医疗服务效率低、人力资源成本高、资金使用率低等。将精细化管理融入医院管理工作中,有利于提高医院管理的效能。做好精细化管理除了要有合理详细的管理制度,还要有真实的高质量临床数据、绩效数据及其他管理数据做支撑。做好病历数据的质量和分析是实现医院精细化管理的必要条件。

2. 提升医院医疗质量

病历数据是医疗机构医疗质量安全管理水平、技术能力、规章制度落实情况的具体体现,是医疗质量管理数据信息的主要来源,是各临床专业开展质控工作的基础。高质量的病历数据是医院质量管理、科研的基础。

3. 医院等级评审

申报重点学科的医院须填报《医院重点专科病历首页数据统计表》。卫生健康委组织专家对病历首页信息及日常质控信息进行数据统计。这部分成绩占总成绩的50%。《医院评审标准实施细则》第四章第二十七节明确病历首页工作流程及填写标准的考评细则。

4. 医院绩效考核

公立医院绩效考核需要从病历首页数据中提取指标8项,其中国家检测指标有7项。首页数据质量的好坏直接影响公立医院绩效考核结果。

5. 医保结算

目前国家在大力推广DRG/DIP等新的医保结算方式,以实现全国范围内的应用,其中DRG指按病种付费,DIP指基于DRG原理进行的按病种点数付费。DRG/DIP付费的实施离不开病历数据,而医保基金结算清单的设计思路也主要取自病历首页的数据;以主要诊断为核心的病历首页的数据质量对DRG/DIP入组的准确性有本质的影响,从而对医保基金支付的标准和金额产生影响。因此实施DRG/DIP支付方式改革后,病历首页数据质量直接影响医院医保基金获取能力。

6. 医院学科发展

病历质量的提高有助于推动医疗质量提升,是夯实医院收入基础、提高医院声誉和实现精细化管理的基础,也是大数据、人工智能等先进技术应用的基础。高质量的病历数据对科研、临床、管理等具有巨大的价值,帮助医院投入专科建设,实现跨越式的发展。

7. 保证患者数据质量以助力健康中国

病历数据是患者病情和诊疗信息的记录,尤其在当下以健康为中心的整合型医疗服务模式下,病历的准确性和完整性是居民健康档案的重要组成部分,也是健康中国建设中重要的数据支撑。

6.7.2 病历质检流程面临的问题

根据调研情况,目前各大医院或者各区属医院系统之间的数据未实现共享,数据间缺乏互联互通。病历室的医生对全院出院病历进行逐一编码质控时,均是人工操作,普遍存在人力不足、能力不足、手段不足的问题,无法对全量病历内容进行审核,导致病历中数据缺失、逻辑混乱、大篇幅复制粘贴等内容普遍存在。目前病历质检流程主要面临的问题在于以下几方面。

1. 病历质控信息化手段相对落后

病案室的编码工作完全依靠手工录入,包括基本信息、主要诊断、其他诊断、手术及操作等信息。病历质控依靠打印的纸质病历进行人工质检,质检结果需要通过电话、微信等方式反馈给临床医师。编码质控也是人工质检工作,完全依赖质检人员的工作经验和字典查询,需要咨询病历编码专家进行质控。

2. 病案室人力不足

病案室的人工操作较多,据调研,目前北京丰台某医院病历质控和病历编码质控数量最多时达到每年4000份,工作量大,人手严重不足。即使通过抽调其他医师来检查病历,也无法做到全量病历的筛查,急需通过人工智能的手段实现全量病历的质控。

3. 质检能力不足

病案室质检员主要对全部住院病历的首页、入院记录、出院记录、病程记录、各种检验检查及医嘱的时效性、完整性、规范性进行核查,对病历的内涵质控和结构质控会有所疏漏。

病历首页质检的重点包含"主要诊断选择""诊断漏填""主要手术选择""手术漏填""诊断和手术的一致性""编码正确性"等,这也正是医院管理的痛点和难点,急需通过人工智能的手段完成初筛。

6.7.3 技术方法及系统实现

1. 病历语义解析

病历文本绝大部分是非结构化的自然语言文本,对病历做语义解析能够更好地理解病历。病历语义解析,本质上是要解析出病历文本中具有特定含义的文本片段和片段之间的关系。这些文本片段的长度可能各不相同,大到可以是一整份入院记录或者出院记录,小到可以是一个部位或者一个症状。只要这些文字聚集在一起能够表达出特定的含义,就都是病历语义解析需要识别的内容。

因此,病历语义解析可以根据文本片段的长度分为:①篇章级语义解析;②片段级语义解析;③概念级语义解析。我们开发的电子病历质检系统中主要用到了②和③,下面举例说明这两种方法。

1) 片段级语义解析

片段级语义解析的目的是对病历文本篇章中具有复杂语义信息的片段进一步解析,从而实现更细粒度的语义理解,例如在图 6-18 的案例中,篇章语义"现病史"可以由片段语义"阴性症状"和"症状表现"构成。

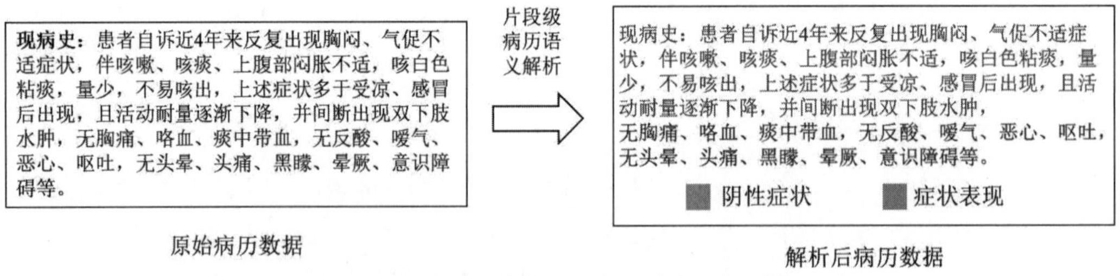

图 6-18 片段级病历语义解析案例(见彩插)

片段级语义解析的算法框架可以分为片段切分和片段分类两部分。

(1) 片段切分。

由于病历文本的长度差异非常大,因此首先需要对文本片段进行切分。在所有标注数据中统计特殊分割字符(包括标点和特殊短片段),然后基于该统计结果,利用规则对片段做切分。

(2) 片段分类。

如图 6-18 所示,切分好的病历序列被输入模型,模型先对每一个切分开的片段应用 BILSTM+Attention 进行编码,这些切分开的短片段被编码成 d 维向量 $h_i \in R^d$;接着再用一层 BILSTM+Attention 对片段上下文信息进行编码,此时切分好的短片段表征被更新成新的表征的评分向量 $O_i \in R^N$,该向量最终用于分类学习。

2) 概念级语义解析

概念级语义解析将片段级语义中更细粒度的信息提取出来,从而让语义解析系统可以适应各种应用场景(见图 6-19)。与上述片段级语义不同,概念级语义不仅包含文本片段,还包含文本片段之间的关系,这是因为在片段级语义中具有不同语义的两个概念片段往往相互关联而构成新的语义。例如使用"药物＋时间＋频率"可以更加完整地描述药物的使用方式。

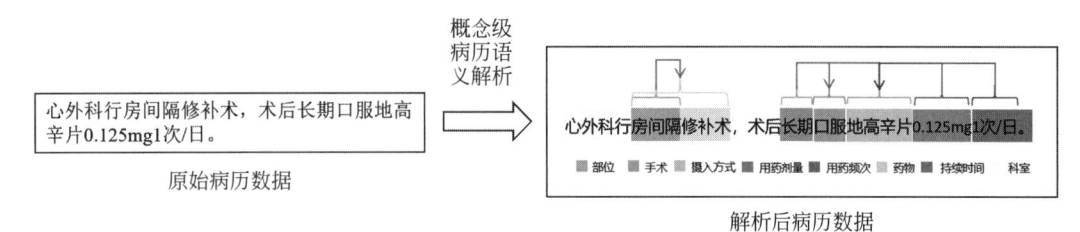

图 6-19 概念级病历语义解析案例

2. 诊疗经过相似度推理

诊疗经过是病历文本中最重要的部分之一,能够反映患者此次就诊的诊断和治疗的详细过程。而诊疗经过的相似度推理可以支撑许多高难度的内涵质检,如诊断与诊疗经过是否一致、主诊选择是否正确等。

有研究提出了一种多粒度图神经网络对比学习算法进行诊疗经过的相似度推理。如图 6-20 所示,算法整体思路大致可分为构图和模型两部分。

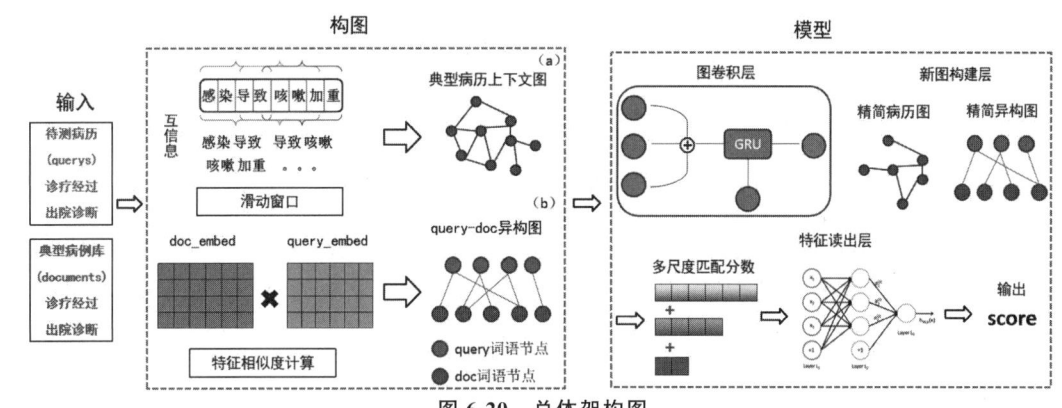

图 6-20 总体架构图

该过程的详细算法描述可扫描二维码进一步了解。

3. 系统实现

结合电子病历书写规范和已有的技术底座,首先选择质检项进行电子病历自动质检,选择的质检项涵盖了包括病历首页在内的 14 个主要病历章节,涉及完整性、规范性、时效性、一致性、编码合理性、诊疗合理性等多维度的检查。质检项的实现从易到难依次可以分为三个层次。

1) 规则

规则质检对语义理解的要求比较低,绝大多数的完整性、规范性、时效性质检是基于纯规则实现的。例如,检查首页某些字段是否漏填或这些字段填的值是否符合病历书写规范;例如,中级医师查房是否满足 1 周 3 次,高级医师查房是否满足 1 周 2 次等。虽然后者在实现上具有一些难度,但仍然没有脱离规则质检的范畴。

规则质检准确率高,而泛化能力比较弱;不同医院的字段值域可能不同,抑或是查房次数的要求不一样。因此需要规则可配置，以满足多样性的需求。

2）语义解析＋规则

第二个层次的质检是建立在语义解析基础上的规则质检。病历不同字段文本间的一致性校验大多在这个层次，如检查主诉和现病史中的症状描述是否一致、病例特点中的就诊原因和主诉是否一致等。

以质检主诉和现病史的症状一致性为例，首先需要通过语义解析分别提取出主诉和现病史中的症状以及症状相关的部位、发作时间、持续时间、阴阳性等相关特征，然后检查发作时间相近的、相同部位症状的阴阳性是否一致，如果不一致则报冲突。

如图6-21所示，电子病历质检系统可以检测出主诉和现病史关于"双下肢水肿"描述的不一致。

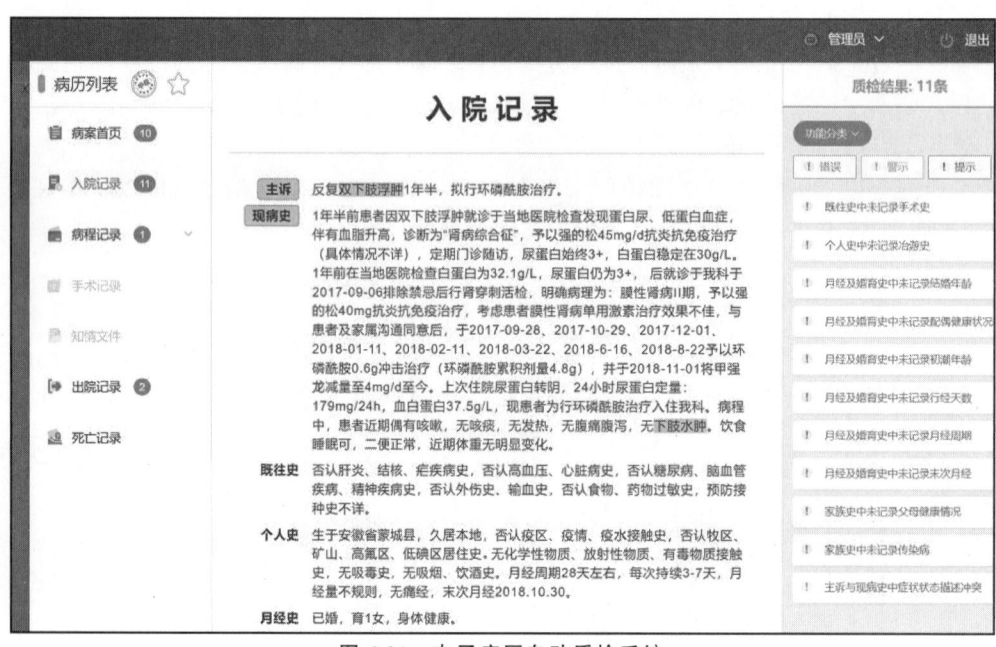

图 6-21 电子病历自动质检系统

6.7.4 利用人工智能技术带来的改善

基于人工智能技术实现电子病历的自动质检具有以下优势。

1. 基于人工智能技术提高医院的病案质量

病历是医务人员对通过问诊、查体、实验室及器械检查、诊断与鉴别诊断、治疗、护理等全部医疗活动收集的资料，进行分析、归纳、整理形成的临床医疗工作的全面记录。它反映了疾病发生、发展、转归和诊疗情况的全过程，是临床医师进行正确诊断、选择治疗方法和制定预防措施的科学依据。基于人工智能等技术，搭建区域病案 AI 质检平台，可以为区域医疗机构提供公共服务，帮助医院发现病历中存在的缺失、重复、数据矛盾、逻辑不清等问题，提升医院病历质量，助力医疗水平提升。

2. 为公立医院绩效考核工作提供抓手

病历首页质量的高低影响病历资料的准确性和完整性，也直接影响统计指标的计算和医疗质量的评价。2016年,国家卫生和计划生育委员会发布了《关于印发住院病案首页数据填写质量规范(暂行)和住院病案首页数据质量管理与控制指标(2016版)的通知》(国卫办医发〔2016〕24号)要求,统一使用《疾病分类与代码国家临床版2.0》和《手术操作分类代码国家临床版3.0》。国家公立医院绩效考核工作要求二级、三级公立医院按照《绩效考核与医疗质量管理住院病案首页数据采集质量与接口标准(2020版)》,上传病案首页数据,作为考核的重要标准。引入人工智能技术,通过病历AI质检平台的建设,可以为相关监管部门提供高效监管手段,建立区级数据平台,服务区域公立医院绩效考核工作取得更好成效。

3. 减少医疗纠纷,提高群众满意度

病历是具有法律效力的医疗文件,是涉及医疗纠纷和诉讼的重要依据。病历书写中应特别重视相关的法律问题,如落实书写者的责任、反映患者的知情权和选择权、病历内容的真实完整和连续性、相关证据的收集等。目前医院病案科多以信息化系统辅助人工抽检进行病历质控,无法全面、高效地发现病历中存在的问题,由此也导致了大量医患纠纷发生。

使用人工智能技术构建电子病历的自动质检平台,将病历质量,尤其是内涵质量的管理作为重点关注,可以减少因疏忽造成的数据缺失、逻辑错误,在规范诊疗过程的同时提高医院病历质量,提升群众满意度。

6.8 本章小结

本章主要讲述了对医学文本的人工智能处理技术。目前,人工智能技术已经在医学领域取得了显著的进展。自然语言处理(NLP)和机器学习的结合使得医学文本的自动分析和理解成为可能。这一技术已经应用于多个方面,包括疾病诊断、药物发现、病历记录管理和医疗知识提取。通过分析患者的病历、病症描述和实验室报告,人工智能技术可以帮助医生更准确地诊断疾病,提高治疗成功率。此外,人工智能技术还可用于病历的记录管理,自动化的病历记录管理系统可以帮助医生更高效地记录和检索患者信息,减少错误,提高医疗质量,这对于医院管理和患者护理都具有重要意义。

习 题

1. 除了分词、去除特殊符号这两种操作,请再列出一种数据预处理的操作。
2. BERT是如何基于Transformer实现的?主要借助了Transformer的哪个部分?
3. 医学文本分类的难点是什么?
4. 如何理解医学命名实体识别中的嵌套问题?

第 7 章 医学知识图谱的构建与应用

2012年,谷歌提出了知识图谱(knowledge graph)的概念。从学术的角度,知识图谱本质上是一种语义网络,节点代表实体(entity)或者概念(concept),边代表实体(或概念)之间的各种语义关系。

目前,医学是知识图谱应用较广的垂直领域之一,也是国内外人工智能领域研究的热点。作为人工智能的基础设施,医学知识图谱为临床诊断、治疗用药等细分领域的研究和应用提供服务。

◆ 7.1 知识图谱概述

2019年中文信息学会发布的《知识图谱标准化白皮书》中对知识图谱的定义是:知识图谱以结构化的形式描述客观世界中的概念、实体及其关系,将互联网的信息表达成更接近人类认知世界的形式,提供了一种更好地组织、管理和理解互联网海量信息的能力。它是最直观、最易于理解的知识表示和实现知识推理的框架,是人工智能研究的基础。在本节中,我们将了解知识图谱的发展历程,以及医学知识图谱的现状。

7.1.1 知识图谱发展历程

尽管知识图谱的概念是在2012年正式提出的,但是其发展却可以追溯到1960年的语义网络,中间经历了一系列的演变,才形成了今天的知识图谱,其发展历程如图7-1所示。

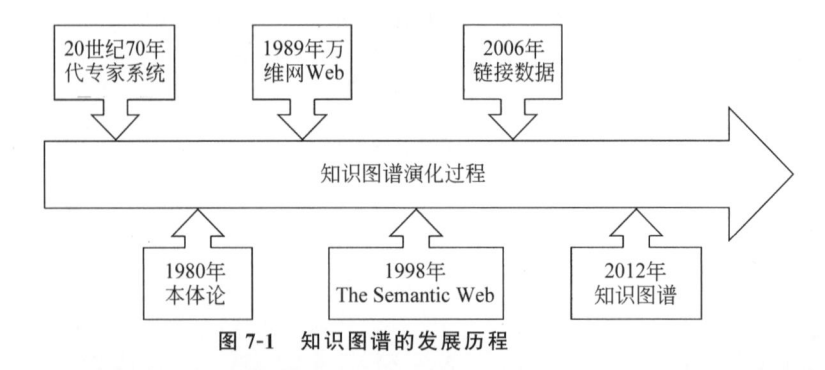

图 7-1 知识图谱的发展历程

1. 专家系统

知识图谱的发展历程可以追溯到20世纪70年代诞生的专家系统。专家系统是一个拥有大量的专门知识与经验的程序系统,它应用人工智能技术和计算机技术,根据某领域一个或多个专家提供的知识和经验,进行推理和判断,模拟人类专家的决策过程,以便解决那些需要人类专家处理的复杂问题。

第一个专家系统名为 DENDRAL。DENDRAL 输入的是质谱仪的数据,输出的是给定物质的化学结构。费根鲍姆和他的学生捕捉相关的化学分析知识,把知识提炼成规则。与此同时,在医学领域,爱德华·肖特利夫(Edward Shortliffe)提出了专家系统 MYCIN,一个针对细菌感染的诊断系统。(第 1 章已详细介绍)

2. 本体论

本体论(ontology)一词源于哲学领域,且一直以来存在着许多不同的用法。在计算机科学领域,其核心意思是指一种模型,用于描述由一套对象类型(概念或者类)、属性以及关系类型所构成的世界。AI 研究人员认为,他们可以把本体创建成为计算模型,从而成就特定类型的自动推理。

20 世纪 80 年代出现了一批基于本体论的专家系统,比如 WordNet 和 Cyc 项目。WordNet 不同于通常意义的字典,它包含了语义信息,WordNet 根据词条的意义将它们分组,每一个具有相同意义的字条组称为一个 synset(同义词集合)。WordNet 为每一个 synset 提供了简短、概要的定义,并记录不同 synset 之间的语义关系。

3. 万维网

1989 年蒂姆·伯纳斯-李(Tim Berners-Lee)发明了万维网,实现了文本间的链接。万维网通过超文本标记语言(HTML)把信息组织成为图文并茂的超文本,利用链接从一个站点跳到另一个站点。这样一来彻底摆脱了以前查询工具只能按特定路径一步步地查找信息的限制。

4. 语义网

1999 年,万维网之父蒂姆·伯纳斯-李提出了语义网(Semantic Web)的概念,语义网是为了使得网络上的数据变得机器可读而提出的一个通用框架。"Semantic"就是用更丰富的方式来表达数据背后的含义,让机器能够理解数据。"Web"则是希望这些数据相互链接,组成一个庞大的信息网络,正如互联网中相互链接的网页,只不过基本单位变为粒度更小的数据。

5. 链接数据

随着语义网技术的不断发展,它的技术栈越来越庞大,以致过于复杂,没人看得懂,导致绝大多数的企业、开发者很难理解,无从下手。

2006 年,蒂姆·伯纳斯-李提出,与其要求大家把数据搞得很漂亮,不如把数据公开出来。只要数据能够公开出来,数据能够连在一起,就可以建立一个生态。他称这套想法为"链接数据"。

在关联数据的定义上,他用星级定义了好的链接数据:一是数据联网,一颗星;二是机器能够自动读,这就有两颗星;三是尽可能使用公有的格式,不要某个公司私有的格式,这样能够促进公开交换,做到这点就有三颗星;因为是万维网联盟(W3C)提出来的,必须用 RDF,所以用 RDF 就有四颗星;如果 RDF 有 ID,把它连在一起就是五颗星。这就是链接数据的五星标准。

6. 知识图谱

2012年,谷歌发布了知识图谱,用于改善搜索的质量。知识图谱除了显示其他网站的链接列表,还提供结构化及详细的关于主题的信息。用户能够使用此功能提供的信息来解决他们查询的问题,而不必导航到其他网站并自己汇总信息。

7.1.2 医学知识图谱现状

医学是知识图谱应用较广的垂直领域之一,从知识图谱的概念出现后,该行业发展迅速,在学术界和产业界都推出了不少优秀的成果。本小节主要从现有医学知识图谱和工业界的知识图谱产品两个方面来介绍业内进展。

1. 现有医学知识图谱

根据面向对象的不同,医学知识图谱主要包括疾病知识图谱、症状知识图谱、检查知识图谱等。根据涵盖范围的不同,医学知识图谱可以面向单一疾病,可以面向某一科室,也可以是全科知识图谱。

(1) 疾病知识图谱。DiaKG(糖尿病知识图谱数据集)和 Disease KG(常见疾病信息知识图谱)是疾病知识图谱的典型代表。DiaKG 由两位经验丰富的内分泌专家设计标注指南,侧重"实体"和"关系",定义了 18 类实体类型和 15 类医学关系,从 41 篇公开发表的糖尿病指南中收集了共计 22 050 个实体和 6890 个关系,涵盖了近年来糖尿病垂直领域的热点研究内容。DiseaseKG 从"寻医问药"医疗网站上爬取原始数据,对爬取的数据进行预处理后筛选适合做知识存储的相关信息,共定义了 8 类实体(4.4 万实体量级),7 类疾病属性和 11 种关系(31 万关系量级),覆盖了常见的疾病。

(2) 电子病历知识图谱。目前国内最大规模的电子病历知识图谱由之江实验室提供,覆盖了 18 大类医学标准术语集,包含 479 万个医学概念实例、3531 万个概念相互关系以及 9600 万篇文献知识关联,临床术语覆盖范围达到国际领先水平。

(3) 中医药知识图谱。中医科学院中医药信息研究所开发了中成药知识图谱(TCMLS),其中包含 10 余万个中医概念以及 100 余万个语义关系,基本覆盖了中医药学科的概念体系,在完整性方面处于中医界的领先地位。它以中成药领域海量文献为基础,构建了以中成药应用为主题的大规模知识库,建立了以病、症、证为核心的囊括组成、适应证、禁忌属性等要素的中成药知识图谱。在此基础上,搭建中医药知识服务平台,在中医理论的指导下,从中医古籍文献、病案中提取经典名方及其治法,系统收集中医理论和方法,集成八大知识库,包含中医药领域的信息标准、领域本体、术语系统、文献库、知识库等多种知识资源,内容涉及中药、方剂、针灸、临床、养生等领域,提供知识检索、知识问答、知识浏览、知识推荐等多种服务。

(4) 有关资源:相关评测和公开数据集。为了推动医学自然语言处理的发展和医学知识图谱的质量进步,许多组织和机构组织任务评测并推出公开数据集。由中国中文信息学会语言与知识计算专委会举办的全国知识图谱与语义计算大会(China Conference on Knowledge Graph and Semantic Computing,CCKS)从 2017 年开始,每年都组织了面向中文电子病历的命名实体识别评测任务,并推出了相应数据集。2022 年,医渡云推出了 Yidu-S4K 和 Yidu-N7K 两个标准化电子病历数据集,这两个数据集根据真实病例分布再经过医学人工编辑而成,前者面向中文电子病历的命名实体识别任务,包含医疗命名实体识别和医疗实体及属性抽取两个子任务；后者针对临床术语标准化子任务，是语义相似度匹配任务的一种。

2. 医学知识图谱产品

依托于医疗知识图谱和其他相关 AI 技术，产业界构建了医疗互联网产品，比如百度的"灵医智惠"，阿里巴巴的"医知鹿""DoctorYou"，腾讯的觅影，中国平安的"平安好医生"和丁香园的丁香医生等，表 7-1 列出了国内主要的医学知识图谱产品。

表 7-1 国内医学知识图谱产品一览

产品名称	开发企业	简 介	链 接
灵医智惠	百度	灵医智惠技术中台以医学数据结构化及医学知识图谱为基础，构建多项医疗专项能力，覆盖临床、科研、管理、患者服务等多环节，支撑院内院外多种解决方案	https://01.baidu.com/
医知鹿	阿里巴巴	该产品的定位是医学智库。患者可以用手机查询使用该医学知识图谱。搜索相关疾病名，便可查询相关疾病的详细信息，在病种知识卡片中可以查询到科室分布、常见症状分布、治疗费用、常用药品、疾病预防等关键信息。据报道，首期产品中收录了近百种常见病种和 12 种高发实体肿瘤或罕见病的预防治疗知识	https://mdeer.taobao.com/healthhome
平安好医生	平安集团	2019 年平安智慧医疗正式推出中文医疗知识图谱。该图谱集成了 60 万条医学概念、530 万个医学关系、千万条医学证据，覆盖核心医学概念。基于此医疗知识图谱，平安医疗提供多个智能服务场景，包括疾病预测、智能预诊/分诊、智能影响筛查、智能随访追踪、智能质量控制等	—
腾讯觅影	腾讯	腾讯觅影发布 AI 辅诊开放平台，旨在依托觅影在医疗领域积累的医学知识图谱、诊断模型、病情理解、名医专家库等 AI 辅诊基础能力，提供疾病预测、辅助决策、数据分析等功能	https://tencentmiying.com/official/
丁香医生	丁香园	丁香园的医疗健康知识图谱是在人工构建的专业知识库的基础上通过算法以及人工审核的方式不断扩充实体及关系来构建的，包括疾病、症状、手术、药品、非手术治疗等医学概念与 60 多种医学关系	https://dxy.com/

7.2 医学知识图谱的构建

医学知识图谱构建的关键步骤包括知识表示与建模、知识抽取、知识融合、知识存储和知识推理。

本节将在讲解概念和方法的同时，以一个公开数据集"CHIP2020 测评任务二：中文医学文本实体关系抽取"（下文统一以"测评任务"代替）为例，让读者学习一个医学知识图谱的完整构建实践过程。所使用的数据集是郑州大学自然语言处理实验室、北京大学计算语言学教育部重点实验室、哈尔滨工业大学(深圳)、鹏城实验室人工智能研究中心智慧医疗课题组联合构建的基于 schema 的中文医学信息抽取数据集 CMeIE（Chinese Medical Information Extraction）。

该数据集主要的数据源为临床实践文本，包含儿科训练语料和百种常见疾病训练语料：

儿科训练语料来源于518种儿科疾病,百种常见疾病训练语料来源于109种常见疾病。数据集的规模将近7.5万条三元组数据,包括2.8万条疾病语句和53种定义好的schema。

下面所有的实践将基于这个数据集提供的数据进行。数据集的下载地址:https://www.biendata.net/competition/chip_2020_2/data/。

7.2.1 知识表示与建模

国家标准GB/T 5271.28—2001《信息技术 词汇 第28部分:人工智能 基本概念与专家系统》中,给出了知识在人工智能领域中知识的一种定义,即"事实、事件、信念以及规则的汇集,以便有系统地使用。"

根据知识呈现的形态和方式,我们可以将知识分为不同的类型,包括:①事实知识,例如"感冒是一种急性上呼吸道病毒性感染性疾病";②事件知识,例如"小李这两天着凉了,一直在流鼻涕、咳嗽,他觉得自己可能是感冒了";③规则知识,例如"免疫力下降易患病",等等。

从上面的几个例子也可以看出,有些知识的概括性更强,例如"免疫力下降易患病";有些知识则更为具体,例如小李着凉患感冒。容易想到,对于不同的知识,我们应该使用不同的方法进行知识建模和表示。

在知识图谱领域,习惯将知识分为概念层和数据层进行描述,概念层知识概括性强、抽象程度高、知识体量小,通常使用本体建模的方法构建;数据层知识则具有体量大、知识来源复杂多样等特点,常基于知识表示、知识抽取等方法构建。

根据建模知识的先后,将构建知识图谱的方法分为"自顶向下"和"自底向上"的方法:使用"自顶向下"的方法构建知识图谱时,首先定义知识图谱的数据模式即本体,再根据数据模式填充具体数据,最终形成知识图谱;使用"自底向上"的方法构建知识图谱时,首先对实体进行归纳组织,形成底层概念,然后逐步往上抽象,形成上层的概念,最终形成知识图谱。通用知识图谱为了融合更多的实体,大多采用自底向上的方式构建。领域知识图谱面向特定领域,对知识的质量和准确度要求苛刻,因此要求领域知识图谱具有完备的本体层模式,通常采用自顶向下和自底向上相结合的构建方式。

1. 本体建模

概念层制定了数据层应该遵守的约束规范。

通常,采用本体库来管理知识图谱的概念层,借助本体库对公理、规则和约束条件的支持能力来规范实体、关系以及实体的类型和属性等对象间的联系。

本体最先是哲学领域提出的研究概念,其主要是为了更好地对客观事物进行系统性的描述,即总结、提炼描述对象的共性,将客观事物抽象而成的系统化、规范化的概念或专业术语。概括而言,哲学本体关心的是客观事物的抽象本质。应用至计算机领域,本体可以在语义层次上描述知识,因此可以用于建立某个领域知识的通用概念模型,美国斯坦福大学的Neches等人曾把本体定义为组成"主题领域"的词汇表的"基本术语"及其"关系",以及结合这些术语和关系来定义词汇表外延的"规则"。

一般认为,Gruber在1995年提出的5条规则是一个合理的本体模型应该满足的:

(1)明确性和客观性:本体应该用自然语言对所定义术语给出明确的、客观的语义定义。

(2) 完全性：定义是完整的，能表达所描述领域内术语的含义。

(3) 一致性：知识推理产生的结论与术语本身含义不会产生矛盾。

(4) 最大单调可扩展性：添加通用或专用的术语时，不需要修改已有的内容。

(5) 最小承诺：应该对待建模对象尽可能少列出限定约束条件。

2. 早期知识表示方法

知识表示是知识获取与应用的基础，因此知识表示学习问题是贯穿知识图谱的构建与应用全过程的关键问题。知识表示（knowledge representation，KR）将现实世界中的各类知识表达成计算机可存储和可计算的结构，使得计算机可以无障碍地理解所存储的知识。

早期医疗知识库运用的知识表示方法有谓词逻辑表示法、产生式表示法、框架表示法、语义网表示法等。

谓词逻辑表示法是人工智能领域中使用最早和最广泛的知识表示方法之一。例如，"病人 A 被诊断为不稳定型心绞痛"可以描述成 Diagnosis（Patient A，Disease Unstable Angina Pectois）。其根本目的在于把数学中的逻辑论证符号化，从而采用数学演绎的方式实现知识的表示。

产生式知识表示法是常用的知识表示方式之一。它是依据人类大脑记忆模式中各种知识之间大量存在的因果关系，并以"IF-THEN"的形式，即产生式规则表示出来的。图 7-2 展示了一个产生"该微生物是绿脓杆菌"这条知识的过程。早期的专家系统多是基于产生式系统研制的，例如 20 世纪 60—70 年代斯坦福大学主导的化学分子结构专家系统 DENDRAL 和诊断感染性疾病专家系统 MYCIN。

```
IF   本微生物的染色斑是革兰氏阴性
     本微生物的形状呈杆状
     病人是中间宿主
THEN 该微生物是绿脓杆菌，置信度为CF=0.6
```

图 7-2 产生式知识表示法示例

框架表示法是马文·明斯基（Marvin Lee Minsky）于 1975 年提出的，其最突出的特点是善于表示结构性知识。一个框架由若干个"槽"（slot）结构组成，用于描述所论对象某一方面的属性，每个槽又可分为若干个"侧面"（facet），描述相应属性的一个方面。表 7-2 给出了一个具体的框架及其匹配结果的例子。场景设定为餐厅用餐场景，框架用于描述一次餐厅体验的结构化知识。

表 7-2 框架表示法示例

框架名：餐厅

槽名（Slot）	侧面（Facet）	值（Value）
餐厅信息	名称	丰盛酒楼
	类型	中餐
	地址	北京市海淀区学院路

续表

槽名（Slot）	侧面（Facet）	值（Value）
菜单	菜名	宫保鸡丁
	价格	38元
卫生情况	卫生等级	A级

脚本（script）表示法是1977年由Roger C. Schank提出的。其结构类似于框架，用于描述固定的事件序列，如去医院看病、到餐厅就餐、到影院看电影等。它与框架的区别在于，框架是一种通用的结构，而脚本形式比框架形式应用范围窄，对某些专门知识，如理解故事情节等，更为有效。

语义网络表示法是J. R. Quillian于1986年最先提出的。它是一种通过概念及其语义关系来表示知识的一种网络图。一个语义网络就是一个带有标志的有向图。其中，有向图的节点表示各种事物、概念、属性、动作、状态等；有向弧表示它所连接的节点间的某种语义联系，每个节点可以带有若干属性。它具有灵活、自然、易于实现、善于表示结构性知识等优点。一个最简单的语义网络形式是一个三元组(节点1，弧，节点2)，如图7-3所示。

- 用谓词逻辑表示：$(\forall s)$学生$(s)(\exists b)$书(b)[读过(s, b)]
- 用语义网络表示：

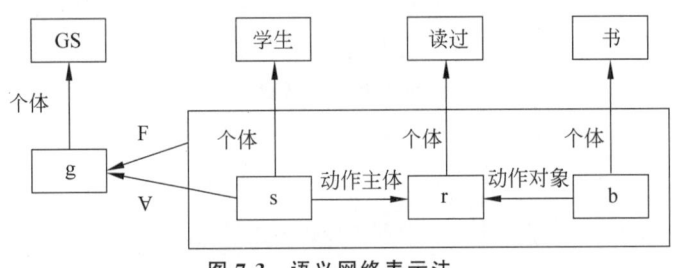

图7-3 语义网络表示法

这些早期知识表示方法的表示能力有限，而且缺乏灵活性，随着知识的不断增长、关系逐步复杂化，其局限性越发凸显。

3. 基于语义网的知识表示方法

万维网之父蒂姆·伯纳斯-李在20世纪90年代提出了包括超文本传输协议HTTP在内的互联网超文本系统，在此基础上，他在1998年提出了语义网的概念。语义网的核心是通过给万维网上的资源添加能够被计算机所理解的语义（即元数据metadata），从而使整个互联网成为一个通用的信息交换媒介。在万维网联盟（W3C）的推动下，基于语义网的知识表示诞生了一系列具有广泛影响的标准，主要包括用于可扩展标记语言的XML、描述Web资源的资源描述框架RDF和本体语义描述语言OWL。

基于语义网的表示主要以"三元组"（triple）表示相关联的两个节点（实体），即（实体1，关系，实体2）。在RDF中，三元组一般由主语（subject）、谓语（predicate）和宾语（object）三个部分组成。其中主语一定是一个被描述的资源，谓语可以表示主体的属性，或者表示主体和宾语之间的某种关系。当谓语表示属性时，宾语就是属性值，通常是一个字面值；否则，宾语是另外一个资源。

使用语义网的知识表示是当前认可度比较高,使用也很广泛的一种方法。

下面我们介绍几种基于语义网进行知识表示的表示语言,分别是 XML、RDF 和 OWL。

1) 基于 XML 的知识表示

XML(EXtensible Markup Language,可扩展标记语言)可以用来标记数据、定义数据类型,是一种允许用户对自己的标记语言进行定义的源语言。XML 主要解决 HTML 缺乏结构化数据表示能力的问题,且 HTML 中有限的标记不能满足很多 Web 应用的需要。图 7-4 展示了一个用 XML 来表示学生基本信息的示例。

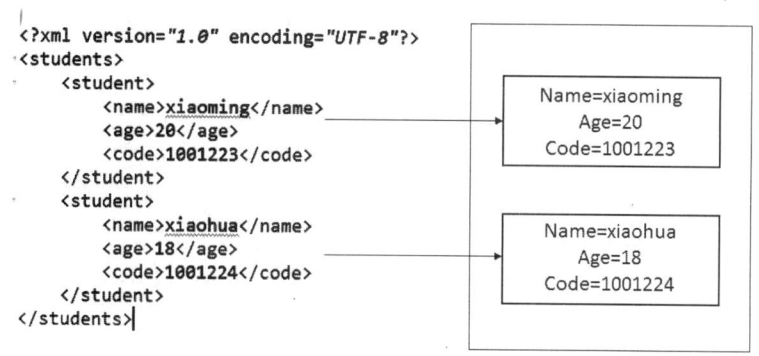

```
<?xml version="1.0" encoding="UTF-8"?>
<students>
    <student>
        <name>xiaoming</name>
        <age>20</age>
        <code>1001223</code>
    </student>
    <student>
        <name>xiaohua</name>
        <age>18</age>
        <code>1001224</code>
    </student>
</students>
```

Name=xiaoming
Age=20
Code=1001223

Name=xiaohua
Age=18
Code=1001224

图 7-4　XML 数据表示

XML 的灵活性使得用户可以快速、容易地描述任意的内容,但 XML 并不能解释它标记的语义,即具有语义隐含性、多义性和不一致性。XML 模式的元素含义要么由用户根据元素的名称去推断,要么通过另外一个文档来描述。XML 模式并不能对其所含有的语义进行任何解释。

2) 基于 RDF 的表示

RDF(Resource Description Framework),即资源描述框架,是一个用于描述现实中资源的 W3C 标准,它提供了一个统一的标准,用于描述实体/资源。RDF 形式上表示为 SPO 三元组(Subject-Predicate-Object),即主语、谓语和宾语,有时候三元组也称为一条语句(statement)。

现实中任何实体都可以表示成 RDF 模型中的资源,比如图书的标题、作者、修改日期、内容以及版权信息。RDF 资源以唯一的 URI(Uniform Resource Identifiers,统一资源标识符,通常使用的 URL 是它的一个子集)来表示,不同的资源拥有不同的 URI。这些资源可以用来作为知识图谱中对客观世界的概念、实体和事件的抽象。通过对 URI 制定属性和相应的值,RDF 可以描述资源的性质或资源之间的关系。利用这些属性和关系,很多资源就被连接起来形成了 RDF 数据集。

图 7-5 给出了一个 RDF 数据实体示例,用来表示现实中的著名足球运动员罗纳尔多。

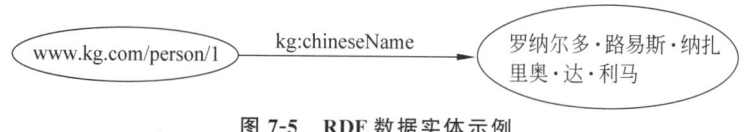

www.kg.com/person/1 —— kg:chineseName ——▶ 罗纳尔多·路易斯·纳扎里奥·达·利马

图 7-5　RDF 数据实体示例

RDF 作为一种统一且无歧义的语义定义方式,能够促进语义网不同知识的相互链接,克服了 XML 必须需要足够详细的 XML 解释文档才能解释语义的困难。当前在学术界和工业界有很多大规模的知识图谱都使用了基于 RDF 三元组的表示方法,例如基于维基百科构造的知识库 DBpedia、Freebase 等。

但 RDF 本身也需要元数据对其表达进行描述,因此 RDFS（Resource Description Framework Schema）被提出,它提供了一组建模原语,用来描述类、属性以及它们之间的关系,从而可以有效地组织 RDF。例如"Class, subClassOf:"描述类别层次结构;"Property, subPropertyOf:"描述属性层次结构;"domain, range:"声明属性所应用的资源类和属性值类;"type:"声明一个资源是一个类的实例。

3) 基于 OWL 的表示

本体语言（Web Ontology Language, OWL）是 RDF 的扩展,提供了更广泛的定义 RDFS 词汇的功能——可以定义词汇间、类间、属性间关系,从而使得数据的语义定义更加丰富,构成一个知识系统并支持推理。

OWL 相较于 RDFS,引入了布尔算子（并、或、补）、递归地构建复杂的类,具备表示存在值约束、任意值约束和数量值约束的能力。同时,OWL 能描述属性的传递性、对称性、函数性等性质,还有两个类等价或者不相交,两个属性等价或者互逆,两个实例相同或者不同,以及枚举类,等等。

4) 基于表示学习的表示方法（知识图谱嵌入）

基于语义网的知识表示以网络形式,即节点表示实体、边表示关系的形式,组织知识图谱中的知识,这样的知识表示是自然的、易理解的,但也是高度符号化的。实体、关系中的知识都是通过自然语言表达的,符号化的知识表示很难利用其中的语义信息,而语义计算是知识表示的重要目标。

近年来,以深度学习为代表的表示学习技术得到了广泛研究,在自然语言处理、图像分析和语音识别领域取得了巨大成功。表示学习旨在将研究对象的语义信息表示为稠密低维实值向量。在该低维向量空间中,两个对象距离越近,其语义相似度越高。知识图谱表示学习,又称知识图谱嵌入（knowledge graph embedding）,面向知识图谱中的实体和关系进行表示学习。

知识图谱表示学习实现了对实体和关系的分布式表示,它具有以下主要优点。

(1) 显著提升计算效率。知识图谱的三元组表示实际就是基于图表示的,需要设计专门的图算法计算实体间的语义和推理关系,计算复杂度高,可扩展性差。

(2) 有效缓解数据稀疏问题。由于表示学习将对象投影到统一的低维空间中,使每个对象均对应一个稠密向量,因此可以度量任意对象之间的语义相似度,提高低频对象的语义表示的精确性。

(3) 实现异质信息融合。例如,人们构造了大量知识图谱,这些知识图谱的构建规范和信息来源均有不同。大量实体和关系在不同知识图谱中的名称不同。通过设计合理的表示学习模型,将不同来源的对象投影到同一个语义空间中,就能够建立统一的表示空间,实现多知识图谱的信息融合。

知识图谱的表示按照计算方式的不同可以分为矩阵分解方法（decomposition, factorization）、距离平移模型（Translational Distance Model）和语义匹配模型（Semantic Matching Model）。

关于这三种方法的具体描述,读者可以扫描二维码进一步了解。

矩阵分解　　距离平移　　语义匹配

5) 动手实践

从这一小节开始,我们将构建一个"常见疾病医学知识图谱"。

如上文所述,构建知识图谱的第一步是对构建图谱的知识进行建模,建模的方法主要有自顶向下和自底向上两种。

由于本文选择的测评任务涉及大量的医学实体和医学关系,从数据规模上具备自底向上构建知识图谱的数据条件,同时,医学图谱作为领域知识图谱对知识的质量要求严谨,需要高质量的本体层对数据层进行支撑,因此,构建本文"常见疾病医学知识图谱"最合适的方法是采用自顶向下和自底向上相结合的构建方式。

首先,我们进行概念层的知识建模及表示。

在实际应用中,本体构建常常对应为数据层建立"模板"(schema)的过程,即定义知识图谱中会出现哪些实体类型、哪些关系类型。

在我们的任务中,原始数据来源于常见疾病的临床实践文本。根据领域专家的医学知识,并考虑数据的具体情况,我们可以使用自顶向下的方法初步建立涵盖医学领域常见实体的 6 种实体类型,如表 7-3 所示。

表 7-3　实体类型

序　号	实 体 类 型	样　　例
1	疾病	痛风、酒精性慢性胰腺炎、产后抑郁症
2	药物	亚叶酸钙、紫杉醇、抗生素联合治疗方案
3	症状	呕吐、麻木感、癫痫发作
4	部位	非角化的口腔黏膜、肾上腺髓质、比目鱼肌
5	检查	筛查骨矿物密度、X 线胸片、超声检查
6	治疗	室间隔酒精消融、结肠切除术、肺叶切除

再列出如上 6 种实体类型间的 7 类子关系类型,如表 7-4 所示。

表 7-4　子关系类型

序号	关 系 类 型	子关系类型	样　　例
1	疾病-疾病	并发症	横肌纹溶解症是登革热的并发症
		病理分型	高苯丙氨酸血症是苯丙氨酸羟化酶缺乏的病理分型
		相关(导致)	肾间质炎症会导致特发性高钙尿症
		相关(转化)	多发性骨髓瘤会转化为感染
		鉴别诊断	阵发性室上性心动过速和窦性心动过速具有鉴别诊断关系

续表

序号	关系类型	子关系类型	样 例
2	疾病-药物	药物治疗	佝偻病可以使用维生素D治疗
3	疾病-症状	临床表现	类癌综合征的临床表现为外周水肿
		治疗后症状	尤因肉瘤在治疗后可表现为肿瘤生长的暂时性停顿
		侵及周围组织转移的症状	颈部肿物是喉癌侵及周围组织转移的症状
4	疾病-部位	发病部位	肿瘤的发病部位为卵巢
		转移部位	肿瘤转移累及一侧或双侧卵巢
		外侵部位	侵袭性鳞状细胞癌外侵皮肤深层
5	疾病-检查	实验室检查	对HS进行实验室酸化甘油试验
		影像学检查	反应性关节炎拍X光
		辅助检查	通过关节压痛计数检查类风湿关节炎
		组织学检查	典型X线胸片改变为弥漫性羽毛状浸润,从肺门弥散到肺周缘
		内窥镜检查	膀胱癌随后的诊断性检查——膀胱镜检查是诊断的关键
		筛查	孕18~22周可通过高分辨超声检查来筛查腭以及心脏等部位的畸形
6	疾病-治疗	手术治疗	最终唇裂修复±双侧鼓膜切开术和鼓膜管(T管)安置
		放射治疗	对于小细胞肺癌(SCLC)局限期的患者,化疗联合放疗是标准方案
		化疗	急性髓性白血病在经挽救性化疗(通常为较高剂量的阿糖胞苷与其他药物联用)后达到缓解
		辅助治疗	儿童偏头痛卧位常可在某种程度上缓解低压性头痛
7	同类型实体间	同义词	干性胸膜炎(dry or plastic pleurisy)又称纤维素性胸膜炎

需要注意的是,随着数据层数据的不断抽取,可能会在目前的实体关系表的基础上,进行实体或关系类型的增加或修改。

对于数据层的知识建模,我们使用了基于语义网的知识表示方法,将一组实体关系知识表示为一个三元组。

我们可以从三元组的角度表达测评任务中的数据,尤其是其中的关系知识,以"疾病""部位""检查"三种实体,和实体间"疾病-部位"和"疾病-检查"两种关系为例,构建的三元组示例如表7-5所示。

表7-5 三元组示例

关系类型	子关系类型	样 例
疾病-部位	发病部位	(肿瘤,发病部位,卵巢)
	转移部位	(肿瘤,转移部位,累及一侧或双侧卵巢)
	外侵部位	(侵袭性鳞状细胞癌,外侵部位,皮肤深层)

续表

关系类型	子关系类型	样　例
疾病-检查	实验室检查	（HS,实验室检查,酸化甘油试验）
	影像学检查	（反应性关节炎,影像学检查,X光）
	辅助检查	（类风湿关节炎,辅助检查,关节压痛计数）
	组织学检查	（幽门螺杆菌感染,组织学检查,组织切片法）
	内窥镜检查	（支气管哮喘,内窥镜检查,支气管镜检查）
	筛查	（急性胰腺炎,筛查,格拉斯哥预后标准）

至此,我们完成了常见疾病医学知识图谱的知识表示与建模。

7.2.2　知识抽取

在医学知识图谱构建中,知识抽取的目标是从相应的医学数据源中获得结构化的医学知识三元组。

1. 数据源

医学数据具有种类繁杂、存储方式不一、电子病历格式和标准不同、经常涉及交叉领域等特点,导致医学领域与其他领域在知识表示方面有所差异,同时也给医学领域的知识抽取带来极大的挑战。合适的数据源是构建医学知识图谱最重要的先决条件之一。

根据数据集的格式分类,医学数据可以分为结构化数据、半结构化数据、非结构化数据。结构化数据可以使用关系型数据库表示和存储,是由二维逻辑表结构来逻辑表达和实现的数据,严格遵循数据格式与长度规范,主要通过关系型数据库进行存储和管理。

半结构化(自描述的结构)数据是结构化数据的一种形式,它并不符合关系型数据库或以其他数据表的形式关联起来的数据模型结构,但包含相关标记,用来分隔语义元素以及对记录和字段进行分层。常见的半结构化数据有XML和JSON,很多电子病历是半结构化数据。

非结构化数据是数据结构不规则或不完整,没有预定义的数据模型,不方便用数据库二维逻辑表来表现的数据,包括所有格式的医疗文档、文本、图片、各类医疗报表、图像和音频或视频信息等。非结构化数据的格式非常多样,标准也是多样性的,而且在技术上比结构化信息更难标准化和理解。非结构化数据的处理是数据处理的难点。

2. 针对结构化数据的抽取

结构化的医学数据主要来自现有医学知识库。国外的知识库有美国国立医学图书馆的一体化医学语言系统UMLS及其收录的100多种词表和分类体系、国际医疗术语标准开发组织维护的系统化临床医学术语集SNOMED-CT、Linked Open Data(LOD)收集的1000多种生命科学知识库、BioPortal、Bio2RDF等。国内也有很多科研院所和医疗机构合作,构建了众多医学知识图谱,例如中国中医科学院中医药信息研究所基于已有的中医药学语言系统构建了中医药知识图谱,上海曙光医院和华东理工大学构建了中医药知识图谱,华东理工大学构建了中文症状库,中国医学科学院医学信息研究所构建了医药卫生知识服务系统知识图谱等。

对于上述结构化知识库,获取知识的目标通常是把数据库中的数据转换成 RDF 形式的知识。本身以 RDF 格式存储的数据则可以直接进行基于规则的映射。

对于使用关系型数据库存储的数据,W3C 制定了从关系数据库映射到 RDF 数据集的标准语言 R2RML。典型的开源工具有 D2RMAP 和 D2RQ。D2RQ 是一个将关系数据库转换为虚拟的 RDF 数据库的平台。通过明确在关系模式中的语义,可直接按照简单的规则将关系数据转换为 RDF。通过 D2R 转换工具将逻辑表作为输入,然后依据规则转换成三元组的集合。

3. 针对半结构化数据的抽取

半结构化数据中会包含分隔语义元素以及对记录和字段进行分层的相关标记,这部分数据是高度结构化的。如果数据源中包含网页数据,如医学网站、医学百科数据,可以依据段落层级、标题、小标题等信息构造解析规则,通过解析网页的源代码获得相应的数据。中文知识图谱 CMeKG 为医学百科数据构造了 38 类规则,为医学网站数据构造了 28 类规则,为临床路径数据构造了 17 类规则(每一类规则由数条更具体的规则所组成),最后在包含了 83 类、数百条规则的规则系统下,从临床路径、医学网站和医学百科文本中提取出了万量级的概念关系三元组,抽取准确率均达到 94% 以上。

4. 针对非结构化数据的抽取

现实世界中的非结构化医学文本具有非常复杂的属性,例如,医学实体通常使用不同的语言表达,如 nose plugged、blocked nose 和 sinus congestion 都代表鼻塞,却有不同的表达方式。而且,实体之间的关联关系可能拥有不同粒度和强度,例如 Disease→CauseSymptom 这一关系会包含例如〈鼻炎,导致,鼻塞〉的粗粒度实体对,也会包含例如〈急性鼻炎,导致,鼻塞〉、〈慢性鼻炎,导致,鼻塞〉的细粒度实体对。在关系的强弱程度方面,〈感冒,导致,疲劳〉的关系比〈感冒,导致,耳部感染〉的关系强,因为感冒很少会引起严重的耳部感染。

随着机器学习、深度学习技术在自然语言处理领域应用的发展,我们可以处理更加复杂的非结构化知识抽取任务,医学知识图谱构建的自动化程度正在提升。其中,在医学文本知识抽取过程中的任务有实体抽取、关系抽取、属性抽取、事件抽取等任务。第 6 章已对医学文本中的知识抽取方法进行了详尽的介绍,因此本章节不再赘述。

5. 动手实践

测评任务的原始数据是非结构化的文本数据,主要来源于 518 种儿科疾病和 109 种常见疾病的临床实践文本。

例如,"慢性胰腺炎 低剂量放射 自 1964 年起,有几项病例系列报道称外照射(5-50Gy)可以有效改善慢性胰腺炎患者的疼痛症状。慢性胰腺炎从概念上讲,外照射可以起到抗炎和止痛作用,并且已经开始被用于非肿瘤性疼痛的治疗。"

上述文本通过实体关系抽取模型,可以得到"〈慢性胰腺炎,放射治疗,外放射〉"和"〈非肿瘤性疼痛,其他治疗,外照射〉"两组三元组抽取结果,如图 7-6 所示。

完整的数据集包含像这样的 2.8 万条疾病语句,其中 1 条语句可能包含多个实体关系三元组。

根据数据的抽取情况,我们可以对之前定义的概念层进行完善。例如,如表 7-5 所示,"治疗"节点可以更进一步地细分为"手术治疗"和"其他治疗",图中的"外照射"就是"其他治疗"中的一种具体方法。

```
1. {"text": "慢性胰腺炎@### 低剂量放射 自1964年起,有几项病例系列报道称外照射 (5-50Gy) 可以有效改善慢性胰腺
   炎患者的疼痛症状。慢性胰腺炎@从概念上讲,外照射可以起到抗炎和止痛作用,并且已经开始被用于非肿瘤性疼痛的治
   疗。",
2. "spo_list": [
3. {"Combined": true, "predicate": "放射治疗", "subject": "慢性胰腺炎", "subject_type": "疾病", "object
   ": {"@value": "外照射"}, "object_type": {"@value": "其他治疗"}},
4. {"Combined": true, "predicate": "放射治疗", "subject": "非肿瘤性疼痛", "subject_type": "疾病", "obje
   ct": {"@value": "外照射"}, "object_type": {"@value": "其他治疗"}}]
5. }
```

图 7-6 实体抽取实例

此外,临床实践文本中常常对患者或所患疾病的某些特定特征进行描述,例如"新生儿""足月""夏秋季节""气溶胶方式进行传播"等等,这些信息具有一定共性,并具有较高的流行病学价值,值得单独提炼为"流行病学"节点。

类似地,例如"饮用咖啡""感染病史""无家可归"等抽取出的字段对患者的一些常见社会属性进行了描述,提供了疾病诊断的侧写,值得单独提炼为"社会学"节点。

因此,在对具体数据层的抽取情况进行分析后,对疾病医学知识图谱的概念层模型进行了完善,从 6 类节点更新为 9 类节点,如表 7-6 所示。

表 7-6 实体类型完善

序 号	实体类型	样 例
1	疾病	痛风、酒精性慢性胰腺炎、产后抑郁症
2	药物	亚叶酸钙、紫杉醇、抗生素联合治疗方案
3	症状	呕吐、麻木感、癫痫发作
4	部位	非角化的口腔黏膜、肾上腺髓质、比目鱼肌
5	检查	筛查骨矿物密度、X 线胸片、超声检查
6	手术治疗	室间隔酒精消融、结肠切除术、肺叶切除
7	其他治疗	保证营养和水分供给、气道管理、辅助吸氧
8	流行病学	育龄期女性、HIV 阳性者、先天性免疫功能缺陷
9	社会学	电力工人、有机尘吸入、因酗酒造成的进食减少

从 7 类子关系增加为 9 类子关系,如表 7-7 所示。

表 7-7 关系类型完善

序 号	关系类型	子关系类型	样 例
1	疾病-疾病	并发症	横纹肌溶解症是登革热的并发症
		病理分型	高苯丙氨酸血症是苯丙氨酸羟化酶缺乏的病理分型
		相关(导致)	肾间质炎症会导致特发性高钙尿症
		相关(转化)	多发性骨髓瘤会转化为感染
		鉴别诊断	阵发性室上性心动过速和窦性心动过速具有鉴别诊断关系
2	疾病-药物	药物治疗	佝偻病可以使用维生素 D 治疗

续表

序号	关系类型	子关系类型	样例
3	疾病-症状	临床表现	类癌综合征的临床表现为外周水肿
		治疗后症状	尤因肉瘤在治疗后可表现为肿瘤生长的暂时性停顿
		侵及周围组织转移的症状	颈部肿物是喉癌侵及周围组织转移的症状
4	疾病-部位	发病部位	肿瘤的发病部位为卵巢
		转移部位	肿瘤转移累及一侧或双侧卵巢
		外侵部位	侵袭性鳞状细胞癌外侵皮肤深层
5	疾病-检查	实验室检查	对 HS 进行实验室酸化甘油试验
		影像学检查	反应性关节炎拍 X 光片
		辅助检查	通过关节压痛计数检查类风湿关节炎
		组织学检查	(幽门螺杆菌感染,组织学检查,组织切片法)
		内窥镜检查	(支气管哮喘,内窥镜检查,支气管镜检查)
		筛查	(急性胰腺炎,筛查,格拉斯哥预后标准)
6	疾病-治疗	手术治疗	(皮肤鳞状细胞癌,手术治疗,传统手术切除)
		放射治疗	(非肿瘤性疼痛,放射治疗,外照射)
		化疗	(皮肤鳞状细胞癌,化疗,局部化疗)
		辅助治疗	(皮肤鳞状细胞癌,辅助治疗,非手术破坏)
7	同类型实体间	同义词	(快速连续静脉肾盂造影,同义词,IVP)
8	疾病-流行病学	多发群体	葡萄簇样肉瘤好发年龄小于 4 岁
		发病年龄	中枢神经系统肿瘤颅咽管瘤平均发病年龄为 8 岁
		多发地区	非小细胞肺癌在欧洲是第三常见的肿瘤
		多发季节	过敏性紫癜一年四季均有发病,以春秋两季居多
		传播途径	阿米巴病通过粪-口传播
		发病性别倾向	胆石性胰腺炎更常见于 60 岁以上的白人女性
		发病率	澳大利亚基底细胞癌的年发病率更高
		死亡率	急性非结石性胆囊炎不治疗将会危及生命,死亡率高达 50%
9	疾病-社会学	病因	慢性胃炎是有害因子长期反复作用于胃黏膜引起损伤的结果
		高危因素	腹主动脉瘤:吸烟是相关性最强的危险因素
		风险评估因素	患者年龄、睾丸癌家族史、睾丸癌既往诊断和最重要的未降睾丸病史,提示可能是睾丸癌
		病史	高血压急症:未充分治疗的高血压病史较常见

续表

序号	关系类型	子关系类型	样 例
9	疾病-社会学	遗传因素	7%～8%的慢性胰腺炎患者由于遗传因素发生胰腺癌
		发病机制	原发性梗阻性巨输尿管：由于近膀胱 3～4cm 的远端输尿管的一段失去蠕动能力，导致尿液无法以正常速率排入膀胱所致。由于尿液的积滞，常致肾盂、肾盏的扩张和积水
		病理生理	神经节细胞减少症：在 HD(先天性巨结肠)无神经节细胞肠段的近端，通常存在一个神经节细胞减少区域

通过对临床实践文本的知识抽取，我们得到了近 7.5 万条数据。

7.2.3 知识融合

无论是在真实世界中还是知识图谱的构建过程中，知识本身的同源异构现象都是十分普遍且自然的。同样的知识可以使用不同的方式表达，如图 7-7 所示，比如在医学领域中一种疾病可能会有多种别称，又比如交叉领域中的交叉知识往往是在各领域内独立表述的。因此，对于知识图谱这样的知识库而言，在完成知识抽取之后，如何正确地对抽取到的知识进行融合，从而实现知识复用，增强知识库内部的逻辑性和表达能力是很关键的。

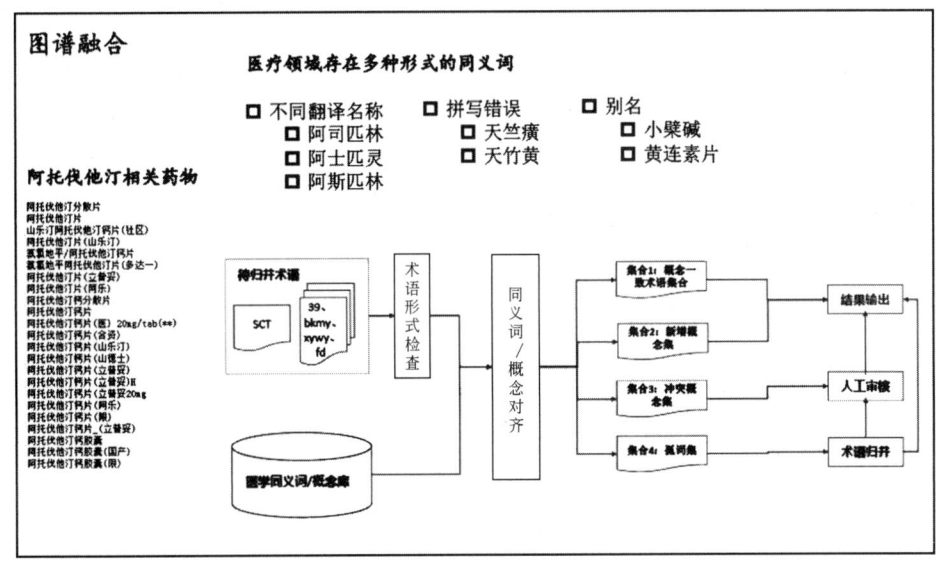

图 7-7 医疗领域的同义词

从融合的层次划分，知识融合可以分为概念层知识融合与数据层知识融合；从知识的来源划分，知识融合包括开源知识融合、多知识图谱融合、知识图谱内部信息融合和多模态知识融合等。接下来，我们将从融合的层次出发，详细介绍概念层知识融合和数据层知识融合。

1. 概念层融合

概念层知识融合是对多个知识库或者信息源在概念层进行模式对齐的过程。如图 7-8 所示，同一本体在不同知识图谱中的表现形式不同(药品和药物，疾病和 disease)。通常来说，我们将这种确定本体概念之间映射关系的过程，称为本体对齐或者本体匹配。

图 7-8 概念层数据融合

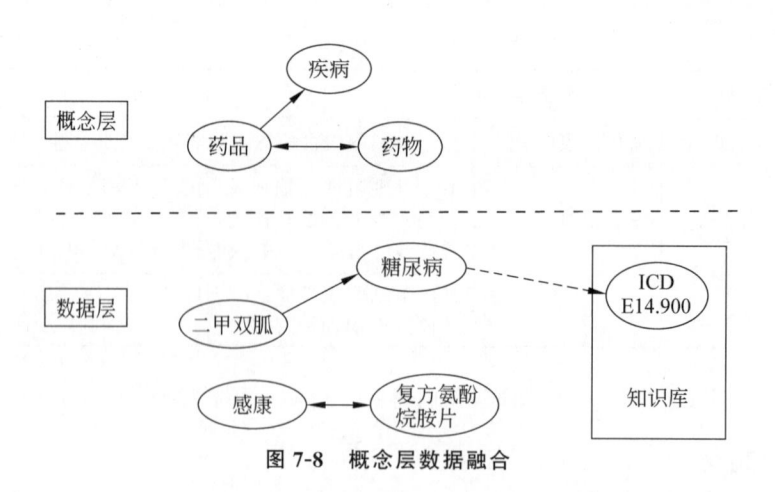

本体匹配可以分为单语言本体匹配和跨语言本体匹配,单语言本体匹配是指同一自然语言中本体的对齐映射,跨语言本体匹配是指从两个或多个独立的语言本体中建立本体之间映射关系的过程。本体匹配的研究核心就在于如何通过本体概念之间的相似性度量,发现异构本体间的匹配关系;其目标是建立不同本体概念之间的语义映射。

本体匹配基本方法包括基于结构的方法、基于实例的方法、基于语言学的匹配算法、基于文本的匹配算法和基于已知本体实体联结的匹配算法。早期的一些代表性工作包括 RiMOM、Falcon-AO、LogMap 等。值得一提的是,LogMap 获得了 2021 年语义网科学联盟(SWSA)颁发的十年最具影响力论文奖。LogMap 是一个高度可扩展的本体匹配系统,总体流程如图 7-9 所示。它可以高效地匹配包含数万(甚至数十万)类别的本体,也可以利用复杂的推理和修复技术来减少逻辑不一致性的数量,还可以在匹配过程中支持用户的可视化干预。近年来,LogMap 也将表示学习技术集成到本体匹配任务中。

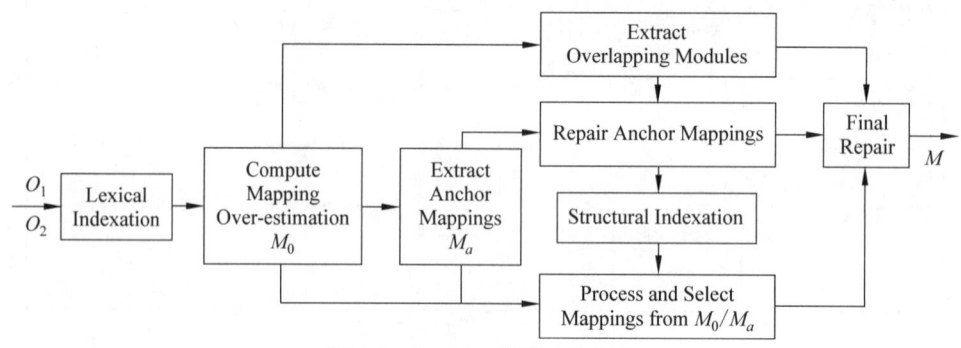

图 7-9 LogMap 模型工作流程

2. 数据层融合

数据层融合主要指实体数据的融合。实体是承载信息的重要语言单位,也是知识图谱的核心单元,知识图谱通常是一个以实体为节点的巨大知识网络,包括实体、实体属性以及实体之间的关系。以医学知识图谱为例,其数据层的融合主要包括疾病、症状、药物等实体在不同数据源下的链接和对齐。具体来说,涉及实体对齐和实体链接两个子任务。

1) 实体对齐

实体对齐(entity alignment),也称为实体匹配(entity matching)或实体解析(entity

resolution),主要用于消除异构数据中实体冲突、指向不明等不一致性问题,可以从顶层创建一个大规模的统一知识库,从而帮助机器理解多源异质的数据,形成高质量的知识。

无论对于相同或不同的知识库,都可以通过判断两个实体是否指向同一个物理对象,合并相同的实体。例如,"脊髓灰质炎是由脊髓灰质炎病毒引起的严重危害儿童健康的急性传染病,俗称小儿麻痹症"。在这个文本中,"脊髓灰质炎"和"小儿麻痹症"实际上是一种疾病的不同称谓。

早期的实体对齐算法研究大多基于传统概率模型,通过将实体对齐看作概率分类模型,基于属性相似性关系,根据相似度评分选择对齐实体。Newcombe、Fellegi等人分别提出了通过比较实体的特征和值来判断实体是否表示相同的事物的方法。随后,更多的概率统计模型被用于实体对齐算法研究。常用的模型有CRF、马尔可夫逻辑网络(Markov Logic Network,MLN)和隐含狄利克雷分布(Latent Dirichlet Allocation,LDA)等。

基于机器学习(包括深度学习)的实体对齐方法则将实体对齐问题看作二分类问题,可分为监督学习和无监督学习。

在监督学习实体对齐中,使用预先人工标注部分来训练模型,对未标注数据进行分类,通过属性比较向量来判断实体对匹配与否。这类方法中的经典代表有决策树(Decision Tree,DT)、支持向量机(Support Vector Machine,SVM)等方法。在弱监督或无监督实体对齐中,其主要思想是将相似的实体尽量聚集到一起,再进行实体对齐。基于聚类的实体对齐算法、半监督算法、远距离监督算法、基于海量数据冗余性的自学习方法等也被提出。

机器学习依赖人工构建大量的特征,其训练并非一个端到端的过程。为解决这一问题,越来越多深度学习模型被用于实体识别和链接。

随着词嵌入(Word Embedding,WE)在自然语言处理领域的广泛应用,LSTM、Attention等深度学习模型被用到实体对齐算法中,这些深度神经网络模型可以利用分布式低维向量中的语义特征消除文本中实体指称的歧义。目前的相关工作包括多源异构证据的向量表示学习、不同证据之间相似度的学习等。

目前,如何在深度学习方法中融入知识指导(如语言学结构约束、知识结构)、考虑多任务之间的约束,以及如何将深度学习用于解决资源缺乏问题(如构建语言无关的命名实体识别)是业界的关注点。

近年来,以知识图谱表示学习为基础的实体对齐方法逐渐成为主流。详细的知识图谱表示学习介绍可以参考7.2.1节。

基于表示学习的实体对齐框架主要包含2个主要模块,如图7-10所示。表示学习模块将单个知识图谱嵌入向量空间,即获得知识图谱中知识的向量表示,多数方法采用基于几何运算的模型,也有工作使用图神经网络等。对齐模块则负责将不同来源的知识进行对齐,一般先使用先验知识或人工标注得到少量先验对齐进行训练,再使用常用的向量度量函数对齐实体的表示,或者寻找全局最优的集体实体对齐结果。还有一些工作采用迭代的方式不断选择新发现的实体对齐来扩充训练样本。

表示学习模块与对齐模块之间存在两种典型的交互方式:一种是将不同知识图谱嵌入统一的向量空间,另一种则是学习不同知识图谱向量空间之间的映射关系。

2) 实体链接

实体链接问题是数据层知识融合研究的另一个主要任务。实体链接的核心是计算实体

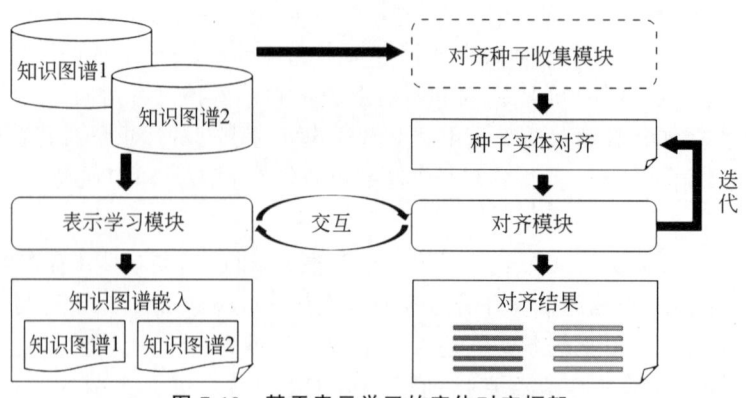

图 7-10 基于表示学习的实体对齐框架

提及(mention)和知识库中实体的相似度,并基于该相似度选择特定实体提及的目标实体。

例如,现在从医学文本中抽取出了药品实体"扑尔敏",这是一种抗过敏的药物,但这种药物存储在知识图谱中的通用名称是"马来酸氯苯那敏"。判断药物"扑尔敏"对应的是知识库中的"马来酸氯苯那敏",这个过程就是实体链接。总的来说,实体链接就是将新获得的实体知识对齐到现有的知识库实体上的过程。

实体链接是一项极具实用性的技术,目前面向维基百科知识库的实体链接准确率可以达到 90% 以上,F1 值在 0.85 以上。目前实体链接技术已在实际应用中得到广泛使用。

主要的实体链接方法有基于实体知识的链接方法、基于篇章主题的链接方法和融合实体知识与篇章主题的实体链接方法。从上文的例子中也可以看到,实体链接和实体对齐任务在本质上有很多共通的地方,故实体链接的具体方法本小节不再详细展开。

7.2.4 知识存储

1. 基于表结构的存储

基于表结构的存储,是指运用二维的数据表对知识图谱中的数据进行存储,图 7-11 展示了一个基于表结构的数据存储示例。根据不同的设计原则,可以具有不同的表结构,如三元组表、类型表和关系数据库。三元组表如 jena 等,优点是简单直接,易于理解。缺点是整个知识图谱都存储在一张表中,导致单表的规模太大。相应地,插入、删除、查询、修改的操作开销也大,使实用性大打折扣。复杂查询在这种存储结构上的开销巨大。

2. 基于图结构的存储

基于图结构的存储使用图模型描述和存储图谱数据。这种方式能直接反映图谱的内部结构,有利于知识的查询;用户可以结合图计算算法,进行知识的深度挖掘与推理。目前业界公认的图模型有 3 种,分别是属性图(property graph)、资源描述框架(RDF)和三元组超图(hyper graph),其中属性图和资源描述框架已广泛运用到多个图数据库产品中,下面对这两种图模型进行详细介绍。

1) 属性图

属性图也称带标签的属性图(labeled-property graph),由顶点(圆圈)、边(箭头)、属性(key:value)和标签组成,顶点和边可以有标签。属性图的表现方式更接近于现实生活中的实际情况,能够很好地说明实际业务中所涉及的逻辑。常见的属性图结构如图 7-12 所示。

主体	谓词	客体
Aristotle	influencedBy	Plato
Aristotle	mainInterest	Ethics
Aristotle	mainInterest	Physics
Aristotle	name	"Aristotle"
Aristotle	placeOfDeath	Chalcis
Boethius	influencedBy	Aristotle
Boethius	mainInterest	Religion
Boethius	name	"Boethius"
Boethius	placeOfDeath	Pavia
Plato	name	"Plato"
Chalcis	country	Greece
Chalcis	postalCode	34100
Pavia	country	Italy
Pavia	postalCode	27100

图 7-11 基于表结构存储数据

其中,节点的标签是 User,边的标签是 FOLLOWS。

2) RDF

面向 RDF 数据集,W3C 提出了一种结构化查询语言 SPARQL,它类似于面向关系数据库的查询语言 SQL。SPARQL 是一种描述性的结构化查询语言,用户只需要按照 SPARQL 定义的语法规则去描述其想查询的信息即可,不需要明确指定如何进行查询的计算机的实现步骤。对于每一个 SELECT 语句,SELECT 子句指明查询时需要返回的资料内容,FROM 子句指明所要使用的数据集,WHERE 子句则由一个三元模式所构成,以确定要返回的 RDF 知识图谱数据片段所必须符合的模型。

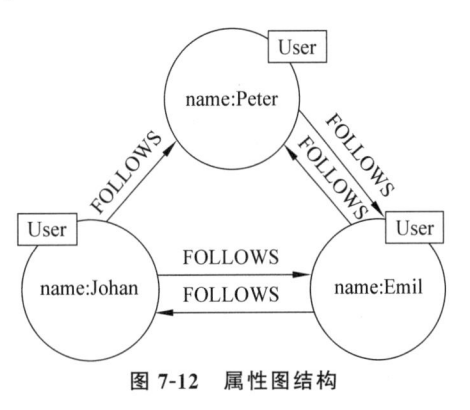

图 7-12 属性图结构

我们也可以将 RDF 数据分别表示成图 7-14 的形式。图中,每个 RDF 资源或者 RDF 数据集中出现过的字符串可以被视为图上的点,每个三元组可以视为连接主体及客体的有向边,而三元组中的谓词就可以视为有向边上的标签。从语义角度上看,RDF 数据本质上就是通过预先定义的语义构成的一个或多个连通图。V.Bönström 等人提出,相比于将 RDF 数据视为 XML 格式数据或三元组的集合,RDF 的图模型包含了 RDF 数据中涵盖的语义信息。图 7-13 展示了 RDF 知识图谱数据集所对应的 RDF 数据图,图中所有的资源都是椭圆,而文本点都是矩形点。

与 RDF 数据的图形式表示类似,一个 SPARQL 查询可以表示为一个查询图。查询中每个变量或者常量对应一个查询图上的点,每个 WHERE 子句中的三元模式对应一条边。图 7-14 给出了一个基本图模式查询所对应的查询图,用以查询 RDF 数据图上所有"受过亚里士多德(Aristotle)影响(influencedBy)的伦理学相关的哲学家"。参考图 7-13 的 RDF 数据库,可以看到答案是波伊提乌(Boethius)。

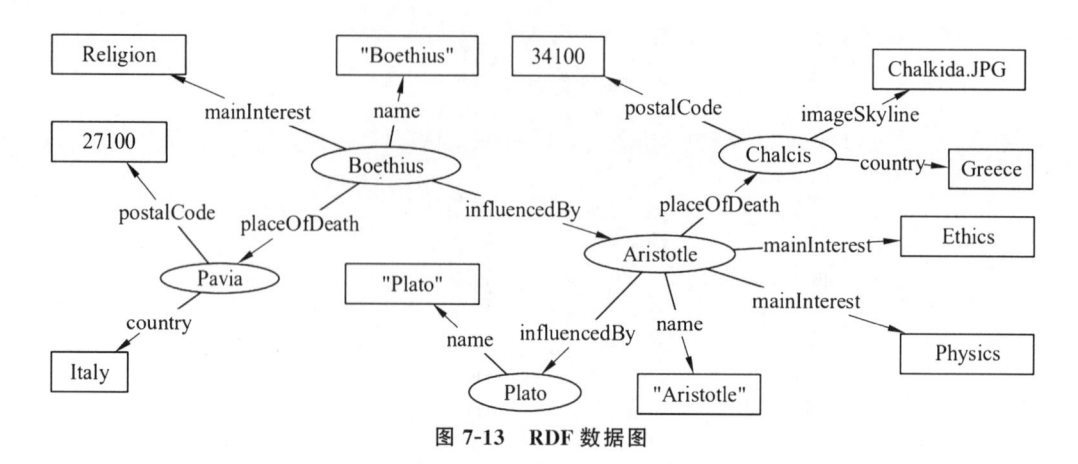

图 7-13　RDF 数据图

图 7-14　实例 SPARQL 查询图

3．图数据库

图数据库源于欧拉的图理论(graph theory)，也可称为面向/基于图的数据库，图数据库的基本含义是以"图"这种数据结构存储和查询数据。它的数据模型主要由节点和关系(边)来体现，也可处理键值对，优点是能够快速解决复杂的关系问题。图数据库是一种非关系型数据库，支持对图结构进行查询、增加、删除、更新等操作。相对于传统的关系型数据库，查询速度快，操作简单，能提供更为丰富的关系展现方式。常用的图数据库包括 Neo4j、ArangoDB、HugeGraph、Tigergraph 等。

Neo4j 是一款强健的、可伸缩的高性能 NoSQL 数据库，也是目前图数据库市场中最为流行的一款图数据库产品。Neo4j 拥有一套易于理解的查询语言 Cypher 以及内置的可视化 UI，经过十多年的发展，生态最完善，有成熟的社群、文档、国内代理商以及商业案例，在中国平安、华泰证券、招商银行有商业案例。但其劣势在于开发者版本在多种性能测试中表现不佳，商业报价较为昂贵。

ArangoDB 是一款开源的原生多模型 NoSQL 数据库，支持键值对、文件、图存储模式，使用类 SQL 的 AQL 语言进行查询，也拥有内置的可视化 UI。ArangoDB 上手比较容易，劣势是暂时没有厂商支持，针对数据库的性能调优文档较少，调优难度较高。

HugeGraph 是由百度开发的开源图数据库，支持百亿以上的顶点和边快速导入，使用 Gremlin 查询语言进行查询，能够执行批量写入并且读写性能良好，还可与 Hadoop、Spark 等大数据平台链接，从而应用多种图分析算法。其劣势在于国内商业案例较少，仅包括 360 金融和幸福消费；相对其他数据库稳定性较弱，商业报价较为昂贵。

Tigergraph 是一款新兴的图数据库平台，支持大规模图存储以及大规模图的运行处理，内置多种查询算法的同时可扩展性高，用户也可以通过改进开源的标准算法来针对特定的图搜索问题。Tigergraph 使用类编程语言 GSQL 进行查询，这是一种类 SQL 的查询语句，性能优秀并且在其他计算机上几乎可以线性扩展。在相同硬件条件和图谱数据的测试实验中，Tigergraph 在超过 95% 的查询中的表现都优于其他图数据库，在特定的深度查询，尤其是大数据量下的多条查询中，查询性能高出两个数量级(100 倍)。Tigergraph 支持在云上和本体的快速部署，其多样的可视化仪表盘也支持直观清晰地实时监控统计数据。

TigerGraph 虽然成立较晚,但厂商提供的商业案例较为丰富,如建设银行、浦发银行、交通银行、银联等,并且商业报价较低。其劣势在于作为新兴产品,文档不够完善并且产品化程度有待改善。

4. 动手实践

经过知识抽取和知识融合,我们获得了将近 7.5 万条常见疾病三元组数据,这些数据组成了我们构建的常见疾病医学知识图谱。

为了将知识图谱的数据持久化,支持后续基于知识图谱的各项应用,需要把知识图谱中的数据存储到图数据库中。这里以 Neo4j 数据库为例,对知识存储的过程进行介绍。

常见疾病医学知识图谱中的实体类型数据可以映射为图数据库中的节点,如表 7-8 所示;关系子类型数据可以映射为图数据库中的边数据,如表 7-9 所示。

表 7-8 节点类型

序 号	节点类型	示例数目
1	疾病	2700
2	药物	680
3	症状	1843
4	部位	265
5	检查	769
6	手术治疗	156
7	其他治疗	365
8	流行病学	288
9	社会学	912

表 7-9 边类型

序 号	关系类型	边 类 型	示例数目
1	疾病-疾病	相关(导致)	315
		相关(转化)	165
		相关(症状)	74
		并发症	541
		病理分型	497
		鉴别诊断	290
		同义词	748
2	疾病-药物	药物治疗	1043
3	疾病-部位	发病部位	304
		外侵部位	31
		转移部位	49

续表

序 号	关系类型	边 类 型	示例数目
4	疾病-症状	治疗后症状	25
		临床表现	3012
		侵及周围组织转移的症状	12
5	疾病-手术治疗	手术治疗	196
6	疾病-其他治疗	放射治疗	30
		辅助治疗	382
		化疗	34
7	疾病-检查	影像学检查	317
		组织学检查	91
		实验室检查	447
		辅助检查	130
		内窥镜检查	41
		筛查	37
8	疾病-流行病学	死亡率	16
		发病率	86
		多发群体	145
		多发地区	35
		多发季节	15
		传播途径	12
		发病性别倾向	35
9	疾病-社会学	发病机制	6
		高危因素	272
		风险评估因素	122
		病因	737
		病史	36
		遗传因素	23

根据实体和关系的数据,在 Neo4j 中构建如图 7-15 所示的数据模型。

Neo4j 支持直接从 csv 文件导入数据。首先需要指定源数据文件,然后将属性依次映射到图数据库中。对于节点,将实体的每一个属性映射为节点属性,并指定主键;对于边,将关系的每一个属性映射为边属性,并指定边两端节点的主键值。

全部完成映射后,可以开始上传数据。数据可以直接使用 Neo4j 提供的可视化网页操作面板上传,也可以通过 shell 命令行上传。对于中小型数据集,可使用 Neo4j 的 neo4j-

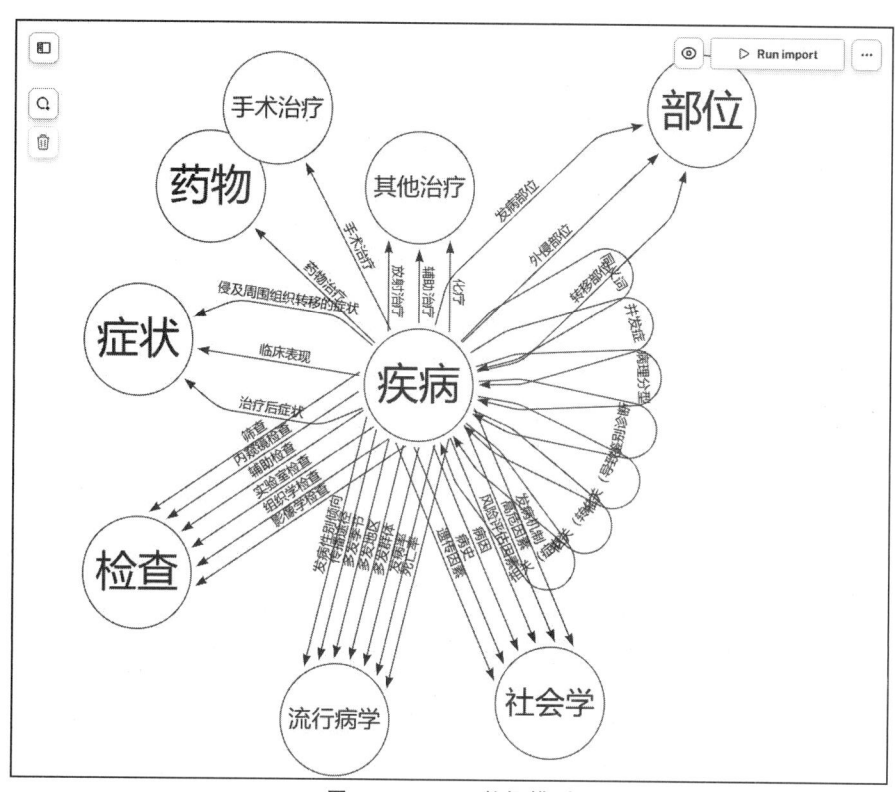

图 7-15 Neo4j 数据模型

shell 或 cypher-shell，通过"LOAD CSV"命令完成上传；对于大型数据集，可以使用 neo4j-admin 等批量导入工具。Neo4j 的文档非常完善，我们可以在官方文档中查阅针对不同版本、不同数据量、不同导入时间要求的**数据导入方式**。

7.2.5 知识推理

知识图谱上的推理一般指的是从已知的图谱数据中，推导出新的实体、关系或者属性。具体来说，知识推理是对三元组缺失部分的补全和预测。

知识推理可以分为基于描述逻辑、基于表示学习和基于神经网络的方法。

1. 基于描述逻辑

基于符号的描述逻辑规则是传统知识推理中一种重要的方式，在研究伊始，这种推理被移植到了知识图谱领域。一般而言，知识图谱中的规则被表示为以下形式：head ß body。其中，body 表示规则的主体，head 表示规则的头部，一条规则被表示为由主体推导出头部。规则头由一个二元的原子构成，而规则的主体则由一个或者多个一元原子或者二元原子所构成。原子就是包含了变量的三元组，其本身也有肯定和否定之分。如果主体中仅仅包含肯定的原子，那么这样的规则也可以称为霍恩规则。

对于规则，其质量评价方法一般包括三种，分别为支持度（support），置信度（confidence），规则头覆盖度（head coverage）。支持度表示满足规则主体和规则头的实例的个数，即该规则在知识图谱中成立的实例数；置信度为满足规则主体的实例的个数和支持度的比值；规则头覆盖度即满足规则头部的实例数量和支持度的比值。基于以上指标，可以对规则的质量有比较直观的判断。作为一种抽象知识,规则的典型应用是根据给定的一套规则,通过实际情况得出结论。这个结论可能是某种静态结果,也可能是需要执行的一组操作。应用规则的过程称为推理。如果一个程序处理推理过程,则该程序称为推理引擎。推理引擎是专家系统的核心模块。其中,有一种推理引擎以规则知识为基础进行推理,其具有易于理解、易于获取、易于管理的特点,这样的推理引擎被称为"规则引擎"。

20 世纪 40 年代,逻辑学家 Post 提出了产生式规则表示。根据知识之间具有因果关联关系的逻辑,形成了"IF-THEN"的知识表示形式,该形式是早期专家系统常用的知识表示方法之一。这种表示方法与人类的因果判断方式大致相同,直观,自然,便于推理。除此之外,产生式规则表示法知识的表达范畴较广,包括确定性知识,设置置信度的不确定性知识,启发式知识与过程性知识。但是产生式规则表示法由于具有统一的表示格式,当知识规模较大时,知识推理效率较低,容易出现组合爆炸问题。

在规则引擎中,通常会使用某种表述性的语言来描述规则。大体来说,规则建模语言可以分为结构化的(structured)和基于标记的(markup,通常为 XML)两类。下面介绍几种常用的逻辑规则编程语言。

Prolog 的命名来自"逻辑编程"(programming of logic),广泛应用在人工智能的研究中。它创建在逻辑学的理论基础之上,最初被运用于自然语言等研究领域。它可以用来建造专家系统、自然语言理解系统、智能知识库等。只要给出事实和规则,它会自动分析其中的逻辑关系,然后允许用户通过查询,完成复杂的逻辑运算。

Datalog 是一种数据查询语言,语法与 Prolog 相似。Datalog 不是某一种具体的语言,而是一个规范,bddbddb、DES、OverLog、Deals 等都按照 Datalog 的语法实现了自己的语言。Datalog 的语法是 Prolog 的子集,但是 Datalog 的语义与 Prolog 不同。Prolog 程序里的事实和规则的出现顺序决定了执行结果,Datalog 程序对事实和规则的出现顺序不作要求。

Rule Markup Language(RuleML)是一系列 Web 文档和数据语言的统一系统,通过 XML 标记、形式化语言和有效的实现将 RuleML 开发成一种规范的 Web 规则语言,专门用于表示 Web 语义的规则表示,以期实现基于 Web 的规则存储、交换、检索和使用。此外,RuleML 可以作为其他语言的连接器,为不同语言之间提供适应、可扩展的互操作桥梁。

Semantic Web Rule Language(SWRL)的规则部分概念由 RuleML 所演变而来,并结合了 OWL 本体论的部分概念。其以语义的方式呈现规则。SWRL 已经是 W3C 规范中的一员。通过两者的组合,可以在撰写规则时,直接使用本体论中所描绘的关系和词汇。原本这些类别之间的关系可能还需要额外的描述,但在 SWRL 中可以直接使用本体论描述。总而言之,基于描述逻辑的规则引擎仍属于本体推理的范畴,具有解释性强但泛化能力弱等问题。

2. 基于图结构和统计规则挖掘

基于图结构和统计规则挖掘的知识图谱推理是一种结合了图论与统计学习原理的推理方法,旨在通过挖掘知识图谱中的图结构信息以及潜在的统计规律,实现复杂关系的推理和预测。这种方法充分利用了知识图谱的图结构特性,同时结合了统计规则在捕捉数据模式方面的优势,从而能够更准确地揭示图谱中基于概率统计的规律,实现节点和关系的预测。下面着重介绍 PRA 算法和 DeepPath 算法。

PRA算法(Path Ranking Algorithm,路径排序算法)是一种基于路径的经典算法,它通过挖掘知识图谱中的路径模式来推断实体之间的潜在关系。PRA首先定义了一组可能的路径模板,然后计算实体对之间符合这些模板的路径实例,最后根据路径实例的频率和质量来预测实体之间的关系。这种方法能够捕捉图谱中的多步关系传递,但可能受到路径稀疏性和噪声的影响。

DeepPath算法是一种基于强化学习的图推理方法,它通过智能地探索图中的路径来发现新的关系或事实。在DeepPath中,知识图谱被表示为一个有向图,算法的核心思想是模拟在知识图谱中的路径探索过程。从源实体出发,通过选择关系边来逐步接近目标实体,每一步的选择都基于当前的状态(即当前所在的实体)和策略函数(即选择关系的概率分布)。找到一条从源实体到目标实体的有效路径时,模型会获得正奖励;若无法到达目标实体或探索的路径过长,则获得负奖励。通过最大化长期累积奖励,算法能够学习到一种有效的路径选择策略,从而发现新的关系或事实。DeepPath具有灵活、可解释等优点,但在大型知识图谱中路径空间可能非常庞大,导致算法的搜索空间过大,计算复杂度较高。

基于图结构和统计规则挖掘的知识图谱推理方法具有较强的可解释性,挖掘出的统计规则可以为人类提供直观的理解,有助于增强推理的可信度。但同时,这种算法受制于知识图谱的稀疏性和不平衡性,可能导致挖掘到的统计规则不够准确或泛化能力有限。其次,随着图谱规模的不断扩大,如何设计高效、可扩展的推理算法也成为了一个重要问题。此外,如何结合多种类型的信息(如文本、图像等)进行跨模态推理,也是未来需要解决的关键问题。

3. 基于表示学习

表示学习,也称为嵌入学习或向量表示学习,是一种从原始数据中学习特征表示的方法。在知识图谱的背景下,表示学习的目标是为图谱中的实体和关系学习低维、稠密的向量表示。这些向量应能够捕捉实体和关系之间的语义和结构信息,从而便于开展后续的推理任务。

具体而言,表示学习方法通常定义一个损失函数,该函数衡量了学习到的表示与知识图谱中已知事实的一致性。通过优化这个损失函数,可以得到能够准确反映知识图谱结构的实体和关系表示。这些表示可以用于计算实体之间的相似度、预测缺失的关系等任务。

基于表示学习的知识推理方法主要包括翻译模型、张量分解模型、神经网络模型等。翻译模型以TransE为代表,将关系视为头实体到尾实体的翻译向量。通过最小化头实体、关系和尾实体向量之间的某种距离(如L1或L2范数),实现知识图谱的嵌入学习。这种方法简单有效,但在处理复杂关系和一对多、多对一关系时存在局限性。张量分解模型如RESCAL、DistMult和ComplEx等,通过引入双线性变换来捕捉实体和关系之间的复杂交互。这些方法能够更好地处理复杂关系,但计算复杂度较高。详细的知识表示方法介绍可参考7.2.1节中关于知识图谱嵌入的部分。

基于神经网络的方法可以看作传统表示学习的延伸,随着知识图谱规模的不断扩大和复杂性的增加,传统的基于规则或统计的推理方法已难以满足实际应用的需求,而神经网络的表示能力已在多个任务中得到验证。

基于神经网络的知识图谱推理方法通常包括以下几个关键步骤:首先,利用知识图谱中的实体和关系信息构建训练数据,包括已知的事实和需要推断的目标关系;其次,设计合适的神经网络结构,如卷积神经网络、循环神经网络或图神经网络等,来捕获实体和关系之间的复杂交互;然后,通过训练神经网络模型来学习实体和关系的向量表示以及推理模式;最后,利用学习到的模型进行推理,预测新的知识或关系。

例如,RNN和LSTM网络在处理序列数据方面表现出色,可以很好地学习时序知识图谱等具有特定序列性质数据的累加信息;GNN能够充分利用知识图谱的图结构信息,通过逐层传播和聚合节点的邻居信息来学习节点的表示,捕捉知识图谱中的全局结构和语义信息;Transformer能够学习序列中的长距离依赖关系,将三元组转化为序列则可以利用Transformer网络。

基于神经网络的知识图谱推理方法具有多个优点。首先,它能够自动学习实体和关系的表示,避免了手动定义规则和特征的烦琐过程。其次,神经网络具有强大的表示学习能力,能够捕捉知识图谱中的复杂结构和语义信息,实现更准确的推理。此外,神经网络还具有较强的泛化能力,可以应用于不同领域和规模的知识图谱推理任务。

然而,基于神经网络的知识图谱推理也面临一些挑战。首先,知识图谱的稀疏性和不平衡性可能导致学习到的表示不够准确。其次,随着知识图谱规模的不断扩大,如何设计高效、可扩展的神经网络结构是一个重要问题。此外,神经网络模型通常需要大量的训练数据和时间来进行训练和优化,这也限制了其在实际应用中的使用。

表示学习技术为知识图谱补全提供了有效的工具。通过将实体和关系映射到低维向量空间,表示学习方法能够捕捉图谱中的复杂结构和语义关系。这些向量表示不仅保留了实体和关系的原始信息,还能够在一定程度上反映它们之间的相似性和关联性。这使得基于表示学习的知识图谱补全方法能够准确预测图谱中缺失的三元组,提高图谱的完整性和准确性。

基于表示学习的知识推理在多个领域具有广泛应用,如自然语言处理、智能问答、推荐系统等。通过利用学习到的实体和关系表示,可以实现知识的自动补全、实体链接、相似度计算等功能,为各种智能应用提供支持。

7.2.6 质量评估

知识图谱的质量是决定一个知识图谱项目是否能够长时间保持活力的最主要因素之一。知识图谱的质量评估可以依据图谱构建的时间流程分为知识图谱构建前、知识图谱构建中和知识图谱构建后三个阶段。

1. 图谱构建前:数据来源的质量管理

知识图谱构建前的质量控制主要关注数据来源的质量。在新闻和传播领域很早就开始关注信息来源(信源)的可信度评估问题,并提出衡量信源可信度最关键的两个因素——专业(expertise)和可信赖(trustworthiness)。"专业"衡量的是信源在某领域的专业性,而"可信赖"衡量信源所提供内容的可靠性。知识图谱中的知识来自各种各样的知识源(或数据源),最常见的如新闻媒体、知识库、数据库、互联网上的各类网站以及用户贡献的知识等。在知识图谱构建之初,如何对数据来源进行可信度评估,不仅是知识图谱构建的起点,更是重点所在。

此外,由于知识图谱常常使用三元组、RDF等形式进行知识表示,知识图谱对加入其中的知识往往具有结构性约束,即对知识来源具有一定的标准化要求,这点对于工业级知识图谱构建的实践落地尤其重要。以医疗领域为例,药品信息天生就是以知识卡片的形式组织的,所以医疗领域的药品信息从知识生产的源头就已经达到了百科知识图谱的水平。也正是因为这个原因,行业知识图谱往往要求三元组事实类的知识表达要标准化,从而可以约束众多的知识生产源头。行业知识图谱主要解决领域信息标准化的问题。

知识图谱的质量投入到真实的生产场景中最能得到检验,作为参考,这里列出阿里巴巴基于电商领域应用提出的四个行业知识图谱的构建原则,其观点同样可以推广到医疗知识图谱构建:"第一,确定清晰的商品知识定义,允许进入知识图谱的知识遵循客观的(非一些业务逻辑和特定约束下的规则,而是具备普适性)、公开的(非隐私数据)、标准化的(可以协作生产)原则,同时又与商品组织、表达和发现相关,从而使沉淀的知识能够在业务应用上复用,生产的过程能够在不同角色间公开协作。第二,业务场景定义清晰,在业务场景和业务目标的驱动下,相关人员有动力参与到知识的构建中来,知识建设的优先级也能非常清晰。第三,知识图谱技术就像盲人摸象,每个人看到的都不一样。在初期阶段,我们对知识图谱技术按推理、获取、融合和建模做了清晰的定义,从而使得工程人员、算法人员能够协作起来。第四,知识建设按领域先深后广,能够快速得到业务人员的验证,收到反馈,进而修正建设中的误区。"

2. 图谱构建中:知识获取的质量风控

知识获取的质量直接决定着后续图谱构建的质量,因此质量控制的方式和知识获取的手段密切相关。举例来说,对于基于模式的知识获取技术,重点要关注的是所获取模式本身的质量以及其可能引入的噪声,尤其是在自举式迭代抽取过程中可能发生的"语义漂移"问题[Paşca et al, 2006]。而对于基于机器学习、深度学习模型的知识获取技术,则需要关注相关模型方方面面的数据和性能问题,包括训练数据的质量问题、小样本或者零样本问题、样本不均衡问题、过拟合问题等。

下面列出几个常见的质量评估维度与主要度量。

(1) 语法准确性,关注知识图谱中每一条三元组在语法层面上正确与否。

(2) 语义准确性,强调三元组所表述的语义信息与真实世界的事实的接近程度。

(3) 完整性,关注是否所有领域所需知识都被知识图谱表达出来,但对完整性的描述目前还很难做出量化,因为实际上我们很难界定具有怎样规模的知识图谱才是一个"完整"的知识图谱。

(4) 代表性,又可以称为图谱的偏向性,其在较高的视角关注图谱的知识偏向问题。

(5) 可信度,评估知识正确、真实和可信的程度。比起准确性,该指标更强调主观的一些判断。

(6) 一致性,衡量数据中的两个或多个值不会相互冲突的程度。

(7) 唯一性,衡量数据在广度、深度和范围上无冗余的程度。

3. 图谱构建后:知识图谱的质量维护

知识图谱构建完成后的质量维护工作,是确保图谱持续有效、准确反映现实世界知识状态的关键环节。这一工作涉及多个层面,包括数据的更新、错误修正、结构优化以及性能提升等,旨在保持知识图谱的时效性和准确性,同时优化其查询和推理性能。

在数据更新方面,质量维护工作需要定期检查和添加新的知识实体和关系,以反映现实世界的变化。具体做法包括监控新闻、社交媒体等动态数据源,以及定期整合新的结构化数据资源。通过不断更新数据,知识图谱能够保持其时效性和完整性,为各类应用提供最新、最全面的知识支持。但同时,时效性是一个相对的概念,取决于实际应用场景。对于描述现实世界中事物的常识性知识图谱,无须频繁更新迭代便能满足时效性要求;而对于一些基于公共热点事件建模的领域知识图谱,则需要定时更新维护才能满足时效性要求。该指标可通过图谱的更新频率、语句的有效期和修改日期进行度量。

过期知识的检测与更新可以分为基于更新频率预测、基于时间标签和基于热点事件发现的更新机制。

错误修正是质量维护的另一个重要任务。在知识图谱构建过程中,由于数据来源的多样性和复杂性,难免会出现错误或不一致的数据。因此,需要定期对图谱进行错误检测和修正,修正的对象包括实体识别错误、关系抽取错误以及数据冗余等问题。通过修正这些错误,可以提高知识图谱的准确性和可靠性,减少后续应用中的误导和错误。

结构优化也是质量维护工作的重要一环。随着知识图谱的不断扩展和更新,其结构可能会变得复杂和冗余,影响查询和推理的效率。因此,需要对图谱结构进行优化,包括合并相似实体、消除冗余关系以及优化存储结构等。通过结构优化,可以提高知识图谱的查询效率和推理准确性,为各类应用提供更好的支持。

此外,性能提升也是质量维护工作的重要目标之一。随着知识图谱规模的扩大和应用需求的增长,其性能瓶颈逐渐显现。因此,需要采用先进的技术手段来提升知识图谱的性能,包括分布式存储、并行计算以及优化查询算法等。通过性能提升,可以确保知识图谱在应对大规模数据操作和高并发请求时能够保持稳定和高效。

知识图谱构建完成后的质量维护工作是一项系统性、长期性的任务。通过不断更新数据、修正错误、优化结构以及提升性能,可以确保知识图谱保持其时效性和准确性,为各类应用提供稳定、高效的知识支持。

◆ 7.3 知识图谱构建实例

本节我们用一个医学知识图谱构建的实例来具体讲述一个完整的知识图谱的构建过程。

7.3.1 任务概述

该项目的数据来自垂直类医疗网站寻医问药 http://jib.xywy.com/,以结构化数据为主,构建了以疾病为中心的医疗知识图谱,帮助人们更直观地观察疾病、药品、食物、症状等实体之间的关系。

知识图谱的构建框架如图 7-16 所示。

7.3.2 数据分析

寻医问药网站上每一种疾病的信息包括疾病名称、疾病描述、病因、症状、并发症、治疗方式、饮食等内容,如图 7-17 所示。

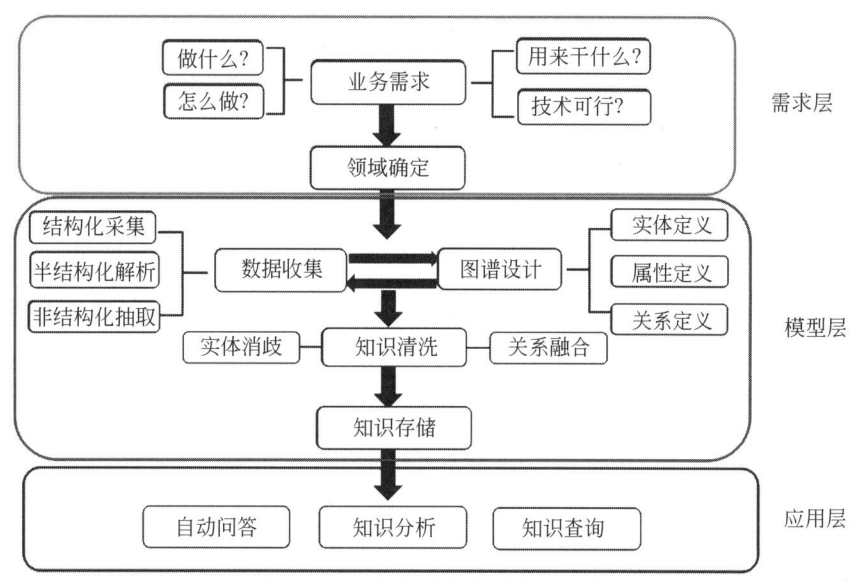

图 7-16 业务驱动的知识图谱构建框架

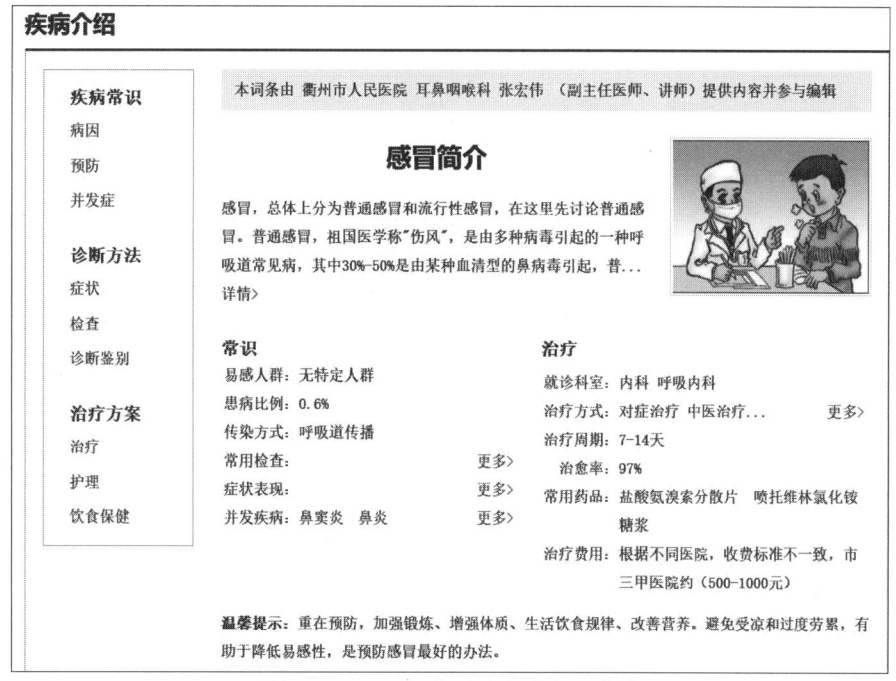

图 7-17 寻医问药网站疾病介绍详情

7.3.3 图谱设计

为了构建以疾病为中心的知识图谱,结合寻医问药网站的数据情况,我们首先使用自顶向下与自底向上结合的本体建模方法,定义知识图谱的本体,着手构建图谱的实体和关系。

以疾病为中心,疾病症状对应了最直观的疾病描述,医疗科目说明了疾病对应的基础科室,诊断检查项目对应了确诊的方法,药品和食品对应了疾病的缓解方式。同时,这些实体间可以构建不同的联系,例如疾病和药品、药品和在售药品,包括同类别的科室与科室之间等。以上数据都可以从寻医问药网站中直接获取。依据以上分析,列出了表7-10所示的实体类型,作为疾病知识图谱的实体类别。

表7-10 疾病知识图谱实体类型

实体类型	中文含义	样 例
Check	诊断检查项目	支气管造影;关节镜检查
Department	医疗科目	整形美容科;烧伤科
Disease	疾病	血栓闭塞性脉管炎;胸降主动脉动脉瘤
Drug	药品	京万红痔疮膏;布林佐胺滴眼液
Food	食物	番茄冲菜牛肉丸汤;竹笋炖羊肉
Producer	在售药品	通药制药青霉素V钾片;青阳醋酸地塞米松片
Symptom	疾病症状	乳腺组织肥厚;脑实质深部出血

针对实体之间的联系,设计关系类别。大部分实体都可以和疾病建立关系,例如疾病和检查、疾病和症状;同时,一对实体间可能存在多种关系,例如疾病宜吃的食物和疾病忌吃的食物。此外,一个实体还可以和该实体本身产生关系,例如疾病和疾病之间的并发关系,科室和科室之间的从属关系等。基于此,我们罗列出有必要记录的实体间关系类别,如表7-11所示。

表7-11 疾病知识图谱实体关系类型

实体关系类型	中文含义	样 例
belongs_to	属于	<妇科,属于,妇产科>
common_drug	疾病常用药品	<阳强,常用,甲磺酸酚妥拉明分散片>
do_eat	疾病宜吃食物	<胸椎骨折,宜吃,黑鱼>
drugs_of	药品在售药品	<青霉素V钾片,在售,通药制药青霉素V钾片>
need_check	疾病所需检查	<单侧肺气肿,所需检查,支气管造影>
no_eat	疾病忌吃食物	<唇病,忌吃,杏仁>
recommand_drug	疾病推荐药品	<混合痔,推荐用药,京万红痔疮膏>
recommand_eat	疾病推荐食谱	<鞘膜积液,推荐食谱,番茄冲菜牛肉丸汤>
has_symptom	疾病症状	<早期乳腺癌,疾病症状,乳腺组织肥厚>
acompany_with	疾病并发疾病	<下肢交通静脉瓣膜关闭不全,并发疾病,血栓闭塞性脉管炎>

最后,以疾病实体为例,进行节点属性的设计。对于疾病的描述应当从疾病的名称、疾病简介、病因、预防措施等方面来进行,如表7-12所示。节点的属性设计有时会和实体节点的设计混淆,可以用来区分的一个因素是该属性是否会与其他实体(属性)产生需要记录的关联,如果这种关联比较重要,则考虑将属性升格为实体节点,反之则保留为实体的属性。丰富的实体一般会带来丰富的实体间关系信息,但过于复杂的实体设计将导致图谱数据过分冗杂,不利于后续进行简明有效的图谱查询。

表 7-12 疾病实体属性类型

属 性 类 型	中 文 含 义	样 例
name	疾病名称	喘息样支气管炎
desc	疾病简介	又称哮喘性支气管炎……
cause	疾病病因	常见的有合胞病毒……
prevent	预防措施	注意家族与患儿自身过敏史……
cure_lasttime	治疗周期	6～12 个月
cure_way	治疗方式	"药物治疗"、支持性治疗
cured_prob	治愈概率	95%
easy_get	疾病易感人群	无特定人群
cure_department	治疗科室	内科、口腔科……

7.3.4 图谱创建

首先配置图谱创建的实验环境。使用 Python 作为开发语言,这里使用 Python 3.6,并安装 Anaconda3 提供开发工程中用到的包。使用 Neo4j 作为图数据库存储数据,这里使用 neo4j 4.4.6 版本。Neo4j 的安装运行需要 java 环境支持,不同版本的 Neo4j 需要不同版本的 java 环境,此处需要的环境为 jdk 11.0。

下面详细解释具体的代码实现流程,包括创建图数据库、读取源数据、定义节点和边。

1. 创建图数据库

代码如下:

```
def __init__(self):
    cur_dir='/'.join(os.path.abspath(__file__).split('/')[:-1])
#获取当前绝对路径的上层目录 linux 中应用'/'split 和 join
    self.data_path=os.path.join(cur_dir, 'data/medical2.json')
#获取 json 文件路径
    self.g=Graph("http://localhost:7474", auth=("neo4j", "neo4jszy"))
#连接 neo4j
```

2. 读取源数据

这里默认寻医问药网站已经完成所需疾病数据的爬取,并以 json 格式存储,在读取文件前首先按照定义好的节点和关系准备好数组变量存储数据,以备之后导入图谱节点和边中。代码如下:

```
'''读取文件'''
def read_nodes(self):
    #共 7 类节点,节点的设置与业务相关

    checks=[]                          #检查
    departments=[]                     #科室
    diseases=[]                        #疾病
    drugs=[]                           #药品
    foods=[]                           #食物
```

```
            producers=[]                    #药品大类
            symptoms=[]                     #症状

            #这一项没有出现在节点中,在后面编程中用于创建疾病信息表
            disease_infos=[]                #疾病信息

            #构建节点实体关系,共11类,medical2做出来的只有10类,因为数据量少
            rels_department=[]              #科室-科室关系,这一项关系PPT中未列出,后加入
            rels_noteat=[]                  #疾病-忌吃食物关系
            rels_doeat=[]                   #疾病-宜吃食物关系
            rels_recommandeat=[]            #疾病-推荐吃食物关系
            rels_commonddrug=[]             #疾病-通用药品关系
            rels_recommanddrug=[]           #疾病-热门药品关系
            rels_check=[]                   #疾病-检查关系
            rels_drug_producer=[]           #厂商-药物关系
            rels_symptom=[]                 #疾病-症状关系
            rels_acompany=[]                #疾病-并发症关系
            rels_category=[]                #疾病与科室之间的关系
```

对文件中的每一条数据,首先获取疾病的名称,然后定义一个存储疾病所有信息的列表,先将疾病的其他属性初始化为空(因为每一种疾病并不一定包含所有的属性,所以先将数据初始化为空,再在接下来的操作中判断该属性是否有值):

```
        for data in open(self.data_path):
            disease_dict={}                 #疾病的所有属性
            count +=1
            print(count)
            data_json=json.loads(data)      #读取数据
            disease=data_json['name']       #获取疾病名称
            disease_dict['name']=disease
            diseases.append(disease)
            disease_dict['desc']=''
            disease_dict['prevent']=''
            disease_dict['cause']=''
            disease_dict['easy_get']=''
            disease_dict['cure_department']=''
            disease_dict['cure_way']=''
            disease_dict['cure_lasttime']=''
            disease_dict['symptom']=''
            disease_dict['cured_prob']=''
```

对每一个疾病词条的所有属性依次进行判断,从json数据中填补对应的疾病信息中初始化为空的属性:

```
        #查找一下词条是否在提取出来的文档段中,每一条文档段内容长度不一
        if 'symptom' in data_json:
            symptoms +=data_json['symptom']                #+号用于组合列表
            for symptom in data_json['symptom']:           #一种疾病可能对应多个症状
                rels_symptom.append([disease, symptom])    #为每个症状都建立一个疾病-症状的关系

        if 'acompany' in data_json:
            for acompany in data_json['acompany']:         #一种疾病可能伴随多个并发症
                rels_acompany.append([disease, acompany])  #建立一个疾病-伴随疾病的关系
```

```python
if 'desc' in data_json:
    disease_dict['desc']=data_json['desc']    #疾病描述,这里不是关系,而是定义的属
                                              #性。根据业务要求把一个字段定义为关系或者节点的属性

if 'prevent' in data_json:
    disease_dict['prevent']=data_json['prevent']    #疾病预防

if 'cause' in data_json:
    disease_dict['cause']=data_json['cause']    #引起疾病的原因

if 'get_prob' in data_json:
    disease_dict['get_prob']=data_json['get_prob']  #发病率

if 'easy_get' in data_json:
    disease_dict['easy_get']=data_json['easy_get']  #易感人群

if 'cure_department' in data_json:
    cure_department=data_json['cure_department']    #治疗科室
    if len(cure_department)==1:
        rels_category.append([disease, cure_department[0]])    #只有一个科室的情况
    if len(cure_department)==2:
        big=cure_department[0]                        #大科室
        small=cure_department[1]                      #细分小科室
        rels_department.append([small, big])          #提取科室-科室关系
        rels_category.append([disease, small])        #提取疾病-科室关系

    disease_dict['cure_department']=cure_department
    departments +=cure_department

if 'cure_way' in data_json:
    disease_dict['cure_way']=data_json['cure_way']  #治疗途径

if 'cure_lasttime' in data_json:
    disease_dict['cure_lasttime']=data_json['cure_lasttime']    #治疗时间

if 'cured_prob' in data_json:
    disease_dict['cured_prob']=data_json['cured_prob']    #治愈概率

if 'common_drug' in data_json:
    common_drug=data_json['common_drug']              #常用药物
    for drug in common_drug:
        rels_commonddrug.append([disease, drug])      #提取疾病-药物的关系
    drugs +=common_drug

if 'recommand_drug' in data_json:
    recommand_drug=data_json['recommand_drug']        #推荐药物
    drugs +=recommand_drug
    for drug in recommand_drug:
        rels_recommanddrug.append([disease, drug])    #提取疾病-推荐药物的关系

if 'not_eat' in data_json:
    not_eat=data_json['not_eat']                      #不能吃的食物
    for _not in not_eat:
        rels_noteat.append([disease, _not])           #提取疾病-不能吃的食物的关系
```

```python
            foods +=not_eat
            do_eat=data_json['do_eat']                      #可以吃的食物
            for _do in do_eat:
                rels_doeat.append([disease, _do])           #提取疾病-能吃的食物的关系

            foods +=do_eat
            recommand_eat=data_json['recommand_eat']        #推荐吃的食物

            for _recommand in recommand_eat:
                rels_recommandeat.append([disease, _recommand])  #提取疾病-推荐吃的食物的关系
            foods +=recommand_eat

        if 'check' in data_json:
            check=data_json['check']                        #检查项,一个疾病对应多个检查
            for _check in check:
                rels_check.append([disease, _check])        #提取疾病-检查项的关系
            checks +=check
        if 'drug_detail' in data_json:
            drug_detail=data_json['drug_detail']            #药物详细信息
            producer=[i.split('(')[0] for i in drug_detail]
            rels_drug_producer +=[[i.split('(')[0], i.split('(')[-1].replace(')', '')]
for i in drug_detail]
            producers +=producer
        disease_infos.append(disease_dict)                  #添加疾病信息list
    return set(drugs), set(foods), set(checks), set(departments), set(producers),
set(symptoms), set(diseases), disease_infos, \
        rels_check, rels_recommandeat, rels_noteat, rels_doeat, rels_department,
rels_commonddrug, rels_drug_producer, rels_recommanddrug, \
        rels_symptom, rels_acompany, rels_category
```

在读取完源数据后,将获得7类节点数据和11类边数据。

3. 创建节点

创建图谱中一类节点的代码如下所示,输入读取的这类节点的所有数据,将每个节点数据赋予指定的节点类型并返回:

```python
'''建立节点'''
def create_node(self, label, nodes):
    count=0
    for node_name in nodes:
        node=Node(label, name=node_name)
        self.g.create(node)
        count +=1
        print(count, len(nodes))
    return
```

由于每一种疾病都包含特有的属性,为疾病节点的创建定义专门的函数:

```python
'''创建知识图谱中心疾病的节点'''
def create_diseases_nodes(self, disease_infos):
    count=0
    for disease_dict in disease_infos:
        node=Node("Disease", name=disease_dict['name'], desc=disease_dict['desc'],
                  prevent=disease_dict['prevent'], cause=disease_dict['cause'],
                  easy_get=disease_dict['easy_get'],
```

```
                cure_lasttime=disease_dict['cure_lasttime'],
                    cure_department=disease_dict['cure_department'],
                    cure_way=disease_dict['cure_way'], cured_prob=
disease_dict['cured_prob'])     #各个疾病节点的属性
        self.g.create(node)
        count +=1
        print(count)
    return
```

基于以上代码，依次创建知识图谱中的7种实体：

```
'''创建知识图谱实体节点类型schema,节点个数多,创建过程慢'''
def create_graphnodes(self):
    Drugs, Foods, Checks, Departments, Producers, Symptoms, Diseases, disease_
infos,rels_check, rels_recommandeat, rels_noteat, rels_doeat, rels_department,
rels_commonddrug, rels_drug_producer, rels_recommanddrug, rels_symptom, rels_
acompany, rels_category=self.read_nodes()
    self.create_diseases_nodes(disease_infos)   #调用上面的疾病节点创建函数
    self.create_node('Drug', Drugs)             #创建药物节点
    print(len(Drugs))
    self.create_node('Food', Foods)             #创建食物节点
    print(len(Foods))
    self.create_node('Check', Checks)           #创建检查节点
    print(len(Checks))
    self.create_node('Department', Departments) #创建科室节点
    print(len(Departments))
    self.create_node('Producer', Producers)     #创建制药厂节点
    print(len(Producers))
    self.create_node('Symptom', Symptoms)       #创建症状节点
    return
```

4. 创建边

创建图谱中一类关系的代码如下所示，通过Cypher语句（Neo4j图数据库查询语言）构建图谱中的一条边。以下代码使用"create"关键字，指定关系两端的节点p和q，构建名称为"name"的实体间关联关系。

```
'''创建实体关联边'''
def create_relationship(self, start_node, end_node, edges, rel_type, rel_name):
    #起点节点,终点节点,边,关系类型,关系名字
    count=0
    #去重处理
    set_edges=[]
    for edge in edges:
        set_edges.append('###'.join(edge))#使用###作为不同关系之间分隔的标志
    all=len(set(set_edges))
    for edge in set(set_edges):
        edge=edge.split('###')#选取前两个关系,因为两个节点之间一般最多有两个关系
        p=edge[0]
        q=edge[1]
        query="match(p:%s),(q:%s) where p.name='%s'and q.name='%s' create (p)-
[rel:%s{name:'%s'}]->(q)" %(
            start_node, end_node, p, q, rel_type, rel_name)#match语法,p,q分别为标
                                        #签,rel_type关系类别,rel_name关系名字
        try:
```

```
            self.g.run(query)          #执行语句
            count += 1
            print(rel_type, count, all)
        except Exception as e:
            print(e)
    return
```

基于以上代码,依次构建图谱中的 11 种关系:

```
'''创建 11 种实体关系边'''
def create_graphrels(self):
    Drugs, Foods, Checks, Departments, Producers, Symptoms, Diseases, disease_
        infos, rels_check, rels_recommandeat, rels_noteat, rels_doeat, rels_
        department, rels_commonddrug, rels_drug_producer, rels_recommanddrug, rels_
        symptom, rels_acompany, rels_category=self.read_nodes()
    self.create_relationship('Disease', 'Food', rels_recommandeat, 'recommand_
        eat', '推荐食谱')           #调用下面的关系边创建函数
    self.create_relationship('Disease', 'Food', rels_noteat, 'no_eat', '忌吃')
    self.create_relationship('Disease', 'Food', rels_doeat, 'do_eat', '宜吃')
    self.create_relationship('Department', 'Department', rels_department,
        'belongs_to', '属于')
    self.create_relationship('Disease', 'Drug', rels_commonddrug, 'common_drug',
        '常用药品')
    self.create_relationship('Producer', 'Drug', rels_drug_producer, 'drugs_of',
        '生产药品')
    self.create_relationship('Disease', 'Drug', rels_recommanddrug, 'recommand_
        drug', '好评药品')
    self.create_relationship('Disease', 'Check', rels_check, 'need_check', '诊断检查')
    self.create_relationship('Disease', 'Symptom', rels_symptom, 'has_symptom', '症状')
    self.create_relationship('Disease', 'Disease', rels_acompany, 'acompany_with', '并
        发症')
    self.create_relationship('Disease', 'Department', rels_category, 'belongs_to', '所
        属科室')
```

至此,我们根据图谱设计,构建了疾病知识图谱,并导入了寻医问药网站中的疾病数据。知识图谱运行效果如图 7-18 所示。

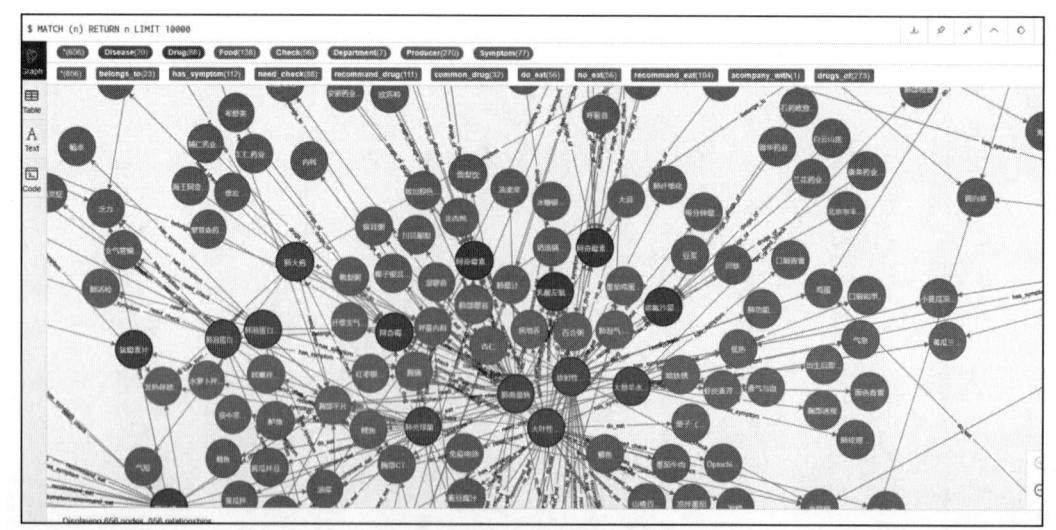

图 7-18 实验运行结果

7.4 医学知识图谱应用

知识图谱在医学领域的应用促进了医疗智能化水平的提高,目前医学知识图谱主要应用于辅助诊断、临床决策支持、风险评估和智能语义搜索等方面。

7.4.1 临床决策支持诊断

临床决策支持系统(Clinical Decision Support Systems,CDSS)是医学决策支持系统的重要组成部分,是推进精准医疗的关键以及提升医疗质量的重要手段,根本目的是评估和提高医疗质量。利用医学知识图谱技术可以极大减少医疗决策中的失误和医疗差错,并有效克服临床医生知识的局限性,提高诊断效率。该系统根据患者对自身情况的自述以及检查数据初步给出诊断结果和治疗方案等,同时对医生的方案进行核实检查,一定程度上避免误诊,使诊断更加精确。现有临床决策支持系统在建模过程中一般会用到人工神经网络、贝叶斯网络、遗传算法、产生式规则系统、逻辑条件、因果概率网络等。例如,采用功能应用界面展示设计实现支持相似病历检索、疾病诊断以及治疗方案分析的基于知识图谱的脑血管辅助决策支持系统,为脑血管病的临床诊疗决策提供了支持;面向临床经验相对不足的社区医生,基于图谱和症状特征抽取算法、症状分类算法、症状检索算法设计开发了基于知识图谱的常见病诊断辅助系统,能够在症状采集阶段对当前症状的所有相关疾病进行预览,便于用户在后续鉴别诊断环节中合理地制定治疗流程;针对深度学习技术用于诊断需大规模依赖标注数据,且缺乏医生或专家经验知识的问题,相关专业人员提出一种融合了医学知识图谱与深度学习的疾病诊断方法;使用知识图谱、表示学习、深度神经网络等技术可以构建并发症辅助诊断模型,该模型对于提高并发症的诊断准确率起到积极作用。

7.4.2 医学问答系统

智能问答系统是自然语言处理领域备受关注的研究方向,在医学知识图谱领域具有广阔的应用前景。由于医学知识具有专业性和复杂性,非医护人员很难理解,进而易导致医患间的沟通不畅问题。医学问答系统在一定程度上可以起到普及医学知识的作用,通过医学问答的形式将医学规范用语用一种通俗易懂的方式反馈给患者及其家属。问答系统采用人机交互的形式,通过自然语言处理技术实现机器与用户的交流。基于医学知识图谱的问答系统通过自然语言处理技术对用户问题进行解析,然后利用基于知识图谱的查询语句在对应医学知识图谱中进行查询,并返回答案。

7.4.3 智能语义搜索

基于知识图谱的语义搜索与传统的依靠网页间超链接实现的网页搜索不同,前者搜索的对象是具体事物,如医疗领域的病患、症状、药物等,这些事物的来源可以是电子病历、医学诊断图片、文本数据等各种信息资源,而知识图谱和语义技术为这些事物提供了实体、属性和关系的描述,使得搜索引擎可以直接对这些具体事物进行索引。概括而言,医学语义搜索在已存在的大规模医学数据库中通过对关键字以及相关内容进行语义标注,最终实现从医学知识图谱中检索查询相应实体、实体间的关系以及属性的扩展查询,达到高效便捷搜索医疗信息的效果。目前,医学领域智能语义搜索的相关应用有搜医网、360良医、搜狗明医、春雨医生、丁香医生等医学搜索引擎,腾讯医典和讯飞健康平台等医学相关产品。相关学者也在学术方面对医学语义搜索进行了探究。

◆ 7.5 本章小结

知识图谱作为知识工程重要的资源管理技术,可对医学知识的有效组织、医学资源的高效利用,以及医疗技术的智能升级起到重要推动作用。本章对医学知识图谱搭建的关键技术进行了系统论述,重点论述知识建模、知识抽取及知识融合主流技术的结构以及特点。深度学习、知识表示学习及图神经网络模型已广泛应用于医学知识图谱构建的各个阶段,帮助医学知识图谱解决构建阶段的技术问题,优化图谱建设。本章最后对医学知识图谱下游应用进行了总结,揭示了医学知识图谱应用新方向及技术难点。

◆ 习 题

1. 请解释什么是知识图谱,并描述其与传统数据库的不同之处。为什么知识图谱在医学领域如此重要?

2. 请解释构建知识图谱的两种方法。

3. 如何通过自然语言处理技术进行知识抽取和文本挖掘,以建立医学知识图谱?举例说明一个医学知识的抽取和建模案例。

4. 请举例说明什么是概念层数据融合。

5. 在进行数据层知识融合操作时,什么是实体对齐和实体链接?

6. 详细描述医学知识图谱的构建过程,包括知识建模、知识抽取、知识融合、质量评估、知识存储和知识推理六个步骤。为什么每个步骤都至关重要?

图谱创建项目参考链接:https://github.com/liuhuanyong/QASystemOnMedicalKG

第8章 医学人工智能中的伦理问题

人工智能技术的广泛应用为我们的生活带来了前所未有的便利和机遇,然而,随之而来的也有一系列复杂而深刻的伦理问题,这些问题不仅关乎技术本身的发展方向,更涉及人类社会的价值观、隐私权、公平性、人际关系等多个层面。因此,从人工智能走向伦理的探讨变得愈发重要。在这个不断变化的环境中,我们需要思考如何在推动技术创新的同时,确保人工智能的发展符合道德和社会准则,为一个更可持续、公正和人道的未来铺平道路。本文将探讨人工智能发展所带来的伦理挑战,并探寻可能的解决途径,以期在人工智能蓬勃发展的时代,确保科技与伦理相辅相成,共同促进人类社会的进步和繁荣。

◆ 8.1 伦理的基本概念

8.1.1 如何理解伦理

"伦理"与"道德"这两个概念常常被一起使用,甚至有时可以互换,但它们实际上既有紧密联系,又有区别。

在中国文化中,"伦理"中的"伦"意为"类"或"辈",也指"条理"或"次序",常用于描述人与人、人与社会、人与自然之间的关系;"理"则是道理和规则。因此,伦理指的是处理这些关系的原则和规则。"道德"一词源于老子的《道德经》。老子在书中提到:"道生之,德畜之,物形之,势成之。是以万物莫不尊道而贵德。道之尊,德之贵,夫莫之命而常自然。"这里,"道"指自然的力量及其变化的规律,"德"则意味着遵循这些规律并合理利用自然的力量,以更好地生存和发展。

综合来看,"伦理"和"道德"存在区别。"道德"更注重个人因遵循规则而具备的德性,而"伦理"更关注依照规范处理人与人、人与社会、人与自然的关系。两者的共同点在于都强调应提倡和遵循的行为方式,追求"善"的目标。善既可以是理想形态,也可以在现实生活中展开。善的理想常具体化为普遍的道德准则或伦理规范,规定了应如何行动、应成就什么德性、应如何生活等。通过实践,善的理想转化为现实中的善。这些"应当"的观念和伦理规范反映了人际关系中的要求和道德责任,确定了行为的选择界限和责任。

伦理规范既是行为的指导,也是行为的禁令,规定了应当做什么和不应当做什么,从而确定了责任的内涵。伦理规范既包括广泛适用的一些准则,也包括特定领域或实践活动中应遵循的行为规范。这些特定领域的规范结合了工作的特点,将普遍的伦理规范具体化,或从特殊工作领域的实践需求出发,制定有针对性的行为规范。工程伦理就是工程领域中的伦理规范。

根据伦理规范被社会认可和制度化的程度,可以将其分为两类。

一是制度性的伦理规范。这些规范经过深入探讨和辩论,形成了严格界定和明确表达的行为规范,对相关人员的责任与权利有清晰规定,具有严格约束力,并得到相关人员的承诺。比如,医生、教师或工程师等职业的职业准则大多属于这种情况。

二是描述性的伦理规范。这些规范只是描述和解释应如何行动,但没有制度化。描述性的伦理规范没有明确规定行为者的责任和权利,可能在一些伦理问题上存在争议。这些规范既可能包括对以往有效约定和习惯的维护,也可能包括对新的有意义行为方式的提倡。相比制度性的伦理规范,描述性的伦理规范并不总是保守的,对有价值的新行为方式经过进一步探究和社会磋商,可能成为新的制度性的伦理规范。

8.1.2 伦理立场

伦理规范在人类社会生活中是否值得应用,如何得到应用?什么是好的、正当的行为方式?对此问题的思考和争议由来已久,而且形成了不同的伦理学思想和伦理立场。大体上我们可以把这些伦理立场概括为功利论、义务论、契约论和德性论。

1. 功利论

功利论的伦理思想起源于古希腊的伊壁鸠鲁等人,他们认为正当的行为是追求幸福和快乐的行为。然而,功利论作为一门系统且有影响的伦理学理论,主要在18世纪和19世纪由英国思想家穆勒(John Stuart Mill)和边沁(Jeremy Bentham)等人发展起来。

功利主义者认为,一种行为如果能够增加幸福,就是正确的;反之,如果导致了不幸福的结果,就是错误的。他们强调,幸福不仅涉及行为主体,还包括所有受该行为影响的人。最佳结果是实现"最大的善",因此只有能够最大化"善"的行为才是道德上正确的。功利主义关注行为的后果,通过结果来判断行为是否善,所以也被称为后果论或效益论。其核心在于对后果主义的承诺和对效用原则的运用。

在工程领域,大多数工程伦理规范的核心原则是"将公众的安全、健康和福祉置于首位",而功利主义是解释这一原则的直接方法。通过成本效益分析,功利主义帮助工程师比较和权衡各种行动及其可能的结果,并将这些结果与替代行为的结果进行对比,以期最大化良好的效应。同时,功利主义通过总结以往哪种类型的行为能够最大化效用的经验,为形成伦理规范提供指导。例如,工程师被要求"在职业事务中,忠实于每位雇主或客户,避免利益冲突,绝不泄露秘密"。然而,当在特定情况下,不遵守这些规则能产生更大的善时,这些规则可以被修改或违背。例如,"不做损害雇主和客户利益的事,除非有更高的伦理关切受到影响"。当一套道德准则所产生的公共"善"超过其他准则(或至少与其他准则一样多)时,个人行为可以在道德上得到辩护。

2. 义务论

功利论者主要关注行为的后果,而不是动机;相反,义务论则更加注重行为的动机,强调行为应遵循道德规范,体现人的义务和责任。义务或责任的强调可以追溯到古代思想家,比如中国春秋时期的儒家伦理提倡"取义成仁",反对"趋利忘义",并认为"君子喻于义,小人喻于利"。西塞罗在《论义务》中基于父母和子女的天然情感,认为公民对祖国的爱是最崇高的,并主张将仁爱与公正扩展到所有民族。到了18和19世纪,经过霍布斯、洛克、卢梭和康德等人的探讨,义务论的思想不断发展,形成了系统的伦理学理论。

功利论注重行动的后果,而义务论关注行为本身。义务论者认为,行为的正当性不应仅根据其后果来判断,行为本身也具有道德意义。要判断行为是否正当,可以看其是否遵循了道德准则,因此义务论也被称为道义论。总体而言,义务论反对将"人"作为获取利益的工具或手段,强调"人"本身应是目的。维护人的权利和尊严是判断行为正当与否的重要原则。因此,义务论强调,正当的行为应遵循道义、义务与责任,而这些原则都基于高度重视人的权利和尊严。

3. 契约论

契约论通过建立规则框架,将个人行为的动机和规范视为一种社会协议。其思想可追溯到古希腊哲学家伊壁鸠鲁,他认为国家和法律是人们相互约定的产物。17—18世纪,英国哲学家霍布斯、洛克和法国思想家卢梭进一步发展了这一理论,提出了社会契约论。20世纪,美国学者罗尔斯成为契约论的主要代表。他认为"契约"或"原始协议"旨在确立指导社会基本结构设计的根本道德原则,即正义。罗尔斯提出了正义伦理学的两个基本原则:个人自由和平等的"自由原则",以及机会均等和优待最不利者的"差异原则"。

传统风俗和行为习惯通过各种形式的社会契约逐渐发展为伦理规范。工程伦理最初作为工程师职业道德行为守则出现,通过理想化的原始状态达成理性共识,形成具体行业的行为规范。这一制度框架允许理性多样性,并从中获得重叠共识的价值支持。因此,工程师在从事职业活动时,个人自由权利能够在工程实践中得到保障,这些规范也为他们提供了评估行为优先次序的指导。

4. 德性论

德性论,也称为美德伦理学或德性伦理学,与功利论和义务论不同,后者关注"我应该如何行动?"而德性论关注"我应该成为什么样的人?"

德性论者认为,伦理学的核心不是"我应该做什么",而是"我应该成为什么样的人"。因此,德性论主要关注内在品德的培养,而非外在行为的规则。它反对将伦理学视为一套具体行为指导规则或原则的集合,强调的是培养高尚和卓越的人,这些人因其品德高尚而自发地采取正确的行动。

德性论的主要代表有古希腊的亚里士多德和当代伦理学家麦金泰尔等。亚里士多德将道德特征定义为"实践智慧"和"卓越",认为"人的德性是一种使人成为善良并获得优秀成果的品质"。他主张德性体现为在适当的时间,针对适当的事情,对适当的人,为适当的目的,以适当的方式产生情感或行动。亚里士多德讨论了理智、勇敢、节制、慷慨、自重、诚实、公正等美德,并将公正视为社会美德,认为公正是最重要的美德。

当代伦理学家麦金泰尔继承并发展了亚里士多德的思想。麦金泰尔认为,德性不是抽象的、超越历史的,而是通过实践实现的。在《依赖性的理性动物:人为什么需要德性》中,他从人类的脆弱性与依赖性出发,提出德性是人们共同抵御生命脆弱性和无能(disability)的精神纽带,是支持人们共同生存的社会力量源泉。生命的脆弱性和生存的依赖性意味着人类的共处只有在有德性的状态下才能兴旺。因此,拥有德性并在实践中践行德性的行为才是正当的、好的行为。麦金泰尔认为,德性体现了人类生活的实践智慧,承载了文明的传统,也是维系人类生存的力量。

8.2 医学人工智能伦理问题分析

8.2.1 大数据伦理问题

人工智能作为一种赋能技术，不断与传统行业融合，以提升信息化、数字化和智能化水平，推动行业转型升级。然而，其广泛应用也带来了法律、道德伦理和社会治理等新挑战，成为全球战略布局的焦点。欧洲认知系统协会主席文森特·穆勒强调对人工智能风险问题需持谨慎态度。他指出，一旦人工系统的智能超越人类，将可能面临风险，因此必须确保人工智能系统对人类有益。他还指出，过去人工智能研究侧重于认知科学和理论，而现在更多关注风险和伦理问题的解决。

人工智能正在经历从量变到质变的关键转折点，下一步将会越来越多地显示出智慧的特征，最终渗透和影响每一个人的生活。未来，人工智能很可能变成一把万能钥匙，能够释放人类技术和工具的潜能，但也必将给人类带来前所未有的挑战。

例如，当传感器和人工智能无处不在时，企业得以在人们使用数字设备和往返于公共与私人空间时不间断地收集个人信息。在某些特定场合，如医院、酒店，采集私人信息原本极为敏感，但图形识别、语音识别等技术却降低了泄露隐私的门槛。一系列问题随之而来：谁拥有个人数据？数据应以何种方式共享？面对日趋严峻的网络安全攻击又该如何保护数据？

人工智能可能在决策过程中出现无意识的歧视问题。现实世界中存在种族、性别和其他偏见，这些特征可能存在于输入算法的数据中。当机器学习算法学习这些带有偏见的训练数据时，也可能继承这些偏见。联合国通过大量证据得出结论，人工智能在一定程度上加剧了全球不平等，并使少数人从中受益。

另外，基于人工智能的自动化可能导致劳动力市场的分化。技术不发达的发展中国家可能面临更大的挑战，因为他们在这一技术发展浪潮中的地位可能较弱。这也可能加剧国家之间的"数字鸿沟"。一些国家原本依赖人口快速增长来推动劳动密集型经济的发展，但如果大量人力工作被机器替代，可能导致新的社会动荡。

1. 引导案例："棱镜门"下的隐私权

随着信息技术的迅猛发展，大数据时代应运而生。人们在享受大数据深度挖掘带来的经济和科研成果的同时，也面临了一些突如其来的挑战。例如，在全球反恐情绪高涨的背景下，某些国家的安全部门以维护国家安全为由，实施了广泛的电子监听和监控行为，引发了国际社会对个人隐私和社会伦理的深刻质疑。

2013年6月6日，前美国中情局职员斯诺登揭露了美国的"棱镜计划"，即"棱镜门"事件，震惊国际社会。该计划由美国国家安全局（NSA）和联邦调查局（FBI）自2007年起秘密实施，代号为"US-984XN"，旨在全面监听和收集私人电子邮件、即时通信、视频、照片、存储数据、语音聊天和文件传输等网络活动，甚至可以实时监控个人的网络搜索内容，无论其是否是美国公民。

美国国家安全局局长基思·亚历山大在国会作证时称，"棱镜计划"在过去几年内帮助挫败了50多起恐怖主义阴谋。但这种大规模的监听引发了广泛的争议和批评。在"棱镜门"事件中,美国以反恐为名,通过合作伙伴如谷歌等12家IT企业,不仅直接获取公民的通信内容,还利用先进的大数据分析推断个人的性格、习惯、爱好甚至犯罪倾向,引发了对隐私保护和道德伦理的深刻反思。

国际舆论和多国政府纷纷反对"棱镜计划",将如何在大数据时代尊重和保护个人隐私的问题提上议事日程。这一事件深刻地揭示了在信息化社会中,安全与隐私之间的平衡和社会伦理的重要性。

在大数据时代,除了"棱镜计划"这样的政府项目,众多互联网商业创新企业同样依赖涉及个人网络行为的海量数据,经过技术处理后,向个人用户推出即时的、与地理位置相关的各式各样的"私人定制"服务。在这些"大数据"背后,我们不禁要问:其获取是否有逐一、明确的授权?其分析结果是否合理可信?其存储和使用是否安全?其应用是否平等、惠民?其收益能否让参与数据提供的个体共享?

这些问题揭示了信息技术尤其是大数据创新正面临诸多新的伦理问题,除了隐私权的保护问题外,值得我们进一步思考的伦理问题还包括:

(1) 以牺牲部分个人隐私换取整个社会生活质量提升的公共政策和商业创新是否正当?

(2) 线上交易的扩展和渗透是否会将"信息贫困者"打入更加贫困的境地,从而严重危害社会公平正义?

(3) 大数据、云计算的物理架构和管控模式是否会进一步集中信息安全风险,进而变成高度集中的社会风险?

2. 大数据时代的伦理问题

现今,人工智能或AI已成为许多领域的重要技术,如自动驾驶、医疗诊断和金融分析等,但在高度依赖数据和算法的背后,也存在着隐私和安全这两个热点问题。

1) 大数据时代的个人隐私

在大数据时代,个人的行为、身份和偏好等敏感信息变得容易获取,并在人工智能处理下面临隐私泄露的风险。人们在网络上主动注册、登录、操作的数据可能被系统记录,还有人可以通过技术手段不被察觉地获取他人的网络身份和活动信息,从而推断出其行为和个性特征,进行服务推荐或追踪。

研究人员对列入财富500强前50名的企业进行的调查显示,这些企业在隐私声明和数据使用方面存在不一致之处。许多企业声称有可能购买用户数据,却少有企业声称会出售数据。大多数企业采用默认的"选择退出"策略获取个人数据,而不是必须得到用户明确同意的"选择加入"策略,使企业在数据处理中拥有更多主动权。

此外,互联网时代的许多企业积极开发"个性化推荐"服务,虽然提升了客户服务的精准性,但也有可能超越了客户的隐私边界,对其财产、心理甚至生命安全构成威胁。

某些智能家居设备或智能音箱可以通过语音指令或传感器收集家庭成员的日常生活数据,如睡眠时间、用电量等,这种数据传输和存储的过程很容易被黑客或数据滥用者利用,以窃取个人信息。再比如,某些大型软件或网络平台使用用户的搜索记录和电子邮件对话来推断其性格和偏好,更进一步则可能通过数据分析来使用或出售用户个人数据。此外,AI还常被用于进行大规模监控和跟踪。例如,在学校、办公场所或公共场所安装的人脸识别设备,可用于识别特定人员或打卡签到,但却无法保证这些人脸数据不被窃取或滥用,或者在短时间内,其他机构可能会将其滥用、泄露或售卖给第三方。

由于网络和信息技术的特点,保护数据隐私面临以下挑战,有技术性的,也有非技术性的。

(1) 可信性与可靠性:在大规模、分布、开放的信息基础设施内,存在为数众多的数据收集、处理和发布的实体,很难确保所有实体均具有可靠、可信的数据管控能力。

(2) 快速扩散性与放大器效应:存储在专有数据库系统中的数据存在被出售、被快速扩散、快速覆盖的可能。因此,"隐私痕迹"很难消除。

(3) 挖掘技术与关联发现:可以把零散的、碎片化的数据重新关联、拼接起来,从而复原一个人的整体轮廓。

(4) 身份盗窃与冒用:恶意使用偷盗来的数字身份,例如进行信用卡欺诈。

(5) 恶意攻击:现行数据管理系统防备黑客犯罪行为的手段还很有限。

上述挑战,有些可以通过提高技术、规制行为来得到更好的应对,有些则很难做到完美的防范。

正如卢梭所说"人生而自由,却无往不在枷锁之中"。人们生而自由、终身追求自由,即便生活中享受到的不是无边的自由,而是下有法律做底、上有道德引领,还有伦理规范约束的真实生活,依然不变对自由意志、平等地位的追求。大数据时代,我们可以追问的是:个人信息权有无重叠?是否清晰可分?个人信息权能否交易?隐私权可否让渡?

2) 大数据时代的信息安全

大数据应用的崛起,为信息滥用提供了新机会。2014年6月17日,Facebook 首席数据科学家亚当·卡拉默、康奈尔大学通信与信息科学学院教授贾米·古伊洛瑞等在《美国国家科学院院刊》发表研究成果指出,人们在社交网络的发帖具有情绪传染性。该研究因被认为滥用了用户私有数据而引发争议。按照课题组提出的假设,研究者对 689 003 名 Facebook 用户修改了其好友发布新鲜事的数量或排序,而不修改发布内容,从而实现社会科学实验要求的控制对照。对该研究批判最多的是:被动接受负面信息的用户很有可能受到了负面情绪的不良影响。本研究在其不知情的情况下让他们受负面情绪感染而焦虑,有违科学伦理。

由于人工智能技术快速发展,攻击者可能会利用其漏洞或弱点来实施攻击和黑客行为。例如,某些 AI 系统可能会受到恶意软件、网络钓鱼或其他种类的网络攻击,导致大量数据丢失或机密信息流失。一些 AI 算法也可能存在不同的漏洞,如误报、误判等,给人们的生活和社会带来威胁。为了解决这些问题,需要建立安全意识并对系统进行定期检查和更新。在人工智能技术的设计和开发阶段,需要将安全性和隐私保护作为重要的考虑因素,可采取的措施包括加强对用户隐私和安全的教育宣传和意识形态宣教,加强对人工智能制造商和供应商的监管,建立从对人工智能技术的设计到日常使用全程安全检查、口岸检查等多层次、全过程的监管机制,最大程度降低机器犯错的风险。

3) 医疗大数据问题

医疗行业在人工智能快速发展的推动下,迎来了革命性的突破,获得了巨大的机遇。人工智能在医疗健康数据的应用场景广泛,涵盖虚拟助手、医学影像、疾病筛查和预测、辅助诊疗、健康管理以及药物研发等多个领域。然而,实现这些功能必须依赖大量的医疗数据用于算法训练。数据量的增加和数据的多样性将提升分析预测的准确性和功能的完善度。

尽管医疗数据的应用带来了显著的好处,但也加大了数据泄露风险。医疗数据包含患者的身份信息、健康状况、诊疗记录和生物基因信息等,具有特殊的敏感性和重要价值。一旦泄露,可能给患者带来身心困扰和财产损失,甚至对社会稳定和国家安全造成负面影响。

近年来,医疗行业成为数据泄露的高发领域。2017年全球15%的数据泄露事件源自医疗保健行业,仅次于金融业。在中国,医疗数据泄露事件频频发生,如某部委医疗信息系统遭黑客入侵,导致数亿条公民信息被窃取和贩卖;还有医疗机构遭受勒索病毒攻击,以及AI医学影像公司数据被黑客窃取并在暗网上出售。

医疗数据泄露的途径主要包括黑客攻击、未授权访问和内部人员窃取等。这些问题的根源包括医疗数据的高商业价值、技术设施薄弱、员工隐私保护意识不足以及法律监管不完善等多方面因素。

因此,尽管人工智能在医疗领域的应用前景广阔,也必须加强医疗数据的安全保护和隐私管理,以应对日益复杂的网络安全威胁和法律法规的挑战。

3. 应对措施

人类的实践活动离不开生产要素。人工智能以数据为养料,数据的价值成为社会经济发展的重要推动力。中共十九届四中全会审议通过的《中共中央关于坚持和完善中国特色社会主义制度 推进国家治理体系和治理能力现代化若干重大问题的决定》中提出,健全劳动、资本、土地、知识、技术、管理、数据等生产要素由市场评价贡献、按贡献决定报酬的机制。这是中国首次将"数据"列为生产要素,数据的重要性得以体现。对数据合法合规、安全可信地使用,对数据资源合理地把握与支配,数据价值的释放及治理规则的制定,成为持续健康地发展人工智能的重要命题之一。

为了有效缓解人工智能带来的医疗数据泄露的问题,我们可以采取以下几种措施。

1) 加强数据管理,保护患者隐私

在大数据时代,兼顾医疗数据共享与患者隐私安全至关重要。除了技术层面的匿名化和加密存储措施外,强化数据管理尤为关键。医疗数据安全管理涉及数据采集、存储、挖掘、应用和传输等多个环节,涵盖医疗机构、AI服务商、信息管理部门等相关单位及其人员。

为此,责任单位应建立健全安全管理制度、操作规程和技术标准,强化统筹管理和监督协调,确保人员操作有序、规范执行。依据国家网络安全等级保护制度要求,构建可信的网络安全环境,提升关键信息基础设施和重要信息系统的安全防护能力,有效防范黑客等攻击。

在使用医疗大数据信息时,严格依法规范不同用户的数据接入和使用权限,实施严格的电子实名认证和数据访问控制,确保数据访问可控可追溯,全程留痕管理,及时查询和追溯任何数据泄露事件及相关责任单位和责任人。

2) 制定法律法规,厘清权责关系

AI在医疗应用中引发的伦理问题常常直接映射为法律挑战,包括责任界定、医疗安全和隐私泄露等方面。然而,由于AI的复杂性和法律的滞后性,我国现行法律体系并不能完全解决医疗AI带来的各种问题。因此,急需在国家层面制定适应性强的法律法规,明确AI设计者、研发者、生产者和使用者的责任和权利,界定行为边界,严惩违法行为,促进医疗AI在法律框架内有序健康发展。

国家药品监管局已出台了针对医疗AI的相关指导规范,并启动了认证流程,规定了范围、风险评估和临床试验等内容。国家卫生健康委员会修订了《人工智能辅助诊断技术管理规范》和《人工智能辅助治疗技术管理规范》，对开展AI辅助诊断和治疗的医疗机构和人员管理提出了基本要求。此外，《国家健康医疗大数据标准、安全和服务管理办法（试行）》于2018年印发，规范了健康医疗大数据的标准、安全管理和服务管理，明确了相关部门和单位的责任和权利。

然而，目前仍缺乏关于医疗AI法律地位、侵权责任划分、隐私和产权保护等方面的明确规定，需要制定更为细化的标准。未来，应根据医疗AI应用中新出现的问题，制定和完善法律法规和政策，尽快形成适应智能时代的法律法规和监管体系。

医学数据中的患者隐私保护和医疗健康数据的保护是医学人工智能伦理面临的重要问题。随着医学人工智能技术的发展，确保患者数据的安全性和隐私权已成为当务之急。我们必须深入思考和解决这些问题，制定适当的保护机制和法规，确保医学人工智能的应用在保护患者隐私和促进医疗进步之间取得平衡。只有这样，医学人工智能才能成为改善医疗质量、加强诊断准确性的有益工具，为患者带来更安全、可信赖的医疗体验。

在数据经济快速发展的背景下，数据治理显得尤为关键。2020年11月21日，中国国家主席习近平在二十国集团领导人第十五次峰会上强调了全球数据安全、数字鸿沟、个人隐私和道德伦理等问题的重要性。他倡导以人为本、基于事实的政策导向，鼓励创新，建立互信，支持联合国在全球数据治理中发挥领导作用。

习总书记还提出了《全球数据安全倡议》，希望通过此倡议与各方合作，制定全球数字治理规则，推动开放、公平、公正、非歧视的数字发展环境。他呼吁加强关于人工智能的对话，并建议适时召开专题会议，推动实施二十国集团人工智能原则，引领全球人工智能的健康发展。

4. 案例分析——保护个人资料

案例：你的客户是一个社区诊所，为有家庭暴力问题的家庭提供服务。它在同一个城市有三个站点，其中包括一个"妇女儿童之家"。诊所主任想要开发一个计算机化的记录和预约系统，把三个站点用网络连起来。她想要购买一些平板电脑，以便工作人员在对客户进行家访的时候，随身携带相关电子记录，并通过电子邮件与客户保持联系。她还申请为工作人员开发一个用于这些平板电脑和智能手机上的App，使他们能够访问社会服务机构的信息记录。在诊所中，员工对所有的客户都只称呼其名（不包括姓氏），但是在记录中会包含他们的姓氏，以及最近就诊的妇女的电子邮件地址。目前，该诊所的记录主要为纸质，也有部分存储于主诊所办公室的两台计算机上的文字处理和表格应用软件中。该诊所的预算不是很多。

分析：诊所主任很可能已经注意到在这些记录中的信息的敏感性，并且了解如果这些信息发布不当的话，可能会导致前来就诊的家庭感到窘迫，或者对使用该庇护所的妇女造成人身伤害。但是，她可能不知道她想要的系统中有什么技术风险。而你作为计算机专业人士，拥有这方面的专业知识。你有义务提醒诊所主任该系统存在的风险，这就好像一个医生有义务提醒患者他所开药品的副作用一样。

在这里，最容易受伤害的利益相关者是诊所的客户和他们的家庭成员，而他们并不会参加你与诊所主任的协商。你、诊所主任、诊所员工以及为该诊所提供资金的捐赠者或机构也是利益相关者。

你可以提醒诊所主任，黑客可能会通过未经授权的访问来获取敏感信息，而且在传输过程中，记录可能会被拦截。下面是一些保护客户隐私的措施：

（1）在不需要使用客户的真实姓名的时候，在诊所中应该使用客户识别码（注意不是社保号码）。

（2）使用安全软件以减少黑客窃取数据的威胁。

（3）对记录传输过程进行加密。

（4）对平板电脑上的记录进行加密。

（5）购买提供额外安全特性的平板电脑（例如指纹读取器，这样只有授权的员工才可以访问数据，或者包含远程跟踪或删除的功能）。

你警告主任说，员工也可能被别人收买，从而会出售或发布该系统中的信息。你建议用一些做法来减少这种泄露的可能性：

（1）为每个工作人员设置用户 ID 和密码，每个人都只能访问自己需要的信息。

（2）添加日志功能，用于跟踪谁访问和修改了记录。

（3）对员工的电子邮件和上网活动进行监测和控制。

你援引了一些敏感数据丢失和被窃的事件案例来支持你的建议。请注意，你提供这些建议和案例的能力取决于你的专业能力、该领域的发展现状，以及业界对相关当前事件的普遍认识。

你推荐的功能会使系统的成本增加。如果你说服了这位主任，使她同意支付超出的费用，那么你的专业/道德行为也就帮助提高了该系统的安全性，保护了客户。

假设诊所主任表示，该诊所无法承受所有的安全功能的成本。她仍要你开发这个系统，但是不保留其中的大多数安全功能。你有几种选择：

（1）开发一个价格便宜，但是安全性很脆弱的系统。

（2）拒绝开发该系统，并且可能因此丢掉工作（但你的拒绝可能会使诊所主任意识到这些安全措施的重要性，并改变她的想法）。

（3）添加这些安全功能，却不向他们收费。

（4）制定出一种妥协方案，在其中只保留你认为重要的安全措施。

除了第一个选项之外，其他选项很显然都是道德上可以接受的。那么第一个选项呢？是否应当同意提供一个不具有足够安全性的系统？是否需要诊所主任自己来权衡风险和成本，根据这些信息做出明智的选择？在只有客户会承担风险的情况下，有些人会认为答案是肯定的，因为自己的责任就是告知，已经尽到了义务。另一些人会说，客户缺乏专业知识，难以评估风险。然而，在这个案例中，诊所主任并不是唯一处于风险之中的人，而且一个不安全的系统影响最大的也不是她。你出于道德上的责任，考虑了敏感信息暴露可能会对客户造成的潜在危害，因此拒绝去构建一个没有足够的隐私保护措施的系统。

最艰难的决策可能是要决定怎样做才是恰当的。对便携式设备上的个人记录加密可能是必不可少的，而监控员工上网行为可能并不是必要的。在足够的防护和不足的防护措施之间，总是无法画出一条清晰的界线。你需要利用自己的专业知识，了解关于当前风险和安全措施的最新信息，依赖良好的判断力，而且可能需要咨询一下开发过类似应用的其他人。虽然我们把重点放在对隐私保护的需求上，但这样的保护也可能过度。职业道德还要求你不要通过恐吓客户使其支付昂贵的安全费用，却只用来防止一些不太可能出现的风险。

8.2.2 人工智能医疗设备伦理问题

1. 人工智能设备的应用

近几十年来，AI 在各个领域的广泛应用不断深化，尤其是在医疗领域的应用已经取得显著进展。利用 AI 技术制造的人工智能机器人逐步应用于临床实践，对医学的进步具有重要意义。

相较于人脑，AI 拥有更强大的信息处理能力和学习能力。医生的诊断能力常常依赖于长期积累的经验和专业素养，AI 医疗器械则通过深度学习和洞察力快速处理大量信息，提供精准的诊断建议和个性化治疗方案，显著提升了诊疗效率和准确性，减轻了医生的工作负担，也节约了医院资源。这使得医生可以有更多时间与患者沟通，从事临床研究。

人工智能医疗器械主要应用于医学图像处理和辅助决策，作为独立软件或医疗器械产品的组成部分。在药物研发、公共卫生事件响应、医疗诊断、医院管理、健康管理和慢性病治疗等领域，AI 技术都有深度应用，未来预计将进一步实现"诊前"预测、"诊中"服务和"诊后"监控的协同发展。

一是在诊前。在诊前阶段，人工智能在药物研发和公共卫生事件预测方面发挥着重要作用，主要集中在药物筛选和疾病预测等智能化领域。在药物研发过程中，传统的制药方法通常需要漫长的周期和高昂的成本。研发人员通常会根据一个新发现的潜在药物靶点，然后通过筛选大量化合物来合成药物，最终验证其安全性和有效性。这一过程常常面临数据不足、不平衡等问题，导致效率低下和多次实验失败的情况。引入人工智能技术显著改变了这一局面。人工智能辅助药物研发利用精确的算法和合成机器人高效工作，大大提高了研发效率和成功率。例如，在新型冠状病毒疫情期间，晶泰科技利用人工智能模拟算法和药物发现平台，通过超算平台进行高密度的药物模拟计算，快速探索病毒的感染机制，并找到了有效的治疗路径，极大地提升了制药效率。

二是在诊中。在这一阶段，人工智能（AI）的应用主要分为两大类：一是医学影像识别和医疗诊断的智能化管理，二是针对病例的病情发展、治疗情况和效果等信息的智能化管理，这些服务涵盖了医学影像诊断和临床医疗中机器人的应用。医学影像是人工智能在医疗领域的先行者，在心血管、脑部、胸部和肺部等诊断中已得到广泛应用。通过 3D 可视化技术，医生可以进行精准的术前规划，确保手术顺利进行，推动了医疗数字化的个性化和精准化发展。例如，深睿医疗利用独创的人工智能算法和 3D 深度神经网络技术开发了智慧医生计算机辅助诊断系统，弥补了传统系统的不足，用于癌症的检测、分析和辅助决策。

临床医疗机器人已广泛应用于我国多家医院的手术和诊断治疗中，包括普通外科、心胸外科和妇产科等。这些机器人能够独立编制手术操作计划，并在医生的指导下精准执行。例如，"达·芬奇"机器人应用在胆囊切除手术中，通过微创治疗手段，提升了手术的精确度和安全性，同时减少了手术人员的需求，加快了患者的术后恢复速度。

三是在诊后。在诊后阶段，人工智能在健康管理和慢性病管理方面的应用显著提升了服务的智能化水平。健康管理利用信息技术和医疗科学，为个体提供个性化、全面和周密的服务。人工智能技术通过多种方式实现这一目标：首先，利用语音识别和输入技术，如科大讯飞的例子中，提升了医院病历录入效率，加速了患者信息的流通，改善了病历质量和管理水平。其次，通过数据处理技术，将医疗记录转化为结构化数据库，支持病例分析、智能判断和在线反馈,以及疾病风险预警等功能。在慢性病管理方面,人工智能平台扮演着关键角色,对患者的健康医疗数据进行智能化分析处理,创建医疗行为标签库,为患者提供专业的健康服务。这种平台不仅能够进行慢性病和重大疾病的风险预测,还能够提供健康风险预报和异常指标预警等健康管理功能。

人工智能在医疗领域的应用不仅推动了诊治和预防并重的医疗事业发展,还展示出广阔的前景。未来,"诊前"、"诊中"和"诊后"的协同发展势不可挡,为患者、医生和医院带来更多益处。尽管许多前沿医疗人工智能技术仍处于研发阶段,但必须重视其在医疗领域的发展。除技术问题外,数据安全、医学伦理和患者隐私等问题也需要充分考虑。

强调数据安全、医学伦理和患者隐私,并非意味着要阻碍医学人工智能的创新发展,而是要直面医学人工智能在可解释性上的挑战,以增强公众对其的信任。建立医学人工智能与人类的良好关系,是确保前者在医疗领域持续健康发展的关键。

2. 问题分析

算法偏见问题。AI系统利用机器学习、深度学习和表征学习等技术,通过数据驱动的智能算法来分析患者信息。然而,训练这些AI模型所使用的数据是其学习的基础,数据的质量直接决定了AI的学习成果。当设计者在训练数据中存在特定的疾病、性别、种族等偏见和歧视时,这些偏见可能会被AI学习并放大。训练数据有可能并不完全真实地反映客观实际,也可能受到设计者的价值偏好或文化习惯的影响,这可能会污染数据,从而影响到AI系统的判断和推断能力。AI系统产生的结果可能会复制和放大这些偏见和歧视,甚至加剧已有的社会不平等现象。例如,《科学》杂志报道了美国卫生系统中存在的种族偏见案例,某些算法在评估患者健康风险时显示出明显的种族偏见,导致黑人患者相较于白人患者获得更少的帮助。解决这一问题的关键在于选择合适的训练数据,确保数据的多样性和代表性,以减少偏见的存在。此外,需要对AI算法进行审查和调整,以确保其在医疗领域的应用不会加剧现有的不平等现象,而是真正服务于所有患者的健康和福祉。

社会公平问题。由于医疗资源的不均衡分配,像AI手术机器人这样的高成本技术难以普及到基层医疗机构,大多数使用场景仅限于大型三甲医院。这种情况导致偏远地区的患者很难接触到这些先进的诊疗技术。从经济角度来看,只有少数有经济能力的患者才能接受诊疗并从中受益。因此,这些高科技AI医疗器械的应用范围局限于富裕患者,普通患者可能会因为无法享受到这些高科技医疗技术而感到不公平和受排斥。

责任划分问题。由于AI医疗器械本身不具备产生民事法律关系的主体资格,它通常被认定为辅助医生诊断的工具,而非独立的法律主体。与普通医疗器械产品相比,AI医疗器械具有复杂的设计与算法且依赖医疗大数据。目前,不同医疗领域缺乏统一的AI技术和安全标准,这导致了对AI医疗器械缺陷和责任的界定面临困难,特别是在涉及医疗事故、设计或操作失误时。传统的医患关系已经很紧张,而AI技术的应用进一步增加了患者与医疗AI系统或平台之间的复杂关系,这为医疗责任的准确定义带来了新的难题。

在当前医疗AI技术应用中,责任划分是一个全球性的伦理和法律挑战。尽管AI医疗技术日益智能化和精准化,但其应对突发情况的能力仍需深入研究。例如,IBM的沃森诊疗系统因为诊断错误和开出不安全的药物而引发了230家医院用户的质疑。产生这些问题的主要原因是用于训练系统的真实病例数据过少,这导致一些投资巨大的医疗机构不得不放弃使用该技术。此外,AI医疗器械目前在我国尚未具备处方权,其提供的结论只能作为辅助诊疗的参考依据,而由此可能引发的误诊和漏诊责任问题也尚未有明确的法律界定。

从医疗领域的发展角度来看,AI 相较于人脑具有更广阔的存储容量和更强大的学习能力。AI 医疗器械依赖深度学习技术和大数据处理能力,能够快速处理大量信息,提供优化的诊断建议和个性化治疗方案,从而显著提高了诊疗效率和准确性。这种技术的应用减轻了医生的工作负担,使他们能有更多时间用于患者沟通和临床科研。

然而,一些医务人员过度依赖 AI 在医学影像识别和大数据处理方面的能力,可能会导致他们自身医学水平的下降,同时也增加了被技术替代的风险和压力。过分依赖 AI 技术可能会导致医务人员的医学知识和操作技能停滞不前,影响医学专业知识和技术实践的长期积累。

3. 应对措施

1) 坚持以人为主体,提升诊疗质量

AI 医疗器械的出现对医生提出了更高的职业能力和道德要求。尽管 AI 能够进行科学诊断,但它无法与患者有效沟通或表达情感,也不考虑任何个人利益,这使得患者很难信任 AI。相比之下,医生除了拥有丰富的临床经验和精湛的医疗技术外,还能在治疗过程中平衡双方利益,因此医生与患者之间的互动是 AI 无法复制的。AI 可以快速收集信息进行诊断,但最终诊断还需要医生通过结合患者的病史、体检结果以及心理和经济等因素做出综合、批判性的判断。由于数据采集存在医生认知偏差和患者个体差异,AI 对医生权威性和主体地位的威胁有限。

当前,AI 医疗器械主要作为医生的辅助工具,不能直接向患者提供服务。在技术发展初级阶段,AI 的识别能力大致相当于中级医生水平,并且难以处理各种发展过程中的突发情况。因此,理解 AI 的本质和发展水平,正确处理人机关系,坚定医生的主体地位,有助于准确把握现实和预判未来发展趋势,为 AI 技术的进一步发展奠定基础。

2) 科技向善,重塑社会信任

AI 技术本身需要明确的价值引导,确保其在使用过程中具备可用性、可靠性、可知性和可控性。在设计开发 AI 医疗器械时,研究者应以人为本,严守社会伦理道德,消除各种歧视观念。算法应基于大量无偏性的临床数据构建,确保客观公正。为了防止 AI 在数据训练过程中受到价值偏好或地方习俗的影响,应尽可能采用来自不同国家、地区和医疗机构的患者数据。这样做可以避免模型或结果被 AI 学习后复制并放大其中的某些偏好。同时,为了规避算法设计中的潜在歧视,应该邀请不同种族、性别的科学家共同参与算法的设计过程,确保多元化和包容性。这样能有效减少因算法设计不当而导致的歧视问题,提升 AI 技术在医疗领域的社会责任和可信度。

3) 确保公众公平享有 AI 发展成果

随着 AI 技术的发展,社会需要思考如何公平地分配 AI 带来的发展成果。应倡导社会以更公平的方式来分配未来的增长,确保资源配置既高效又公正。我们需要从经济学和伦理学的角度出发,对 AI 医疗技术做出积极而审慎的决策。如果 AI 技术被不公平地引入社会,当前的社会不平等现状可能会进一步加剧。因此,必须确保相关政策有利于公众公平地分享 AI 发展的成果,让所有地区的人都能从人工智能带来的福祉中受益,避免进一步加剧不平等。

4）加强 AI 监管和立法

我国的 AI 技术与世界发达国家，虽然保持了同步，但在 AI 相关法律和伦理研究方面相对滞后。特别是在医疗卫生行业内，对于 AI 医疗的概念、伦理规范和伦理风险等问题还未达成共识，伦理设计标准、评价标准等建设工作尚处于起步阶段，这严重制约了 AI 医疗未来的发展。传统意义上，医疗器械的监管主要基于产品本身，而 AI 医疗器械的监管则需要考虑产品本身的风险以及制造商的风险管控。AI 医疗器械技术迭代速度快，传统的监管方法可能不适用于最新的医疗器械。当前，无论是行业层面还是医疗机构层面，都缺乏相对完善的监督管理机制，这使得对医疗 AI 技术的研究和应用难以实现规范化管理。因此，当代医疗行业迫切需要一种新型的法制管理体系，来规范人工智能在医疗领域的应用。

4. 案例分析

案例：自动驾驶汽车权责划分问题

分析：智能驾驶技术，可能是人类历史上第一次如此大规模地迎来最高等级的智能机械设备在日常的应用。关于智能驾驶的伦理问题，大多涉及财物的损失甚至人员的伤亡，这时就需要法律的明确介入。一个最直接的挑战就是，当驾驶员开启了具有足够自主决策权的智能驾驶的时候，如果发生了由于智能驾驶操作所带来的车辆、道路、行人的损失，责任该如何界定？

对于简单的工具，制造方往往不需要承担过多的责任，只要他们生产的是法律范围内允许销售的产品。不会有人因为被刀砍伤就去起诉刀的生产厂商，责任只会被追究到行为的发起者，即刀的使用者身上。

这在传统汽车范围内也是适用的，没有智能驾驶的汽车发生事故后可追究的第一责任人就是某辆车的驾驶者，很多情况下是其错误的决策导致了车祸的发生。但是如果是由于车辆的质量问题，比如刹车失灵，那么驾驶者还可以通过法律的手段去追究制造商的责任。

但是在智能汽车领域，这个问题变得复杂了，即大多数时候都是人在拿着"刀"，可一旦开启了智能驾驶，"刀"也有可能有自己的"意识"，决定自己是否发出"攻击"。在这种情况下主观意愿的发出者并不是驾驶者，而是车辆本身。虽然目前已经出台的一些法律还是倾向于将责任归于驾驶者，而驾驶者也可以酌情向制造商追责，但这个问题一定还会在相当长的一段时间内，伴随着智能驾驶级别的不断发展而被反复提及。

如果深入研究智能驾驶，就会发现，即便不发生事故，也会产生另外一个问题，我们姑且把它称为"道路权"的问题。试想一下，在一个开放的路段，仅从车外的角度是难以分辨哪一辆车是正在进行智能驾驶，哪一辆车是由人来驾驶的（虽然智能驾驶汽车可以设置一些警示的标志，但这不足以作为在根本上进行分辨的依据）。这时，在同时行驶的车辆当中，由人驾驶车辆的"道路权"是否会因为"智能驾驶"的参与而受到侵犯？这么说似乎有些矫情，但通过对权责以及理性驾驶能力的分析，就会察觉到不对劲的地方。

对于人工驾驶来说，驾驶者拥有道路权，同时他也要为自己的驾驶行为负责，这毋庸置疑，权责非常清晰。但是对于智能驾驶来说，驾驶者开启智能驾驶功能后，就会出现一个奇怪的情况：智能汽车而非驾驶者拥有道路权，即相关的驾驶行为是智能汽车发出的；而目前来看，智能汽车本身（因为它不是个自然人）不需要为其驾驶行为负责，驾驶员必须要为最终的行为负责。表面上似乎问题不大，终归都是驾驶员在负责，但仅在发生事故的情况下，责任可以落实到人。如果将视线定格在路上行驶的某一个片段，人工驾驶的驾驶员就会发现，跟他在道路上竞争的，竟然有很多是并不需要为自己的驾驶行为负责的"人工智能"。

这就好比我们在路上发现一个没有民事能力的孩子在有家长相伴的情况下开车一样。作为跟他们同路的人，我们难免会产生担忧，不管这个孩子的驾驶水平如何。这并不是一个关于技术的问题，也不是一个关于法律的问题，而是一个关于权责分配的伦理问题。这个问题背后隐藏着所有人工智能发展最终都会遇到的问题——人工智能产品在多大程度上可以被当作一个自然人来看待。这个问题的本质是，不同于其他的商品，人工智能产品具有独立做决策的能力，并在此基础上发出跟人类似的动作，而这些动作可能伤及其他人，那么这个人工智能是否有能力承担这个责任？

更进一步，如果"人工智能"不具有反思意识，即不具备反思责任的能力，那么它就不受道德或伦理压力的控制，即便是有足够聪明的程序来指导它，也无法让它成为一个像人一样的能因为责任问题而改变行为的主体。

在一个充分自由的法制社会里，只要有一个人坚持人工驾驶，他就有权利去起诉所有的自动驾驶，要他们证明智能汽车可以为其行为负责，否则就可以禁止它们上路。但这只是一种理想情况的假设，现实社会中，也许人们都会慢慢地拥抱新技术、新产品。不过这也提醒我们，新技术、新产品不仅带来了便利，也会带来相当复杂、甚至从来没有过的伦理问题；也只有解决了这些伦理问题，新的技术与产品才会真的落地，成为日常生活的一部分。

8.2.3 人工智能的准确性

1. 问题分析

人工智能在医疗领域的应用日益广泛，从疾病诊断到治疗方案推荐，都有着巨大的潜力。然而，人工智能医疗设备的准确性问题也逐渐受到关注。

一是数据质量问题。数据质量是影响人工智能医疗设备准确性的关键因素之一。低质量、不完整或错误的数据可能会导致模型产生不准确的预测结果。在医疗领域，数据质量问题可能涉及医疗记录中的错误、不准确或不一致的信息，例如病历中的拼写错误、计量单位混淆等，这些错误可能导致模型产生不准确的结果，使得医生给出错误的诊断和治疗建议，危害患者的健康。另外，在医学数据中，可能存在因各种原因导致的缺失值，这会影响模型的训练和预测，如果缺失值不加以处理，可能导致模型在实际应用中出现问题。

二是样本偏差问题。在人工智能模型训练的实际过程中，我们使用的医学数据可能来自不同医院、实验室或设备，采集方法和标准不同，导致数据的一致性和可比性降低，影响模型的泛化能力。同时，我们使用的医学数据可能不足以覆盖所有种类或者地区的患者或病例，导致模型在特定人群中或特定情况下表现不佳。

在医学人工智能领域，人工标注误差是一个具有重要影响的问题。医学数据通常需要经过人工标注才能获得正确的标签，而这些标签可能受到医生主观判断的影响，不同医生可能对同一数据给出不同的标签，导致标注不一致性。另外，医学是一个高度专业化的领域，医生或专家的专业知识水平和经验差异可能导致标注的差异。不同医生在理解病历、诊断结果或病症分类时产生不一致的标签，还有一些模糊的医学数据可能难以确定准确的标签，导致标注人员根据自己的判断做出了标注，产生误差。这些因素使得训练数据的标签可能不准确或存在一定的不一致性，进而直接影响模型的准确性、可靠性和泛化能力。

2. 应对措施

一是数据质量管理。数据质量管理在医学人工智能领域具有至关重要的作用,它是确保模型准确性和可靠性的基础。首先是错误数据的处理,在实际模型构建的过程中,可以采用数据清洗技术,如异常值检测、逻辑校验等,识别和处理错误数据,确保数据集的准确性;然后对于医学数据集中的缺失值,使用均值、中位数等填充,减少缺失值对模型的影响,保持数据集的完整性。在医学领域,数据的准确性和一致性是至关重要的,引入数据验证和校验流程,确保数据与实际情况一致,避免错误或虚假数据对模型的影响。最后,可以建立数据质量监控机制,对数据进行定期的质量评估,及时发现并处理数据质量问题,确保数据集始终保持高质量。

二是扩充样本的多样性。样本多样性是提高医学人工智能模型泛化能力的关键因素之一,它有助于降低样本偏差对模型的影响。在使用人工智能技术解决医学问题时,相关研究人员需要收集来自不同地区、不同医院和实验室的数据,确保数据集覆盖更广泛的医疗情景,减少地区或机构特定的偏见。同时,针对不同年龄段的患者,充分考虑不同生理特征和病理情况,特别关注稀有病症和疾病的数据,以充分训练模型对医疗领域各种情景的适用性。

三是选择合适的算法模型。模型复杂性是在医学人工智能领域需要谨慎考虑的一个重要因素。虽然复杂的模型可能在训练数据上表现出色,但是在面对新的、未见过的数据时,却可能出现泛化能力不足的问题,从而导致模型在真实场景中的预测结果不准确。因此,在选择模型时,应选择复杂度适当的模型,平衡模型的性能和泛化能力,不必盲目追求训练数据上的最佳性能,而应注重模型在未见数据上的表现。通过适度的复杂性、特征选择、正则化、交叉验证、集成方法等策略,可以有效解决复杂模型带来的问题,提高模型的泛化能力和实用性,为医学决策提供可靠支持。

3. 案例分析

案例:医疗保健算法种族偏见问题

分析:国外一家大型医疗中心用来识别需要额外护理的患者的人工智能算法被证明存在种族偏见。该算法筛选患者,让他们登记参加重症监护管理项目,让他们可以使用专门的护士热线,以便重新配药,等等。筛查的目的是确定哪些患者将从该计划中受益最大。但是被标记的白人患者比被标记的黑人患者有更少的慢性疾病。换句话说,黑人患者必须达到更高的疾病阈值才会被考虑纳入研究。实际上,那些最需要关怀的人并没有得到关怀。

该医疗保健系统使用商业算法来指导健康决策。研究人员在一种被广泛使用的算法中发现了种族偏见的证据,例如,被算法分配相同风险水平的黑人患者比白人患者病情更重。这种种族偏见使需要额外护理的黑人患者数量减少了一半以上。之所以会出现偏差,是因为该算法使用医疗成本作为医疗需求的代表。在需求相同的黑人患者身上花的钱更少,因此算法错误地得出结论:黑人患者比同样生病的白人患者更健康。重新制定算法,使其不再使用成本作为需求的代表,从而消除了在预测谁需要额外护理时的种族偏见。

越来越多的人担心,算法可能会通过构建它们的人或通过用于训练它们的数据再现种族和性别差异。实证研究越来越支持这些担忧。例如,高薪职位的招聘广告不太可能呈现给女性;搜索明显听起来像黑人的名字更有可能出现负面的信息,而搜索首席执行官等职业的图像会出现更少的女性图像。越来越多地用于执法的面部识别系统在识别女性和黑人面孔方面表现得更差。自然语言处理算法以性别方式编码语言。

因此,减少数据偏见对提高人工智能算法的准确度至关重要,在训练模型时,开发人员需要收集涵盖不同种族、性别、年龄、地理位置等的相关数据,使得创建的模型具有更好的泛化效果。同时,在模型训练完成之后,对模型的输出进行审查,检查是否存在偏见或不公平的情况,如果发现偏见,可以通过调整模型参数或重新训练来改善模型效果。消除偏见是一个复杂的问题,没有一种通用的解决方案,我们能做的就是尽可能地减少数据偏见对算法准确度的影响,为医生或者其他使用者提供更可靠的决策方案。

8.2.4 医学人工智能的可解释性问题

1. 问题分析

人工智能在医疗领域的广泛应用为患者带来了许多益处,但同时也引发了一个关键问题,即模型的可解释性。在医疗决策中,医生和患者需要理解模型的预测过程和依据,以确保治疗方案和诊断的合理性。

深度学习模型,例如神经网络,因其复杂的结构和海量的参数,常被称为"黑盒"。这种黑盒特性是人工智能在医疗领域缺乏可解释性的主要原因之一。黑盒特性指的是在输入数据和输出答案之间存在未知的决策过程,难以被观察和理解。

在信息技术领域,物联网和大数据记录了大量的信息和数据,使得我们能够随时查阅和利用这些数据,从而更好地了解和规划未来。然而,作为个体,我们对信息的记录方式、范围,以及信息使用者的意图、安全性和可能的偏见等并不清楚,这导致我们处在一个信息运作不透明的社会环境中。

在医疗领域,个性化医疗方案、人工智能辅助诊断以及手术机器人等技术提供了高质量的医疗服务,智能穿戴设备和电子病历等信息数据也在不断反馈给人工智能系统。这些技术一方面提升了个性化医疗服务的水平,显著增强了我们处理信息和数据的能力;另一方面,如果某些医疗信息决策失败、泄露或无法解释其原因,公众难以接受这样的结果。智能医疗系统的可解释性不足极大地影响了公众对其信任度。很多人工智能技术应用到医疗领域后,其黑盒特质颠覆了传统医疗的理念。传统医疗强调医生的个人经验和掌握的临床数据,医生通过观察、询问和交流来进行诊断和治疗。然而,人工智能技术在医疗中的应用仅有输入和输出的黑盒表征,缺乏可解释性,难以支持医学诊断的因果联系,也无法提供决策过程的研究证据。一旦出现误判,可能导致患者得不到有效救治,甚至危及生命安全。即使研发人员进行修正,也需要大量时间进行实验训练。如果不增强人工智能在医疗领域的可解释性,它将失去更多患者和医生的信任。

增强人工智能的可解释性并非要求公众掌握医疗技术,而是让他们理解人工智能如何处理医疗数据和信息,数据获取的方式,以及使用这些数据和信息可能带来的后果。这种理解关乎人工智能是否符合法律和道德要求,以及是否保障公众的知情同意权。在充满风险的社会环境下,公众的信任是有效治理的基本策略。因此,提高人工智能在医疗领域应用的可解释性有助于促进其健康发展。

2. 应对措施

首先,明确医疗责任主体,健全医疗事故法律问责机制。在医疗领域应用人工智能,特别是手术机器人等技术,虽然带来了显著效果,但在医疗事故责任的划分与认定方面面临着复杂的挑战。传统医疗模式下,医疗责任主体通常涉及医疗机构、医生和患者,责任划分相对清晰。然而,人工智能的介入使得责任主体关系更加复杂化。例如,手术机器人进行治疗时如果发生医疗事故,责任应归属于哪一方？由于机器人由医生操作,医生在手术过程中仍然是主体,因此主要责任可能应由医生承担;然而,如果事故由机器故障或算法失灵导致,是否应当追究人工智能技术本身的责任？这涉及人工智能研发者及其机构的责任认定。当前法律体系在处理智能医疗中的责任问题上存在不足,需要赋予人工智能可解释性,制定相关法律规定,健全医疗领域的问责机制。因此,必须加强医疗责任主体的明确界定,以防止医疗事故责任不明确的情况发生。需要通过法律措施,为智能医疗技术在产品责任和医疗损害责任方面提供明确的法律框架,以促进智能医疗的健康发展。

其次,加强智能医疗伦理培训,树立智能医疗伦理观。根据《人工智能蓝皮书：中国医疗人工智能发展报告(2020)》的数据,我国医疗领域面临医学伦理知识不足、培训不充分和伦理体系不完善等问题,这显著影响了医学科研人员对伦理规范的理解。如何有效评估基于医疗智能系统发出的安全信号,以及如何严格审查和谨慎使用智能系统的医疗技术,将成为新的重要议题。相关部门需要加强医学伦理培训,提升医学科研人员的伦理观念,以更好地应对这些新挑战。人类在处理情感和具体情境方面具有优势,但在记忆、分析和处理大量数据方面存在局限。人工智能医疗技术应用能有效弥补这些不足,提升医疗效率。然而,只有具备医学人文素养的医生,才能使这些冰冷的医疗技术带有更多人文精神和温度。通过技术手段,人类可以为人工智能设定道德伦理要求,使其在与人类互动时更符合人类的道德标准。这可以避免人工智能被不当使用,减少公众的疑虑和担忧,增强人工智能的可信度和安全感。

最后,防止医疗人工智能歧视,建立良好的人机关系。医疗人工智能的广泛应用正在改变医疗决策的方式。人工智能能够在短时间内处理大量数据,克服了传统医疗信息处理的限制。然而,对于人工智能辅助治疗,医生的解释能力有限,导致公众难以理解其操作过程。即使信息公开透明,也难以获取内部决策逻辑。因此,实际医疗决策往往演变为"人工智能决策＋医生验证"的模式。人工智能并非独立的智能体,而是人类能力的延伸和增强。从本质上看,人工智能的设计者赋予其价值,但其也可能学习到设计者的偏见和歧视,对某些特定群体(如黑人、女性和其他少数群体)造成不利影响。在实际应用中,医疗人工智能的高昂诊疗费用可能只有少数富人能够享受,这侵犯了贫困患者平等享有生命健康权的权利。为了防止医疗人工智能的歧视,保护生命的尊严,建立良好的人机关系尤为关键。因此,在医疗人工智能的设计和应用中,必须强调公正和透明,确保其不会不平等对待患者和特定群体。这不仅是技术发展的必然要求,也是保护公众利益和医疗伦理的重要措施。

人工智能系统应用到医疗诊断、医院管理和健康管理等领域时,可能导致严重后果。在医疗诊断中,误诊可能危及患者生命安全;在医院管理中,数据泄露可能侵犯患者隐私;在健康管理中,延误病情可能使患者错失最佳治疗时机。因此,人工智能的决策机制对患者的社会生活和健康状况具有直接影响,其可解释性显得尤为重要。医疗人工智能的应用需以患者为中心,围绕患者的需求展开服务。患者是医疗过程的核心,因此增强医疗人工智能的可解释性至关重要。缺乏对其运作逻辑的理解可能导致公众对医疗人工智能产生恐惧,从而阻碍其广泛应用。然而,对于医疗人工智能的应用,无谓的忧虑和恐惧是不必要的。明确提高可解释性的必要性,克服其在医疗领域中的困境,是医疗人工智能发展的关键。这样可以确保公众对技术的信任,促进医疗人工智能在提升服务效率和质量方面发挥更大作用。

◆ 8.3 职业伦理

8.3.1 职业道德

职业道德是指人们在从事正当而有益于社会的职业中应遵循的道德规范,以及与之相适应的道德观念、情操和品质。职业道德不仅是社会工作人员迈向成功的必备工具,更是他们美好职业生涯不可或缺的一部分。职业伦理规范是指在特定职业领域内,为了维护职业道德,确保专业行为和服务的质量而制定的一系列道德准则和行为规范。这些规范旨在指导从业者在工作中如何做出道德和伦理上正确的决策,以及如何与他人、客户、同事、社会和环境进行交往。

我们在新闻中经常会看到职业道德严重缺失的极端例子。在著名的新闻机构供职的记者也曾抄袭或编造过一些故事;一位著名、受人尊敬的研究人员发表的干细胞研究论文是伪造的,他号称自己获得了还没有达到的成就;一位作家在一本关于自身经历的回忆录中,编造了很多戏剧性的事件。这些例子显示了公然的不诚实行为,这些行为是错的。

诚信是最基本的道德价值之一。我们每天都会做出很多决策,一些决策的影响较小,而有些决策则可能对别人产生很大的影响。我们的决策通常会基于已知的信息,尽管这些信息并不总是完全准确的。谎言可以产生很多负面后果,在某些情况下,它会不公正地对其他人的工作带来质疑,伤害别人并增加不必要的风险。

与在诚实或不诚实之间做出选择相比,许多伦理问题会显得更加微妙。例如,在医疗保健领域,医生和研究人员必须决定如何为等待器官移植的患者设置优先级。负责任的计算机专业人员面临的问题包括:在一个系统中,多大的风险(隐私权和安全性)是可以接受的?如何在可接受的范围内使用其他公司的知识产权?

假设一家私营企业要求你所在的软件公司开发一个数据库,保存从政府记录中获取的信息,这些信息可能涉及某些特定人群的隐私,而出现在名单中的人并没有批准企业使用这些信息。你是否接受该合同?基于该记录已经公开并且任何人都可以访问的理由,你可以接受该合同。或者,因为反对二次使用人们非自愿提供的信息,你可以拒绝该合同。你可以尝试确定该列表的好处是否大于它可能造成对某些人隐私的侵犯或带来的不便。然而,关键的第一步是,你必须认识到这是一个伦理问题。

发布一个智能手机应用程序,用于在手机上支付账单,这样的决定与道德有关:它的安全性如何?发布一个软件,将文件从内置了复制保护的格式转换为人们可以轻易复制的格式,这样的决定也与道德有关。同样,分配大约多少资金和精力来培训员工使用新的计算机系统的决定也与道德有关。我们已经看到,许多相关的社会和法律问题都是有争议的。因此,一些道德问题本身也是有争议的。

在人工智能快速发展的今天,职业伦理规范和职业道德的重要性变得更加突出,尤其是在医疗健康领域。医学人工智能技术在诊断、治疗和监测中扮演着重要角色,但是错误的人工智能决策可能会对患者安全和护理质量产生负面影响。职业伦理规范要求医学人工智能从业者确保技术的准确性和可靠性,以最大程度地保障患者的安全和健康。同时,医学人工智能需要处理大量的患者数据,包括个人健康信息,因此医生和系统开发人员应确保患者的隐私得到充分的尊重和保护,防止数据滥用和泄露。

凡此种种,都体现出了医生和相关开发人员拥有良好的职业道德的重要性。人工智能的快速发展给医疗领域带来了许多机遇和挑战,也产生了许多伦理问题。职业伦理规范和职业道德在这一领域中的应用,不仅有助于确保患者的安全和权益,还能够引导技术的发展和应用,使其更好地为医疗保健体系服务。

8.3.2 计算机专业人员的道德准则

1. 专业道德准则

专业人员的道德有几个特点不同于一般的道德。专业人员角色的特别之处体现在以下几个方面。首先,专业人员是一个领域的专家,无论对计算机科学或医学,大多数客户都知之甚少。会被这些设备、系统和专业服务影响到的大多数人并不明白它们是如何工作的,也不能简单地判断其质量和安全性。这对于专业人员来说意味着责任,因为客户不得不依赖于专业人士的知识、专业技术和诚实。专业人士会对外宣传他的专业知识,因此在提供这些知识时也拥有责任。其次,许多专业人士的产品(例如,公路桥梁、投资咨询、手术方案和计算机系统)会深刻地影响大量的人,可能会影响其客户或公众的生命、健康、财富、自由和未来。专业人士可能会因为不诚实、疏忽或不称职造成巨大的伤害。通常情况下,受害者几乎没有能力保护自己,因为他们不是专业人士的直接客户,在选择产品或做出有关它的质量和安全的决策时,并没有直接的控制权或起到安全决策的作用。因此,专业人士不仅对他们的客户负有特殊责任,同时也对普通大众和其产品的用户负有特殊责任,无论他们是否与用户有直接的关系。这些责任包括考虑到隐私、系统安全性、可靠性和易用性的潜在风险。它们还包括采取行动来降低过高的风险。

在前文的描述中,我们看到在计算机系统中的一些漏洞造成的后果。在其中一些案例中,人们采取了显然不道德或不负责任的行动方式。但是,在许多情况下,人们可能并没有不良意图。软件可以是非常复杂的,而且其开发过程涉及拥有不同的角色和技能的许多人之间的沟通。因为计算机系统的复杂性、风险和影响,专业人士的道德责任不仅包括避免故意的恶行,而且要高度谨慎,遵循良好的职业实践,以减少问题发生的可能性。具体做法包括保持预期的高水准竞争力,以及对该专业最新的现有知识、技术和标准的掌握。

计算机专业人员在实际系统的开发过程中需要遵循以下几点道德准则。

(1) 理解系统的实际作用。吉隆坡机场揭幕当天发生了混乱,一名机场官员把事故归咎于机场职员输入了不正确的命令,他认为系统没有出任何问题。他的说法是不对的,而在他的说法背后的态度也是该系统开发会失败的原因之一。该官员对机场系统的作用的定义过于狭隘:假设所有的输入都是正确的,它就能正确地完成某些数据操作。系统的真正作用是让乘客、机组人员、飞机、行李和货物都能如期到达正确的登机口,但它没有成功做到这一点。开发者和计算机系统的机构用户必须要在一个足够大的环境下审视该系统的作用和他们的责任。

(2) 为了提供安全有用的系统,在设计和测试阶段需要把用户(例如医务人员、技术人员)包括进来。这方面有很多的失败案例,大多是因为技术人员在开发系统的时候,不知道什么对用户才是最重要的。例如,一家医院的新生儿保温箱系统把每个宝宝的体重四舍五入到最近的整斤数,但对于早产儿来说,几十克的体重差别是至关重要的信息。开发人员有与用户交流的责任,这并不仅限于影响安全和健康的系统。不管是用来管理新闻网站文章的系统,在一家玩具店管理库存的系统,还是管理一个网站的文档和视频的系统,如果在设计时没有充分考虑实际用户的需求,都可能会导致应用效果不佳而最终被放弃。许多研究都发现,在一个系统的设计和开发过程中的用户输入和交流,对于系统的成功是非常关键的。

(3) 为真实用户进行设计。在许多案例中,只是因为有人打字输入不正确,就会导致计算机崩溃。在一个案例中,因为技术人员没有按"Enter"键(或按的力度不够大),就造成了整个寻呼系统的关闭。真实的人会写错别字,会感到困惑,或者是刚刚加入工作还摸不到头绪。系统设计师和程序员有责任提供明确的用户界面和包含适当的输入检查。要让软件来检测所有不正确的输入是不可能的,但是,已经有技术可以捕获到许多类型的错误,并减少因为错误造成的损害。

(4) 对于软件的能力、安全性和限制要保持公开和诚实。隐瞒已知的、严重的缺陷和对客户说谎,一定是站在了错误的一边。诚信包括对他人造成的损害或伤害承担责任。如果你在玩球的时候打破了邻居的玻璃,或是砸了谁的车,你有义务赔偿他们的损失。如果一个企业发现其产品造成了伤害,他也不应该隐瞒事实,或试图把责任推给别人。

(5) 注意沟通技巧。一位计算机安全顾问表示,很多时候,当他与客户谈论安全风险和可以用来防止这些风险的产品时,客户很难听进去。对于他来说,需要怎样讲才能让客户真的听明白并且吸收这些内容,就是一个棘手的伦理和职业问题。

2. 医疗领域的道德准则

在医学人工智能快速发展的今天,算法或系统开发人员的职业伦理规范显得尤为重要。医学人工智能技术的迅猛进步为医疗领域带来了前所未有的机遇,然而,与此同时也引发了一系列伦理挑战。开发人员在医学人工智能领域的工作直接关系到患者的健康、隐私和安全,因此,他们需要遵循严格的职业伦理规范,确保技术的应用不仅具备高度的科学性,还能够真正造福人类。

1) 患者安全优先

系统开发人员开发医疗应用软件的首要原则是保证患者的安全。算法或系统开发人员在设计和开发医学人工智能技术时,必须确保技术的准确性和可靠性。他们需要深入了解医学领域的知识和实践,以确保算法在诊断、治疗和监测中能够产生准确的结果。开发人员应充分考虑技术应用可能带来的风险,确保患者不会因技术错误或不当使用而受到损害。

2) 数据隐私和保密

开发人员应严格遵循隐私法规,保护患者的个人隐私和敏感数据。在数据收集、存储和传输过程中,他们需要采取适当的安全措施,防止数据泄露和滥用,并对数据进行匿名化和脱敏处理,确保患者身份无法被识别。此外,他们还需要向患者明确解释数据的使用目的,在获得患者同意的前提下使用医疗数据构建算法模型。

3) 算法透明性和可解释性

在医学人工智能设备的开发过程中,确保算法的透明性和可解释性是至关重要的道德准则之一。技术人员应当采取措施,以保证所涉及的算法能够被理解和追溯。应确保算法的输入数据、处理步骤和产生的输出透明、可解释,以便在需要时进行审查和分析。此外,技术人员应该能够向医疗专业人员和患者解释算法为何做出特定的诊断或建议。这可以通过使用可解释的机器学习模型、提供决策的可视化展示以及编写清晰简洁的技术文档来实现。

4) 数据公平性

算法的训练数据可能反映了社会偏见,导致技术对某些群体的表现不佳。开发人员在设计算法或系统时,应充分考虑不同地区、不同种族、不同医院患者的医疗健康状况,扩大数据的收集范围,保证构建的模型具有可泛化的能力,在各种人群中都能产生准确且公正的结果。

3. 案例分析——发布个人信息

我们来讨论两个相关的场景。下面是第一个。

假设你在国税局、社会福利机构、医疗诊所、视频流播放公司或社交网络服务公司工作。有人向你索要关于一个特定的人的记录的副本,报酬是 10 000 元。

在这个案例中,谁是利益相关者?

(1) 你。你有机会从中赚一些额外的钱,也有可能被送进监狱。

(2) 索要该记录的人。想必他也会从中获得一些利益。

(3) 被索要记录的那个人。如果你提供信息,会侵犯其隐私,或者以其他方式威胁到这个人。

(4) 你的公司或机构中保存个人信息的所有人。如果你出售关于一个人的信息,那么你很可能还会在未来出售更多人的信息。

(5) 你的雇主(可能是私人公司)。如果变卖个人信息的消息被公开,那么受害人可以起诉该公司。如果这种变卖信息的情况变得很普遍,那么该公司将会被认为做事不认真,并将因此有可能会失去生意和引来诉讼。

对你来说,也可以有多种选择:

(1) 出售记录。

(2) 拒绝出售,并不向任何人提起。

(3) 拒绝出售,并把此事报告给你的主管。

(4) 拒绝出售,并报警。

(5) 联系被行贿者索要信息的人,告诉他这个事。

(6) 同意出售信息,但实际和警方合作,收集证据来给试图购买它的人定罪。

那么这些选择中,哪些是伦理上禁止或必须做的?第一个选择(出售这条记录)显然是错误的。它肯定违反了在你接受该工作时同意遵守的规则和政策。作为一名员工,你必须遵守公司或机构已经对其客户或公众承诺的保密性。根据你所变卖的信息的用途,你可能会成为帮凶,给受害者带来严重危害。披露信息的行为本身也有可能是非法的,你的行为可能会使雇主面临罚款。即使你可能面临经济压力,不当获利可以帮助你解决困难,但这也并不能改变出售记录行为在道德上错误的本质。

那么第二个选择(拒绝出售记录,但不向上报告)是否是对的?根据公司的政策(以及与某些政府机构有关的法律),你可能有义务报告任何试图获取个人信息记录的行为。有很多理由说明你应该报告该事件。向上报告可能会导致通过秘密非法购买个人敏感信息获利的人落网。这样做也可以保护你和其他无辜的员工,我们也可以说,采取行动来保护一个无辜的人,在道德上是正确的,即使要保护的人是你自己。

关于你在拒绝出售该信息之后,是否有道德上的责任做更多的事情,可能会存在意见上的分歧。如果你没有参与错误的行为,对于你必须做多少事情来防止错误事情的发生,是很难做出抉择的。采取行动以防止错误的发生,即使在有些情况下并不是道德上必须的,但在道德上是令人钦佩的。

8.3.3 医生的职业伦理规范

在当今医学人工智能蓬勃发展的时代,医生的职业伦理规范显得比以往任何时候都更为关键。医学人工智能的迅猛进展为医疗领域带来了前所未有的创新和机会,但同时也引发了一系列伦理挑战。在这个充满可能性和复杂性的环境中,医生的职业伦理规范扮演着至关重要的角色,其不仅对医生个人的职业道德提出要求,还为医疗体系的可持续性和患者的权益保障提供了坚实的基础。医生职业伦理规范具有如下特点。

(1)医生职业伦理规范强调患者的利益和安全。无论是利用人工智能辅助诊断、手术规划,还是研发智能医疗设备,医生都应确保决策和行动是基于患者的最佳利益,尊重患者的自主权和选择。医生应当持有高度的专业素养,严格遵守职业规范和法律法规,保持技术和临床技能的精湛水平,帮助患者制定正确的治疗方案。

(2)医生在使用医学人工智能时需要遵循严格的透明性和解释性原则。他们应具备向患者解释人工智能技术的能力,将技术的结果和建议转化为患者能够理解的语言,确保患者能够理解诊断和治疗建议的依据,以协助他们做出知情的治疗选择。医生的责任不仅在于使用技术,还在于为患者提供全面的医学信息,使其能够做出基于充分了解的决策。

(3)医生在使用医学人工智能时必须保护患者的隐私和数据。由于人工智能处理大量个人健康信息,医生需要严格遵守隐私法规,采取必要的措施,妥善处理患者的个人信息和病历信息,防止数据泄露和滥用,从而避免对患者的人身安全造成威胁。医生应对技术供应商的数据安全性进行审查,确保患者信息得到妥善保护。

(4)医生应与其他医疗从业者、患者和技术专家密切合作,共同推动人工智能在医疗领域的应用。有效的沟通和团队合作有助于确保人工智能技术得到充分利用,并且避免潜在的误解和冲突。同时,医生在使用人工智能技术时应当承担社会责任,确保技术应用的公平性、安全性和社会可持续性。医生需要权衡技术的风险和收益,以及其对医疗体系和社会的影响,做出合理的决策。

(5)医生的职业伦理规范鼓励他们保持终身学习和不断创新的精神。医学人工智能领域的快速变革要求医生持续更新知识和技能,以适应新技术的应用和发展。他们需要积极参与培训、研讨会和学术讨论,保持对人工智能领域最新进展的了解,以确保自己具有适应变化的能力,同时能够为患者提供最佳的医疗护理。在使用人工智能技术时,医生需要积极参与技术的评估和反馈,确保技术的准确性和有效性。

综上所述,医生的职业伦理规范在医学人工智能快速发展的背景下,对于医疗质量、患者权益以及医学伦理的维护具有至关重要的意义。医生的职业伦理规范不仅指导着他们的专业行为,还在推动医学人工智能的合理应用和可持续发展方面发挥着不可或缺的作用。

8.4 伦理与监管

科技风险和科技伦理问题日益成为社会关注的核心话题。如何在享受科技带来的福祉的同时,有效规避潜在的风险,已经成为科技行业面临的重要挑战之一。在这一背景下,科技伦理的研究变得尤为关键,各国都在建立和发展相应的理论体系,不断推进相关学术成果。

科技伦理研究最初聚焦于人类和动物的科学探索,而如今人工智能已成为科技伦理风险的重要源头之一。尤其是在人工智能科技伦理的内涵和基本要求方面,相关研究仍处于初级阶段,需要加强和完善相关理论框架。

2017年7月8日,国务院发布了《新一代人工智能发展规划》,要求初步建立人工智能法律法规、伦理规范和政策体系,以确保人工智能的安全评估和管控能力。2018年10月,习近平总书记在中央政治局第十九次集体学习中明确指出,要加强人工智能发展的潜在风险研判和防范,维护人民利益和国家安全,确保人工智能的安全、可靠和可控。2019年7月24日,中央全面深化改革委员会第九次会议通过了《国家科技伦理委员会组建方案》。随后,中共中央办公厅和国务院办公厅于2019年10月印发通知,成立了国家科技伦理委员会,并设立了生命科学、医学和人工智能三个分委员会。

2021年9月26日,《新一代人工智能伦理规范》发布,明确了增进人类福祉、促进公平公正、保护隐私安全、确保可控可信、强化责任担当、提升伦理素养等六项基本伦理要求,并列出了人工智能管理、研发、供应和使用等具体活动的18项伦理要求。

2022年3月20日,国务院办公厅印发了《关于加强科技伦理治理的意见》,提出进一步完善科技伦理体系,提升科技伦理治理能力,有效防控科技伦理风险,推动科技造福人类。该意见还要求涉及科技伦理敏感领域的单位设立科技伦理(审查)委员会。因此,需要充分发挥人工智能伦理委员会的作用,加强对人工智能伦理的日常管理,及时研判和化解潜在的伦理风险。此外,人工智能伦理委员会还应在单位开展相关研究前审查方案计划,防止或纠正不符合人工智能伦理的研究项目,同时能够对已发生的伦理风险事件进行紧急处置,以避免事态进一步扩大和恶化。鉴于人工智能伦理问题的复杂性,国家应为各类人工智能伦理委员会提供建设和运行指南,加强顶层设计,提升人工智能伦理审查的科学性和规范性。

目前中国针对数字科技的伦理监管总体上存在立法滞后的现象,出台的伦理监管政策包括《关于加强科技伦理治理的意见》《科技伦理审查办法(试行)》,这些主要是泛化意义上的伦理监管立法,针对数字科技的不同领域的专门性立法尚不多见。《中华人民共和国网络安全法》《中华人民共和国数据安全法》《中华人民共和国个人信息保护法》等法律中已经涉及网络安全、数据分级分类监管、数据安全流动和个人隐私保护等相关内容,落脚点多在于安全性、有序性、应用和价值释放等,对于数字科技伦理的相关内容较少涉及。此外,政府在监管制度设计与执行过程中需要充分考虑数字科技在不同地区发展的差异性,形成中央政府-地方政府相互协同的监管体系,鼓励地方政府在部分重点领域开展监管条例试点探索。在监管制度设计的目标取向方面,其重要目标之一在于识别、控制和防范数字科技开发、应用与创新过程中的道德伦理风险和公共社会风险,以最大程度降低风险源、最大程度控制风险环节为基本原则,开展各类数字科技伦理监管的制度设计。

8.5 本章小结

本章从伦理的基本概念出发,探讨了人工智能所面临的隐私保护、器械安全、准确性和可解释性等问题,并着重关注了医学人工智能以及计算机专业人员与医生的职业道德规范。通过对这些议题的分析,我们可以更好地认识到人工智能伦理的重要性,并为技术发展提供伦理引导。

习 题

1. 医学人工智能在临床决策中的应用可能改善患者的医疗治疗结果,但也可能带来潜在的伦理问题。举例说明其中的一个伦理困境。

2. 医学人工智能系统在诊断疾病方面的准确性通常高于医生,但当医生诊断与 AI 系统存在不一致时,应该以谁的意见为准?如何平衡这种不一致性?

3. 在隐私保护方面,医学人工智能需要访问大量的患者数据。如何平衡患者的隐私权和医学研究的需求?

4. 医学人工智能可能受到训练数据的偏见影响,导致在某些患者群体中准确性较低。如何减轻这种偏见,并确保医学 AI 的公平性?

5. 如何监管医学人工智能的快速发展,以确保伦理原则能够跟上技术进步的步伐?

6. 患者是否应该知道他们的诊断或治疗决策中是否涉及医学人工智能系统?他们是否有权拒绝或要求替代方法?

第9章 医学人工智能的机遇与挑战

◆ 9.1 面向临床的人工智能概述

由于人口不断增长、人们生活水平提高、人口老龄化等诸多因素,人们对医疗资源的需求越来越大。我国医疗资源短缺,且优质的医疗资源多集中在大城市,分布十分不均。人民对医疗日益增长的需求和短缺的医疗资源之间存在着巨大矛盾。近年来医患矛盾层出不穷,给广大医护工作人员和患者的身心都造成了巨大的伤害。"智慧医疗"可以在很大程度上缓解甚至逐步解决医疗资源严重不足的问题。通过大数据分析等技术,对医学领域包括多个模态的海量数据(如医学影像、医学文本、心电等)进行分析处理,搭建信息化、智能化的医疗辅助系统(如辅助诊断系统、智能导诊系统、病例结构化与质检系统等),可以提高医护人员的工作效率,让更多的人能够享受到必需的医疗资源。

我国医疗机构积累了大量的医学数据,如何从超大规模的数据中挖掘有价值的信息是一个非常大的挑战。近年来,深度学习为人工智能的诸多领域都带来了突破性的进展。在分析超大规模数据方面,深度学习方法相比传统方法具有非常大的优势,也成为处理医学数据广泛使用的方法。近些年来,深度学习在医疗领域也取得了非常多的突破。

对于医学影像而言,常见的任务有分类与识别、定位与检测、图像分割、图像配准等。在医学文本方面,常见的任务有医学实体识别、医学文本结构化、推理和诊断等。深度学习近几年来在上述领域都取得了突破性的进展,比如在多个医学影像的公开数据集上,深度学习模型已经能够达到超过普通医生的平均诊断水平。智能导诊和导医系统、智能问诊系统、智能随访系统等医患交互式医疗服务智能系统已经在很多医院投入了使用,多种类型的辅助诊断系统也在多家医院落地,如肺炎胸片识别系统等。这些进展背后几乎都采用了人工智能的方法,证明了医工交叉的人工智能方法在处理医学数据方面具有强大的潜力。

目前许多实验室和研究机构正致力于研究面向临床的人工智能,如图9-1所示。人工智能对于医疗的临床实践能带来非常多的帮助,这里大概把临床医疗总结为5个方面——问、查、诊、疗、管,除此之外还有很多其他的研究,在此不再赘述。

(1)"问"是指医生通过与患者对话交流获取信息,包括患者自述,医生问诊等,这是为了获取患者的主观感受和相关事实。医生问诊是临床思维逻辑的体现,直接反映了医生的诊断能力。在整个问诊的过程中,由于医生需要在较短的时间内记录下问诊的内容,这无疑会挤占询问病情的时间。若采用语音识别、文字转化、自然语言处理等人工智能技术,就可以使医生更专注于问诊内容,而不是花费大量的时间来整理问诊记录。

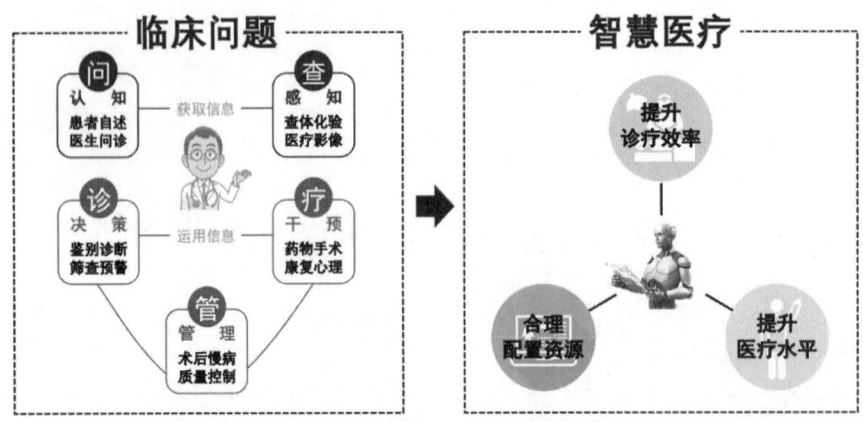

图 9-1　面向临床的人工智能应用

　　(2) "查"是指通过体格检查、实验室化验检验、医学影像等手段获取患者的客观信息。随着医疗设备的发展,精确诊断越来越依赖于检查所获得的客观信息。举例而言,新型医疗成像设备不断涌现,如超声仪器、放射线仪器、磁共振仪器等。随之也出现了各种各样的用于临床诊断的医疗影像。这些医疗影像在疾病的筛查、诊断、治疗、预后等方面都起到了决定性的作用。我国医学影像数据量的年增长率约为30%,而放射科医师的数量增长速度远不及影像数据的增长速度,因此放射科医生有较重的工作负担。通过人工智能技术实现报告的自动生成、病灶区域的自动识别、病理切片的自动分析等,将在一定程度上帮助专家提高效率。

　　(3) "诊"是医生根据获得的患者相关信息,结合自己的知识和经验形成的决策,也就是鉴别诊断,更宽泛地说也包括疾病的筛查和风险预警。举例而言,基于人工智能方法有助于全面分析患者信息,包括患者基础信息、实验室检查信息、影像检查结果、病史病历等,从而得到更为客观的诊疗建议。该方法可以为基层医疗机构和患者提供便利,降低医疗成本,从一定程度上解决医疗资源紧缺的行业痛点。

　　(4) "疗"是医生根据患者情况进行的治疗,包括药物、手术,也包括各种康复和心理治疗,例如临床放疗规划的制定、癌症的预后分析等。在放疗计划的制定中,人工智能技术可以加快对于靶区区域的勾画,节省医生用于危机器官[1]和靶区勾画的时间。癌症的预后分析目前主要依赖于医生的经验,采用人工智能技术可以多时间点分析病灶区域,甚至可以在影像上显示有疗效之前就可以预测到治疗方案是否有效,这对于延长患者的生存周期具有帮助。

　　(5) "管"。临床其实也是个管理问题,一方面指对患者的治疗一般都是个过程,特别是术后管理、慢病管理,患者的依从性对于治疗效果会有很大影响;另一方面,医疗是面向广大

---

[1] 危机器官指在放射治疗过程中可能被照射到的健康组织或器官。在靶区勾画的过程中,一般需要先勾画危机器官,然后再勾画靶区。

人群的,临床诊疗大规模地进行,如何保证临床医疗的质量是非常重要的问题。例如电子病历的自动质检,目前病历质检流程面临着病历质控信息化手段相对落后、病案室人力不足、质检能力不足等问题。基于人工智能技术实现电子病历的自动质检,对于医院的精细化管理,提升医院医疗质量,提高医院评审等级,规范医院绩效考核、医保结算等具有重要作用。

在上述"问、查、诊、疗、管"的过程中,医学人工智能都可以发挥作用。人工智能作为一种技术,有其明显优势,例如存储能力、计算能力、不知疲倦、效果有一致性等。但它也有缺点,临床医学是非常复杂的。目前人工智能还远远不能达到专家的知识水平。将人工智能技术应用于临床医学具有非常多的优势。第一,有助于提升诊疗效率。目前医生的工作是非常辛苦的,医学人工智能可以帮助医生更快更有效地处理信息,给出建议,辅助临床医生进行决策,减轻医生的工作负担,提高医生的工作效率。第二,有助于合理配置资源,目前我国总体上非常缺乏优质医疗资源,通过引入人工智能技术,能够对医疗资源进行更合理的配置,使其更有效地发挥作用。第三,有助于保障医疗质量,特别是对于基层机构来说,医学人工智能将有助于提高医疗质量。

9.2 医学人工智能的技术发展

9.2.1 多组学

"多组学"是相对于单一组学如基因组、蛋白质组、代谢组、脂质组、糖组和转录组等而言的。基因组学的目的是对一个生物体的所有基因进行集体表征和量化,并研究它们之间的相互关系及对生物体的影响。基因测序技术的发展,使得我们能够检测出生物所携带的大量基因。人类基因组计划中,研究团队共测出人类基因组的 30 亿个碱基对的序列。之后研究人员将各种基因标准化命名,并通过数据分析探究基因的相互作用和影响。例如,在人类 HLA 基因中,HLA-DR2 基因与系统性红斑狼疮的关联最为密切;BRCA1 基因和乳腺癌、卵巢癌等疾病在数据统计上高度相关。最知名的基因组学应用案例是好莱坞知名女星安吉丽娜·朱莉曾通过基因检测检查出 BRCA1 基因缺陷,为了避免患癌,她切除乳腺并接受了卵巢和输卵管手术。蛋白质组学将 DNA 转录生成的蛋白质标准化命名,之后研究各个蛋白质的组成、表达水平、变化规律和相互作用等,并进而探究它们和疾病发生、药物治疗的关系。DNA 在表达生成蛋白质的过程中,会先转录生成 mRNA,再由 mRNA 翻译成为蛋白质。以 RNA 为中心,研究人员又提出了转录组学。代谢组学对生物体内所有代谢物进行定量分析,并寻找代谢物与生理病理变化之间的相关联系。除此之外,细胞内存在着多种脂质和糖类物质,对于这些物质的研究又形成了新的组学方向。因此,组学研究主要是对数量繁多的物质进行标准化且定量的研究。目前多组学依然是研究热点。

1. 多组学概念

生物学现象复杂且多变,用单一组学技术研究某种疾病的发生和发展存在一定的瓶颈,得出的结论通常并不完整,因此很多研究需要采用多组学技术(multi-omics)以进行联合分析。多组学技术将不同组学的数据标准化,利用多种组学技术来整体分析疾病的发病机制等。多组学整合不是将几个组学数据简单拼接,而是综合这些数据进行深入的研究,旨在突破单一组学研究的局限性,在有限的数据中挖掘更多有意义的信息。

多组学的统一综合分析具有许多优点。例如在不同测序平台的数据进行整合时,不同组学数据之间可以进行相互验证,从而降低收集到的数据噪声,也可以有效减少假阳性结果。常用的多组学整合分析包括转录组与蛋白组、转录组与代谢组、转录组与脂质组等的联合分析等。

多组学数据的整合可分为早期整合、中期整合和后期整合三种不同类型。早期整合先将数据转换为同一种类型的表达,或基于图或基于表,然后采用原始或降维处理后的不同数据组合,最后输入到机器学习模型中得到预测结果。由于早期整合是将原始数据类型进行拼接,有助于减少单个数据的损失,因此可以用来学习组学数据之间的交互信息,例如序列信息的互补配对、序列蛋白之间的相互作用预测等。中期整合在分析阶段合并多组学数据,可以处理数据结构和格式不一致的问题。具体而言,中期整合的方法将拼接来自多个模型学习到的特征,是特征层面的整合。后期整合基于每个组学的数据类型,分别学习其特征,形成多个第一级训练模型,然后将第一级训练得到的特征整合,用作分类器或回归器的输入。其优点在于,此时每种数据类型都可以采用单组学标准化,不会增加输入空间的维度。后期集成的方法多用于泛化能力较强的单模型,也可以用于多任务学习。

2. 多组学数据的分析方法

早期分析多组学数据主要采用统计学习方法和机器学习方法。但是在面对数据量巨大且内部互相关联的数据时,模型效果遇到瓶颈。基于统计学习的方法分析多组学数据,存在稳定性差、计算速度慢、抗压能力差、可靠性低的问题,因此该方法主要适用于中小规模的数据分析。传统的基于机器学习的方法也并没有在部分多组学的领域获得较好的性能。例如,随机森林算法会在某些噪声较大的分类或回归问题上呈现过拟合问题;聚类算法则对孤立点敏感,使得分类结果不稳定。

深度学习能从数据中自动提取特征,具有很强的学习能力,被广泛地运用在多组学的研究分析上。与传统的生物信息学方法相比,深度学习在准确性方面具有优势。特别是随着GPU等计算设备的更新,基于高性能显卡的深度学习计算也促进了多组学的模型训练。目前许多方法已经开始采用大规模网络结构来表示生物实体之间的关系,例如结点代表化合物、基因、蛋白质等生物分子实体,结点之间的连接代表生物分子之间的关系,据此可以研究基因调节、信号传导、人体代谢等任务。

循环神经网络(RNN)擅长处理序列数据,可以根据输入的序列信息学习序列的全局特征。RNN经常被用于处理测序序列相关的组学问题,例如DNA或RNA序列结构预测、基因表达调控预测、蛋白质结构及功能的预测。在处理较长的序列时,也会采用长短时记忆网络作为主要模型选择。CNN经常被用于处置识别各种基因的功能序列结构,例如染色质的功能区域、蛋白质结合点、转录因子结合域等。CNN模型通过卷积结构能够同时获得DNA序列及其序列上下文的特征。同时,在难以获得大量可用目标组学数据的场景时,也会采用迁移学习方法。此外还有一些模型结构,包括多层感知机、自动编码器、受限玻尔兹曼机等等,具体可以参考第2章和第3章。

3. 影像组学

影像组学是一种高通量地从影像中提取大量影像特征的医学影像分析方法,最初被译为放射组学。影像组学目前从不同模态的临床影像数据中提取并分析具有强代表性的影像特征,采用大量自动化的特征描述算法,将图像数据转换到高维可挖掘的特征空间,然后将其与临床信息进行对比分析,完成对病例数据的病变诊断和预测等工作。

影像组学可应用于多个医学领域,包括肿瘤学、神经学、心脏病学等。例如,在肿瘤学中,影像组学可以帮助识别肿瘤的类型,确定病变的生长速度,评估治疗效果等。在神经学中,影像组学可用于分析大脑结构和功能,帮助诊断和监测神经系统疾病。在心脏病学中,影像组学可用于评估心脏结构和功能,帮助制定个体化的治疗方案。以下介绍两个案例。

案例一:基于影像组学特征评估颈动脉斑块的稳定性

缺血性脑卒中是危害人类健康的常见病、多发病,已成为中国老年人群致残和致死的主要病因之一。基于人工智能的斑块分割超声图像的影像组学,可以为快速准确地评估颈动脉斑块的稳定性以及预防缺血性脑卒中的发生提供新的方法。颈动脉斑块分割是基于颈动脉超声图像的粥样硬化研究中一项十分重要的工作,斑块面积、斑块总体积、斑块形态学分析和组成成分分析都是以斑块分割为基础而获得的信息。传统的影像诊断主要依赖于影像医师的判断,而影像组学基于数据进行分析,提取高维图像特征作为新的生物标记物来帮助临床诊断。

有研究在2021年通过人工智能对颈部超声数据进行特征提取,从每个管腔提取369个影像组学特征,其中包括统计学特征和纹理特征,如体积、表面积、体积比、最大径、球形度、球形不均衡度、紧凑度等11个特征,按超声斑块分型标准将斑块分为4种类型。该研究采用LASSO模型筛选人工智能分割斑块超声图像的影像组学特征,再进一步基于核函数支持向量机完成分类任务。整体来说,该方法通过颈动脉彩超判断出易损斑块和稳定性斑块,然后利用人工智能方法进行斑块分割,建立模型;结果显示验证组的敏感性和特异性均较高,在测试集中,最终得出的结果与专家得到的结果接近。在易损斑块的影像组学分析中,获取了有价值的诊断信息,提高了斑块性质诊断的准确率。

案例二:基于影像组学的结直肠癌分子分型预测

结直肠癌是一种异质性疾病,不同癌变通路的结直肠癌具有不同的基因表达,分子分型可加深对其异质性的理解。因此,准确预测分子分型有助于为结直肠癌患者制订更精确的治疗策略。有研究者利用影像组学方法和MRI影像数据预测结直肠患者KRAS突变状态。该项研究在一个中心训练模型,在另外一个中心检测模型性能。从第一个中心连续收集了304张T2WI影像,将其中213张影像作为训练集,91张作为内部验证集。从第二个中心收集了86张影像作为外部验证集。从每张影像提取了960个影像组学特征,经统计学分析后保留7类影像组学特征,包括18个形状特征如分期、息肉样病变、肿瘤轴向长度、肿瘤轴向与纵向长度之比,14个一阶统计特征,22个灰度共生矩阵(GLCM)特征,16个灰度大小区域矩阵(GLSZM)特征等。在影像组学特征提取的基础上,该研究建立支持向量机模型。在此模型上训练集的指标AUC为0.722,内部测试集AUC为0.682,外部测试集AUC为0.714,表征了其临床的可用性。多中心的影像组学建模可以检测模型的鲁棒性和准确性,便于模型的推广。可以说,影像组学对于直肠癌的肿瘤表征、肿瘤分期、预测和治疗指导都有着巨大的潜力。

9.2.2 迁移学习

迁移学习(transfer learning)是机器学习中一种重要的方法,它是指从一个已有的学习任务中获得知识并将其运用到另一个相关任务上的学习过程。迁移学习是深度学习领域的重要研究方向,能够有效地解决训练数据不足、学习时间长、计算资源紧缺等关键性的问题。迁移学习的基本思路是将在一个源任务上预先学习的模型权重作为初始化参数,再在目标任务上进行微调,从而减少训练时间并提高泛化能力。源任务和目标任务是迁移学习的两个关键概念。源任务是提供预先学习知识的任务,而目标任务则是需要利用源任务的知识来解决的任务。在迁移学习中,源任务的数据量通常比目标任务的数据量大,这就为源任务提供了丰富的知识和数据;而目标任务则可以利用这些知识和数据来加速相应模型的学习。

ImageNet 在迁移学习中拥有特殊的地位,基于 ImageNet 数据集预训练的模型被视为计算机视觉角度迁移学习领域通常用到的源域模型。ImageNet 是一个包含数百万张图像的大规模数据集,覆盖了数千个不同类别的物体。这使得 ImageNet 成为一个庞大的资源,在用于训练深度学习模型时,有助于模型学习到有关图像特征和模式的通用知识,例如颜色、纹理、形状等。这些特征在许多医学图像的处理任务中都具有作用,因此在医学图像领域,也通常会采用 ImageNet 的预训练模型,然后在特殊任务中进行微调。当然也会有研究者采用较大的医学图像数据集作为源域数据集来训练模型,然后迁移到具有小数据量的目标域中。

在医学领域,假设我们想要训练一个模型用于乳腺 X 射线图像分类,以检测患者是否患有乳腺癌。由于收集大量的有标注的乳腺 X 射线数据集很困难,在小数据量的样本上进行分类识别具有挑战,因此一种解决方案是采用迁移学习方法。例如可以采用基于 ImageNet 预训练的 ResNet50 模型,通过预先加载训练好的参数,只采用小数据量的乳腺 X 射线图像数据对模型参数进行微调,此时模型的性能会优于直接采用这部分数据进行训练的模型性能。除了 ImageNet 预训练模型,也可以使用其他数据集的预训练模型。例如,我们可以采用大规模的胸部 X 射线分类数据集作为预训练模型,然后将其微调,使其适用于乳腺 X 射线数据集的分类任务。通过迁移学习的方法,可以最大限度地利用已有模型在胸部 X 射线分类任务上学到的有关图像特征的知识,避免从头开始训练一个全新的模型。这意味着我们可以节省大量的训练时间和计算资源,同时更快地开发出一个能够有效地分类乳腺癌的模型。迁移学习这种方式可以在医学图像领域中加速新任务的研究和应用,提高模型的性能和准确性,为临床医学提供更强大的辅助工具。

迁移学习的主要方法如下所述。

1. 基于特征的迁移学习

在源域与目标域之间共享一些相似的特征,通过特征转换来解决迁移学习问题。在源域学习到的特征,如果对目标域有较高的适用性,则可以在较大程度上提高目标域的学习效果。基于特征的迁移学习方法在许多应用中取得了良好的效果,如图像识别、自然语言处理等。基于特征的迁移学习方法主要依赖于源域和目标域之间的特征相似性,如果两个域的特征相似度低,则会影响迁移学习的效果。

基于特征的迁移学习主要有两种方法:特征选择和特征融合。特征选择方法选择在源域和目标域上具有相似性的特征,然后对这些特征进行分析,从中选择具有代表性的特征来构建目标域的学习模型。迁移学习的特征融合方法将在源域和目标域上分别学习到的特征进行融合,以提高学习的效果。

在医学领域,有很多基于特征的迁移学习例子。以病理切片图像的分类任务为例进行阐述。假设有两个分类任务：任务 A 是识别不同类型的乳腺癌，如浸润性导管癌、乳腺纤维腺瘤、鳞状细胞癌等；任务 B 是识别不同类型的甲状腺肿瘤，如鳞状细胞癌、滤泡状甲状腺癌等。若采用基于特征的迁移学习方法，我们可以基于任务 A 训练一个图像特征提取器，其可以将医学图像转换为更高维的特征空间。然后我们将这个特征提取器应用到任务 B 中，基于任务 B 的训练数据提取特征，并在这些特征上训练一个分类器来识别甲状腺癌变的类别。由于任务 A 和任务 B 之间存在某些关联，如图像中的纹理、形状、颜色等特征，从任务 A 中训练出的特征提取器已经学会了捕捉一些基本的图像关联信息，因此，采用基于特征的迁移学习的性能比随机初始化模型的性能要好，从而可以加速甲状腺癌变分类模型的开发，并提高模型准确性。这种方法充分利用了在医学图像分类任务 A 中获得的知识，以加速任务 B 的研究和应用。

2. 基于模型的迁移学习

基于模型的迁移学习通过让源域的模型迁移到目标域来解决迁移学习问题，其通过从已经训练好的模型中迁移模型参数，以加速新任务的训练。这种方法的基本思想是利用一个已经训练好的模型对目标任务进行预训练，然后使用预训练得到的模型参数或结构来初始化目标任务的模型。例如，在图像分类任务中，可以使用一个已经训练好的图像分类模型对新任务的图像进行预训练，在此基础上进一步优化训练图像分类模型。

在基于模型的迁移学习中，主要采用模型预训练和微调的方式。模型预训练通过对目标任务之外的数据进行预训练，以获得对目标任务有效的特征。模型微调在已经训练好的模型上微调全部或者部分参数，以适应新任务的数据。

举例而言，假设我们已经在一个大尺度医学图像数据集上训练了一个图像分类器，用于识别一种特定类型的肺部病变，如肺癌。此时若想要将该模型应用到另外一个任务中，例如肺炎的分类，可以应用基于模型的迁移学习方法。可以从已训练好的肺癌分类器开始，提取其中的特征，将该模型的参数固定，然后在新的医学图像数据集（肺炎）上重新调整分类器。由于已经存在一个关于肺癌的特征提取器，新的分类器可以更迅速地学习到有关肺部的图像特征，有助于提高肺炎识别的准确性。也可以调整模型的全部参数以训练得到新的模型。此时在第一个任务上训练的模型就作为第二个任务中模型的初始参数。这种方法在医学领域中有助于快速应用已有的知识，提高新的分类任务的训练准确性。

3. 基于样本的迁移学习

基于样本的迁移学习通过在源域和目标域中共享部分样本来应用迁移学习方法，其核心在于选择一些具有代表性的样本，然后利用这些样本来更新源域模型或目标域模型。这些样本可以是源域数据中的样本，也可以是目标域数据中的样本，或者是两者结合。基于样本的迁移学习可以使用不同的样本选择策略，例如基于样本权值的样本选择、基于样本聚类的样本选择等。在利用选择的样本来更新模型时，还可以使用不同的样本融合策略，如基于模型平均的样本融合、基于模型加权的样本融合等。

在医学领域，假设有一个具有较大数据量的医学图像数据集，包含多种不同类型的医学图像，但这个数据集对于某个新的医学图像分类任务来说，数据量并不充足。此时，可以采用迁移学习的方法来应对这个挑战。首先，可以从大尺度医学图像数据集中选择一些与新的医学图像分类任务相关的图像样本，将它们构成一个新的训练数据集。然后，加载已经训练好的医学图像分类模型的参数，并基于新的训练数据集对模型进行微调。通过这种方式，能够在较短的时间内获得一个性能较高的医学图像分类模型。

简而言之,基于样本的迁移学习方法是一种比较简单而实用的迁移学习方法。由于样本选择和样本融合方法的不同,其结果也可能不同,需要对其进行合理的评估和选择。

4. 基于域自适应的迁移学习

基于域自适应的迁移学习通过学习领域自适应的特征,分析源域和目标域之间的差异,基于域自适应方法,调整模型以适应目标域的任务,从而获得适用于目标域的模型。通过分析源域和目标域的样本分布来衡量域之间的差异,如果目标域的样本分布与源域样本分布差异较大,就需要采取更多的调整方式以适应目标域的要求。

在医学领域,假设已经训练了一个用于识别特定类型肿瘤的医学图像分类模型,该模型在训练集上表现较好。当尝试将该模型应用于识别另一种不同类型的肿瘤时,模型性能会下降。此时,可以应用领域自适应的迁移学习方法来改进模型的性能。

迁移学习方法具有很多优势。第一,有助于提高学习效率。通过利用已经训练好的模型,迁移学习方法减少了对大量训练数据的需求,有助于节省时间和计算资源。第二,迁移学习有助于减少过拟合的风险,尤其在数据量有限的情况下,可以使用其他数据即预训练的模型参数。第三,迁移学习可以利用源域的知识来提高目标任务的性能。可以说,迁移学习目前已经成为医学影像领域广泛使用的一种方法。在使用过程中,我们也会发现,如果目标数据集与源数据集的数据分布差异较大,会导致模型的通用性和泛化性下降。因此域泛化和域自适应都是应该研究的内容。

9.2.3 多模态学习

多模态学习(multimodal learning)从不同的数据源学习多种模态的数据,结合多种模态数据的互补特性,来获得更好的模型效果。这些模态可以是不同的特征,如图像、声音、文本等。多模态学习通常需要处理不同类型的数据,如图像和文本数据构成多模态,不同模式的图像数据构成多模态数据等。在多模态模型的训练期间,需要考虑以什么样的形式结合多个模态的信息,以给出最终的结果。

多模态学习广泛应用于医学场景中。在医学影像诊断中,多模态学习可以结合不同类型的医学影像数据(如 X 射线、MRI、CT、超声、病理数据等),用于更准确地诊断和分析疾病,如肿瘤检测、病理学分类等。医学领域的数据不仅包括影像,还包括医学文本,如检查报告、患者病历、医学文献等。多模态学习可以结合图像和文本信息,完成疾病分类、药物副作用、生存预后等任务。在基因组学和蛋白质组学研究中,多模态学习可以结合基因表达数据、蛋白质网络和临床信息,更好地理解遗传变异与疾病之间的关系,研究结果可有助于个性化医疗和药物开发。在医疗保健中,多模态学习常用于分析患者的语音数据和情感状态,这有助于评估患者的心理健康状况和情感障碍,辅助心理医生的诊断和治疗决策。可穿戴设备(如智能手表、健康传感器)会生成多种数据类型,包括生物参数(心率、步数)、环境数据(气温、湿度)和用户反馈等。多模态学习可以综合考虑这些数据的信息量,研究结果可用于个性化的健康监测和预测。在神经科学和脑研究中,可以结合脑影像数据(如脑 MRI 扫描)和认知任务数据(如大脑活动响应)实现多模态学习,以帮助理解大脑功能和疾病。

多模态学习的主要研究方向有以下几种。

1. 多模态表示学习

多模态表示学习（multimodal representation）主要研究如何将多个模态数据所蕴含的语义信息数值化为实值向量。

多模态表示学习的方法有很多种，其中常用的有基于卷积神经网络的方法、基于循环神经网络的方法、基于生成对抗网络的方法、基于对齐生成对抗网络的方法等。这些方法的核心思想是通过网络模型学习多模态数据的特征，并利用多模态数据之间的关系生成特征表示。

为了使多模态表示学习更加有效，需要先对多模态数据进行特征分析，例如：提取每一种模态的特征，对不同模态的特征进行分析和对比，以便将各种不同的数据特征转换为相对应的信息表示。多模态数据可以从不同的角度提供不同的信息，并在信息上实现互补。在特征分析过程中，需要对多模态数据进行数据预处理，包括数据清洗、数据标准化和数据转换等操作，以获得较高质量的特征。然后，对于每一个模态数据，都可以通过特征提取、特征选择和特征融合等方法来分析其特征。特征分析可以采用线性分析、非线性分析、聚类分析、主成分分析等方法。通过特征分析，不同模态数据被转换为相对应的特征表示，从而利用不同模态数据之间的相似性和差异性来完成任务。此外，基于特征分析还可以表征不同模态数据的重要性，以指导多模态数据融合算法的构建。

在医学领域，多模态表示学习可以将不同类型的医学数据转化为共享的向量表示，如患者的 X 射线图像和相应的临床病史文本。举例来说，一个多模态表示学习系统可以通过深度学习方法，将 X 射线图像中的病变特征与患者的临床病史文本相关联。这样，医学从业者可以更方便地了解图像中的病变特征与病史之间的联系，提供更全面的病情评估和更精确的诊断。

2. 模态间映射

模态间映射主要研究如何将某一特定模态数据中的信息映射至另一模态。模态间映射可以提高学习效率，使得不同模态的信息可以相互补充、协同工作。

常见的模态间映射方法包括自监督映射、监督映射和半监督映射。自监督映射利用未标记的数据学习模态之间的关系；监督映射利用标记数据学习模态间的映射；半监督映射则是自监督和监督映射的结合。模态间映射通常使用神经网络或者其他机器学习方法来实现，映射可以是从一种模态到另一种模态的静态映射，也可以是动态的，如时间序列数据的长度映射。模态间映射的建立可以通过训练得到，也可以基于领域知识手动设计。

假设患者接受了不同时间点的磁共振成像（MRI）和核素扫描（PET）的检查。MRI 提供了详细的解剖结构信息，PET 则提供了生物学代谢信息。研究者可以训练一个神经网络，将 MRI 图像映射到 PET 图像的领域，通过模态间映射使医生更清晰地了解解剖结构与生物代谢之间的关联。这有助于提高癌症筛查和评估过程中的准确性，允许医生在 MRI 图像上观察到异常结构，并在 PET 图像上验证这些异常的生物代谢活动，进而更好地制定治疗计划。模态间映射方法可以提供更全面的信息，有助于更好地理解患者的病情，提高医疗决策的精确性。

3. 对齐

对齐（alignment）主要研究如何识别不同模态之间的部件、元素的对应关系，将不同模态数据对齐。对齐操作根据时间、位置等信息将不同模态数据进行对齐或匹配，以保证在分析和融合数据时的一致性和相似性。

多模态对齐的方法有许多,其中一种是直接对齐。在直接对齐操作中,需要根据数据的不同特征进行维度调整,使得不同模态的数据特征在同一个维度上对应。另一种方法是通过转换实现对齐,这种方法在不同的模态数据上运用相同的转换方法,将不同模态数据转换为相同的特征空间或维度。

多模态对齐的好处在于能够保证对不同模态数据的统一处理,有效降低了数据的复杂度,并且提高了数据分析的准确性。通过多模态对齐的方法,可以将医学图像数据与患者的医疗记录数据进行匹配,以确保它们来自同一患者。多模态数据可以为医生提供更多信息,帮助他们更准确地理解患者的病情和健康状况,从而提高医学诊断的精度。通过对齐多模态数据,可以实现更全面的医学信息分析和更精确的医疗决策。

4. 多模态融合

多模态融合(multimodal fusion)主要研究如何整合不同模态间的数据、模型和特征。多模态融合的主要方法有特征融合、模型融合和数据融合。特征融合的思想是将多模态数据的特征提取出来,然后合并到统一的特征空间,以获得更加丰富的特征表示。一般来说,特征融合可以通过拼接、加权平均和高维映射等方法实现。模型融合的思想是训练多个模型,然后将多个模型的预测结果融合在一起,以便得到更好的预测结果。模型融合的方法通常包括分类器融合、协同过滤等。数据融合的思想是将多模态数据合并到一起,使用一个单一的模型进行学习。融合方法的选择取决于具体的应用场景,不同的应用场景需要采用不同的融合方法。

一个常见的多模态融合示例是基于患者的医学图像和医疗记录数据进行诊断。在这个多模态诊断系统中,医学图像模态包括X射线、MRI或CT扫描等图像,用于获取患者的体内结构信息,而医疗记录数据模态包括患者的病史、实验室报告和病情描述等信息。在此应用中,医学图像模态可以利用深度学习技术分析影像以获取疾病特征,而医疗记录数据模态可以使用自然语言处理技术提取关键信息。最后,两种模态的数据将被融合在一起,以支持医生进行全面的诊断和个性化治疗计划的制定。这种多模态融合有助于提高医学诊断的精确性和全面性,为患者提供更好的医疗护理。

多模态学习在医学领域中具有多重优点。第一,它能够提高学习效率和准确性。因为多模态学习整合了来自多个数据源的信息,能够提供更全面的视角。第二,它能够增加数据的多样性和可靠性。多模态数据充分利用了各种信息来源,弥补了单一模态数据的不足,增加了数据的多样性和可靠性,有助于提高模型的泛化能力,更好地适应多种类型的数据。第三,多模态学习能够同时处理不同形式的数据,具备解决复杂问题的能力。多模态学习也伴随一些挑战。第一,因为不同模态的数据具有不同的时间戳、频率或尺寸,导致数据对齐困难,通常需要研究者付出额外的时间和精力。第二,各种原因可能导致某些模态的数据不完整,数据缺失会影响模型的性能。第三,多模态数据通常是高维和密集的,需要处理大量特征,这对计算资源构成一定的挑战。第四,不同模态的特征表示可能差异较大,需要融合成一致的表示形式用于后续处理。合适的超参数选择对于多模态学习算法也至关重要,不当的选择可能影响模型的性能。

9.3 医学人工智能的挑战

9.3.1 医疗领域大模型

ChatGPT 的出现,引领了生成式人工智能的新风尚。在医疗领域,随着人工智能技术的迅猛发展,医疗大模型作为其中的重要组成部分,正逐渐展现出其巨大的潜力。医疗行业大模型应能综合多个医学领域的知识,提供跨学科的解决方案,在医学诊断、临床决策、药物研发等方面发挥重要作用。应用场景包括医学影像诊断、个性化治疗方案、疾病早期预测和药物研发等。未来,医疗大模型将进一步融合多模态数据,实现自动化临床决策,以及个性化医疗服务的推广。医疗大模型的发展将为医疗领域带来巨大的变革,提高医疗质量,降低医疗成本,造福人类健康。

随着算力资源、数据规模、模型规模的持续提升,大规模自回归式语言模型展现出了惊人的通用推理能力,引起了全社会的广泛关注。2018 年,OpenAI 推出了 GPT 模型。标志着自回归预训练语言模型的开始。此后 GPT 系列模型的参数规模逐步增大,2020 年,OpenAI 推出了参数规模 1750 亿的 GPT3 预训练模型。在不用更新模型参数的情况下,仅通过几个任务样例的提示,GPT3 就可以高质量地完成翻译、问答、分类等多种类型的自然语言处理任务。随后,谷歌推出了参数规模达 5400 亿的 PaLM 自回归预训练模型,在很多任务上,PaLM 的少样本推理能力甚至超过了利用大量训练数据微调的模型。随后研究者们发现,通过将多种自然语言处理任务转化为自然语言指令任务的形式进一步微调模型,可以显著提升大模型在多种任务上的零样本推理能力。2022 年,Open AI 推出了 ChatGPT,通过在指令学习阶段引入人类反馈,ChatGPT 不仅可以非常准确地在对话上下文语境中理解人类的意图,还能高水平地完成撰写邮件、视频脚本、文案、代码、论文,以及多语言翻译等多种类型的复杂任务。

在技术路线上,目前的生成式大模型通常经过了预训练和指令学习两个阶段的学习过程。预训练阶段通过在海量的高质量文本数据上进行语言模型的训练,使大模型不仅学习到了自然语言的语法语义,还学习到了大量的人类知识。在指令学习阶段,通过有监督学习及强化学习等方法,大模型学习到了如何更精准地理解用户的指令意图,并且调动预训练阶段学习到的知识解决问题;通过指令学习,大模型更好地"对齐"了人类的意图,使人类可以通过友好的方式发挥大模型的能力。

在能力特点上,生成式大模型展现出了很多传统小模型不具备的能力。例如上下文学习(In-Context Learning,ICL)能力,通过在输入中给出准确的提示语(prompt),或者加入少量样例,在不用调整模型参数的情况下,大模型就可以按照提示语和样例的指示,很好地解决问题。相比传统技术方法需要收集大量训练数据并且训练模型,这种能力显著降低了大模型适配新任务的成本。思维链(Chain-of-Thought,CoT)能力是大模型的另一个重要能力,通过在样例中加入思考过程,或者仅仅通过一句"让我们一步一步思考"的提示语,大模型就可以在输出中自动生成针对问题的思考过程,然后根据思考过程产生问题的答案。思维链能力一方面显著提升了大模型在复杂推理任务上的效果,另一方面也提供了很强的模型可解释性。

在通用大模型技术出现后，医学领域大模型自然而然地成为了一个重要的研究方向。谷歌使用通用指令微调的大模型 Flan-PaLM 可以很好地回答医疗领域的选择题类型的问答，并且成为第一个通过美国执业医师考试(USMLE)的 AI 系统(评分约 67%)；但是该系统在回答长答案形式的问题时效果并不理想，人工评估结果显示约 38% 的回答中存在与医疗共识不相符的内容。通过在少量医学问答数据上利用高效参数微调技术继续微调模型，得到了医疗领域大模型 Med-PaLM，改进后的模型明显降低了输出结果中与医疗共识不相符的比例(约 7%)，达到了与医学专家相当的水平。近期，谷歌在 Med-PaLM 基础上迭代得到 Med-PaLM 2 模型，该模型在美国执业医师考试中取得了 85% 的分数，达到了专家级医生的水平。

微软和 OpenAI 研究人员通过研究发现，GPT-4 作为一个通用领域的大模型，在医疗领域也展示出了很强的能力。在不使用特殊的提示技巧时，GPT-4 模型就可以在美国执业医师考试中取得约 82% 的分数；其未经安全性调优的 GPT-4-base 模型甚至可以取得约 86% 的分数。除了参与执业医师考试，研究人员还在医学领域多种类型任务上与 GPT-4 进行了交流，结果发现 GPT-4 不仅是一个高级的医学搜索引擎，更是一种能够与医护人员携手合作、提升工作效率的智能助手。

不论 Med-PaLM 还是 GPT-4，其参数量都非常庞大，导致其使用成本很高，不适合大面积推广。因此，研究医疗领域的大模型已经成为了一个重要方向。例如，一些研究者构建了中文医学问答及问诊数据集，通过对通用预训练模型进行指令微调，使其获得了医学领域问答能力。上述方法只在指令学习阶段加入了特定的医学文本数据，并没有使用大量的高质量医学文本对通用模型进行医学领域的持续预训练，因此引入的医学知识有限。

医学领域大模型技术的突破具有重大意义。医疗行业存在着明显的复杂性、多任务、重知识等特点，患者从门诊问诊到入院治疗的整个过程中，医生需要在多个环节利用其专业知识并结合患者情况给出决策和行动。相比在多个环节中部署一个个只能解决单任务的传统医学人工智能系统，大模型技术提供了一个新的技术方案，很可能带来人工智能技术在医疗领域的应用变革。具体而言，可能产生如下意义。

(1) 成为专家级医疗助手，服务于医生。辅助解决医生烦琐的文书工作，使医生有更多的时间关注患者。在临床环节提供辅助决策、方案推荐，同时提供决策依据，帮助医生思考。阅读最新医学论文及发现，加速医学成果传播。

(2) 提升医疗管理能力，促进医院整体诊疗水平的提升。可以用于病历文本的自动录入、形式质控和内涵质控，也可以用于涉及医院管理相关数据的分析。

(3) 辅助医学教育，普及医学知识。可以使用通俗易懂的语言为患者提供医学知识的介绍和答疑。

目前的大模型技术在通用领域展示出了惊人的能力，但是在医疗这一特定的专业领域上可能存在专业知识不足、输出幻觉等多种问题，因此医疗领域大模型研究会面临许多科学与技术问题，如下所示。

(1) 如何在基座大模型中引入足够且专业的医疗知识。

(2) 如何在解决临床多场景多任务的过程中，引入准确的临床思维以更好地解决实际临床问题。

(3) 如何保证大模型输出结果的可信性和可验证性。

(4) 大模型如何利用医学多模态数据进行决策和推理。

针对以上阐述的临床科学与技术问题,研究人员提出了如下解决方案。

一是构建大规模高质量医疗领域中文数据集。数据是大模型技术的基础,没有高质量数据就无法得到高质量的模型。为了完成医疗领域基座模型的预训练,首先需要构建中文医疗大规模数据集,包括指南、论文、共识、病历等多种来源,包含多种类型医学知识的数据;其次,需要构建用于多场景多任务学习的中文临床高质量多任务数据集,在数据集的构建中,必须让高水平临床医生深度参与,在数据中显式地引入高水平临床思维。相比英文数据集,医疗领域的中文数据集数量规模较小且质量不高,需要加大投入力度。

二是结果可信可验证的大模型算法研究。大模型会存在幻觉现象,这一问题在医疗领域会产生非常严重的后果,可以通过采用工具增强、强化学习等技术,在结果中加入决策信息的来源,惩罚幻觉类型的输出,从而提升结果的可信度;在面对医疗复杂决策任务时,模型的输出可能也会十分复杂,为模型结果的验证带来难度,因此也需要研究模型结果的验证方法,使得医生可以更好地参考模型结果给出最终的临床决策。

三是多模态大模型技术的研究。医疗领域存在多种模态的数据,如病历文本数据、实验室检查数据、医学影像数据等等,需要研究多模态大模型技术,让模型可以综合多种模态的数据给出临床决策;同时,多模态大模型不仅需要输入多模态数据,也需要产生多模态的输出,以满足各种场景的临床任务。

医疗领域大模型技术的研究过程需要医学、人工智能等多领域专家进行深度沟通和配合,难以一步到位地解决问题,可以采取分步走、阶梯式的规划方式,统筹规划不同类型的任务和不同难度的科室疾病问题,逐步实现突破。

据中国科学技术信息研究院《中国人工智能大模型地图研究报告》所述,截至 2023 年 5 月,国内 10 亿级参数规模以上基础大模型至少已经发布了 79 个相关应用。高校及科研机构已经积极展开探索,企业也在快速推进商业化落地。接下来将介绍几个目前已发布的医疗行业大模型。

1. 华为云:盘古药物分子大模型

华为云盘古大模型已经深入金融、制造、政务、电力、煤矿、医疗、铁路等 10 多个行业,支撑 400 多个业务场景的 AI 应用落地。2021 年发布的华为云盘古药物分子大模型,是由华为云联合中国科学院上海药物研究所共同训练而成的大模型,可以实现针对小分子药物全流程的人工智能辅助药物设计。实验验证结果表明,盘古药物分子大模型的成药性预测准确率比传统方式高 20%,显著提升研发效率,让先导药的研发周期从数年缩短至一个月,同时降低 70% 的研发成本。

2. 百度:文心生物计算大模型

百度的文心生物计算大模型于 2022 年 5 月推出,是将生物领域研究对象的特性融入模型,构建面向化合物分子、蛋白分子、基因组学信息的生物计算领域预训练大模型。目前正式对外发布的文心生物计算大模型,包括化合物通用表征模型 helixgem 和 helixgem-2、蛋白结构分析模型 helixfold 以及单序列蛋白表征模型 helixfold-single 等。

3. 智云健康:CIouD GPT

2023 年 5 月,智云健康宣布推出 CIouD GPT,这是一项由 CIouDr Machine Learning Infrastructure 基础平台提供的智能诊断技术,并形成智云医疗大脑的一部分。经过广泛而专业的医学数据训练,CIouD GPT 能够应对复杂且模式多样化的情况。在医院 SaaS(软件即服务)方面,CIouD GPT 全面分析患者病情,为同类疾病提供预警及建议治疗方案,协助医生更精准快捷地确立诊疗方案。在互联网医院端应用方面,CIouD GPT 协助医生及药师进行处方质量控制并提升医生诊疗方案的效率及准确性。此外,由 CIouDr Machine Learning Infrastructure 基础平台提供并组成智云医疗大脑的另一部分的 CIouD DTx 平台已应用于人工智能辅助药物及器械研发,为慢病数字医疗提供多项关键技术解决方案。用于治疗心血管疾病的 CIouDTx-CVD 数字疗法亦已成功研发。

4. 医联:MedGPT

2023 年 5 月,医联正式发布了自主研发的基于 Transformer 架构的国内首款医疗大语言模型——MedGPT。MedGPT 主要致力于在真实医疗场景中发挥实际诊疗价值,实现从疾病预防、诊断、治疗到康复的全流程智能化诊疗能力。MedGPT 可以整合多种医学检验检测模态能力,实现线上问诊到医学检查的无缝衔接。在问诊环节结束之后,MedGPT 会给患者开具必要的医学检查项目以进一步明确病情,患者则可以通过医联云检验等多模态能力进行检查。基于有效问诊以及医学检查数据,MedGPT 得以进行准确的疾病诊断,并为患者设计疾病治疗方案。患者可以通过医联互联网医院实现送药到家,MedGPT 会在患者收到药品后主动为患者提供用药指导与管理、智能随访复诊、康复指导等智能化疾病诊疗服务。

5. 中国科学院自动化研究所:紫东太初

"紫东太初"定位为跨模态通用人工智能平台,于 2021 年正式发布。2023 年 6 月,紫东太初发布 2.0 版本。目前,"紫东太初"大模型已展现出广阔的产业应用前景,在神经外科手术导航、短视频内容摘要、法律咨询、医疗多模态鉴别诊断、交通图像研读等领域启动了一系列引领性、示范性应用。在医疗领域,基于紫东太初大模型开放服务平台,实现数据智能标注、高效模型训练、模型灵活部署,实现骨科器械/耗材的自动识别和清点,实现智能化、精细化管理,效率相比传统方式提升了 6 倍,准确率高达 97% 以上。

6. 商汤科技:"医疗大模型工厂"

商汤科技与行业伙伴合作,推出了医疗语言大模型、医疗影像大模型、生信大模型等多种垂类基础模型群,覆盖 CT、MRI、超声、内镜、病理、医学文本、生信数据等不同医学数据模态。商汤科技积极探索大模型在医疗领域的落地,在 2023 世界人工智能大会期间,发布了融入医疗大模型的升级版"SenseCare©智慧医院"综合解决方案,覆盖智慧就医、智慧诊疗、智慧医院管理、智慧医学科研、智慧医疗云五大场景,打造五位一体全方位产品矩阵。目前该解决方案已落地全国多家头部三甲医院。例如在就医环节,商汤已推出中文医疗大模型——"商量•大医",功能涵盖导诊、问诊、健康咨询、辅助决策等场景。未来,商汤科技将进一步聚焦不同医疗机构的需求场景,基于医疗基础模型群进一步扩容"医疗大模型工厂"。

7. 京东健康:京医千询

2023 年 7 月,京东健康正式发布了"京医千询"医疗大模型。"京医千询"基于京东言犀通用大模型,能够快速完成在医疗健康领域各个场景的迁移和学习,从而实现产品和解决方案的全面 AI 化部署,为远程医疗服务提供技术底座。据介绍,"京医千询"不只是简单地获取患者信息,而是可以根据用户侧个性化的诊疗建议、健康管理、自诊,医生侧的知识管理和文献挖掘、自动报告生成和病例生成来辅助医生的工作。此外,"京医千询"是基于循证医学训练的,同时具有共情和交互的能力,可以理解复杂模态,利用包括图片影像等种类的医学数据做自主的推理决策。截至发布当日,已有 178 家科研医疗机构、26 家药企、69 家企业客户,以及超过 4.3 万名医生,直接或间接参与了京医千询大模型建设。

8. 百度灵医智惠:灵医 Bot

2023 年 6 月,百度灵医智惠携"灵医 Bot"亮相第二届中国(南昌)国际大健康产业大会暨博览会。7 月 20 日,百度灵医智惠固生堂联合举办了大模型战略合作启动仪式,双方将依托百度医疗健康大模型产品"灵医 Bot"的技术优势,通过端到端数据打通,推动医学行业大模型的快速产业化发展。据介绍,灵医 Bot 基于文心大模型能力,融合全国超 800 家医院、4000 多家基层诊疗机构的智慧医疗服务经验,面向医疗领域推出新一代医疗对话机器人。基于文心大模型跨模态、跨语言的深度语义理解及生成能力,灵医 Bot 在复杂医学内容的理解准确性和时效性方面有着显著提升,可面向医生、患者等群体升级迭代文档理解、病历理解、医疗问答等三大产品服务,重构医疗人工智能应用。

目前医疗大模型技术发展迅速,读者可自行检索文献,关注该领域的发展。

9.3.2 临床诊疗质量的科学评估与有效监管

临床诊疗质量的有效评估与监管,对促进诊疗的规范性、合理性、有效性,以及医疗的同质化治疗水平提升均具有十分重要的意义。当前国内外对诊疗质量的评估与监管主要有两个维度,一个是以医疗机构为主体抓手的医疗服务质量的评估与监管,另一个是以病种为抓手的临床诊疗质量的质控与监管。前者主要通过对医疗机构的评级、评分来实现宏观层面的医疗整体质量的评价与监管;后者则偏重于面向具体的、重大的病种诊疗过程的合理性和有效性的监管。

医疗服务质量评估与监管:各国均建立了各自的医疗服务质量评价方法和监管方式。例如,在美国,通过成立医院评审联合委员会(JCAH),制订《医院评审手册》(AMH)、质量保证标准 ISO9000,同行评议等方式对医院医疗质量进行评价,包括对医疗技术与服务、医生行医资格、医院病历等方面进行检查和评价;在欧洲,英国依靠"医疗质量委员会"(CQC)对公立和私立医疗机构进行质量管控;芬兰等北欧国家建立"问题针对性"评价考核机构,针对特定病种对不同医院进行检查评价;荷兰主要采用同行评议、标准化方法和抽查访问 3 种医疗质量评价方法负责医院评审和质量促进工作;奥地利联邦劳工部采用"医院记分系统"对医院诊断和治疗过程进行打分来分析医疗质量,实施环节医疗质量管理;澳大利亚主要通过卫生服务安全和质量委员会(ACHS)对卫生服务机构进行评审;一些亚洲国家,如新加坡、日本等,通过设立全国医院标准联合委员会,利用统一标准(如 JCQHC 医院审查标准)实施医疗质量评价来促进医疗质量提高。

单病种诊疗质量质控:除了普通的医疗服务质量评价与监管外,针对一些重大的病种,各国通过专病种医疗权威专家建立了更加专业、有深度的面向单病种诊疗过程的质量评价体系与监管方法,以促进医疗的高水平同质化发展。例如,美国联合委员会(JC)自 2008 年起每年发布《质量和安全年度报告》,包含病种过程指标。2010 年 JC 评审标准将急性心肌梗死等 4 个病种过程质量指标纳入医院质量和安全评价范畴,采取了质量问责措施,并定期更新质量措施规范手册;2019 年 JC 纳入 11 套针对急诊和外科特定人群的住院质量措施;2021 年 JC 的国家质量措施规范手册共纳入 7 项国家质量措施集和 12 项质量认证措施集。

质量认证措施集包括62个过程质量指标,其中有10项为"国际医院住院患者质量措施"。英国借鉴美国HQID经验,推行了卓越质量(AQ)项目。该项目采用综合质量得分评价质量改进效果。AQ项目于2008年启动,纳入英国西北部的24家医院。AQ项目同HQID项目一样,对急性心肌梗死、心力衰竭、社区获得性肺炎、冠状动脉旁路移植术、髋/膝关节置换术的过程质量进行评价,同时采用经济激励措施促进医疗质量改善。

中国当前的现状:我国人口基数庞大,地域广袤,高水平医师长期匮乏且分布极端不均衡,整体的医疗服务质量和诊疗水平参差不齐。因此,通过有效的手段对医疗质量进行评估分析与质控监管,对于促进医疗质量的同质化、规范化、均衡化发展,以及诊疗水平的提升,具有十分强烈的现实需求和革命性的意义。当前,我国对医疗质量的评估分析与监管模式,与国际主流做法大体一致,主要是通过国家及各级卫生健康委员会对所管辖的医疗机构进行公立医院考评的方式来实现对医疗机构的医疗服务效率、医疗质量的评价与管理,同时也通过一些优势的医疗单位牵头承建面向重大病种的单病种诊疗质量质控中心来实现对单病种的诊疗质量的分析与质控。无论是以医疗机构为抓手,还是以病种为抓手,当前对诊疗质量的评估与监管均存在过于宏观粗放的问题,具体表现在如下几方面。

(1) 指标的科学性、依据性有待提升,需要通过真实场景数据去验证与完善。

(2) 评估方式过于主观,缺乏全面性,需要通过数据计算驱动模式代替上报和人工抽检模式。

(3) 监管的真实性缺乏保障,需要通过全量、全维度、一线临床数据打通临床诊疗的全链条监管模式。

随着医疗数字化底座的不断完善,医疗大数据分析技术和医疗自然语言处理技术的飞速发展,当前医疗质量的评估与监管正处于一个即将进入数字化、精细化、体系化的新阶段。如果基于医疗真实世界分析和数据计算驱动的医疗质量评估与监管有所突破,将对未来医疗的发展带来有利影响,具体如下。

(1) 医疗质量高水平同质化:通过对医疗服务过程、临床诊疗真实路径的全量、自动、客观的评估与监管,促进医疗服务高水平同质化。

(2) 医疗资源普惠公平合理:通过对医疗的过程性、全量性、经济性等多个目标的分析与监管,提升医疗资源使用的公平性、合理性。

(3) 诊疗水平快速迭代提升:通过对临床大量疾病诊疗过程的分析,构建基于临床真实世界的有效反馈机制,促进诊疗水平的快速跟进与提升。

(4) 提高未来技术竞争力:当前的医疗质量监管正处在"数据要素+AI技术"巨变革新节点,未来即将形成具备"病历数据驱动+AI技术"的精细化、精准化医疗质量管理的,一系列面向医疗管理的基础技术和软件技术的重大装置,提高技术竞争力。

涉及的临床科学问题主要有如下三方面:①疾病临床诊疗同质化的医学机理问题;②疾病临床诊疗同质化的归类结构问题;③疾病临床诊疗同质化的循证逻辑。涉及的工程技术问题主要有如下三方面:①临床诊疗过程的自动分析能力;②基于真实世界研究的临床诊疗质量评估体系;③基于真实世界研究的临床诊疗监管反馈机制。

如图9-2所示,病历文书是详细记载全流程诊疗过程的载体,因此总体解决方案要以临床电子病历数据为抓手,AI诊疗分析能力为核心,来实现对医疗质量的科学化、精细化的评估分析与有效监管。具体包括如下几方面。

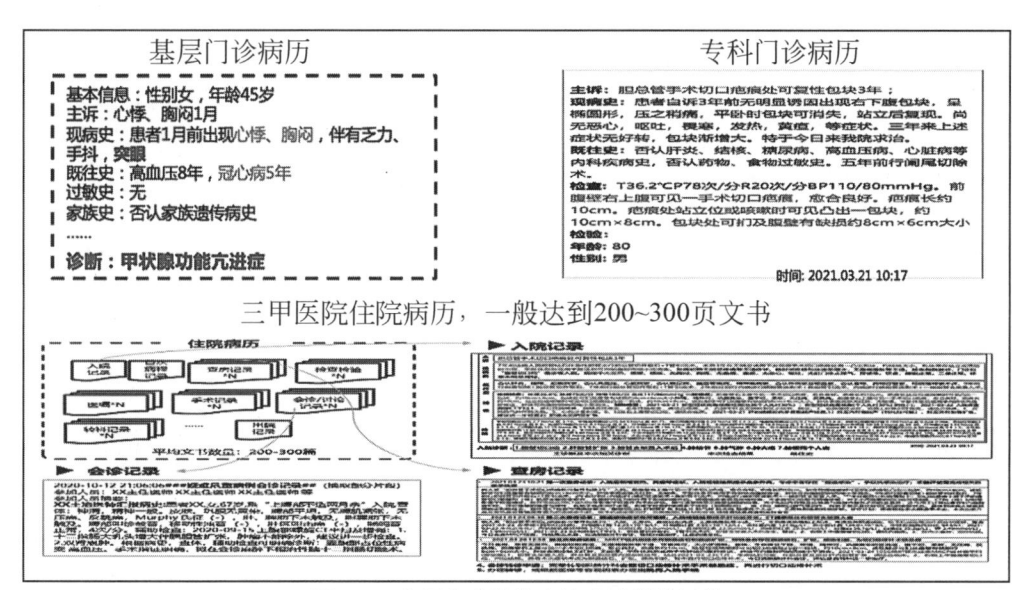

图 9-2　病历文书是临床诊疗过程的记载

（1）"读懂"临床病历文书：如图 9-3 所示，利用病历文书的精细结构化技术、医学知识图谱分析技术、深度知识诊疗推理技术等医学 AI 算法核心能力"读懂"病历，理解病历中记载的诊疗过程。

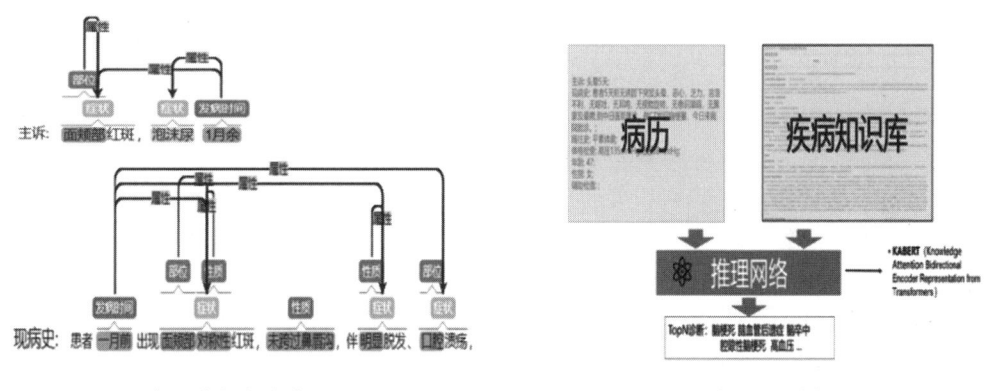

病历医学语义解析　　　　　　　　　深度知识诊疗推理

图 9-3　读懂病历的医疗人工智能技术

（2）构建质量评估分析体系：构建新一代"数据驱动＋AI 技术＋专家环路"的面向真实世界临床诊疗质量精细化、全量化、自动化的分析与监管技术体系。

（3）医疗质量分析与监管功能：构建面向医疗人工智能技术的，以大数据计算驱动为核心的医疗质量分析与监管重大 AI 软件装置，实现对临床诊疗质量的多维度、全方位分析与反馈，如图 9-4 所示示例。

9.3.3　药物发现

药物研发一直以来都是一个漫长、昂贵、步骤烦琐的过程。整个药物研发过程中的高失败率使得提高药物研发生产力成为当务之急。大数据时代的到来改变了我们研究分子生物

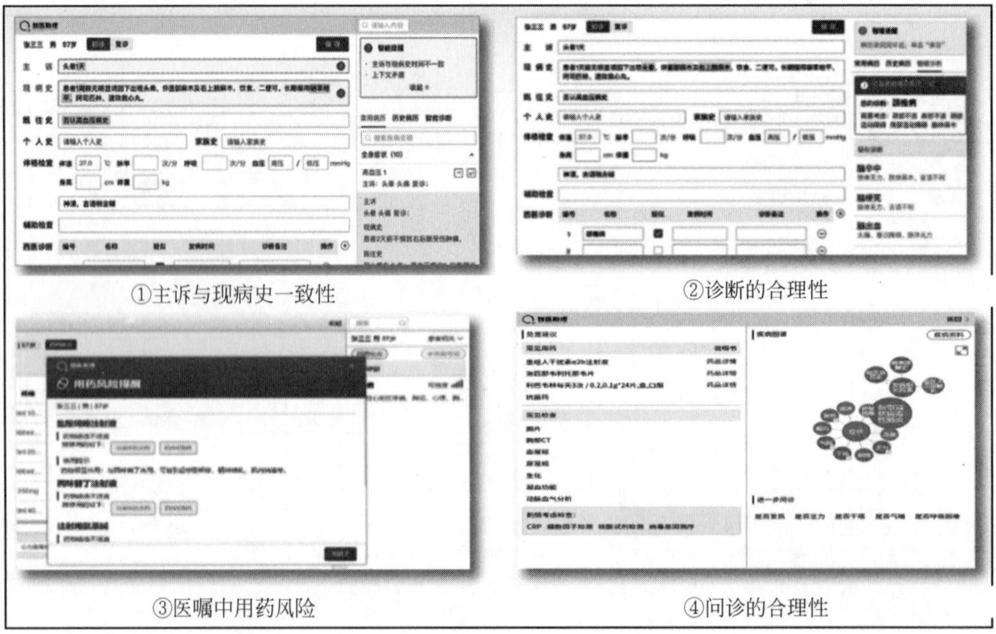

① 主诉与现病史一致性　　②诊断的合理性

③ 医嘱中用药风险　　　　④问诊的合理性

图 9-4　医疗质量分析与监管重大软件装置功能示例

学和研发药物的方式。

1. 药物的定义与发现

与食物或营养物质不同,药物是一种可以改变生物体的生理或心理状态的化学物质。迄今为止,科学家们找到最早的人类使用药物的证据可以追溯到 2500 年前。在位于新疆戈壁中丝绸之路沿线的吉尔赞喀勒墓地中,发现了出于医疗或宗教目的焚烧并吸食大麻的痕迹。然而,大麻的活性成分——曾被用作麻醉剂的四氢大麻酚直到 1964 年才被分离或合成。长期以来,由于缺乏和药物相关的化学和生物知识,人们发现新药物的途径往往局限于盲目试错或偶然发现,如图 9-5 所示,较为著名的案例如青霉素、青蒿素、磺胺类药物、乙酰水杨酸和硝酸甘油等。从现代的角度来看,虽然人类已经发现了很多治疗特定疾病或症状的药物,但这些药物对人们理解对应疾病背后的机制却少有帮助。

在积累了相对充足的基础学科知识的今天,我们知道药物的发现是一个重要的跨学科课题,它涉及化学、药理学、生理学、微生物学、生物化学和分子生物学。即使我们仍然对生物体复杂的新陈代谢和调控网络知之尚少,但在不断增长的知识和现代技术的帮助下,我们能够根据疾病或病原体的来源和特征,以更有指导性的方式设计出有效和无毒的新药。根据药物的分子质量,药物大致可分为三类:小分子药物、大分子药物和大分子生物制剂,如图 9-6 所示。一般来说,小分子是指分子质量小于 10^3 道尔顿的有机化合物;大分子药物或大分子生物制剂通常包括多肽、蛋白质、核酸,甚至活细胞。根据统计,超过 70% 的已批准药物是小分子药物。

随着药物发现的流程规范化以及基础学科的发展,人们开始有能力在短时间内更大规模地合成并分离化合物,因而在现代流程中,药物筛选与优化逐渐成为发现有效化合物的主要途径。现代药物发现的管线是漫长且错综复杂的。其中,靶点验证通常是指由生物学家通过实验的方法,发现的与疾病相关且药物在其上的某些作用可以有效地产生某种疾病预

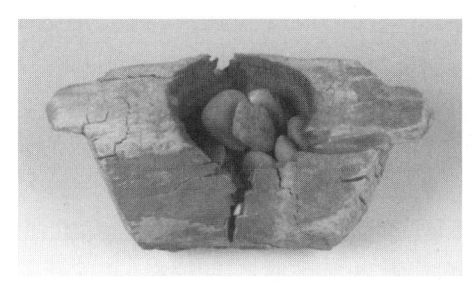

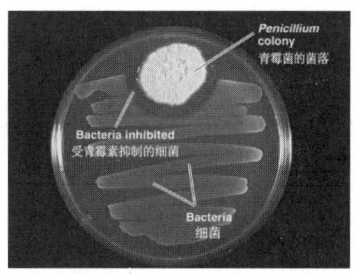

图 9-5　一些偶然发现的药物例子。新疆戈壁沙漠中出土的 2500 年前焚烧大麻的容器（左上）；1928 年亚历山大·弗莱明发现青霉素的抗菌能力（右上）；1972 年屠呦呦从东晋处方中提取有效成分青蒿素（下）

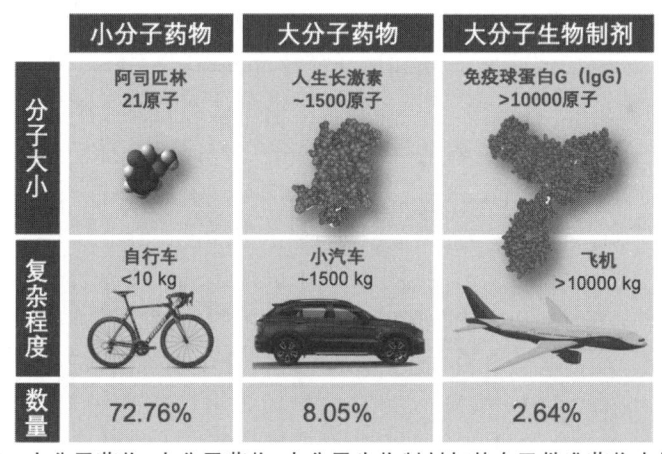

图 9-6　小分子药物、大分子药物、大分子生物制剂与其在已批准药物中的比例

期治疗效果的验证。接下来的三个步骤是"化合物筛选、药物前体优化、临床前测试"，分别用于化合物对靶点的活性、化合物的理化性质、药物剂量与潜在的生物毒性的筛选与设计。因此，这三个步骤是机器学习能发挥优势的主要步骤。其后的临床试验阶段将对药物进行小范围的人体实验并最终筛选出安全性高、疗效好、剂量适合的药物。下面将逐一介绍将机器学习应用到化合物筛选、药物前体优化、临床前测试的工作。

"化合物筛选"是药物发现流程中，通过实验方法（如，荧光法、酶联法等）从化合物库中筛选出具有特定生理活性指标的化合物的步骤，这一步骤通常使用体外试验的结果来筛选有效化合物。在实际操作中，小型研究团队基于人工开展实验，通常一位有经验的实验员每

天可以完成几十到一百个化合物的筛选工作。而大型制药公司则会使用高通量筛选(High-Throughput Screen,HTS)机器人,并行多组生化实验筛选小分子以提高效率。通常一台HTS机器人每天可以完成10万个小分子的筛选工作。然而,人工实验(低通量筛选)中的小分子选择顺序往往依赖于个人的专业知识与经验,无法形成一个固定的模式;而高通量筛选的小分子则是完全地"一力降十会",全盘测试化合物库中的所有小分子。这两种方式都没有将同一靶点的其他小分子数据、不同靶点的小分子数据纳入考虑,也没有结合特定的或通用的先验知识。人工智能技术恰好可以弥补上述不足。从这一角度来看,化合物筛选,或称虚拟筛选(Virtual Screen,VS)可以形式化定义为:给定小分子和已知的对应生物活性指标的数据$\{(x,y)|x\in X,y\in Y\}$,找到映射函数$y'=f(x)$,使得预测值y'与真值y差异最小。需要注意的是,根据问题的场景与定义,我们可能更加关注预测值的排序,使有效的化合物的排名更靠前。

"药物前体优化"是筛选之后的步骤。初步筛选出的化合物因具有特定的结构或官能团而与药物靶点产生特定相互作用,最终产生效果。但是初步筛选的化合物往往更偏向于探索整个化学空间,而非专注于某个特定化合物骨架。因此,需要根据专家经验对筛选出的小分子进一步优化以提高其生物活性指标并改善部分理化性质(如,水溶解度、跨膜能力等)。在这一步骤中,药物前体优化通常关注在细胞实验或动物实验中的生物活性指标。不同于药物筛选中的体外实验,细胞环境和动物的体系更加复杂,可以更加综合性地反映化合物的能力。如上所述,优化化合物主要通过实践经验总结出有效的药物骨架,并在这一骨架上尝试连接不同官能团进行部分枚举,最终重复进行实验测定,挑选出最优秀的优化后的药物前体。类似地,这一研究模式同样依赖于研究人员的专业知识和经验,而忽略了存在于既往数据中的经验。在人工智能的视角下,药物前体优化可以划分为两个子问题:分子生成、预测生物活性指标。预测生物活性指标与药物筛选中的形式化定义类似,下面以分子生成为例进行介绍。给定化合物与对应生物活性指标数据$\{(x,y)|x\in X,y\in Y\}$,找到一个函数$x'=f(x,y,C)$,使得生成的新小分子x'具有更好的生物活性指标y',其中C是函数所需遵循的外部条件,例如,相同的骨架、类似的分子空间结构、其他小分子性质等。

"临床前测试"是针对药物生产或临床试验中可能出现的安全性、制备方法、处方、给药方式等问题而对小分子的进一步优化或筛选。这一步骤主要包括非临床的药理学、药代动力学和毒理学研究。这些实验和分析重点研究药物分子在动物体中的吸收(Absorption,A)、分布(Distribution,D)、代谢(Metabolism,M)、排出(Elimination,E)、毒性(Toxicity,T),一般统称为药物的ADMET特性。对这些性质的探究将明确药物对人体可能产生的影响,进而降低药物在人体实验中的风险。人工智能应用于这一阶段的任务与此前相同,例如预测分子与ADMET有关的生物活性,或生成新分子以优化这些特性。不同点在于,这一阶段的药物已是优化的药物,且通常只有小规模的数据,可能需要对人工智能模型进行特殊的优化调整以使模型具有更好的泛化能力。

随着近年来生物数据爆炸性增长与人工智能技术的快速发展,机器学习方法在药物发现流程中产出了一系列有效的工具,以加速药物发现或优化其中某些步骤的决策。人工智能在药物发现上应用的挑战主要在于,人工智能产生的预测仍然缺乏可解释性和可重复性,并且模型的训练需要较大规模的标注数据。我们需要认识到,人类迄今为止对生物体的运转规律的研究并不充分,导致众多实验依然处在类似黑盒测试的阶段。机器学习或人工智能并不能认为是探明这些黑盒的"万金油"。在药物发现问题上,人工智能的准确预测和成功应用,最终仍需要归结为阐明背后的机理,才算是真正的贡献。

随着学界和产业界不断努力,在不久的将来,人工智能可以在更多的问题上进行数据驱动的决策,进而加快药物发现的速度,最终反哺基础学科,产生 1+1>2 的效果。

2. 人工智能在药物发现上的应用

1) 小分子的表示

如何用机器可接受的表示方法描述一个化合物是将机器学习应用于药物发现的前置条件。本节简要介绍如何对大小规模可变的小分子进行特征提取,以达到快速查找、相似性计算、后续处理等目的。

小分子因其天然的图结构,通常以图相关的方式来记录。具有代表性的 SMILES(Simplified Molecular-Input Line-Entry System,简化分子线性输入规范)方法使用分子中原子和化学键构成的图,基于深度优先遍历方法形成原子序列以记录小分子。InChI(International Chemical Identifier)是国际化合物标识,由国际纯粹与应用化学联合会和美国国家标准技术研究所联合制定,记录了化学式、原子连接关系、氢原子个数、电荷数等特征。SMILES 或 InChI 的分子表示形式的缺点在于只记录了分子的拓扑关系,而未记录分子在空间中的具体位置。为此,业界研究者提出借助表格型数据"化学表文件"(chemical table file)来表示一个分子中每个原子的空间坐标与拓扑的连接关系。

上述用于记录的分子编码形式可以准确地表示一个分子,但是当两个分子进行比较的时候,则困难重重。为了进行分子之间的比较,我们需要一种更易于相互比较的分子表征方法,也称为分子的描述符。一般而言,一个好的分子描述符应当具有以下 3 个特性。

(1) 旋转不变性:原始分子在空间上旋转后,其分子描述符保持不变。

(2) 平移不变性:原始分子在空间上平移后,其分子描述符保持不变。

(3) 排列不变性:分子描述符不因原子顺序的改变而发生变化。

传统的分子描述符方法包括基于模板的描述符(template-based fingerprint)和基于子结构的描述符(substructure-based fingerprint)。

在基于模板的描述符中,一个典型的方法是 MACCS(Molecular ACCess System),其由化学信息学公司 MDL Information Systems(现为 BIOVIA)开发。MACCS 有一套包含 166 个模板结构的模板库,根据小分子是否含有这些模板,生成一个长度为 166 的二进制向量来表示对应化合物的结构。类似地,PubChem 描述符则用 881 位向量表示一个化合物中是否含有对应的结构模板。基于模板的描述符在速度上具有优势,缺点在于可拓展性差。我们只能在预先定义好的模板库中匹配特征,但是无穷无尽的化学空间中总能出现模板库捕捉不到的新结构特征。

为了增加可扩展性,研究者提出了基于子结构的描述符方法。基于子结构的描述符是通过枚举分子中不大于某一规模的子结构,使用哈希函数编码每一个子结构并映射到固定的长度来表示分子整体特征的方法。在限制了子结构的最大规模的条件下,同一个分子中可能出现的子结构数目将被限制在一个较少的范围内,减少了算法处理的复杂程度。如上所述,化学空间中包含的分子是无穷无尽的,而将分子散列到固定长度则不可避免地会产生哈希碰撞,即不同的子结构被哈希函数转换到了相同的数值和比特位置。但当我们合理选择描述符的计算参数时,如向量长度、子结构规模、哈希函数等,哈希碰撞的概率相对较小。

基于子结构的描述符可进一步根据子结构的表示方式分为基于路径的描述符(path-based descriptor)和环形描述符(circular descriptor)。基于路径的描述符类似于深度优先搜索,其子结构是通过枚举某一长度以下的不重复化学键路径产生的。较为典型的案例是 Daylight 描述符(Daylight fingerprint)、RDKit 描述符(RDKit fingerprint)。环形描述符类似于广度优先搜索,其子结构是通过枚举半径小于某一大小的环形子图产生的。较为经典的案例是 ECFP 描述符(extended connectivity fingerprint)。

在人工智能与深度学习日渐发展的今天,基于深度学习的分子表示方法被提出。分子的线性表示如 SMILES 可以看作一个化学语言中的"句子",因此通过自然语言处理技术对 SMILES 进行处理,可以得到一个化合物的表示向量。而作为基于子结构的描述符的拓展,研究人员将哈希函数替换为可导的神经网络,在具有图结构的分子上进行编码并通过池化方法得到固定长度的表示向量。这些工作可以统称为基于机器学习的分子表示方法,这种方法的最大优势是让分子的表示侧重于研究者所关心的性质。例如,通过分子溶解度的数据训练出的模型可以总结出有利于/有悖于高水溶解度的分子指纹。

2) 虚拟筛选

为了加速药物开发,越来越多的计算方法被纳入到药物筛选中,其中应用最为广泛的便是虚拟筛选。虚拟筛选被用来从大规模的化合物库中优先选择与对应药物靶点结合潜力大的化合物。虚拟筛选因在计算机上进行,所以能够以较低的成本有效地扫描数以百万计的化合物,如 ZINC 化合物库,并对需要进行测试的化合物进行优先排序。虚拟筛选也可以在虚拟化合物库中进行,这相当于筛选工作和前药优化同时进行,不仅节省了开支,也扩大了筛选的化学空间。虽然虚拟筛选不一定能找到最有效的化合物,但可以将搜索空间缩小到几百个具有所需特性的化合物,以加速实验进程和其后的处理步骤。

根据具体的输入数据的组成和侧重点可以将虚拟筛选的方法分为两类:基于配体的虚拟筛选和基于结构的虚拟筛选。基于配体(即小分子)的虚拟筛选主要依靠已知生物活性的分子和新分子的相似度进行筛选。因为大部分已知的药物筛选数据均没有对应的蛋白-药物共晶结构(解出结构需要更多的实验与花销),基于配体的虚拟筛选方法可以使用更多生物数据进行模型训练与模式总结。

基于配体的虚拟筛选依赖于配体信息,较为成熟的技术手段包括定量构效关系(Quantitative Structure-Activity Relationship,QSAR)建模、分子相似性检索、成药基团分析等。例如在 MoleculeNet 上的若干个 QSAR 数据集上的诸多成果。目前主流的基于配体的虚拟筛选是将配体(小分子)看作图结构的数据,使用图神经网络或具有全连接的 Transformer 来编码分子。具体方法是,首先在无标签的小分子数据上进行大规模预训练,再在数据规模较小的 QSAR 数据集上进行优化微调,以达到更好的效果。

基于结构的虚拟筛选方法更侧重于通过建模小分子和结合位点的相互作用进行筛选。具有共晶结构的蛋白质-药物相对较少,因此基于结构的虚拟筛选方法可以通过对相互作用的建模,总结出化合物结合蛋白质的重要模式,并基于这一模式完成筛选。

基于结构的虚拟筛选最常用的方法是分子对接(docking)。分子对接程序预测化合物(配体)和蛋白质靶点的可能的结合姿态,并估计其结合能力。在很多药物发现流程中,对接小分子-蛋白质并估计其结合能力的方法已经被列为一个必要的步骤。但是在对接和打分的过程中,仍然会涉及无法用分数来解释的复杂问题,因此通常还需要专家进行目视检测以确认结果的正确性。一个典型的分子对接方法是使用马尔可夫链-蒙特卡洛方法采样小分子的构象,并优化预先定义的能量函数,此时最有可能的结合姿态是使能量分数最低的小分子的构想。这里能量函数的设计需要考虑物理条件、化学知识、经验规律等。

近年来,为了减少人工密集型的目视检测,并更好地为小分子打分,研究人员提出了基于深度学习的虚拟筛选模型。例如,研究通过学习小分子和蛋白质的原子间的相互作用关系来预测二者的结合能力。还有一些研究工作是通过对蛋白质-配体相互作用的指纹、基于网格或图形的方法来对复合物进行编码。近年来,从基于结构的虚拟筛选也引申出另外一种基于蛋白-配体对的虚拟筛选方式,以充分利用筛选后的没有三维结构的数据。因其包含了蛋白质侧的更多信息,这类方法可以看作对基于配体的虚拟筛选的一种拓展。在研究中,选择哪种虚拟筛选方法取决于实际遇到的数据格式、不同的小分子表示方法及不同的研究目的,不可一概而论。

3)化合物生成

化合物生成,或称为药物的反向设计,是虚拟筛选的逆向问题,即根据所需的小分子属性,通过 QSAR 的反向映射来推断出满足这些属性的新化合物分子。随着药物发现的研究和对应的理解逐渐深入,研究人员在反复的试错式创新中总结出了越来越多的药物设计的相关知识。因此,药物发现中的另一个挑战是:如何从已经积累的数据和知识中直接生成感兴趣的化合物。但是,药物结构离散的本质和数据缺失导致这个问题比正向的药物筛选更加困难。下面简要介绍近年来研究者在这一课题上所做出的探索工作。

早期的分子生成策略的方法比较直接,即从可能的空间中采样数据点,并根据预先定义的势能函数缩小搜索空间以获得更优的生成方向,相当于将这一问题转化为一个优化问题。较为常见的搜索方式是蒙特卡洛方法、模拟退火方法、遗传算法等。但受限于分子大小的可变性以及进行可逆的连续表示的困难性,这类方法在深度学习出现之前较少应用在药物发现上,多见于材料设计中。例如,有工作基于蒙特卡洛抽样,通过势能函数计算方法来优化原子位置并计算具有特定能量带隙的 $Al_xGa_{1-x}As$ 和 $Ga_xIn_{1-x}P$ 超晶格。研究者在分析了 10^{14} 个搜索空间中的 10^4 个化合物后,得到了具有最佳能量带隙的超晶格。

早期的方法虽然已取得了很多的效果,但仍没有解决化合物生成中的许多挑战。第一,蒙特卡洛方法和遗传算法在优化表面崎岖不平的目标函数时,具有在图上离散优化的复杂性。第二,随机采样会导致难以捕捉到药物分子中相互关联的一些约束。例如,将一个单键转换成双键可能会产生一个难以合成或者不稳定的分子。第三,化学空间中的分子和其相互关系难以用连续表示法来实现。

深度学习方法有望解决以上难题。业界近期研究的基于人工智能的模型大多融合了多种人工智能技术(如 GAN,RL,RNN,VAE 等),基本思路为编码器-解码器的范式,近期基于人工智能的分子生成模型如图9-7所示。具体方法为,将离散的化学空间中的分子通过编码器映射到连续的且具有固定大小的向量空间中。通过改变向量空间中的分子表示,经由解码器从向量空间生成对应的分子表示。虽然这些模型解决了化学空间的离散性问题,但并不能完全保证所生成分子的正确性、多样性、可合成性等。相信在不远的未来,分子生成中所面临的问题将会被逐步解决。

3. 实用数据与数据库

可靠的药物发现的方法和模型离不开高质量的数据。本节将介绍几个常用的与药物发

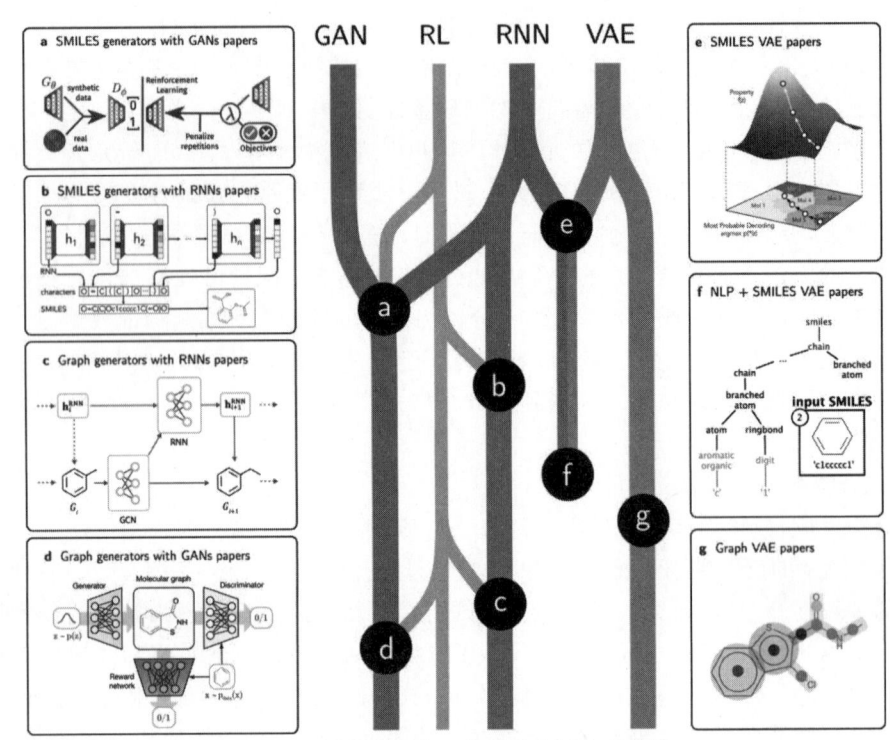

图 9-7　近期基于人工智能的分子生成模型

现相关的数据库。

1) ZINC 数据库

ZINC 是一个用于虚拟筛选商业化合物的免费数据库。ZINC 包含超过 2.3 亿个具有三维结构的可购买的化合物，以便于分子对接。另外，ZINC 还包含超过 7.5 亿个可购买的化合物，用户可以根据分子量、油水分配比等参数选择需要进行虚拟筛选的分子范围，根据 ZINC ID、SMILES、InChIKey、分子结构搜索到对应的分子。截至 2023 年，最新版本是 ZINC15。

2) PubChem 数据库

PubChem 是由美国国立卫生研究院（NIH）支持的一个开放的化学数据库。"开放"意味着使用者可以将自己收集的科学数据放在 PubChem 数据库中，其他使用者也可以使用这些数据。自 2004 年推出以来，PubChem 已成为科学家、学生、相关研究人员的重要的化学信息资源。PubChem 主要包含小分子，但也包含核苷酸、碳水化合物、脂类、肽和被化学修饰的较大的分子。数据库中还包含相关化学结构、描述符、物理化学性质、生物活性、专利、安全、毒性数据等信息。目前 PubChem 中包含 2.97 亿物质（substance），拥有一个包含 1.12 亿个化合物（compound）、具有详细标注的分子子集。数据库中还存有 2.97 亿条生物活性数据以供药物筛选使用。

3) 蛋白质数据库

蛋白质数据库（Protein Data Bank，PDB）是收录蛋白质及核酸的三维结构的数据库。PDB 在美国、日本、欧洲等地有多个镜像分站。

最为常用且功能丰富的是美国的 RCSB PDB。储存在 PDB 中的大量三维结构数据促进了研究人员对蛋白质结构和相关生物过程的更深入的探索。近期,RCSB PDB 中新增了根据 AlphaFold 预测的结构。PDB 中的数据向所有数据使用者免费提供,没有任何限制。虽然 PDB 数据量庞大,但结构较为混杂。根据药物发现的具体应用,一些研究者从 PDB 中整理出了一些能用于药物发现的数据子集。这些子集通常由靶点蛋白质-药物小分子的复合物的共晶结构组成,如 BindingDB、BindingMoad、PDBBind 等。

4. 突破药物研发难点的意义

随着人工智能在医药领域的广泛应用,技术突破将为生物医药领域的快速发展带来重大意义。下面将总结该领域的技术突破所产生的重大意义,包括建设本地化数据库、基础软件国产化、促进学科融合和基础研究的临床转化。

1) 建设本土数据库——突破数据围堵

通过建设本土数据库,可以突破进行相关研究时数据稀缺的障碍,使得医药研究人员能够更方便地获取和整合来自不同来源的数据。这将为疾病诊断、新药研发和个性化治疗提供有力支持,提高研究效率和准确性。另外,建设国际数据库的中国镜像站,或者将本土数据与国际数据库进行数据同步也有利于国内科研人员更为便捷地访问和使用相关数据。这背后可能涉及数据的脱敏、标准化、数据库标准等诸多需要完善的行业标准或相关法律法规的场景。实现本土数据库的建立可以促进基础研究和应用研究等多方面的进展,并免去了研究项目之间各自为政及重复浪费的问题,可以在极大程度上降低相关研究的门槛。

2) 基础软件国产化——突破软件封锁

基础软件是人工智能在生物医药领域中应用的不可或缺的基础工具。基础软件的国产化首先可以打破国际同类软件的垄断,提升相关研究项目的研发效率并且降低研发成本。另外,基础软件的研发可以健全相关产业链,拉近研究课题和实际应用的距离,在一定程度上统一不同机构间的数据接口,使得数据流通更加平滑。对于特殊的生物医药项目来说,使用国产化基础软件也可以保障信息安全,阻止敏感信息外流。

3) 促进学科融合——加速新药开发

如前所述,新药的研发依赖于多学科的密切配合,如生物学、药学、计算机科学等学科。因此,人工智能模型在生物医药领域的应用将在一定程度上使较为封闭的传统药物的单学科研发变得开放,促进交叉学科的发展,推进行业内的技术交流。另外,通过跨学科合作,研究人员可以更好地解决复杂的医学问题,使得此前专业领域内难以实现的创新想法在人工智能的辅助下得以实现,提高新药研发的成功率和效率。

4) 基础研究的临床转化——加速临床用药研究

人工智能技术的应用将加速基础研究的临床转化,打通临床诊疗-数据积累-经验反馈的循环,使得数据和科研成果能够更快地应用于临床实践。这将有助于提高临床用药的安全性和有效性,为患者提供更加优质的医疗服务。跨地域、跨时间的临床数据也可以借由人工智能方法进行脱敏化,让临床诊断的经验和数据转变为模型参数,更便于医生使用。例如在药物相互作用、联合用药推荐、临床用药监测等方面,基于临床数据可以将既往的经验快速转换为临床实践上的经验。

5. 涉及的临床科学与技术问题

1) 分子对接

分子对接是一种用于研究候选药物小分子与蛋白质之间相互作用的计算化学方法。它的基本原理是将小分子与蛋白质的结构进行空间匹配,搜索最佳的结合位置和构象。分子对接在药物研发中具有广泛的应用。它可以用于筛选化合物库,识别潜在的药物候选化合物;优化药物分子的结构,改善其与靶标蛋白的结合亲和力和选择性;研究蛋白质与小分子的相互作用机制,揭示药物的作用方式等。此外,其结果需要进一步进行实验验证和优化。由于蛋白质和小分子的复杂性,传统的分子对接方法仍无法快速和精确地预测它们之间的相互作用。人工智能技术的引入可以通过机器学习和深度学习方法提高分子对接的准确性和效率。根据已知的结合亲和力数据,机器学习模型可以从蛋白质和小分子中自动学习特征,进行快速的结合能力预测和构象采样。

2) 分子模拟

分子模拟是一种用于模拟和研究分子系统的行为和性质的计算方法。它基于物理学原理和计算机算法,通过对分子的结构、相互作用和运动进行数值模拟,以获得有关系统的动态信息。分子模拟的基本思想是将分子系统的粒子(如原子和分子)作为离散的实体,并基于它们之间的相互作用定律来计算它们的相对运动。这些相互作用通常由经验力场或量子力学方法描述。在分子模拟中,通过数值积分求解牛顿运动方程或薛定谔方程,模拟分子系统在一定时间尺度上的演化。分子模拟可以提供许多关于分子系统的信息,如结构、能量、动力学行为和热力学性质等。它在化学、生物化学、材料科学等领域中得到广泛应用。分子模拟的结果可以与实验数据进行比较,从而帮助解释实验现象,预测新材料的性质,设计药物分子等。然而,分子模拟也有其局限性,如计算成本较高、模型简化带来的误差等。人工智能力场是近年来发展起来的一种力场类型,它利用机器学习和人工智能技术来构建和优化力场模型。传统的力场通常基于经验公式和物理原理,其参数需要手动调整以匹配实验数据。而人工智能力场通过机器学习算法从大量的分子数据中学习,并自动地拟合力场参数,使得力场更准确地描述分子系统的行为。人工智能力场可以捕捉更复杂的相互作用和非线性效应,提供更准确的分子描述,而且能够更高效地进行参数优化和模型更新。人工智能力场也存在一些挑战和限制,比如需要大量高质量的数据,泛化能力受限于训练数据等。

3) 靶点发现

靶点发现是药物研发过程中的一个关键步骤,旨在识别和选择可以用于开发新药的治疗靶点。靶点是指疾病发生、发展或进展所涉及的分子、蛋白质或细胞组分,通过干预这些靶点,可以调节疾病的进程或症状。靶点发现通常包括疾病目标选择、疾病生物学理解、靶点鉴定、靶点验证、剖析药物与靶点之间的相互作用等步骤。在靶点发现中,组学研究扮演着重要的角色。组学是一系列系统性研究生物体在基因组、转录组、蛋白质组和代谢组水平上的全面信息的科学。基因组学通过将疾病患者和正常人群的基因组进行比较,可以发现与疾病相关的基因和突变。转录组学通过转录组测序技术(如RNA测序),可以在不同条件下比较基因的表达量和表达模式,从而鉴定与疾病相关的差异表达基因。蛋白质组学通过质谱技术等方法,可以对蛋白质组进行全面的分析,识别与疾病相关的蛋白质标记物或潜在的治疗靶点。蛋白质-蛋白质相互作用的研究也可以揭示蛋白质网络和信号通路中的关键节点。代谢组学通过发现与疾病相关的代谢通路异常和特征代谢产物,为靶点发现提供线索。

4) 药物相互作用

药物相互作用是指当两种或多种药物同时使用时,它们之间可能产生的影响和反应。

药物相互作用可以导致药物的疗效增强或减弱,甚至出现不良反应。临床上,药物相互作用是一个重要的考虑因素,医生需要了解患者正在使用的所有药物,以便预防或减轻潜在的相互作用。在药物层面,人工智能可以利用药物分子结构和已有的临床药物相互作用的结果、实验室药物相互作用的属性,来预测潜在的联合用药的效果,为临床医生联合用药提供有效的指导。在个性化治疗层面,人工智能可以通过对大量的临床数据进行挖掘和分析,发现潜在的药物相互作用关系。通过分析医疗记录、药物处方和患者反应数据,人工智能可以识别出可能的相互作用模式和风险因素。人工智能可以用于构建和维护药物相互作用数据库,提供及时和准确的相互作用信息。这些数据库可以作为医生和药师的参考工具,帮助他们更好地了解药物相互作用,并做出决策。

5）药物重定向

将已经被批准用于治疗某种疾病的药物重新应用于治疗其他疾病的过程称为药物重定向。传统上,药物开发的流程通常是发现新的化合物或分子靶点,并进行临床试验,然后获得新药批准上市。而药物重定向则利用已有的药物库,重新评估这些药物的潜在用途,以发现它们在其他疾病治疗中的效果。药物重定向可以降低研发成本和时间,减少安全风险,扩大药物的应用范围。通过分析药物的化学结构、相互作用、药理学特性和临床数据,人工智能技术可以揭示药物之间的相似性和关联性,识别药物对特定基因型或突变型的治疗效果,为药物重定向提供线索。

6）临床用药监测

临床用药监测是在临床医疗实践中对患者使用的药物进行监测和评估的过程。它旨在确保药物的安全和有效使用,同时监测药物疗效和不良反应,以指导临床决策并最大程度地减少药物相关问题的发生。临床药物监测包括药物浓度监测、不良反应监测、疗效监测、体化剂量调整。临床用药监测通常需要医生、药剂师和实验室人员的合作,通过临床观察、患者反馈、实验室检测和药物浓度测定等手段来进行。人工智能在临床用药监测方面可以提供多种支持和帮助,包括但不限于:预测不良反应、药物剂量个体化、药物相互作用识别、数据分析和决策支持、知识库和指南支持。

临床科学与技术问题的解决方案如下。

（1）统一主要问题的测评标准及对应数据。

统一主要问题的测评标准及对应数据可以提高评估的精确性、可比性、可信度和可重复性,促进数据分析和综合研究,支持决策制定和临床实践。具体来说,可以在征得患者与相关部门同意后,将开发人工智能模型所使用的数据进行部分公开,使得领域内其他研究人员可以公平地比较不同人工智能模型间的性能。

（2）解决人工智能模型的预测与复杂的临床实践间的匹配问题。

鉴于训练数据和实际数据的不同,人工智能模型的预测结果可能与实际情况并不相符。因此,人工智能模型应具有足够的可迁移性,以适应尽可能多样的病例和临床场景。其次,人工智能模型的开发需要与医生和临床团队紧密合作,以便获取实时反馈,不断优化和调整算法或按时更新。最后,模型预测结果的可靠性可以通过回顾性分析和临床小批量测试评估。

（3）鲁棒性和泛化性的人工智能模型开发。

为实现人工智能模型的鲁棒性和泛化性,需关注模型在不同场景中的稳定性、抵抗噪声的能力及自适应新环境的能力。模型应在各种数据集和临床场景中表现出强大的泛化能力,具备应对数据噪声和异常情况的抵抗力,并能适应临床实践中的不确定性和动态性。这需要模型在设计时考虑到所处理数据的数量和特征,开发适合的模型结构。

(4) 多模态数据兼容性的人工智能模型开发。

开发兼容多模态数据的人工智能模型需关注处理不同数据来源和类型的能力、数据融合与整合的能力及多模态数据间的关联性。临床数据的模式往往是异质、多源的,这要求模型应能处理医疗影像、生理信号、基因数据等多种类型数据,并具备有效利用多模态数据间的互补性与关联性进行预测的能力。

9.4 本章小结

本章介绍了医学人工智能的机遇和挑战。随着人工智能技术的快速发展,各种新技术、新模型正在不断出现。例如在2024年5月谷歌发布了医学大模型Med-Gemini,它是基于谷歌强大的Gemini模型构建的多模态医学模型家族,融合了高级推理、多模态理解和长文本等处理能力,可应用于多模态医患对话、医学文本摘要、转诊信生成、手术视频理解等领域。

医学人工智能从业者需要不断地跟踪新技术、新方法,以实际临床应用为目标,确定相应的研究和努力的方向。

习 题

1. 请解释什么是多组学方法,以及它在医学人工智能中的应用。列举多组学方法在疾病研究中的实际案例。

2. 大模型如何在医学人工智能中发挥作用?讨论大模型的优点和挑战。

3. 在医学领域,药物发现的潜在应用有哪些?如何通过药物计算方法来改进疾病研究和个体化治疗?

4. 请举例说明更多研究领域。例如,医疗机器人在现代医疗中有什么应用?提供一些医疗机器人的实际应用案例,并讨论其优势和限制。人工智能在个人健康管理领域有什么应用?提供一些实际应用案例,并讨论其优势和限制。

参考文献

[1] 肖红军,阳镇. 数字科技伦理监管的理论框架、国际比较与中国应对[J]. 东北财经大学学报,2023(5):47-61.

[2] 江琴,左晓栋. 人工智能伦理审查与监管初探[J]. 中国信息安全,2023(5):36-40.

[3] 尼克. 人工智能简史[M]. 北京:人民邮电出版社,2017.

[4] BILIC P, CHRIST P, LI H B, et al. The liver tumor segmentation benchmark (lits)[J]. Medical Image Analysis, 2023, 84: 102680.

[5] HEIMANN T, GINNEKEN B VAN, STYNER M A, et al. Comparison and evaluation of methods for liver segmentation from CT datasets[J]. IEEE Transactions on Medical Imaging, 2009, 28(8): 1251-1265.

[6] KAVUR A E, GEZER N S, BARIŞ M, et al. CHAOS challenge-combined (CT-MR) healthy abdominal organ segmentation[J]. Medical Image Analysis, 2021, 69: 101950.

[7] SIMPSON A L, ANTONELLI M, BAKAS S, et al. A large annotated medical image dataset for the development and evaluation of segmentation algorithms[J]. arXiv preprint arXiv: 1902.09063, 2019.

[8] WANG X, PENG Y, LU L, et al. Chestx-ray8: Hospital-scale chest X-ray database and benchmarks on weakly-supervised classification and localization of common thorax diseases[C]//Proceedings of the IEEE Conference on Computer Vision and Pattern Recognition. 2017: 2097-2106.

[9] ARMATO III S G, MCLENNAN G, BIDAUT L, et al. The lung image database consortium (LIDC) and image database resource initiative (IDRI): A completed reference database of lung nodules on CT scans[J]. Medical Physics, 2011, 38(2): 915-931.

[10] RAJPURKAR P, IRVIN J, BAGUL A, et al. Mura: Large dataset for abnormality detection in musculoskeletal radiographs[J]. arXiv preprint arXiv: 1712.06957, 2017.

[11] SARKI R, AHMED K, WANG H, et al. Image preprocessing in classification and identification of diabetic eye diseases[J]. Data Science and Engineering, 2021, 6(4): 455-471.

[12] DECENCIÈRE E, ZHANG X, CAZUGUEL G, et al. Feedback on a publicly distributed image database: the Messidor database[J]. Image Analysis & Stereology, 2014, 33(3): 231-234.

[13] SIVASWAMY J, KRISHNADAS S R, JOSHI G D, et al. Drishti-GS: Retinal image dataset for optic nerve head (onh) segmentation[C]//2014 IEEE 11th International Symposium on Biomedical Imaging (ISBI). IEEE, 2014: 53-56.

[14] HE K, ZHANG X, REN S, et al. Spatial pyramid pooling in deep convolutional networks for visual recognition[J]. IEEE Transactions on Pattern Analysis and Machine Intelligence, 2015, 37(9): 1904-1916.

[15] REN S, HE K, GIRSHICK R, et al. Faster R-CNN: Towards real-time object detection with region proposal networks[J]. Advances in Neural Information Processing Systems, 2016, 39(6): 1137-1149.

[16] HE K, GKIOXARI G, DOLLÁR P, et al. Mask R-CNN[C]//Proceedings of the IEEE International Conference on Computer Vision. 2017: 2961-2969.

[17] LIU W, ANGUELOV D, ERHAN D, et al. SSD: Single shot multibox detector[C]//Computer Vision-ECCV 2016: 14th European Conference, Amsterdam, The Netherlands, October 11-14, 2016, Proceedings, Part I 14. Springer International Publishing, 2016: 21-37.

[18] REDMON J, DIVVALA S, GIRSHICK R, et al. You only look once: Unified, real-time object detection[C]//Proceedings of the IEEE Conference on Computer Vision and Pattern Recognition. 2016: 779-788.

[19] LECUN Y, BOTTOU L, BENGIO Y, et al. Gradient-based learning applied to document recognition[J]. Proceedings of the IEEE, 1998, 86(11): 2278-2324.

[20] KRIZHEVSKY A, SUTSKEVER I, HINTON G E. ImageNet classification with deep convolutional neural networks[J]. Advances in Neural Information Processing Systems, 2012, 25.

[21] SIMONYAN K, ZISSERMAN A. Very deep convolutional networks for large-scale image recognition[J]. arXiv preprint arXiv: 1409. 1556, 2014.

[22] SZEGEDY C, LIU W, JIA Y, et al. Going deeper with convolutions[C]//Proceedings of the IEEE Conference on Computer Vision and Pattern Recognition. 2015: 1-9.

[23] HE K, ZHANG X, REN S, et al. Deep residual learning for image recognition[C]//Proceedings of the IEEE Conference on Computer Vision and Pattern Recognition. 2016: 770-778.

[24] ELMAN J L. Finding structure in time[J]. Cognitive Science, 1990, 14(2): 179-211.

[25] HOCHREITER S, SCHMIDHUBER J. Long short-term memory[J]. Neural Computation, 1997, 9(8): 1735-1780.

[26] SHEPPARD J P, BURT J, LOWN M, et al. Effect of antihypertensive medication reduction vs usual care on short-term blood pressure control in patients with hypertension aged 80 years and older: The OPTIMISE randomized clinical trial[J]. JAMA, 2020, 323(20), 2039-2051.

[27] KRIZHEVSKY A, SUTSKEVER I, HINTON G E. ImageNet classification with deep convolutional neural networks[J]. Advances in Neural Information Processing Systems, 2012, 25.

[28] SIMONYAN K, ZISSERMAN A. Very deep convolutional networks for large-scale image recognition[J]. arXiv preprint arXiv: 1409. 1556, 2014.

[29] SZEGEDY C, LIU W, JIA Y, et al. Going deeper with convolutions[C]//Proceedings of the IEEE Conference on Computer Vision and Pattern Recognition. 2015: 1-9.

[30] HE K, ZHANG X, REN S, et al. Deep residual learning for image recognition[C]//Proceedings of the IEEE Conference on Computer Vision and Pattern Recognition. 2016: 770-778.

[31] HUANG G, LIU Z, VAN DER MAATEN L, et al. Densely connected convolutional networks[C]//Proceedings of the IEEE Conference on Computer Vision and Pattern Recognition. 2017: 4700-4708.

[32] HU J, SHEN L, SUN G. Squeeze-and-excitation networks[C]//Proceedings of the IEEE Conference on Computer Vision and Pattern Recognition. 2018: 7132-7141.

[33] TAN M, LE Q. Efficientnet: Rethinking model scaling for convolutional neural networks[C]//International Conference on Machine Learning. PMLR, 2019: 6105-6114.

[34] DOSOVITSKIY A, BEYER L, KOLESNIKOV A, et al. An image is worth 16×16 words: Transformers for image recognition at scale[J]. arXiv preprint arXiv: 2010. 11929, 2020.

[35] ZHANG Y Y, HONG D. Grad-CAM helps interpret the deep learning models trained to classify multiple sclerosis types using clinical brain magnetic resonance imaging[J]. Journal of Neuroscience Methods, 2021, 353: 109098.

[36] 毛静怡. 基于SENet网络模型的肝脏肿瘤CT图像分类研究[D]. 镇江: 江苏大学, 2021.

[37] YU S, MA K, BI Q, et al. Mil-VT: Multiple instance learning enhanced vision transformer for fundus image classification[C]//International Conference on Medical Image Computing and Computer-Assisted Intervention, pages 45-54. Springer, 2021.

[38] GIRSHICK R, DONAHUE J, DARRELL T, et al. Rich feature hierarchies for accurate object detection and semantic segmentation[C]//Proceedings of the IEEE Conference on Computer Vision and Pattern Recognition. 2014: 580-587.

[39] GIRSHICK R. Fast R-CNN[C]//Proceedings of the IEEE International Conference on Computer Vision. 2015: 1440-1448.

[40] REN S, HE K, GIRSHICK R, et al. Faster R-CNN: Towards real-time object detection with region proposal networks[J]. Advances in Neural Information Processing Systems, 2015, 28.

[41] HE K, GKIOXARI G, DOLLÁR P, et al. Mask R-CNN[C]//Proceedings of the IEEE International Conference on Computer Vision. 2017: 2961-2969.

[42] REDMON J, DIVVALA S, GIRSHICK R, et al. You only look once: Unified, real-time object detection[C]//Proceedings of the IEEE Conference on Computer Vision and Pattern Recognition. 2016: 779-788.

[43] REDMON J, FARHADI A. YOLO9000: Better, faster, stronger[C]//Proceedings of the IEEE Conference on Computer Vision and Pattern Recognition. 2017: 7263-7271.

[44] REDMON J, FARHADI A. YOLOv3: An incremental improvement[J]. arXiv preprint arXiv: 1804.02767, 2018.

[45] BOCHKOVSKIY A, WANG C Y, LIAO H Y M. YOLOv4: Optimal speed and accuracy of object detection[J]. arXiv preprint arXiv: 2004.10934, 2020.

[46] LIN T Y, GOYAL P, GIRSHICK R, et al. Focal loss for dense object detection[C]//Proceedings of the IEEE International Conference on Computer Vision. 2017: 2980-2988.

[47] LAW H, DENG J. Cornernet: Detecting objects as paired keypoints[C]//Proceedings of the European Conference on Computer Vision (ECCV). 2018: 734-750.

[48] NAWAZ M, NAZIR T, MASOOD M, et al. Analysis of brain MRI images using improved CornerNet approach[J]. diagnostics (Basel), 2021,11(10): 1856.

[49] DUAN K, BAI S, XIE L, et al. CenterNet: Keypoint triplets for object detection[C]//Proceedings of the IEEE/CVF International Conference on Computer Vision. 2019: 6569-6578.

[50] TIAN Z, SHEN C, CHEN H, et al. FCOS: Fully convolutional one-stage object detection[C]//Proceedings of the IEEE/CVF International Conference on Computer Vision. 2019: 9627-9636.

[51] CARION N, MASSA F, SYNNAEVE G, et al. End-to-end object detection with transformers[C]//European Conference on Computer Vision. Cham: Springer International Publishing, 2020: 213-229.

[52] LENG B, WANG C, LENG M, et al. Deep learning detection network for peripheral blood leukocytes based on improved detection transformer[J]. Biomedical Signal Processing and Control, 2023, 82: 104518.

[53] SHEN Z, FU R, LIN C, et al. COTR: Convolution in transformer network for end to end polyp detection[C]//2021 7th International Conference on Computer and Communications (ICCC). IEEE, 2021: 1757-1761.

[54] ZHU X, SU W, LU L, et al. Deformable DETR: Deformable transformers for end-to-end object detection[J]. arXiv preprint arXiv: 2010.04159, 2020.

[55] MENG D, CHEN X, FAN Z, et al. Conditional DETR for fast training convergence[C]//Proceedings of the IEEE/CVF International Conference on Computer Vision. 2021: 3651-3660.

[56] LIU S, LI F, ZHANG H, et al. DAB-DETR: Dynamic anchor boxes are better queries for DETR[J]. arXiv preprint arXiv: 2201.12329, 2022.

[57] LONG J, SHELHAMER E, DARRELL T. Fully convolutional networks for semantic segmentation [C]//Proceedings of the IEEE Conference on Computer Vision and Pattern Recognition. 2015: 3431-3440.

[58] CHEN L C, PAPANDREOU G, KOKKINOS I, et al. Semantic image segmentation with deep convolutional nets and fully connected CRFS[J]. arXiv preprint arXiv: 1412. 7062, 2014.

[59] CHEN L C, PAPANDREOU G, KOKKINOS I, et al. Deeplab: Semantic image segmentation with deep convolutional nets, atrous convolution, and fully connected CRFS[J]. IEEE Transactions on Pattern Analysis and Machine Intelligence, 2017, 40(4): 834-848.

[60] CHEN L C, PAPANDREOU G, SCHROFF F, et al. Rethinking atrous convolution for semantic image segmentation[J]. arXiv preprint arXiv: 1706. 05587, 2017.

[61] CHEN L C, ZHU Y, PAPANDREOU G, et al. Encoder-decoder with atrous separable convolution for semantic image segmentation[C]//Proceedings of the European Conference on Computer Vision (ECCV). 2018: 801-818.

[62] RONNEBERGER O, FISCHER P, BROX T. U-Net: Convolutional networks for biomedical image segmentation[C]//Medical Image Computing and Computer-Assisted Intervention-MICCAI 2015. Springer International Publishing, 2015: 234-241.

[63] MA L, HOU X M, GONG Z. Multi-path aggregation U-Net for lung segmentation in chest radiographs[DB/OL]. 2021[2024-05-01]. https://www.researchsquare.com/article/rs-365278/v1.pdf?c=1631876210000.

[64] MILLETARI F, NAVAB N, AHMADI S A. V-Net: Fully convolutional neural networks for volumetric medical image segmentation[C]//2016 Fourth International Conference on 3D Vision (3DV). IEEE, 2016: 565-571.

[65] ZHENG S, LU J, ZHAO H, et al. Rethinking semantic segmentation from a sequence-to-sequence perspective with transformers[C]//Proceedings of the IEEE/CVF Conference on Computer Vision and Pattern Recognition. 2021: 6881-6890.

[66] STRUDEL R, GARCIA R, LAPTEV I, et al. Segmenter: Transformer for semantic segmentation [C]//Proceedings of the IEEE/CVF International Conference on Computer Vision. 2021: 7262-7272.

[67] XIE E, WANG W, YU Z, et al. SegFormer: Simple and efficient design for semantic segmentation with transformers[J]. Advances in Neural Information Processing Systems, 2021, 34: 12077-12090.

[68] MURPHY K, VAN GINNEKEN B, SCHILHAM A M, et al. A large-scale evaluation of automatic pulmonary nodule detection in chest CT using local image features and k-nearest-neighbour classification[J]. Medical Image Analysis, 2009, 13(5): 757-770.

[69] WAY T W, SAHINER B, CHAN H P, et al. Computer-aided diagnosis of pulmonary nodules on CT scans: Improvement of classification performance with nodule surface features[J]. Medical Physics, 2009, 36(7): 3086-3098.

[70] SUZUKI K, ARMATO III S G, LI F, et al. Massive training artificial neural network (MTANN) for reduction of false positives in computerized detection of lung nodules in low-dose computed tomography[J]. Medical Physics, 2003, 30(7): 1602-1617.

[71] TAN J H, ACHARYA U R, TAN C, et al. Computer-assisted diagnosis of tuberculosis: A first order statistical approach to chest radiograph[J]. Journal of Medical Systems, 2012, 36(5): 2751-2759.

[72] SHEN R, CHENG I, BASU A. A hybrid knowledge-guided detection technique for screening of

infectious pulmonary tuberculosis from chest radiographs[J]. IEEE Transactions on Biomedical Engineering, 2010, 57(11): 2646-2656.

[73] HWANG S, KIM H E. Self-transfer learning for weakly supervised lesion localization[C]//Medical Image Computing and Computer-Assisted Intervention - MICCAI 2016: 19th International Conference, Athens, Greece, October 17-21, 2016, Proceedings. Springer International Publishing, 2016: 239-246.

[74] LAKHANI P, SUNDARAM B. Deep learning at chest radiography: automated classification of pulmonary tuberculosis by using convolutional neural networks[J]. Radiology, 2017, 284(2): 574-582.

[75] RAJPURKAR P, IRVIN J, BALL R L, et al. Deep learning for chest radiograph diagnosis: A retrospective comparison of the CheXNeXt algorithm to practicing radiologists[J]. PLoS Medicine, 2018, 15(11): e1002686.

[76] JIAO Z, GAO X, WANG Y, et al. A deep feature-based framework for breast masses classification [J]. Neurocomputing, 2016, 197: 221-231.

[77] AL-MASNI M A, AL-ANTARI M A, PARK J M, et al. Simultaneous detection and classification of breast masses in digital mammograms via a deep learning YOLO-based CAD system[J]. Computer Methods and Programs in Biomedicine, 2018, 157: 85-94.

[78] CHOUKROUN Y, BAKALO R, BEN-ARI R, et al. Mammogram classification and abnormality detection from nonlocal labels using deep multiple instance neural network[C]//VCBM. 2017: 11-19.

[79] ACHARYA U R, NG E Y K, TAN J H, et al. An integrated index for the identification of diabetic retinopathy stages using texture parameters[J]. Journal of Medical Systems, 2012, 36: 2011-2020.

[80] BOCK R, MEIER J, NYÚL L G, et al. Glaucoma risk index: Automated glaucoma detection from color fundus images[J]. Medical Image Analysis, 2010, 14(3): 471-481.

[81] CHEN X, XU Y, YAN S, et al. Automatic feature learning for glaucoma detection based on deep learning[C]//Medical Image Computing and Computer-Assisted Intervention - MICCAI 2015: 18th International Conference, Munich, Germany, Springer International Publishing, 2015: 669-677.

[82] GULSHAN V, PENG L, CORAM M, et al. Development and validation of a deep learning algorithm for detection of diabetic retinopathy in retinal fundus photographs[J]. JAMA, 2016, 316 (22): 2402-2410.

[83] RAGHAVENDRA U, FUJITA H, BHANDARY S V, et al. Deep convolution neural network for accurate diagnosis of glaucoma using digital fundus images[J]. Information Sciences, 2018, 441: 41-49.

[84] ABRÀMOFF M D, LAVIN P T, BIRCH M, et al. Pivotal trial of an autonomous AI-based diagnostic system for detection of diabetic retinopathy in primary care offices[J]. NPJ Digital Medicine, 2018, 1(1): 1-8.

[85] BURLINA P M, JOSHI N, PACHECO K D, et al. Use of deep learning for detailed severity characterization and estimation of 5-year risk among patients with age-related muscular degeneration [J]. JAMA Ophthalmology, 2018, 136(12): 1359-1366.

[86] 王冬丽,杨珊,欧阳万里,等. 人工智能可解释性:发展与应用[J]. 计算机科学,2023,50(S1):19-25.

[87] 刘丹,周吉银. 人工智能医疗器械伦理挑战的对策[J]. 中国医学伦理学,2020,33(07):863-867,872.

[88] 王小良,郭嘉杰.人工智能在医疗器械领域的研究及影响[J].中国医疗器械信息,2021,27(11):9-10,170.

[89] 张姝艳,皮婷婷.医疗领域中人工智能应用的可解释性困境与治理[J].医学与哲学,2023,44(03):25-29,35.

[90] 朱翠萍.中国文化语境中的伦理与道德[J].汉字文化,2008(4):3.

[91] 柴象飞.跨界融合,医疗影像AI正当时[J].人工智能,2018,(04):60-69.

[92] 中华医学会病理学分会,国家病理质控中心.BRCA1/2数据解读中国专家共识(2021版)[J].中华病理学杂志,2021,50(6):565-571.

[93] 潘珊珊.基于多组学策略研究金丝桃苷影响小鼠脂代谢的作用机制[D].大连:辽宁师范大学,2021.

[94] 张利文,方梦捷,臧亚丽,等.影像组学的发展与应用[J].中华放射学杂志,2017,51(1):3.

[95] 龚凯琳,张利丽,宋佳佳,等.基于人工智能斑块分割超声图像的影像组学在颈动脉斑块稳定性评估中的应用[J].临床神经外科杂志,2021,18(1):1-4.

[96] 马梦航,魏炜,刘振宇,等.人工智能在结直肠癌医学影像中的临床应用[J].肿瘤影像学,2022,31(2):97-104.

[97] CUI Y F, LIU H H, REN J L, et al. Development and validation of a MR-based radiomics signature for prediction of KRAS mutation in rectal cancer[J]. Eur Radiol, 2020. 30(4):1948-1958.

[98] SINGHAL K, AZIZI S, TU T, et al. Large language models encode clinical knowledge[J]. Nature, 2023(620), 172-180. https://doi.org/10.1038/s41586-023-06291-2.

[99] 吴谦,邱映贵.国内外医院医疗质量评价方法分析研究[J].中国医院,2019,23(10):25-28.

[100] 刘倩楠,聂静,张振伟,等.单病种过程质量评价现状及思考[J].中国卫生质量管理,2022,29(7):8-11,18.

[101] 陈静,李保萍.MIMIC-Ⅲ电子病历数据集及其挖掘研究[J].信息资源管理学报,2017,7(4):29-37.

[102] 成人肺高血压患者运动康复中国专家共识[J].中国介入心脏病学杂志,2021,29(8):421-432.

[103] 闵栋.AI+医疗健康:智能化医疗健康的应用与未来 AI+医疗健康[M].北京:机械工业出版社,2018.

[104] 方晨昊.内窥镜扶镜机器人控制系统研究[D].杭州:浙江大学,2022.

[105] 王亚腾.机器人技术在手术中的运用[J].科技与企业,2015(17):170-171.

[106] 束长宏.上肢外骨骼康复机器人系统模块化设计与实现[D].南京:南京邮电大学,2022.

[107] DUPONT P E, NELSON B J, GOLDFARB M, et al. A decade retrospective of medical robotics research from 2010 to 2020[J]. Science Robotics, 2021, 6(60): eabi8017.

[108] 中共中央,国务院."健康中国2030"规划纲要[EB/OL].中国政府网.https://www.gov.cn/zhengce/2016-10/25/content_5124174.htm.

[109] 张子豪,章红英.健康管理类应用软件国内外现状与前景分析[J].中国中医药图书情报杂志,2015,39(6):8-12.

[110] 李仁涵,黄庆桥.人工智能与价值观[M].上海:上海交通大学出版社,2021.

[111] BAASE S, HENRY T M. IT之火:计算机技术与社会、法律和伦理[M].郭耀,译.北京:机械工业出版社,2019.

[112] 查尔斯·E.哈里斯、迈克尔·S.普理查德、迈克尔·J.雷宾斯,等.工程伦理概念与案例[M].丛杭青,沈琪,魏丽娜,译.5版.杭州:浙江大学出版社,2018.

[113] 李正风,丛杭青,王前,等.工程伦理[M].2版.北京:清华大学出版社,2019.

[114] 埃里克·托普.未来医疗[M].郑杰,译.杭州:浙江人民出版社,2016.

[115] 娄岩.智能医学概论[M].北京:中国铁道出版社,2018.
[116] 赫塔拉·麦斯可.颠覆性医疗革命:未来科技与医疗的无缝对接[M].大数据文摘翻译组,译.北京:中国人民大学出版社,2016.
[117] 埃里克·托普.深度医疗[M].郑杰,朱烨琳,曾莉娟,译.郑州:河南科学技术出版社,2020.
[118] 唐子惠.医学人工智能导论[M].上海:上海科学出版社,2020.
[119] 杰夫·埃尔顿,安妮·奥莱尔登.智慧医疗:寻找智能时代的下一个商业蓝海[M].刘党军,王燕芳,司建平,译.北京:中国人民大学出版社,2021.
[120] 周志华.机器学习[M].北京:清华大学出版社,2016.
[121] 李航.统计学习方法[M].2版.北京:清华大学出版社,2019.

图书资源支持

感谢您一直以来对清华版图书的支持和爱护。为了配合本书的使用,本书提供配套的资源,有需求的读者请扫描下方的"书圈"微信公众号二维码,在图书专区下载,也可以拨打电话或发送电子邮件咨询。

如果您在使用本书的过程中遇到了什么问题,或者有相关图书出版计划,也请您发邮件告诉我们,以便我们更好地为您服务。

我们的联系方式:

清华大学出版社计算机与信息分社网站:https://www.shuimushuhui.com/

地　　址:北京市海淀区双清路学研大厦 A 座 714

邮　　编:100084

电　　话:010-83470236　　010-83470237

客服邮箱:2301891038@qq.com

QQ:2301891038(请写明您的单位和姓名)

资源下载: 关注公众号"书圈"下载配套资源。

资源下载、样书申请　　　图书案例

书圈　　　清华计算机学堂　　　观看课程直播